W0258371

BERICHT ÜBER DIE
SIEBENUNDVIERZIGSTE ZUSAMMENKUNFT

DER DEUTSCHEN OPHTHALMOLOGISCHEN GESELLSCHAFT

IN HEIDELBERG 1928

REDIGIERT DURCH DEN SCHRIFTFÜHRER DER
DEUTSCHEN OPHTHALMOLOGISCHEN GESELLSCHAFT

A. WAGENMANN

IN HEIDELBERG

MIT 136 ZUM TEIL FARBIGEN ABBILDUNGEN
UND 23 TABELLEN IM TEXT

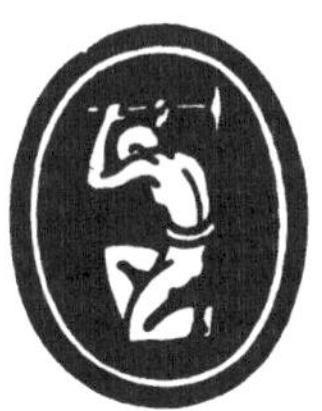

MÜNCHEN
VERLAG VON J. F. BERGMANN
1929

ISBN-13:978-3-642-90513-1   e-ISBN-13:978-3-642-92370-8
DOI: 10.1007/978-3-642-92370-8

Inhaltsverzeichnis

Zweite wissenschaftliche Sitzung.

Dienstag, den 7. August 1928, vormittags 8¹/₂ Uhr.

Dritte wissenschaftliche Sitzung.

Dienstag, den 7. August 1928, nachmittags 3 Uhr.

Fünfte wissenschaftliche Sitzung.

Mittwoch, den 8. August 1928, nachmittags 3 Uhr.

Demonstrationssitzung.

Montag, den 6. August 1928, nachmittags 3 Uhr.

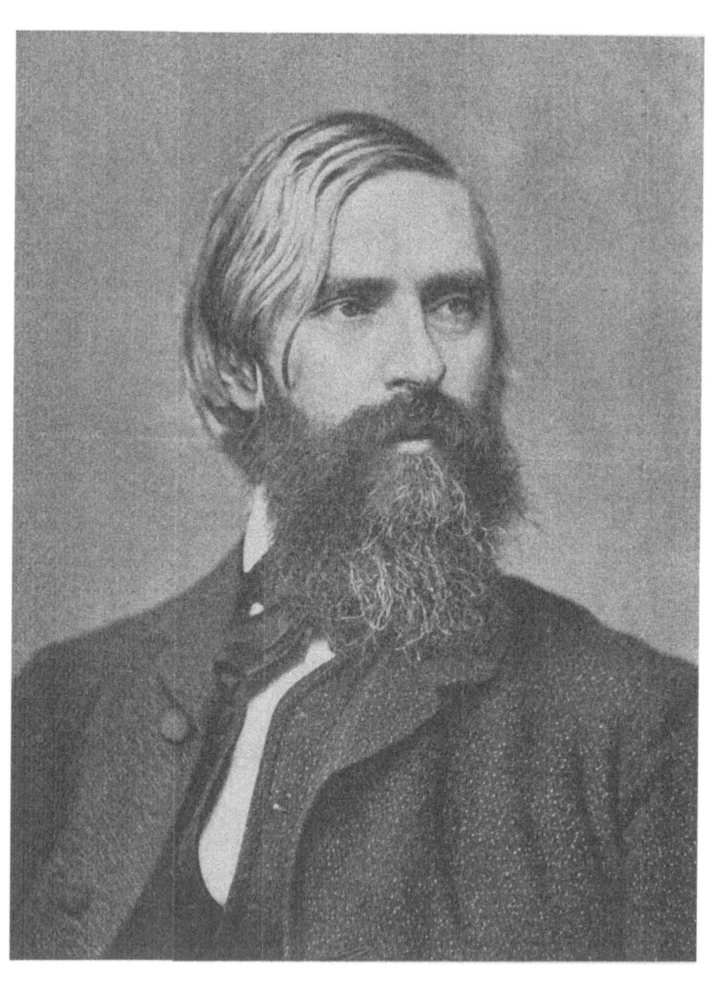

A. v. Graefe.

FESTSITZUNG

DER DEUTSCHEN
OPHTHALMOLOGISCHEN GESELLSCHAFT

IN DER AULA DER UNIVERSITÄT HEIDELBERG

ZUM 100. GEBURTSTAGE

ALBRECHT VON GRAEFES

UND ZUR

ÜBERREICHUNG DER GRAEFE=MEDAILLE

AN

ALLVAR GULLSTRAND

AM 6. AUGUST 1928

Festsitzung

am

Montag, den 6. August 1928, vormittags 8½ Uhr.

Fest-Rede.

Von

Theodor Axenfeld.

Hochgeehrte Festversammlung!

Seit Monaten stehen wir unter dem Zeichen der Erinnerung an
Albrecht von Graefe.
Kein ophthalmologisches Organ, das nicht seines hundertsten
Geburtstages in Bild oder Wort gedacht hätte. Die allgemein
medizinischen Zeitschriften haben mit ausgezeichneten Festartikeln
an ihn erinnert und viele Tageszeitungen haben ein Gleiches getan.
Es liegt aus früherer Zeit eine ganze Literatur über seine Lebensarbeit und seine Person vor Ihren Augen. Unübertrefflich haben
schon nächste Freunde und Mitarbeiter, die nun alle ins Grab
gesunken sind, ihn uns geschildert: Die Biographien aus der Feder
von Michaelis, von Jacobson, von Hirschberg sind in allen
Bibliotheken und sicher von vielen von Ihnen in dieser Zeit mit
Genuss gelesen worden. Sein Briefwechsel mit Freunden, der einen
tiefen Einblick in sein Wesen gewährt, ist von Greeff, Peters
und anderen veröffentlicht worden. Aus den Annalen unserer Gesellschaft kennen Sie die Reden eines Donders, eines Th. Leber,
von Hippel, von denen die von Donders, 1886 bei Überreichung
der Graefe-Medaille an Helmholtz gehalten, nach Inhalt und Form
ein Meisterwerk ist, mit welchem der ebenbürtige Freund ihm ein
Denkmal gesetzt hat. Was kann da über A. von Graefe noch
gesagt werden, das nicht gesagt worden ist, eindrucksvoller vielleicht, als ich es vermag?

Aber trotz alledem fürchte ich nicht, dass irgend jemand in
unserem Kreise es als eine ermüdende Wiederholung empfindet,
wenn wir in dieser Feierstunde sein Bild erneut an uns vorüber-
ziehen lassen. Dazu ist die Dankbarkeit zu tief, die wir — und
mit uns die gesamte Medizin, ja die ganze Menschheit — ihm
gegenüber empfinden. Dazu ist diese Gestalt viel zu reich und
wohltuend, sein Leben zu einzigartig und beglückend. Ja, ich

glaube annehmen zu dürfen, dass das, was Sie vorher gelesen oder auch selbst geschrieben haben, Sie nur empfänglicher gemacht hat für diese unsere Feier. Sind wir doch alle davon durchdrungen, dass wir auf seinen Schultern stehen und dass wir hier in Heidelberg uns an der Stätte befinden, die von seinem Geist einen besonderen Hauch verspüren lässt. Hier traf Albrecht von Graefe 1857 zum ersten Male mit Donders, Arlt, Horner und anderen Freunden zusammen zu wissenschaftlichem und freundschaftlichem Verkehr; hier erwuchs 1863 daraus, von ihm gegründet, unsere Ophthalmologische Gesellschaft, hier an dieser gastlichen Stätte hat sie die grosse Mehrzahl ihrer jährlichen Zusammenkünfte gehalten und sich entwickelt bis zu ihrer heutigen Grösse. Hier in unserem lieben Heidelberg erreicht deshalb unsere Empfindung ihren Höhepunkt in diesem Jahre seines 100sten Geburtstages. Hier sollen alle Huldigungen, alle Glockenklänge sich zu einer vollen Harmonie noch einmal vereinigen.

Und deshalb begrüsse ich Sie im Namen des Vorstandes voll Freude. Wir danken an erster Stelle herzlichst und ehrerbietigst der Familie des grossen Meisters, die hier durch seinen Sohn, Herrn Major Albrecht von Graefe vertreten ist und die zu dieser Feier unserem Graefe-Museum eine Marmorskulptur der Hand geschenkt hat, mit der der Meister so unendlich vielen wohlgetan und seine unsterblichen Werke geschrieben hat. Wir werden diese sinnige Gabe in grossen Ehren halten!

[5] Ich begrüsse mit besonderem Dank S. Magnificenz den Rektor der Universität, den Dekan und die Mitglieder der Medizinischen Fakultät, den Oberbürgermeister der Stadt Heidelberg und seine Gattin, die Tochter unseres Otto Becker, des hervorragenden früheren Heidelberger Ophthalmologen, der auch vor 100 Jahren das Licht der Welt erblickte. Ich begrüsse Sie alle, meine Kollegen von nah und fern, von überall her, soweit die deutsche Zunge klingt, unter ihnen besonders den Altmeister aus der Arltschen Schule, unseren hochverehrten Hofrat Fuchs aus Wien, der vor 50 Jahren zum erstenmal den Kongress besuchte und seither eine Leuchte unserer Gesellschaft gewesen ist. Ich grüsse unsere Freunde aus anderen Völkern, unter ihnen diesmal mit besonderer Wärme unsere skandinavischen Kollegen, an deren Spitze derjenige erschienen ist, dem wir heute die Graefe-Medaille überreichen werden. Wie einst vor Zeiten alle sich hier um Albrecht von Graefe vereinigten, die mit ihm unserer Wissenschaft ergeben waren, ohne Unterschied der Nation, so

reichen auch wir jedem die Hand, der mit uns arbeiten will an der grossen Aufgabe und wir fühlen uns mit ihm verbunden in gemeinsamem Ziel.

Wenn wir uns dem Leben und Wirken Albrecht von Graefes zuwenden, so kann es nicht meine Aufgabe sein, seinen äusseren Lebensgang in allen Einzelheiten zu schildern. Dessen bedarf es heute nicht, sie sind Ihnen geläufig aus all den Kundgebungen, die ich eingangs erwähnte. Nur einige Grundlinien seien gezeichnet: Wir erinnern uns an seinen Vater, den bedeutenden Chirurgen der Berliner Universität, Carl Ferdinand von Graefe, der auch der Augenheilkunde Wertvolles geschenkt hat und dessen aufopfernde Tatkraft, operative Geschicklichkeit, hervorragende Lehrbegabung wir bei dem Sohne wiederfinden. Nach dem frühen Tode des Vaters, der auf einer Konsultationsreise dem Typhus erlag, leitete die Mutter die weitere Erziehung in seinem Sinne und wir sehen im Elternhause, inmitten vielseitiger geistiger Anregung, den Knaben seine aussergewöhnlichen Gaben frühzeitig entwickeln.

Ihm standen alle Bildungsmittel daheim und auf Reisen zur Verfügung, und da A. von Graefe die Ansprüche des französischen Gymnasiums spielend erfüllte, konnte schon vor der Universitätszeit ein besonderer Unterricht in Naturwissenschaften hinzutreten, für die ihm im Elternhause ein kleines Privatlaboratorium eingerichtet wurde. Als ebenso bedeutsam müssen wir seine besondere mathematische Begabung ansehen, die auf der Schule derartiges Aufsehen erregte, dass er, wie Schweigger berichtet, geraume Zeit vor dem Abgang zur Universität von den mathematischen Unterrichtsstunden befreit wurde, nachdem bekannt geworden, dass er sogar Preisaufgaben in mathematischen Fachblättern vorzüglich gelöst hatte.

Mit 15 Jahren wurde er Student und wusste fröhlichen Verkehr und Gesang mit seinen Jugendfreunden mit eifrigster Arbeit zu verbinden. Die Berliner Medizinische Fakultät war damals in hoher Blüte und alles in fortschreitender Entwicklung: Johannes Müller, Schoenlein, Dieffenbach, Romberg, der junge Virchow, Brücke, Du Bois-Reymond sind seine Lehrer. In der Augenheilkunde freilich fand er bei dem Chirurgen Jüngken keinerlei Anregung und keinen Fortschritt, wie er in Österreich, Frankreich und England damals am Werk war. Um so mehr hat Graefe sich in die allgemeinen Grundlagen der Medizin und in andere Gebiete vertieft. Das blieb auch zunächst vorherrschend auf der Studienreise, die nach vorzüglichem Staatsexamen den 20jährigen in den Jahren 1848 bis 1850 nach Prag, Paris, Wien und London führte. Überall finden wir ihn aufs eifrigste bemüht, seine allgemeinen medizinischen Kenntnisse zu bereichern; mit seinem hervorragenden Gedächtnis behielt er, was er lernte, jederzeit zu seiner Verfügung. Daher der weite Überblick und die bewunderswerte Fähigkeit, in seinen späteren Arbeiten soviel von den Beziehungen zu finden, die das Sehorgan mit dem Gesamtkörper verbinden.

Man ist vielfach gewohnt, Graefe für einen ausschliesslich klinischen, intuitiven Genius zu halten. Gewiss war er das in unvergleichlichem Maße, in seinem Wesen war mit Notwendigkeit begründet, dass er Kliniker, dass er Arzt werden musste. Wenn wir aber seine Begabung und Neigung beachten, die zu Mathematik und Experiment in seiner Vorbereitungszeit sich so stark geäussert hatten, dann verstehen wir um so besser, was diesen umfassenden Geist bei der Augenheilkunde verankerte und was ihn befähigte, grade auf diesem Gebiet so Ausserordentliches zu leisten.

Wohl hat es ihn instinktiv angezogen, hier die helfende Hand des Arztes anzulegen. Aber er fand hier auch mehr und mehr eine Verbindung exakter naturwissenschaftlicher Beobachtung und Beweisführung mit der Klinik, wie sie in solcher Unmittelbarkeit und Klarheit sonst nicht existiert. Diese Verbindung war erst im Entstehen begriffen: Helmholtz und Donders waren erst seit kurzem an der Arbeit, Heinrich Müller begann mit seiner pathologisch-anatomischen Untersuchung des Auges, der Augenspiegel kam erst nach Graefes Rückkehr in Berlin in seine Hand. Graefe aber vermochte in vollem Umfang mitzugehen und verstand sofort, alle diese Erkenntnis in den Dienst schöpferischer klinischer Gesamtgestaltung einzustellen. So konnte sein Forschen wie seine klinische Genialität gleicherweise ihre Befriedigung finden.

Zu dieser Auffassung passt es, wenn Wölfflin in dem schönen Jubiläumsaufsatz im Archiv für Ophthalmologie über Graefes Aufenthalt in Heiden berichtet, dass er in einem Brief an seine Mutter schreibt: Er habe deshalb Augenarzt werden wollen, weil das Auge wegen seiner Durchsichtigkeit und Klarheit auf manche pathologische und therapeutische Frage die beste Antwort gebe.

So möchte ich es verstehen, dass er für die Ophthalmologie „geboren" war, die damals in so weitem Maße „pathologische Physiologie" wurde und es immer geblieben ist. Ging doch Donders,

wie schon früher der Anatom und Physiologe William Bowman,
selbst zur klinischen Ophthalmologie über, ein Geschehnis, das
für die gesamte Weiterentwicklung von grösster Bedeutung war.

Gewiss hat 1848 Arlt in Prag in Graefe am Anfang seiner
Wanderjahre die Liebe zur klinischen Augenheilkunde geweckt,
durch seine Operationen, die Sorgfalt und die wissenschaftliche,
anatomisch unterbaute Art der Untersuchung und Beobachtung
und durch das Vorbild seiner ärztlichen Persönlichkeit. In Paris
haben ihm die Kliniken von Sichel und Desmarres weiteren
reichen Stoff geboten, ebenso die der beiden Jaeger in Wien
und die von Bowman und Critchett in London. All das hat
Graefe zeitlebens mit grösster Dankbarkeit anerkannt und er
hat besonders seinen Lehrern Arlt und Friedrich Jaeger die
wärmste Verehrung und Anhänglichkeit bewahrt. Aber bezeichnend
ist, dass seine ersten eigenen wissenschaftlichen Studien
und Veröffentlichungen unabhängig von jenen Männern einer
Aufgabe mit besonders starkem exakt naturwissenschaftlichem und
experimentellem Einschlag gewidmet sind, nämlich dem schwierigen
Gebiet der Augenbewegungen, an das er mit anatomischen Studien
und mit physiologischer Analyse herantrat.

Die erste Anregung dazu empfing er in Paris 1848/49 bei
Claude Bernard. Graefe erkannte aber sofort, wie viel Un-
klarheit hier noch herrschte und wie reizvoll und problemreich
dieses Gebiet war. Er begann sogleich mit Versuchen an Kaninchen
und Fischen und liess sich, der 21jährige, durch die Zerstreuungen
der Großstadt nicht abhalten, in Paris schon und in Wien diese
Anregungen weiterzuführen. Die Berührung mit Donders im
Jahre 1851, der seine bekannten Untersuchungen über die Augenmuskeln abgeschlossen hatte, ergab weitere wertvolle Anregung;
wir können uns vorstellen, wie sehr grade Graefe und Donders
sich gegenseitig bereicherten. Und nun erfolgt bei Graefe der
epochemachende Ausbau der Lehre von der Wirkung der
Augenmuskeln, ihrer klinischen Untersuchung, ihrer Bedeutung
für das Sehen, ihrer Pathologie, und sogleich auch der Behandlung,
die damals völlig im Argen lag. Wir sehen schon hier neben sorgfältigster Beobachtung und Deutung aller Einzelheiten die bei
Graefe immer zutage tretende, grossartige Erfassung des Gesamt-
bildes mit der sicheren Richtung auf die Therapie, die er bis
zum letzten durchdenkt und mit unermüdlicher Energie zum Ziele
führt. Er nimmt in diese gleich mit treffendem Verständnis hinein,
was aus der in jenen Jahren von Donders geschaffenen Lehre

von der Refraktion und Accommodation für die Augenbewegungen
und den binokularen Sehakt an Aufschlüssen sich bot; die Ergebnisse
des soeben von Helmholtz entdeckten Augenspiegels für die
Refraktionsbestimmung, Elemente der physiologischen Optik finden
ihre Verwertung und im Jahre 1853 tritt der kaum 25jährige
vor die Gesellschaft für wissenschaftliche Medizin in Berlin mit
seinem ersten Vortrag über „Prismatische Brillen zur
Orthopädie des Auges", also mit einem optischen Thema.
Zwei Monate darauf im gleichen Jahre folgt die berühmte Sitzung,
in welcher Graefe die operative Heilung des Schielens
bekannt gab, wie er sie in der kurzen Zeit von $2\frac{1}{2}$ Jahren seiner
ersten selbständigen augenärztlichen Tätigkeit zu so hoher Vollendung ausgebildet hatte. Da die Durchschneidung schielender
Muskeln, wie sie Strohmeyer und Dieffenbach geübt hatten,
zu schwerem Sekundärschielen nach der anderen Seite zu führen
pflegten, hatte die Schieloperation alles Vertrauen verloren.
Graefe aber hatte, anknüpfend an den Boehmschen Vorschlag
des Sehnenschnittes und an Guérins Vorlagerung, in so kurzer
Zeit aus ihr ein dosierbares Verfahren erarbeitet, mit welchem
man diese so komplizierten Verhältnisse beherrschen konnte in
der Weise, dass man die fehlerhafte Stellung beseitigte und doch
nach allen Seiten die normale Bewegung erhielt. Er konnte
der staunenden Zuhörerschaft zahlreiche geheilte Fälle zeigen.
Um das Vertrauen zu dieser so segensreichen Behandlung
vollends wieder herzustellen, beantragte er selbst die Wahl einer
Kommission, die seine Operationen und Ergebnisse dann glänzend
bestätigte. Im nächsten Jahre, 1854, im ersten Bande des von ihm
gegründeten Archivs tritt dann Graefe vor die wissenschaftliche
Welt mit der klassischen Arbeit über die Wirkung der schiefen
Augenmuskeln. Zum ersten Male wird das klinische Bild der
Trochlearislähmung auf exakter physiologischer Grundlage gegeben.
Es folgen die grossen Arbeiten über die Diagnostik der Augenmuskellähmungen, über Schielen und Schieloperationen, wunder-
bar logisch aufgebaut, reich an wertvollen Neuerungen, mit einer
Sorgfalt bis in alle Einzelheiten der Untersuchung und der Technik,
und andererseits doch mit klarer Zusammenfassung in schöner
Sprache. Der Tastversuch, der Graefesche Gleichgewichtsversuch,
die Doppelbilderprüfung, die Insuffizienz der Recti interni, die
muskuläre Asthenopie, die Eigenheiten des binokularen Sehens
nach der Operation, die für alle Einzelfälle angestrebte Dosierung —
das und vieles andere sind unsere Besitztümer seit jener schöpfe-

rischen Leistung, die auch schon der grossen neurologischen Bedeutung und der Ätiologie der Augenmuskelstörungen in vieler Hinsicht gerecht wird.

In den Anfang seiner eigenen Tätigkeit fällt eine weitere bedeutsame klinische Leistung: Im ersten Band seines Archivs 1854 steht die klassische Arbeit über die Diphtherie der Konjunktiva, die bis dahin gar nicht als eigene Krankheit bekannt war. Er grenzte sie gegen die Blennorrhöe ab und schuf für beide eine dem Einzelfall und dem Verlauf entsprechende Therapie durch rationelle Anwendung der Kaustika.

Es folgt die Ausbildung einer methodischen Anwendung des Atropins bei Iritis. Dem Pupillarverschluss mit seiner verhängnisvollen Folge tritt er mit der Iridektomie entgegen, und seine genaue Beobachtung über die Wirkung dieses Eingriffes hier und bei ektatischen adhärenten Narben der Kornea, die nach der Operation sich abflachten, lässt ihn die druckvermindernde Wirkung der Iridektomie finden.

Von hier aus aber gelangt er zur Anwendung der Iridektomie beim primären Glaukom, das bis dahin unrettbar zur Erblindung geführt hatte. Diese therapeutische Grosstat war also nicht das Ergebnis des Zufalles oder eines Probierens, sondern eines wohlüberlegten Heilplanes und glänzender Beobachtung: der als druckmindernd erkannte Eingriff wurde gegen das Leiden eingesetzt, dessen wesentlicher Zug von Graefe in der Drucksteigerung erkannt war. Diese Drucksteigerung hatte zwar schon früher Mackenzie festgestellt, aber seine und Desmarres' Parazentesen hatten dem Übel nicht zu steuern vermocht, das Glaukom war eine unheilbare Krankheit geblieben, vor der man die Waffen streckte. Die Drucksteigerung war vergessen. Graefe stellte sie wieder in den Vordergrund als die wesentliche Schädlichkeit, er lehrte alle einzelnen Symptome, zu denen er den Arterienpuls, die glaukomatöse Exkavation und die Gesichtsfeldstörung hinzufügte, auf sie zurückzuführen; und dann griff er sie mit der Operation an, die ihm bei sekundären Drucksteigerungen Wirkungen ergeben hatte, die allen anderen entgangen waren. Es war in jener Zeit eine unerhörte Kühnheit, am empfindenden Auge diesen Eingriff auszuführen im glaukomatösen Anfall, in welchem, wie wir alle wissen, auch heute noch die regelrechte Iridektomie zu den schwierigsten Aufgaben gehört. Und der Glaukomanfall wurde geheilt, durch ihn wurden seitdem Ungezählte von qualvollen Schmerzen und vor der Erblindung gerettet.

Diese Tat erregte ungeheueres Aufsehen. Aber erst im nächsten Jahr, nachdem sie überall bekannt und bestätigt war, erschien seine Arbeit im Archiv für Ophthalmologie (Bd. III, 2, 1857, S. 456), weil er zuvor gewissenhaft prüfen wollte, ob der Erfolg dauernd sei. Nun aber brachte er eine vollendete Darstellung der nach allen Seiten geprüften Indikationen, der Technik und der Nachbehandlung. Schritt für Schritt erprobte er dann die Iridektomie auch bei den chronischen Formen des Glaukoms, indem er mehr und mehr auch die äusserlich dem Glaukomanfall so gänzlich unähnliche „Amaurose mit Sehnervenexkavation", das Glaukoma simplex als zugehörig erkannte. Diese eminent schleichende Form, die leider so oft erst spät in unsere Hände kommt und für jeden einzelnen Fall individualisiert sein will, konnte natürlich bezüglich ihrer therapeutischen Beeinflussung erst im Verlauf langer Jahre erkannt werden. Sie ist es ja heute noch nicht in vollem Umfang. Graefes kurzes Leben, dessen letzte acht Jahre zudem unter dem Schatten der zunehmenden Tuberkulose standen, hat natürlich nicht ausgereicht zu einer völligen Lösung dieser überaus schwierigen Frage. Es ist aber seinem Scharfblick und seiner Wahrheitsliebe keineswegs entgangen, dass die Iridektomie hier viel weniger zuverlässig wirkt. Es ist von grösstem Reiz, in der Reihe seiner Veröffentlichungen, die in der grossen Glaukomarbeit ein Jahr vor seinem Tode ihre letzte Zusammenfassung fanden, zu lesen, wie gewissenhaft er die weitere Entwicklung beurteilt, wie er vor übereilten Schlüssen zurückhält, wie bereit er ist, hinzuzulernen. Jedem, der auf dem Gebiet des Glaukoms wissenschaftlich arbeitet, kann man nichts besseres raten, als die gesamten Originalarbeiten A. von Graefes über das Glaukom genau zu lesen — es würde manche Verwirrung, manche voreilige Veröffentlichung, mancher zu einseitige Vorschlag unterbleiben und auf diesem so verantwortlichen Gebiet dem Gesamtumfang der therapeutischen Aufgaben und Möglichkeiten besser Rechnung getragen werden. Dabei diese Fundgrube von Belehrung im Einzelnen! Manches ist hier zu finden, was wieder vergessen und erst nach langer Zeit erneut entdeckt und wieder zur Geltung kam, z. B. die Möglichkeit der Rückbildung der glaukomatösen Exkavation nach der Operation, die Besonderheiten des Glaukoma simplex im hochgradig kurzsichtigen Auge und vieles andere. Graefes diagnostischer Scharfblick und die Feinheit seiner Beobachtung zeigt sich überall in glänzendem Lichte.

Graefes Glaukomarbeiten haben auch das „Sekundärglaukom" in all seinen mannigfachen Formen und Zusammen-

hängen zum ersten Male in vollem Umfang klargestellt und für
jede einzelne Form die Indikation und die Therapie gegeben.

Ganz hervorragend sind A. von Graefes Verdienste um die
Staroperation. Er lehrte die Extraktion weicher Stare mit
der modifizierten Linearextraktion und umschrieb genau
deren Indikationen und Technik, ihm verdanken wir die indi-
vidualisierte Therapie des Schichtstars. Seine Bemühungen,
auch die harten Katarakte des Alters linear, d. h. mit möglichst
wenig klaffender Wunde zu entfernen, führte zur Herstellung
seines, uns allen heute unentbehrlichen Starmessers und zur
Verlegung des mit einer Iridektomie kombinierten Schnittes in
dem oberen Skleralbord, für die damalige Zeit ein kühner und
sehr wichtiger Fortschritt, der die Verlustziffer wesentlich herab-
setzte. Wenn wir heute, wo uns allen durch Anästhesie und Asepsis
die Arbeit so viel leichter gemacht ist, zu einem flachen Lappen-
schnitt zurückgekehrt sind, so hat der Weg dahin nur über A. von
Graefes Kataraktarbeiten führen können, und wir alle benützen
sein Starmesser. Wie weit aber seine Bemühungen reichten, das
Wesen der Katarakt aufzuhellen, geht aus der Tatsache hervor,
dass er diabetische Katarakte chemisch untersuchen liess.

Es soll auch nicht unerwähnt bleiben, dass wir in Graefes
Stararbeiten die erste klinische Anwendung der auf eine kurze
Notiz von Helmholtz[1]) zurückgehenden seitlichen fokalen
Beleuchtung finden.

Man kann wohl sagen, dass Graefe kam, als die Zeit erfüllet
war, nicht aber, dass er ein Produkt der von anderen geschaffenen
Voraussetzungen gewesen ist. Es war nicht so, dass er mit den
von Helmholtz und anderen neugeschenkten Unterrichtsmethoden
einfach erntete.

Gewiss war damals eine Zeit, wo täglich Neues zu entdecken
und zu veröffentlichen war, und selbstverständlich haben sich
auch A. von Graefe solche Erstlingsbefunde reichlich geboten.
Aber einerseits stellen seine ophthalmoskopischen Arbeiten,
so wichtig sie sind, nur einen kleineren Teil, und nicht den
Hauptteil seiner Verdienste dar, andererseits ragen sie über die
sonstige Augenspiegelliteratur weit empor.

---

[1]) In der Arbeit über die „Akkommodation des Auges". Arch. f. Opht.
Bd. I, 2. 1854, S. 44. In dem gleichen Bande wird in einer Notiz von
Liebreich (S. 351) auch schon der Ausdruck „Mikroskopische Unter-
suchung am lebenden Auge" gebraucht, eine Möglichkeit, die sich in vollem
Umfang erst mit den Gullstrandschen Apparaten verwirklichen sollte.

Was er mit dem Spiegel entdeckte, das übertraf an Bedeutung alle andern dadurch, dass er nicht nur neue Tatsachen brachte, sondern sie in ihren ursächlichen Beziehungen, in ihrer funktionellen Bedeutung, in ihrem Wert für die allgemeine und spezielle Pathologie des Gesamtorganismus zu deuten verstand und Krankheitseinheiten schuf, die bis heute bestehen blieben: Wir denken an seine Diagnostik der Glaskörpererkrankungen, an die klassischen Abhandlungen über die Embolie der Zentralarterie, an die Retinitis zentralis recidiva syphilitica, an das von ihm aufgestellte Krankheitsbild der „retrobulbären Neuritis", die „Perineuritis" und an die „Stauungspapille" in ihren Beziehungen zu zerebralen Leiden, die Miliartuberkel der Chorioidea, die Veränderungen bei der hochgradigen Myopie, die glaukomatöse Exkavation, die anfangs für eine Vorwölbung gehalten war, den intraokularen Cysticercus, die Arbeiten über Amblyopie und Amaurose.

Bei all diesen Bildern, und was besonders für die zerebralen und retrobulbären Erkrankungen wichtig ist, auch bei den „Amblyopien" und „Amaurosen" ohne Spiegelbefund, führte er ausserdem die Untersuchung der Funktionsstörungen auf eine bis dahin ungekannte Höhe durch seine Gesichtsfelduntersuchungen. Wohl war das Vorkommen von Gesichtsfelddefekten bekannt, aber erst A. von Graefe führte die methodische Prüfung und Aufzeichnung ein, er lehrte ihre Bedeutung für die Lokalisation und hat damit auch der gesamten Medizin, besonders der Neurologie, unschätzbare Dienste erwiesen. Wie weit er hier vorgedrungen ist, zeigt der Umstand, dass er Untersuchungen auch bei herabgesetzter Beleuchtung und im Dunkelzimmer mit graduierten Leuchtscheiben forderte.

Und nun seine „Kleinen Mitteilungen" im Archiv und in den ersten Bänden der „Klinischen Monatsblätter für Augenheilkunde", über 100 an der Zahl, in denen Graefe neue Beobachtungen kurz mitteilt, in späterer Zeit möglichst auch die dazu gehörigen pathologisch-anatomischen Befunde. In allen Teilen der Augenheilkunde nimmt sein scharfes Auge Neues wahr, auch an längst bekannten Befunden, für welche die neuen Methoden gar nicht in Betracht kamen, so die Pilzkonkremente in den Tränenröhrchen und vieles andere. Alles gewinnt eine zutreffendere Auffassung, vielfach eine wirksamere Therapie. Wertvolle diagnostische Zeichen werden entdeckt, so das nach ihm benannte Symptom beim Morbus Basedow, die Lidschlussreaktion der

Pupille. Zahlreiche operative Neuerungen kommen zum Vorschein und wenn man diese, auch heute für jeden sehr lebenswerten, klassisch schön geschriebenen kleinen Aufsätze liest, so stösst man auch hier auf manche Vorschläge, die wieder vergessen oder unbeachtet blieben, um später wieder entdeckt zu werden. Alle diese Mitteilungen gehen über eine einfache Beschreibung weit hinaus, alle haben etwas Abgerundetes; nichts ist überflüssige Kasuistik oder nur Bestätigung anderer Autoren.

Die neben seiner grossen klinischen Tätigkeit staunenswerte schriftstellerische Produktivität war nur begreiflich aus Graefes ganz ungewöhnlicher Fähigkeit, das Wesentliche im Augenblick zu erfassen und sogleich geordnet und in seinen Zusammenhängen in plastisch schöner Sprache zu formulieren. Er pflegte alles sofort zu diktieren, besonders in den Morgenstunden, und wie es hervorkam, war es druckreif. Dabei spricht er selbst einmal aus, dass $^7/_8$ von dem, was er wahrnahm und erdachte, ungenutzt liegen bliebe, weil seine ärztliche Arbeit ihm zu mehr nicht Zeit und Kraft übrig liess!

Und das ist wahrlich verständlich bei der Art, wie er sie ausübte. Denn Graefes Tätigkeit entwickelte sich nach seiner Rückkehr (1850) in Berlin in rapidem Aufstieg, und von Anfang an kamen Augenärzte aus aller Herren Länder, um von dem so jungen Meister zu lernen. Alle, die das Glück hatten, bei ihm zu hören und mit ihm zu arbeiten, schildern in begeisterten Worten diese Vorträge, diese Art der gemeinsamen Untersuchung, diese Lehrgabe, diese Beredsamkeit, die doch nichts von Phrase und Pose an sich hatte. „Niemals," schrieb der nachmalige Chirurg Ernst von Bergmann, der auch zu seinen Zuhörern gehörte, „habe ich trotz seiner grossen Erfahrung bei ihm eine Diagnose in Distanz gesehen; immer sorgfältigste Analyse jedes einzelnen Falles. Seine grossartige Erfahrung hat ihn nie zu einer Nonchalance in der Diagnose ebensowenig wie in den Operationen geführt."

Den privaten Konsultationen, die von ungezählten Kranken aus aller Herren Länder begehrt wurden, widmete er alle Sorgfalt, aber nur eine beschränkte Zeit; er liess nicht zu, dass Wohlhabende seine Zeit und Mühe missbrauchten. Seine Arbeit galt in erster Linie seiner Klinik und Poliklinik, sowohl deshalb, weil sein gütiger Sinn den Mühseligen und Armen besonders zugewandt war, als auch, weil er dort die Bedingungen fand, zu forschen und zu unterrichten. Die regelmäßige Wiederkehr der poliklinischen Kranken, die Möglichkeit fortlaufender Beobachtung und therapeutischer Versuche waren ihm besonders wertvoll. Dort untersuchte er stundenlang aufs genaueste alle neuen Kranken, behandelte und operierte sie selbst, diktierte Befund und Verlauf und liess sich die wichtigeren immer wieder vorstellen. Mit einem wunderbaren Scharfblick, mit unermüdlicher Ausdauer verfolgte er die Heilwirkungen seiner Behandlung und seiner Operationen. Es ist durchaus gerechtfertigt, wenn Jakobson ihn einen begnadeten „Experimentator" nennt; das war er in dem Erproben und der Beobachtung seiner Therapien am Menschen. Das Experiment im Laboratorium hat er dabei nicht gering geschätzt, wenn auch natürlich nicht mehr, wie in früheren Jahren, selbst ausüben können. Er liess sich durch nichts von seiner poliklinischen Tätigkeit abhalten, selbst am Sonntag kam er von 1—2 Uhr, und noch spät in der Nacht sah er nach seinen Operierten. Noch in den langen Jahren zunehmenden Siechtums erschien er in den überfüllten, dumpfen Räumen, um jeden Kranken liebevoll bemüht. Ebenso hingebend widmete er sich seinem Unterricht, in den er sich schliesslich hineintragen liess, bis die Kräfte versagten.

Das ist der Boden, auf dem seine Erfolge erwachsen sind. Um über die Fülle des Erschauten „Rechenschaft zu geben", wie er sich ausdrückt, gründet er im Alter von 26 Jahren das „Archiv für Ophthalmologie" und ruft die Fachgenossen zur Mitarbeit auf. Mit einem Schlage stand er damit an der Spitze des ganzen Faches, Donders und Arlt traten der Schriftleitung bei und seither ist dieses vornehmste Organ in der Weltliteratur unerreicht geblieben. Über 150 Bogen, 2500 Druckseiten hat er dort in den ersten 15 Bänden selbst geschrieben.

Es ist ein staunenswertes, erhebendes Geschehnis, wie es in der Geschichte der Medizin kaum jemals vorgekommen sein dürfte, wie hier ein ganz jugendlicher Reformer im Sturme alle Fachgenossen auf seine Seite zog und zu gemeinsamer Arbeit zusammenschloss. Von Neid, von Missgunst, von all den Hemmungen, die menschliche Schwäche demjenigen zu bereiten pflegt, der sie überflügelt, ist ihm gegenüber, ganz wenige Ausnahmen abgerechnet, kaum etwas oder nichts zu spüren gewesen.

Daran hat einen wesentlichen Anteil, dass Graefe durch seine Reisen, durch seinen Briefwechsel mit der ganzen Fachwelt in persönliche Verbindung kam. Und wer mit ihm zusammentraf, der war für ihn begeistert. Schon der äussere Eindruck seiner Person gewann ihm alle Herzen. „Einen Liebling der Grazien, schön von Gestalt, mit wohllautender Stimme, aus der Herzensgüte

herausklang, lebhaft, weltmännisch gewandt und doch ganz
natürlich", so schildern ihn alle. Was er sprach und schrieb, das
nahm man mit vollem Vertrauen an.

So erklärt sich der Zusammenschluss einmal durch die überragenden Leistungen, mit denen A. von Graefe alle bereicherte
und denen sich Niemand entziehen konnte; noch mehr aber als
der Inhalt war es die Art und die Gesinnung, in der seine
Forschungen und Entdeckungen zur Darstellung kamen: Nirgends
hochmütiger Dünkel, absprechende oder gar verletzende Kritik
der Vorgänger, sondern überall rückhaltlose Anerkennung fremder
Leistung, vorsichtigste Abwägung der eigenen Erfolge und Zurückhaltung in den Schlussfolgerungen. Verfolgt man durch die Bände
seines Archivs diejenigen Arbeiten, in welchen er einzelne Fragen
von Stufe zu Stufe weiterführt, z. B. die Lehre vom Glaukom,
so zeigt sich, wie bereitwillig Graefe sich belehren lässt, wie er
Irrtümer und überholte Ansichten aufgibt und so immer weiter
vorschreitet und nirgends dogmatisch die weitere Entwicklung
hemmt. Man empfängt den überzeugenden Eindruck einer lauteren
Wahrhaftigkeit, die sich ganz in den Dienst der Sache stellt.

„Wir setzen," steht in einem vertrauten Brief an Jacobson,
„die allerhöchste Ehre darin, nicht der Glücklichste, sondern
der Wahrste zu sein."

„Niemals hat ihn," schreibt Jacobson, „eine vorgefasste
Meinung bewogen, den Tatsachen Zwang anzutun, niemals ver-
werfliche Eitelkeit verleitet, sich therapeutischer Erfolge mit
künstlich zugestutzten, statistischen Daten zu rühmen, niemals
hat schriftstellerischer Ehrgeiz ihn öffentlich ausgesprochene
Irrlehren, wenn er sie als solche erkannt, vertuschen lassen. Immer
war er als der Erste bereit, sich selbst zu rektifizieren, und die
Anzahl der Abhandlungen ist nicht klein, in denen wir an seiner
eigenen Hand studieren können, wie allmählich sich seine Ansichten schwierigen Problemen gegenüber per aspera entwickelt
und geläutert haben."

Graefe hat bekanntlich kein Lehrbuch der Augenheilkunde
geschrieben, so sehr man ihn auch darum bestürmte. Das wollte
er erst später, wenn er selbst alles durchgeprüft hätte. Die Kürze
seines Lebens hat es dazu nicht kommen lassen. Wir können
uns aber eine Vorstellung machen, was für ein Schatz da zum
Vorschein gekommen wäre, nicht nur auf Grund seiner Veröffentlichungen, sondern auch der Kolleghefte, welche einige Studenten,
die nicht Augenärzte geworden sind, nach ihrem Stenogramm

ausgearbeitet haben. Mir liegen, musterhaft kalligraphiert, die umfangreichen Niederschriften des früheren Breslauer Chirurgen Richter und des in Freiburg noch lebenden 93jährigen Internisten Baeumler vor; diejenige von Richter umfasst zwei Bände von zusammen 1122 Seiten! Diese Hefte sind auch heute für den erfahrenen Ophthalmologen sehr lesenswert. Es liesse sich aus ihnen der von Hirschberg herausgegebene Teil der Niederschrift des Psychiaters Mendel leicht vervollständigen. Aber davon wird man wohl Abstand nehmen; denn schliesslich hätte der Meister selbst doch zur Drucklegung vielleicht manches noch anders geformt. Aber als eindrucksvolle Zeugnisse seines Unterrichtes haben sie grossen Wert: In wundervollem systematischem Aufbau, kurz, klar und sprachschön ist hier sein frei hingeworfenes Wort zu finden. Ausserdem aber sind sie ein sprechender Beweis für den Eindruck, den sein Vortrag machte, von dem Donders sagt: „Man hatte Wissenschaft und Kunst im Status nascens gesehen." Ich lege diese Niederschriften, die dem Graefe-Museum zugehen werden, auf den Tisch des Hauses nieder. Sie werden vielleicht gerne einen Blick hineinwerfen.

Graefe hat es nicht erlebt, dass die Ophthalmologie die ihr gebührende staatliche Anerkennung als selbständiges Fach an den preussischen Universitäten und im Unterricht der Ärzte fand. Man hat ihn zwar, da der internationale Ruf und der Glanz seiner Leistungen das gebieterisch forderten, 1866 zum persönlichen Ordinarius ernannt und 1868, zwei Jahre vor seinem Tode, ihm eine bescheidene Abteilung in der Charité übertragen, aber die seit 1868 obligatorische Prüfung in der Augenheilkunde hielten nach wie vor die Chirurgen ab, die Schaffung eigener Lehrstühle an den Universitäten war nicht zu erreichen. Mit bitteren Gefühlen über den vergeblichen Kampf um diese Anerkennung ist er aus dem Leben geschieden.

Wenn später von Unverständigen oder Missgünstigen hier und da gesagt worden ist: Es sei nur die faszinierende Persönlichkeit A. von Graefes gewesen, welche die Augenheilkunde zum Ordinariat und zum Prüfungsfach gemacht habe — womit dann gemeint ist, dass das sachlich eigentlich nicht am Platze sei — so ist in Wahrheit das Gegenteil richtig: Nicht einmal die Persönlichkeit eines A. von Graefe, nicht sein Weltruhm und seine beispiellosen Leistungen, nicht seine überzeugend begründeten Reden und Eingaben, z. B. die Rede 1865 am Stiftungstage des Friedrich-Wilhelm-Instituts, haben zu seinen Lebzeiten die amtlichen Widerstände zu brechen vermocht. Wenn in den Jahren nach seinem Tode die Anerkennung sich allgemein durchsetzte, so lag das eben daran, dass der ungeheure Fortschritt, der ihm zu verdanken war, und die unentbehrlichen Dienste, welche die Augenheilkunde nicht nur den Augenkranken, sondern der gesamten Medizin in allen ihren Fächern leistet, und welche sie zu einem integrierenden und verbindenden Bestandteil des medizinischen Unterrichts und der Prüfung machten, sich mit der Gewalt der Tatsachen den Unterrichtsbehörden und den Fakultäten unwiderstehlich aufdrängten. Dass dieser Beweis des Geistes und der Kraft sich wirksam vollzog, das war allerdings die Frucht von A. von Graefes Lebensarbeit, in der er die Augenheilkunde zu solcher Höhe emporgehoben hatte.

Ausserdem aber trug jetzt eine andere Wirkung seines Wesens die schönsten Früchte: Es zeigte sich, dass unter seinen Schülern Kräfte genug herangewachsen waren, um die grosse Zahl der Universitäten mit Professoren der neuen Augenheilkunde vollwertig zu besetzen. Man bedenke, dass bis 1868 Graefe nur eine Privatklinik hatte, dass er zwar Privatdozent und dann Titularprofessor war, aber am offiziellen Unterricht der Studierenden, den nach wie vor Jüngken festhielt, bis 1868 keinerlei Anteil hatte. Nur zwei Privatdozenten — Schweigger und Theodor Leber — haben sich schliesslich in Berlin noch bei ihm habilitieren können. Aber seine eigene Lehrbegeisterung hatte bei vielen gezündet und er hatte mit der ihm eigenen Vorurteilslosigkeit und Sachlichkeit jeden willkommen geheissen und zur Mitarbeit gewonnen, der wahrhafte Liebe zur Sache mit geistiger Schärfe und Spannkraft vereinigte. Da gab es für ihn keinen Unterschied der Herkunft und der sozialen Stellung. Seine eigene Bescheidenheit und Wahrhaftigkeit weckte auch in dem äusserlich Ärmsten, der sich sonst nicht der Gunst der Grossen erfreute, Mut und Vertrauen. Mit ergreifenden Worten schildert z. B. Jacobson den Eindruck, den es auf ihn machte, wie Graefe ihn, den „armen Proletarier", wie Jacobson sich selbst nennt, so schnell zu seinem Vertrauten machte. In A. von Graefes Umgebung konnten sich alle Keime entwickeln, daher die grosse Zahl seiner Schüler, die er mit Begeisterung für die neue Lehre und ihre Ausbreitung erfüllte und die dann im akademischen Beruf hervorragendes für Unterricht und Forschung leisteten. Gewiss war es damals, als so viele neue Lehrstühle gegründet wurden, leichter ans Ziel zu kommen; aber auch die, welche ohne vorherige lange Beweise für ihre akademische Eignung aus dem Graefeschen Kreise zu Leitern von Universitäts-Augenkliniken ernannt wurden, sie haben sich alle bewährt. Es sei nur erinnert an: Leber, Zehender, Schmidt-Rimpler, Schweigger, Jacobson, Nagel, Alfred Graefe, an Horner, Schiess, Dufour, Dor, Saemisch, Manz, Knapp, Swanzy, Hansen Grut, nicht zu vergessen die grosse Schar hervorragender Männer, die in anderen Stellungen die Augenheilkunde bedeutend förderten: Hirschberg, Wecker, Adolf Weber, Mooren, Pagenstecher, Eduard Meyer, Liebreich und andere aus den verschiedensten Ländern.

Schliesslich waren auch diejenigen, die sich aus eigenem Antrieb der Augenheilkunde an anderen Universitäten zugewandt hatten, oder die, wie Coccius in Leipzig, Ruete in Göttingen und die österreichischen Professoren bereits Ordinariate der Augenheilkunde innehatten, seine Schüler geworden. Ja auch seine eigenen Lehrer, bis dahin die Führer der Ophthalmologie, bekannten rückhaltlos, dass ihnen in dem jungen Graefe ein Meister erwachsen war, dem sie willig den ersten Platz einräumten.

Die gleiche verbindende Wirkung umfasste auch den weiteren Kreis der Ärzteschaft: Der im Jahre 1857 gegründete „Verein Berliner Ärzte" wählte ihn sofort zum Vorsitzenden, und als 1860 unter seiner Mitwirkung aus diesem Verein und der „Gesellschaft für wissenschaftliche Medizin" die „Berliner Medizinische Gesellschaft" sich bildete, wurde ihm das Amt des ersten Vorsitzenden übertragen, das er jahrelang verwaltete. Der viel ältere, berühmte Langebeck war sein Stellvertreter.

Das Lebenswerk Graefes ist um so erstaunlicher, als schon in den 50iger Jahren bei ihm die ersten Zeichen der Phthise sich bemerkbar machten, denen er aber keine Beachtung schenkte, bis 1861, kurz vor seiner Verheiratung ihn in Baden-Baden eine schwere Pleuritis niederwarf. Er überwand diesen und andere Anfälle zunächst immer wieder durch seinen Aufenthalt in den Alpen, die er in jungen Jahren so gern bestiegen hatte und am Mittelmeer; besonders im subalpinen Heiden in Appenzellen fand er neue Kraft, freilich auch dort wie überall auf seinen Reisen von Augenkranken aufgesucht und ausserdem in diesen seinen Ferien besonders schriftstellerisch tätig. Dort pflegte er auch mit seinem Freunde Zehender die Berichte der Ophthalmologischen Gesellschaft für die von ihm mitgegründeten „Klinischen Monatsblätter für Augenheilkunde" zu redigieren, dort traf er mit auserwählten Freunden aus dem Kreise seiner Schüler zusammen.

Die folgenden Jahre brachten ihm an der Seite seiner ihn hingebend pflegenden Gattin, einer Gräfin Knuth, noch sonniges Eheglück, aber auch schwere Schicksalsschläge durch den frühen Tod von zweien seiner fünf Kinder. Dann steigerte sich der Kampf mit zunehmendem Siechtum; staunenswert, was er trotzdem bis zu seinem Ende noch klinisch und wissenschaftlich leistete, wenn auch die Arbeiten der letzten Jahre mehr dem Ausbau·seiner grossen Errungenschaften gewidmet sind. Am 20. Juli 1870 schloss er die Augen, nur 42 Jahre alt.

Aber auch die Jahre der Krankheit und des Verzichtes haben den Grundton seines Wesens nicht zu ändern vermocht.

Er war eben in letzter Linie eine tief ethische, religiöse Natur, die sich innerlich gebunden fühlte zum Dienst an seinen Mitmenschen. Diese Lebensauffassung hat ihn auch in die Jahre der Entsagung hineinbegleitet, sie hat ihn, dem die Unterbrechung seiner mit allen Fasern geliebten Arbeit auf der Höhe des Erfolges doppelt schwer geworden sein muss, aufrecht erhalten.

„Ich war," so schreibt er 1861[1]), „aus einem belebten und mich befriedigenden Wirkungskreis, aus den Träumen eines lang ersehnten häuslichen Glückes plötzlich herausgerissen, um vielleicht nur dem Kampf meines geschäftigen Temperaments gegen einen zerbrechlichen Körper unfruchtbare Jahre zu weihen. Der Ruck in meinem Wesen war erheblich und warf mich anfangs darnieder. Später, als sich das Bild des Glückshelden verdunkelte und das des allgemein menschlichen Pleuritikers in den Vordergrund trat, da fühlte ich mich, umgeben von so vielen treuen Pflegern, überschüttet mit den Zeichen der Teilnahme, recht beglückt und vom Himmel wahrlich bevorzugt, wenn ich an den armen verlassenen Pleuritiker in einem Hospitale dachte, welcher dieselben geistigen und körperlichen Zustände ohne all die physischen und gemütlichen Komforts durchzumachen hat, welche mir vergönnt sind. Könnten wir doch diese Auffassungsweise in die gesunden Jahre hinübernehmen."

Fassen wir die ganze Gestalt ins Auge, ihr Werden und ihr Wirken, so sehen wir geniale Anlagen des Intellekts und der schöpferischen Phantasie vereint mit solchen des Herzens, des Charakters. Ein Zug ist für seine innerste Gesinnung bezeichnend,

---

[1]) A. von Graefe, Ein Lebensbild. Von seinem Enkel Joachim von Bonin (als Manuskript gedruckt 1917) Seite 46. Nicht im Buchhandel.

den wir besonders aus den Briefen Graefes an seinen Jugend-
freund Waldau kennen gelernt haben, die von Greeff 1907
herausgegeben worden sind, in denen er sich ganz offen gibt:
Graefe war ein hingebend treuer Freund; er hatte ein ungewöhnliches Bedürfnis nach nächster rein menschlicher Freundschaft, ganz frei von dem Gedanken, bei dem anderen eine Rolle
zu spielen und etwas zu gelten. Diese Freundschaft war frei von
Standesvorurteilen, von Besitz, von „Bedeutung". Die einfachen
Kameraden der Studienzeit blieben ihm innerlich mehr, als
äussere Beziehungen zu Berühmtheiten. Selbst unbedeutenden,
ja dürftigen alten Gefährten hielt er die Treue und Verstimmungen
mit ihnen lasteten schwer auf ihm.

Ob jemand ein selbstloser treuer Freund bleibt, auch wenn
ihn sein Leben hoch über die andern hinausführt, ist wohl ein
Maßstab für den inneren Wert. Graefe trug diese Gesinnung
hinein auch in den Kreis seiner Mitarbeiter und Schüler. Frei
von neidendem Ehrgeiz begrüsste er jedes ehrliche Streben. Daher
die unvergleichliche harmonische Arbeit am Archiv, in seiner
Klinik, in unserer Gesellschaft. Es fehlte ihm keineswegs an klarem
kritischem Blick für Minderwertigkeiten, aber man findet bei ihm
keine kleinlich oder unfreundlich absprechenden Urteile. Seine
Kritik war durchdringend, aber nie missgünstig und keine, die
Unmögliches verlangt, z. B. mathematische Beweise in klinischen
Fragen. Darum wirkte er überall positiv fördernd und nirgends
hemmend oder erdrückend.

Graefe stellt eine geradezu ideale Verbindung des Forschers
und des Arztes dar, der Leib und Seele gleicherweise gerecht wird.
Der „Arzt und seine Sendung" braucht wahrlich nicht heute erst
wie etwas Neues erfunden und gepredigt zu werden: Er steht
am Tor unserer Ophthalmologie in der Gestalt Albrecht von
Graefes und wir dürfen sagen, man hat sich redlich bemüht,
ihm nachzufolgen. Aber jeder Einzelne hat diese Aufgabe in sich
erneut harmonisch zu lösen, das war immer so und wird immer
so sein. Welches Glück, welches Gottesgeschenk, dafür solch
leuchtendes Vorbild zu haben! Die Graefeschen Traditionen
zu pflegen, ist das beste, was wir tun können. Jede neue Generation
soll immer wieder zu ihm hingeführt werden, damit jedem zu
Teil werde in der Berührung mit ihm, was uns zu Teil wurde dadurch, dass wir, als wir jung waren, in diese Überlieferung
eintreten durften. Die Wiederauffrischung seines Gedächtnisses
ist mehr, als historische Dankbarkeit, sie kann für jeden, der

sich dieser verehrungswürdigen Gestalt nähert, eine Kraftquelle bedeuten.

Aber nicht unsere Feiern, die sich bei jeder Verleihung der Graefe-Medaille erneuern, nicht Reden, wie die heutige, mögen sie noch so sehr von dankbarer Bewunderung getragen sein, tun dem volles Genüge: Nein, lest Albrecht von Graefes eigene Schriften, nicht nur, was über ihn geschrieben ist, sondern was er selber schuf! Wie fühlt man sich angefeuert und bereichert bis ins Innerste von dieser Geistesgrösse, vor dem Spiegelbild solcher Wahrheit und Klarheit.

Sehr vielen sind seine Werke im Archiv zugänglich. Wer nicht in dieser Lage ist, dem ist dankenswerterweise doch die klassische Arbeit über den „Heilwert der Iridektomie beim Glaukom" erreichbar, von der Altmeister Sattler 1911 in den Sudhoffschen „Klassikern der Medizin[1]" eine Sonderausgabe zu ganz billigem Preise herausgegeben hat. Sie sollte in der Bibliothek jedes Augenarztes sein, und dazu anzuregen ist mir heute ein Bedürfnis.

Es ist kein persönlicher oder nationaler Überschwang, wenn wir so von unserem grossen Führer immer wieder begeistert reden. Er war ein Geschenk für die ganze Menschheit und wer ihn im Urteil des Ausländers sehen will, wie er war, der lese als berufenes Zeugnis die Rede von Donders[2]), die ich eingangs erwähnte und die jetzt als Beilage der „Klinischen Monatsblätter für Augenheilkunde" und im Buchhandel neugedruckt erscheint.

So wird das Bild und das Werk Albrecht von Graefes leuchtend stehen bleiben immerdar, es wird uns und künftige Geschlechter begleiten in unser Tagewerk, uns alle begeisternd zu wahrhaftigem Dienst und verbindend in der Forschung und in der Liebe zu unseren Brüdern!

———

Und nun wenden wir uns zu der zweiten festlichen Aufgabe, die auf diesen Tag fällt, ihn verschönend und krönend: Es soll A. von Graefes Gedächtnis gefeiert werden, dadurch, dass nach der Satzung unserer Gesellschaft alle zehn Jahre demjenigen die Graefe-Medaille feierlich überreicht wird, „der unter den

---

[1]) Verlag J. A. Barth, Leipzig. Preis 2,40 Mark.

[2]) Verhandlungen der Ophthalmologischen Gesellschaft 1886. Beilagenheft der „Klin. Monatsbl. f. Augenheilkunde", Verlag F. Enke, Stuttgart.

Zeitgenossen ohne Unterschied der Nationalität die grössten
Verdienste um die Förderung der Ophthalmologie sich erworben
hat." 1886 wurde sie zum ersten Male Helmholtz überreicht,
dann an Theodor Leber, an Ewald Hering, an Carl v. Hess.
Jetzt ist die Wahl auf

Allvar Gullstrand

aus Upsala gefallen, den genialen Mathematiker und Physiker
unter den Ophthalmologen, dessen Gedanken und Berechnungen
wir neue Methoden und Instrumente verdanken, die nach allen
Richtungen ungeahnte Fortschritte gebracht haben.

Ich grüsse Sie, hochverehrter lieber Herr Kollege, heute in
unserer Mitte im Namen unserer Gesellschaft mit den Gefühlen
tiefster Dankbarkeit.

Auch Sie sind der Sohn eines sehr geschätzten Arztes. Sie
folgten dem Beruf Ihres Vaters und dass Sie bei Ihrer ausgesprochenen mathematischen Anlage Arzt geworden sind und gerade
der Augenheilkunde sich zuwandten unter Leitung des durch
seine Ultraviolett-Untersuchungen weltbekannten Widmark in
Stockholm, das ist unser Glück. Es ist die Welt von Helmholtz
gewesen, die Sie kongenial anzog und zu der Sie berufen waren.

Wir wissen nicht, ob schon damals in Ihnen eine Ahnung
davon lag, welch grosse Fortschritte Ihrer mathematischen Arbeit
auch für die Klinik vorbehalten sein würden. Jedenfalls haben
Sie sich mit voller Hingabe klinisch ophthalmologisch ausgebildet,
und auch manche wertvolle Mitteilung aus diesem Gebiet besitzen
wir aus Ihrer Feder. 1890 wurden Sie Vorstand der Stockholmer
Augen-Poliklinik, 1891 Dozent. Sie erhielten 1894 den neu-
errichteten Lehrstuhl für Ophthalmologie an der ehrwürdigen
Universität Upsala, wo Sie unterrichtend und klinisch Vorzügliches
geleistet haben. 1911 befreite Sie der Nobelpreis für Medizin von
aller ärztlichen Tagesarbeit, so dass Sie von da ab rein Ihrer Wissenschaft leben konnten und 1913 übertrug man Ihnen eine Professur
für physiologische und physikalische Optik.

Aber schon in den Jahren voller klinischer Aufgaben hat sich
Ihr mathematischer Genius entfaltet, ohne Anleitung von irgend
einer Seite, ganz selbständig von innen heraus. An Ihre ersten
theoretischen, klinischen und photographisch-ophthalmometrischen
Untersuchungen über den Astigmatismus, an Mitteilungen über
Keratokonus und Lentikonus schliesst sich 1900 die bedeutende
Arbeit über die allgemeine Theorie der monochromatischen
Aberrationen und ihre Ergebnisse für die Ophthalmologie,

sodann die bekannte Arbeit, welche die Bedeutung der Dioptrie auf eine neue Grundlage stellt.

Und nun folgen grosse Werke über die Optische Abbildung. Ihnen als Ophthalmologen war es klar geworden, dass die Gaußschen Bedingungen der Physiker der technischen Optik eine Beschränkung darstellten, welche für das optische System des Menschenauges mit seinen heterogenen Medien, seinen zum Teil dezentrierten, asphärischen Flächen und den Eigenheiten der Achse nicht ausreichen, da am Auge weit mehr Möglichkeiten auftreten können. Dazu kommt, dass die Akkommodation und die Bewegung des Auges um seinen Drehpunkt ein viel allgemeineres Problem darstellen, als es für die optischen Instrumente technischer Herstellung gilt. Es handelt sich um ungemein schwierige Fragen, aber Gullstrand vermochte die an sich schon sehr verwickelten Ableitungen der älteren Schule zu erweitern, indem er die Reihenentwicklung verliess und einen neuen flächentheoretischen Weg einschlug, der nach dem Urteile von Rohrs eine mathematische Beanlagung von einer ganz aussergewöhnlichen Höhe erforderte. So gelangte er zur Behandlung der Wellenflächen beim Brechungsvorgang.

Es ist den wenigsten unter uns, sehr verehrter Herr Kollege, möglich, dem hohen Fluge Ihrer mathematischen Ableitungen und Berechnungen ganz zu folgen. Um so bedeutsamer, dass bei dem wissenschaftlichen Mitarbeiter der Firma Zeiss, dem Professor von Rohr, Ihre Gedanken volles Verständnis fanden und dass dort auch die technischen Fähigkeiten von Professor Henker sich in Ihren Dienst stellen konnten. Ihr Wunsch, dass für die Lupen und derartige Instrumente der Augendrehpunkt in der Berechnung anzusetzen sei, wenn der Astigmatismus und die Verzeichnung für das blickende und bewegte Auge gehoben werden solle, ist für die Bearbeitung der korrigierenden Brillengläser von grundsätzlicher Bedeutung geworden, nicht weniger die Anregung, zur Beseitigung des Astigmatismus schiefer Büschel bei Stargläsern eine nicht kugelförmige, asphärische Fläche heranzuziehen. Der Theorie und Berechnung dieser asphärischen Flächen hat Gullstrand eine eigene umfangreiche Arbeit gewidmet. Er zeigte weiter, dass der Akkommodationsvorgang, dessen äussere Bedingungen Helmholtz klargestellt, auch intrakapsulär bedeutsame optische Veränderungen umschliesst.

In der dritten Auflage der Helmholtzschen physiologischen Optik (1909) hat Gullstrand in seinen „Zusätzen" zu der Dioptrik eine glänzende zusammenhängende Darstellung gegeben.

Vollends epochemachend ist der Gullstrandsche Plan der Nernstspaltlampe.

Indem eine möglichst helle, scharf begrenzte Lichtquelle in einem Spalt, und der Spalt im Gewebe, besonders den brechenden Medien des Auges nahezu aberrationsfrei abgebildet wird, erscheinen Feinheiten, die sonst unerkennbar sind und die unter Betrachtung mit vergrössernden Systemen, besonders der Zeißschen Binocularlupe, zur „Mikroskopie des lebenden Auges" geführt haben. Es stellt dies Verfahren die höchste Stufe und eine ganz neue Entwicklung der von Helmholtz angeregten seitlichen „fokalen Beleuchtung" dar. Schon damals war von „Mikroskopie des lebenden Auges" die Rede, aber erst die Gullstrand sche Spaltlampe hat diese Hoffnung verwirklicht. Sie hat die Untersuchung der Kornea, deren Schichten, Dicke, Konturen und Einzelheiten bis zu den Nerven und Endothelzellen wir nun genau analysieren können, unendlich bereichert. Vorderkammer und Iris und Glaskörper sind mit ihr viel feiner zu beurteilen. Ganz besonders aber ist die Pathologie der Linse, dieses für die gewöhnliche mikroskopische Untersuchung unzugänglichsten Organs, vollständig umgewandelt worden. Jetzt erst mit der Gullstrandschen Methode sind wir, besonders durch die Arbeiten von Vogt, zu einer Feinheit der Diskontinuitätsflächen, der Einzelheiten, der Lokalisation, der Differentialdiagnose und ätiologischen Diskussion gekommen, die ihres gleichen nicht hat. Diese neue Methode hat sich die ganze Welt erobert, sie findet heute ihre tägliche Verwendung in der augenärztlichen Praxis.

Wer kennt ferner nicht das grosse reflexfreie Gullstrandsche Ophthalmoskop, dessen stereoskopische Beobachtungseinrichtung die klinische Erkennung der Niveaudifferenzen so verfeinert, der ausserdem die Demonstration und die zeichnerische Darstellung so erleichtert und die photographische Wiedergabe des Augenhintergrundes bedeutsam beeinflusst hat?

In diesen wunderbaren Apparaten hat sich die mathematisch physikalische Idee Gullstrands mit der glänzenden Technik der Zeisswerke aufs glücklichste vereinigt; an dem Gelingen dieser Apparate sind wieder die „asphärischen Gläser" vielfach beteiligt. Die Verwendung des Punktlichtes in seinem Blendenapparat ist ein weiterer, bemerkenswerter Vorschlag.

Die mit all diesen Methoden gewonnenen Ergebnisse sind nicht nur für das Auge in normalem und pathologischem Zustand von grösster Bedeutung, sondern sie besitzen auch für die Medizin

und Biologie im allgemeinen einen vielseitigen Wert: Veränderungen
an Hornhaut und Linse durch Hormonstörungen und andere
allgemeine Schädlichkeiten, durch strahlende Energie finden ihre
Bestimmung; für Fragen der Vererbung, des Alterns eröffnen sich
hier neue Perspektiven.

So ist, hochgeehrter und lieber Herr Kollege, Ihre Lebensarbeit ein Beispiel, welch lebendigen Früchte rein wissenschaftlich
exakte Berechnung und Forschung der ärztlichen Wissenschaft
und Kunst zu bringen vermag, und wieviel mit ,,Hebeln und mit
Schrauben`` sich der Natur abgewinnen lässt.

Wir sind stolz, dass wir Sie seit nun langen Jahren zu uns
rechnen dürfen und dass Sie seit 1912 dem Vorstand unserer
Ophthalmologischen Gesellschaft angehören. Unvergessen wird
Ihnen auch bleiben, dass Sie Ihr Ansehen und Ihre Energie erfolgreich in die Wagschale geworfen haben, um den Boykott zu beseitigen, der in schreiendem Gegensatz zu den Überlieferungen
der Graefeschen Schule nach dem Kriege die wissenschaftlichen
Beziehungen zerriss. Diese Ihre Betätigung ist auch ein Verdienst
um die Wissenschaft!

Möchten Ihnen lange arbeitsfrische Jahre beschieden sein,
während deren Sie das beglückende Gefühl haben dürfen, dass
Ihr Leben eine reiche Ernte trägt.

Ich überreiche Ihnen, als einem würdigen Nachfolger des
grossen Meisters, die Graefe-Medaille und spreche unsere aller-
herzlichsten Glückwünsche aus.

Antwort-Rede.

Von
Prof. Allvar Gullstrand.

Hochgeehrte Versammlung!
Meine Damen und Herren!

Als ich vor 32 Jahren zum ersten Male bei einer Tagung der Ophthalmologischen Gesellschaft in Heidelberg anwesend war, nahm Leber, damals unbestritten der grösste lebende Ophthalmologe, in dieser schönen Aula der altwürdigen Alma Mater, die Graefe-Medaille entgegen. Was mir in seiner Antwort am meisten auffiel, waren die Worte: „ein ganz richtiger Ophthalmologe bin ich im Grunde genommen doch nicht." Er begründete dieselben damit, dass die Arbeiten, die er für seine besten hielt, in das Gebiet der Biologie gehörten und das Auge eigentlich mehr als besonders geeignetes Untersuchungsobjekt benützten. Ich komme aber mit eben derselben Begründung zu einem entgegengesetzten Schluss: „ein ganz richtiger Ophthalmologe" kann sich durch Arbeiten auf dem Gebiete einer Hilfswissenschaft die grössten Verdienste um die Förderung der Ophthalmologie erwerben.

Von der allgemeinen Anerkennung der ausserordentlichen Bedeutung der Hilfswissenschaften kann man sich durch einen Blick auf die jetzige ophthalmologische Literatur unmittelbar überzeugen. Wer sich des Standpunktes der Ophthalmologie in der Mitte der achtziger Jahre erinnert, kennt auch ein Beispiel von auffallend negativem Werte für die rein klinische Forschung. Ohne Zweifel waren nicht nur Arlt selbst, sondern auch seine hervorragendsten Schüler und vor allem sein berühmter Nachfolger „ganz richtige Ophthalmologen" im Sinne Lebers, aber dennoch vermochten sie nicht das Trachom von der Blennorrhoe scharf zu trennen. Auch in Fällen, wo Hilfswissenschaften eine Frage schon endgültig entschieden haben, kommen ähnliche Beispiele immer noch vor, indem die Ergebnisse der Hilfswissenschaften entweder unberücksichtigt gelassen oder aber nicht vollkommen verstanden werden. Und so wird es sich wohl auch in der Zukunft verhalten.

Die bisherige Geschichte der Verteilung dieser vornehmen Auszeichnung ist auch ein für die Ophthalmologische Gesellschaft schmeichelndes Zeugnis von ihrer Wertschätzung der Hilfswissenschaften. Schon die erste Verleihung besetzte den höchsten Rangplatz unter den bisher gewählten Forschern. Helmholtz war ja nicht einmal Ophthalmologe. Und doch hatte er bei seiner Bearbeitung der physiologischen Optik eine so stattliche Reihe von Entdeckungen und Erfindungen gemacht, dass er in gewissem Sinne als Begründer dieser nunmehr so unentbehrlichen Hilfswissenschaft dasteht. Für die klinische Ophthalmologie vollkommen unschätzbar ist seine Erfindung des Augenspiegels, wodurch ein ungeahntes Gebiet von Krankheiten und abnormen Zuständen des Auges der exakten Untersuchung zugänglich gemacht wurde. Von demselben Gesichtspunkte aus ist die von ihm eingeführte Ophthalmometrie zu betrachten, obwohl damals niemand die viel später durch geeignete Vereinfachungen erzielte klinische Bedeutung dieser nunmehr in der Ophthalmologie unentbehrlichen Untersuchungsmethode wahrsagen konnte.

Auch das drittemal fiel die Wahl der Gesellschaft ausserhalb des Kreises der Ophthalmologen. Hering, dessen hervorragendste Schriften schon alt waren, hatte in denselben bald die Empfindungen, bald die Bewegungen des Auges, bald seinen Raumsinn und bald seinen Licht- und Farbensinn von durchaus neuen Gesichtspunkten aus behandelt. Wenn auch nicht einem jeden der innere Zusammenhang zwischen den verschiedenen, vielleicht hie und da einem nicht zu tief denkenden Leser rhapsodisch erscheinenden Arbeiten von vornherein klar geworden war, so handelte es sich doch um ein einheitliches Ganzes, um eine Lehre, als deren Vertreter er nach eigenen Worten das Ehrenzeichen entgegennahm. Die Ophthalmologische Gesellschaft hat durch das Verleihen desselben an den berühmten Gegner von Helmholtz ihre Wertschätzung der Bedeutung seiner Lehre für die Ophthalmologie bekundigt und zugleich, wie mir scheint, das treffende Urteil abgegeben, dass die Arbeiten der beiden hervorragenden Gelehrten auf Gebieten, die heute noch keineswegs vollständig durchgeforscht sind, in gewissem Sinne einander komplettieren.

Endlich kommt das viertemal ein auch im Leberschen Sinne ganz richtiger Ophthalmologe dazu. Hess eignete jedoch der physiologischen Optik einen grossen Teil seiner mächtigen Kraft, und wer seine Arbeit über Refraktion und Akkommodation wirklich durchdringt, sieht leicht ein, dass er auch der rein mathematischen Optik eingehende Studien gewidmet hat. Allseitig, wie sonst niemand, war er in den verschiedenen Hilfswissenschaften gut bewandert, und er verstand es auch, wie wenige, die Früchte derselben zugunsten der Ophthalmologie zu ernten.

Wenn ich in dieser kurzen Übersicht der bisherigen Geschichte der Verteilung der Graefe-Medaille, von den angeführten Worten Lebers ausgehend, die Bedeutung der Hilfswissenschaften für die Ophthalmologie so kräftig betont habe, so ist meine Absicht damit nur, eine Erklärung dafür zu finden, dass auch mir die grosse Ehre zu Teil geworden ist. Der klinische Ophthalmologe, als der ich seinerzeit fungierte, ist nur meinen persönlichen Schülern bekannt. Der unwiderstehliche Drang, an immer exakteren Gebieten zu arbeiten, raubte mir die zu klinischen Publikationen nötige Zeit, und bei den kleinen Verhältnissen in Upsala — mit einem einzigen Assistenten — konnte ich nur in äusserst geringem Maßstabe Erfahrungen und Neuerungen durch andere publizieren. Dazu kommt noch, dass meine meisten wissenschaftlichen Arbeiten zu grosse Ansprüche an die mathematischen Kenntnisse des Lesers stellen, um meinen ophthalmologischen Kollegen geniessbar zu erscheinen. Deshalb sind es auch hauptsächlich am ursprünglichen Stamme geimpfte Zweige, deren Früchte als klinische Untersuchungsmethoden der Augenheilkunde nützlich geworden sind.

Hier möchte ich nur betreffs dieser Methoden auf diejenigen Ziele aufmerksam machen, die ich nicht erreicht habe. Die Spaltlampe, oder die Diaphragmenlampe, ursprünglich ein Nebenprodukt, das bei meiner Verfeinerung der physiologischen Ophthalmometrie entstand, würde wohl nie ohne den Henkerschen Arm zur allgemeinen Anwendung gekommen sein. Mein Ziel war aber, dass nur solche Lampen im Dunkelzimmer gebraucht werden sollten. Wenn nun auch dieses Ziel meines Wissens nur in der Klinik von Upsala erreicht worden ist, so hat aber auf der anderen Seite die Erfahrung dort gelehrt, dass die ziemlich grossen Ansprüche an manuelle Geschicklichkeit, welche die richtige Führung der Instrumente an den Untersucher stellen, den Studierenden keine ernste Schwierigkeiten bereiten, obwohl das richtige Halten der aplanatischen Linse bei der reflexlosen Ophthalmoskopie mit dem Handaugenspiegel und bei der fokalen Beleuchtung sowie die Anwendung des kleinen Mortonspiegels zur einfachen zentrischen Ophthalmoskopie bei enger Pupille allenfalls einige Übung erheischt. Auf diese Weise kommt jeder Fall zur möglichst exakten Untersuchung, da es sich von selbst ergibt, welche Fälle mit der stationären Spaltlampe oder mit dem grossen Ophthalmoskope näher zu untersuchen sind. In denjenigen Kliniken aber, wo nur die grossen Instrumente zur Verwendung kommen, dürften

an Augen, welche nicht mit denselben untersucht werden, manche
für die richtige Beurteilung der Krankheit wichtige Symptome
übersehen werden. Ich erinnere nur daran, dass im frühesten
Stadium einer Iritis ein nur mit der Spaltlampe sichtbarer Lichtweg
in der vorderen Kammer das einzige Symptom sein kann. Wenn
kein Anlass zur Untersuchung mit der stationären Spaltlampe
vorliegt, wird dann diese Krankheit übersehen, was unter Umständen bedauerliche Folgen haben kann.

Wenn ich auch gern zugebe, dass die stationäre Spaltlampe
in ihrer ohne mein Verdienst verfeinerten Anwendung von unendlich
grösserer Bedeutung für die Wissenschaft geworden ist, so möchte
ich doch bei dieser feierlichen Gelegenheit meinen Kollegen ans
Herz legen, dass die Untersuchung eines jeden Falles mit den
kleinen Instrumenten segensreicher für die klinische Tätigkeit ist.
Und das Wohl der Kranken ist doch das höchste Ziel der Ophthalmologie.

Zum Schlusse danke ich ehrerbietig der Deutschen Ophthalmologischen Gesellschaft, welche während langer Zeit — besonders
durch den kollegialen Umgang — einen lehrreichen Einfluss auf
meine augenärztliche Tätigkeit ausgeübt hat, für das hohe Ehrenzeichen, das ich jetzt unter so wohlwollender Beurteilung meiner
Leistung auf dem Gebiete der optischen Hilfswissenschaften
empfangen habe.

Erste wissenschaftliche Sitzung.

Montag, den 6. August 1928, vormittags 10¹/₄ Uhr.

Der Vorsitzende des Vorstandes, Herr Th. Axenfeld, Freiburg i. Br., eröffnet die Sitzung und erteilt zunächst das Wort an den Schriftführer Herrn A. Wagenmann, Heidelberg.

Herr A. Wagenmann, Heidelberg:

Meine Damen und Herren!

Ich habe zuerst das Urteil der Preisrichter für die Zuerkennung des von v. Welz gestifteten v. Graefe-Preises, der dieses Jahr für die Jahrgänge des v. Graefeschen Archivs 1923—1925 verliehen wird, zu verlesen:

Urteil der Preisrichter für den v. Welzschen
v. Graefe-Preis.

Auch diesmal ist es für die für die diesmalige Verleihung des Welzschen Graefe-Preises gewählten Preisrichter überaus schwierig, aus den zur Beurteilung stehenden Arbeiten aus den Jahrgängen 1923—1925 des v. Graefeschen Archivs für Ophthalmologie die des Preises würdigste auszusuchen. Eine ganze Reihe von ausgezeichneten Arbeiten nahm die Aufmerksamkeit der Preisrichter in Anspruch; unter diesen scheinen schliesslich zwei Arbeiten durchaus im Vordergrund zu stehen, ohne dass die Preisrichter einmütig der einen oder der anderen Arbeit den Vorzug geben konnten. Es handelt sich erstens um die Arbeit von Engelking: „Die Tritanomalie, ein bisher unbekannter Typus anormaler Trichromasie (v. Graefes Arch. f. Ophthal. Bd. 116)." Zweitens um die beiden Arbeiten von Scheerer:

„Zur pathologischen Anatomie der Veränderungen der Netzhautzentralgefässe bei der sog. Thrombose der Zentralvene und Embolie der Zentralarterie mit besonderer Berücksichtigung ihrer Beziehungen zur anderweitigen Veränderung am Sehnervenkopf bei Glaukom und verwandten Zuständen.

1. Über Veränderungen der Zentralvene bei glaukomatösen und ödematösen Zuständen des Sehnervenkopfes und über Kollateralenbildung im Bereich des vorderen Endes des Zentralvenenstammes (v. Graefes Arch. f. Ophthal. Bd. 110)."

„Zur pathologischen Anatomie der Netzhautzentralgefässe bei der sog. Thrombose der Zentralvene und Embolie der Zentralarterie mit besonderer Berücksichtigung ihrer Beziehungen zur anderweitigen Veränderung am Sehnervenkopf bei Glaukom und verwandten Zuständen.

2. Die Entwicklung des Verschlusses der Zentralvene (v. Graefes Arch. f. Ophthal. Bd. 112)."

Engelking ist es gelungen, einen bisher unbekannten dritten Typus der Anormalen festzustellen, für welchen er den Ausdruck Tritanomalie vorschlägt, welcher eine hochgradige Unterwertigkeit des Blausinnes und eine geringergradige Unterwertigkeit des Gelbsinnes bei Tritanopen bedeuten soll. Engelking hat auf Grund klarer theoretischer Überlegung nach diesem neuen Typ unter dem ihm zur Verfügung stehenden Untersuchungsmaterial sorgfältig und mühselig geforscht. Nachdem er einen Fall dieses Typs tatsächlich entdeckt hatte, hat er diesen auf Grund einer reichen Erfahrung mit allen in Betracht kommenden Methoden untersucht, die Ergebnisse mit schärfster Kritik gewertet, die Methoden variiert, die Untersuchungsergebnisse experimentell nachgeprüft und befestigt, schliesslich hat er in klarer und überzeugender Weise die Schlussfolgerungen gezogen. Es sei zum Schlusse nicht unerwähnt, dass die schwierige Materie in besonders gründlicher Weise klar zum Ausdruck gebracht worden ist.

Scheerer, der — wie bekannt — seit vielen Jahren seine Aufmerksamkeit besonders auf die Erkrankungen der Blutgefässe der Netzhaut gerichtet hat, hat mit seinen beiden Arbeiten wichtige neue Beiträge zur Klärung des Jahrzehnte offenen Problems des Zustandekommens des Verschlusses der Netzhautgefässe geliefert. Er hat in gründlichen anatomischen Untersuchungen an einem grossen Material neue und wichtige Befunde erhoben, welche auf die Entstehungsart des Verschlusses der Zentralgefässe ein neues Licht werfen. Dass dabei nicht alle Fragen restlos geklärt werden konnten, ist bei dem Charakter des Problems fast selbstverständlich. Die Befunde Scheerers gewähren auf jeden Fall eine sichere Grundlage zu neuen Arbeiten.

Die Preisrichter haben beschlossen, den Preis zu teilen und ihn an die Herren Engelking und Scheerer zu verleihen.

Bartels. Birch-Hirschfeld. Hertel.
Kayser. Krückmann.

Sodann habe ich noch folgendes vorzubringen:

Der Vorstand bittet die Vortragenden, sich streng an die gewohnten Regeln unserer Geschäftsordnung zu halten.

Die Dauer eines Vortrages einschliesslich Demonstration darf 15 Minuten Zeit nicht überschreiten. Für eine Diskussionsbemerkung stehen höchstens 5 Minuten zur Verfügung.

Ferner bittet der Vorstand, dass — wie bisher — in der Diskussion nur allgemeine Gesichtspunkte vorgebracht und auf die Wiedergabe von Kasuistik verzichtet wird.

In der Demonstrationssitzung findet keine Diskussion statt; höchstens kann zur Richtigstellung oder bei persönlichen Angriffen für eine kurze Bemerkung das Wort erteilt werden.

Dem Herkommen unserer Gesellschaft widerspricht es, Vorträge zu halten, deren Inhalt bereits publiziert ist. Auch ist nach unseren Gepflogenheiten allein freier Vortrag zuzulassen; nur bei Nichtbeherrschung der deutschen Sprache ist Ablesen gestattet.

Unten im Dozentenzimmer neben dem Treppenaufgang, ist Gelegenheit gegeben, die Diskussionsbemerkungen einem Fräulein in die Maschine zu diktieren. Die Diskussionszettel für unseren Bericht sind beim Schriftführer abzugeben. Wir bitten, sofort auch Durchschläge für die Herren der Fachpresse machen zu lassen, sie können durch mich weitergegeben werden. Auch werden die Vortragenden gebeten, ihre Eigenberichte für die Fachpresse spätestens nach Schluss des Vortrages am Pressetisch abzugeben.

Als Sitzungsvorsitzende schlägt der Vorstand vor: Herrn Wessely für die erste, Herrn van der Hoeve für die zweite, Herrn v. Szily für die dritte, Herrn Scheffels für die vierte, Herrn Lenz für die fünfte wissenschaftliche Sitzung und für die Demonstrationssitzung Herrn Salzmann.

Ich nehme an, dass Sie diesem Vorschlag zustimmen.

Ich bitte, die in Umlauf befindlichen Listen möglichst schnell weiterzugeben und die Namen deutlich zu schreiben.

Bei den Filialen der Rheinischen Kreditbank, hier am Ludwigsplatz und am Wredeplatz, können die Jahresbeiträge eingezahlt werden. Die Bank bittet um genaue Angabe des Namens, des Vornamens und der Adresse. Unser Rechnungsführer, Herr Buhmann, wird ausserdem selbst hier im Kollegiengebäude im Dozentenzimmer neben dem Treppenaufgang Dienstag Nachmittag von 4—5 und Mittwoch Vormittag von 11—12 Uhr bereit sein, die Jahresbeiträge in Empfang zu nehmen. Der Jahresbeitrag wird erst in der Mitgliederversammlung festgesetzt.

Zum Frühstück ist im Parterre des Kollegiengebäudes Gelegenheit gegeben.

Adressenänderungen sind dem Schriftführer schriftlich mitzuteilen.

Die Manuskripte der Vorträge und der Diskussionsbemerkungen, sowie Vorlagen zu Abbildungen sind vor Schluss der Versammlung an den Schriftführer abzugeben.

Ich bitte nunmehr Herrn Wessely, den Vorsitz zu übernehmen.

Herr Wessely übernimmt den Vorsitz und bittet, ihn durch strenges Einhalten der Geschäftsordnung zu unterstützen.

I.

Über funktionelle Gliederung und Einteilung der Netzhaut.

Von

A. Tschermak (Prag).

Mit 1 Abbildung im Text.

Die Erfindung der Perimetrie durch Aubert und Förster führte naturnotwendig zu einer sozusagen geographischen, klinisch unentbehrlichen Einteilung der Netzhaut durch ein System von Meridianen und ein System von senkrecht dazu orientierten Parallelkreisen, welche um die anteroposteriore oder korneofoveale Axe geordnet sind (Abb. 1a S. 39).

Funktionell aber stehen die einzelnen Meridiane nicht gleichwertig nebeneinander, vielmehr erweisen sich der primäre Vertikalmeridian oder Längsmittelschnitt und der primäre Horizontalmeridian oder Quermittelschnitt als in bezug auf die absolute Lokalisation ausgezeichnet, indem der eine bei Primärlage des Blickes und aufrechter Haltung des Körpers die Empfindung vertikal im Sehraum, der andere die Empfindung horizontal im Sehraum vermittelt. Allerdings weichen hinwiederum der Längsmittelschnitt und der primäre objektiv lotrechte Meridian bekanntlich in charakteristischer Weise von einander ab (Hering, Helmholtz, Volkmann), und zwar bilden die Längsmittelschnitte beim Fernesehen in der Regel einen nach oben offenen sog. Disklinationswinkel (Donders, Duane). Im Gegensatze zu dieser fundamentalen Richtungsdiskrepanz fallen im Allgemeinen, wenigstens beim Fernesehen, der funktionelle Quermittelschnitt und der primäre wagrechte Meridian streng zusammen (Hering,

Helmholtz). Die beiden Längsmittelschnitte sind jedoch nicht bloss in bezug auf die absolute Lokalisation ausgezeichnet, sondern auch dadurch, dass sich das die stereoskopische Tiefenempfindung vermittelnde Querdisparationssystem dauernd — auch bei Umwertung der scheinbaren Vertikalen infolge seitlicher Neigung des Kopfes (Linksz unter Tschermak) — um jene beiden Meridiane angeordnet erweist. In der natürlichen Gliederung der Netzhaut treten somit die Längs- und Quermittelschnitte klar und bestimmt hervor.

Die verlangte Sonderstellung wird sofort klar, wenn wir nach der Lage und Konfiguration jener Netzhautschnitte fragen, welche — immer Primärstellung des Auges und aufrechte Haltung des Körpers vorausgesetzt — die Empfindung von Vertikalen und Horizontalen im indirekten Sehen, also Parallelen zu den Eindrücken des Längs- und Quermittelschnittes, hervorrufen, wenn wir also die Längs-Nebenschnitte und Quer-Nebenschnitte (im Sinne Herings) in Betracht ziehen. Zweifellos haben wir die ersteren in einem System von Netzhautschnitten mit „vertikaler" bzw. angenähert lotrechter Axe, die anderen in einem System mit „horizontaler" bzw. wagrechter Axe zu suchen. Die funktionelle Gliederung der Netzhaut ist sonach unverkennbar keine einaxige, sondern eine zweiaxige und zwar mit einer vertikalen und einer horizontalen Axe, wie dies zuerst Hering erkannt hat. Würden nun — was das einfachste wäre — das dioptrische Zentrum der Bildprojektion und das Zentrum der funktionellen Gliederung der Netzhaut zusammenfallen, so müssten wirklich parallele Linien auch subjektiv parallel erscheinen, also ein objektives Schachbrett auch subjektiv richtig, wenigstens winkelrichtig erscheinen. Unter einer solchen Voraussetzung ist bekanntlich Hering zu dem Schema der zweiaxigen und zwar nodozentrischen Einteilung der Netzhaut gelangt, in welchem die Längsschnitte nach einer im mittleren Knotenpunkt lotrechten, die Querschnitte nach einer ebendort wagrechten Axe konvergieren (Abb. 1b). Dagegen spricht jedoch die Tatsache, dass bei festgehaltenem Blick eine Schar von Vertikalen und Horizontalen, somit ein Schachbrettmuster, wenn es sich nur weit genug in das indirekte Sehen erstreckt, nicht den Eindruck von Rechtwinkeligkeit macht, sondern die Linien mehr und mehr konkav gegen den Mittelpunkt hin gekrümmt erscheinen. Dementsprechend hat Helmholtz die Richtkreise einer durch Blickpunkt und Okzipitalpunkt gelegten Kugel vom Drehpunkt aus ebenflächig projiziert und das bekannte Hyperbelmuster erhalten, welches bei Betrachtung in einer dem Radius entsprechenden Entfernung den Eindruck eines rechtwinkeligen Schachbrettes machen sollte. Allerdings hat bereits Helmholtz selbst, sodann Küster und Hering (nicht so Tscherning) die Krümmung der Hyperbeln als zu stark bezeichnet. Für mich kann ich dies nur mit Nachdruck bestätigen.

Ich stellte mir rein empirisch das Problem: welche Schnitte der Netzhaut vermitteln bei Primärstellung die Empfindung von vertikalen oder horizontalen Parallelen, oder welche Krümmung müssen Linien in einem ebenen primärsenkrechten Gesichtsfeld oder in einem sphärischen Gesichtsfeld von bestimmter Zentrierung haben, um als vertikal-horizontale Parallele zu erscheinen? Setzen wir zunächst die Annahme eines Perspektivitätszentrums für die Bilderzeugung im Auge als zulässig voraus und operieren wir vorläufig mit dem einfachsten Fall einer ebenflächigen Gliederung der Netzhaut und mit einem funktionellen Einteilungszentrum, so vereinigen sich die beiden eben formulierten Fragen zu dem allgemeinen Kardinalproblem: wie liegen Perspektivitätszentrum und Einteilungszentrum zu einander? Es sei dabei von der Tatsache ausgegangen, dass uns ein tatsächlich rechtwinkeliges Liniensystem bei ruhendem Blicke subjektiv nicht als solches erscheint, sondern den Eindruck scheinbarer Konkavkrümmung der Konturen gegen den Fixationspunkt hin macht, während von einem System von Hyperbeln bestimmter Krümmung der Eindruck eines rechtwinkeligen Schachbrettmusters zu erwarten ist (Recklinghausen, Hering, Helmholtz, Bourdon). Andererseits erscheint ein vertikales und ein horizontales Meridiansystem auf einer Halbkugel, welche wir zentrisch zum Auge einstellen, nach oben-unten, rechts-links konvergent: ein vertikales und horizontales Parallelkreissystem hingegen nach oben-unten, rechts-links bereits etwas divergent (Tschermak). Aus all dem müssen wir den allgemeinen Schluss ziehen, dass das Zentrum der funktionellen Gliederung der Netzhaut und das dioptrische Perspektivitätszentrum nicht zusammenfallen, sondern dass eine bezügliche Heterozentrik im Auge besteht. Durch eine weitere ganz allgemeine Analyse könnten wir, noch ehe wir etwas über die absolute Lage der beiden Zentren im Auge aussagen, zu dem Schlusse gelangen, dass das Einteilungszentrum vor dem Perspektivitätszentrum, also näher dem Hornhautpole gelegen sein muss. Doch sei diese Ableitung der grösseren Einfachheit und Anschaulichkeit der Darstellung wegen erst nach einer gewissen Festlegung über das Perspektivitätszentrum, also bereits in spezialisierter Fassung gegeben. Versucht man rein empirisch den Ort des Perspektivitätszentrums im Auge dadurch zu bestimmen, dass man für verschiedene Lagen einer Lichtquelle die Orte für das durch schwach pigmentierte Augenhäute durchscheinende Netzhautbild, bzw. für dessen Intensitätsmaximum aufsucht (Volkmann, Donders beim Menschen; Landolt und Nuel beim Kaninchen), so ergibt sich mit Sicherheit eine Kreuzung der „Augenaxe" durch die Leitstrahlen vor dem Krümmungsmittelpunkt und zwar hinter der Irisebene, noch mehr hinter der etwa 0,56 mm kornealwärts gelegenen optischen Eintrittspupille. Gewiss bedeutet diese Feststellung kein Argument gegen Gullstrands klassische Ableitung des Zentrums der Eintrittspupille als des Kreuzungspunktes der Leitstrahlen für die Zentren der Zerstreuungskreise, welche schiefeinfallende Bündel erzeugen. Bei der ungleichmäßigen, exzentrischen Intensitätsverteilung in diesen Zerstreuungskreisen lässt sich m. E. sehr wohl daneben die Auffassung vertreten, dass jene Leitstrahlen, welche nicht das Zentrum, sondern das Wirkungsmaximum je eines Zerstreuungskreises bezeichnen, sich erst hinter der Ebene der Eintrittspupille, ja hinter der Irisebene durchkreuzen. Wenn damit gewissermaßen die alte Knotenpunktkonstruktion wieder aufgenommen erscheint, so wird ausdrücklich ein solches Schema statuiert ohne die These eines Festbleibens des Perspektivitätszentrums bei Änderung der Exzentrizität der Lichtquelle und ohne die These strenger Punktualität des Perspektivitätszentrums auch nur für eine bestimmte Zone des bilderzeugenden Apparates. Vielmehr sei einerseits eine Regression des Perspektivitätszentrums mit wachsender Exzentrizität vertreten, andererseits sei ein gewisser Raum von blosser Annäherung, nicht eine punktuelle Durchkreuzung der Leitstrahlen und der sog. Axe zugegeben.

Nehmen wir einmal unter all diesen Vorbehalten und Einschränkungen rein schematisch ein retropupillares, sozusagen nodales Perspektivitätszentrum der Bilderzeugung an, so ergibt sich folgende Übersicht für die möglichen Einteilungssysteme der Netzhaut. Zunächst sind alle solche Schnitte auszuschliessen, welche auf der lichtempfindlichen Netzhautregion selbst geschlossene Kreise ergeben. Es sind dies 1. vertikale und horizontale Parallelkreise, 2. Schnittkreise, welche nach einem beliebigen hinter dem Perspektivitätszentrum gelegenen Axenpunkte konvergieren, 3. Schnittkreise, welche nach einem vor dem Perspektivitätszentrum gelegenen Axenpunkte konvergieren bis heran an jene Stelle, an der eine an den vorderen Rand der lichtempfindlichen Netzhaut gezogene Tangente die Axe trifft, den Grenztangententreffpunkt — also bis etwa 30 mm vor dem Krümmungsmittelpunkt. Das Einstellungszentrum erweist sich somit zwischen dem Grenzwerte von 30 mm und dem Orte des Perspektivitätszentrums (mit 4,28—4,74 mm vor dem Krümmungsmittelpunkt) gelegen, welch letzterer Ort allerdings selbst ausgeschlossen ist.

Näheres über die anzunehmende Lage kann nur der empirische Vergleich von Schachbrettmustern lehren, welche verschieden zentrierten retinalen Schnittsystemen entsprechen und mit Heranrücken des Einteilungszentrums an das Perspektivitätszentrum immer flachere Hyperbeln darbieten, ebenso die Einstellung von schmiegsamen Fäden auf Parallelismus im stark indirekten Sehen. Prüfen wir rein empirisch Schachbrettmuster, wie sie durch nodozentrische Projektion verschiedener Systeme von Netzhautschnitten bis zu 45⁰ Exzentrizität gewonnen wurden, so werden nicht bloss solche für nach rückwärts konvergente Schnitte als viel zu stark gekrümmt abgelehnt, sondern auch noch solche für Parallelkreise, ja auch noch solche für mäßig nach vorne konvergente Schnittsysteme — beispielsweise auf 30 cm, ja noch auf den oben charakterisierten Grenztangententreffpunkt von 30 mm vor dem Perspektivitätszentrum konvergente. Erst ein Schachbrettmuster, welches durch nodozentrische Projektion noch stärker konvergenter, so auf den Hornhautpol hinzielender Schnitte gewonnen ist, wird als sehr angenähert richtig bezeichnet. Als bestes erscheint ein durch nodozentrische Projektion gewonnenes Muster pupillozentrisch orientierter Schnitte. Eine streng punktuelle Zentrierung der funktionellen Gliederung ist gewiss nicht notwendig und erweislich; sind doch die Schnittsysteme für ein pupillares und ein mäßig präpupillares Zentrum sehr wenig voneinander different, praktisch kaum unterscheidbar. Auch könnten sehr wohl darauf bezügliche Differenzen zwischen den einzelnen Nebenschnitten, speziell zwischen nasaler und temporaler Netzhauthälfte bestehen. Aber auch innerhalb desselben Nebenschnittes könnte die funktionelle Zentrierung mit der Lageexzentrizität einigermaßen variieren. In diesen Fällen wäre nicht von einem gemeinsamen Zielpunkte der funktionellen Einteilung, sondern nur von einem beschränkten Zielraume zu sprechen. Auch an individuelle Variation der funktionellen Zentrierung ist wohl zu denken. Schematisch darf man wohl etwa die Mitte der Eintrittspupille (mit 3,0 mm

Abstand vom Hornhautscheitel) als Zentrum für die funktionelle Gliederung der Netzhaut ansetzen — ebenso wie den sog. mittleren Knotenpunkt (mit 7,4 mm Abstand vom Hornhautscheitel) als Perspektivitätszentrum der Bilderzeugung, somit eine Heterozentrik von etwa 4,4 mm ableiten. Die funktionelle Einteilung der Netzhaut nach vertikal- und horizontalempfindenden Elementenreihen entspricht nach meiner Meinung — wenigstens recht angenähert — einer Gliederung nach pupillozentrischen ebenflächigen Schnitten mit angenähert nodozentrischer Bildprojektion (Abb. 1c). Bei der hiemit vorgeschlagenen neuen funktionellen Einteilung der Netzhaut erscheint das Heringsche Prinzip der Zweiaxigkeit (mit Vertikal- und Horizontalaxe) beibehalten, jedoch an die Stelle einer nodozentrischen eine pupillozentrische Lage der Einteilungsaxen angenommen — zugleich mit einer Trennung des Einteilungszentrums vom Abbildungszentrum. Nebenbei bemerkt sind die Abstände oder Richtungsunterschiede der einzelnen Längs- oder Querschnitte, welche die Empfindung gleicher Differenz vermitteln (Gleichförmigkeit des subjektiven Maßstabes im Sehfelde vorausgesetzt!), nicht als genau gleich gross anzusetzen.

Das wesentliche Resultat meiner Beobachtungen und Deduktionen ist aber nicht mit dieser speziellen Formulierung bezeichnet, sondern ist in dem Satze ausgesprochen: es besteht im menschlichen Auge eine Heterozentrik zwischen Bilderzeugung und funktioneller Gliederung und zwar in der Art, dass das Einteilungszentrum vor dem dioptrischen Perspektivitätszentrum gelegen ist. Dieser wesentliche Satz bleibt auch dann aufrecht, wenn man die Annahme eines retropupillaren, nodalen Perspektivitätszentrums für die Leitstrahlen der wirksamen Bildmaxima ablehnt und auch für diese, nicht bloss für die Zentralleitstrahlen der Zerstreuungskreise die Eintrittspupille als Perspektivitätszentrum ansetzt. Das Einteilungszentrum wäre dann einfach noch weiter nach vorne, etwa an den Hornhautpol oder noch etwas vor den Hornhautpol, zu verlegen.

Bezüglich des Details des Problems der funktionellen Gliederung und Einteilung der Netzhaut sei auf die eingehende Darstellung verwiesen, welche ich in Bd. XII von Bethes Handbuch der normalen und pathologischen Physiologie gebe.

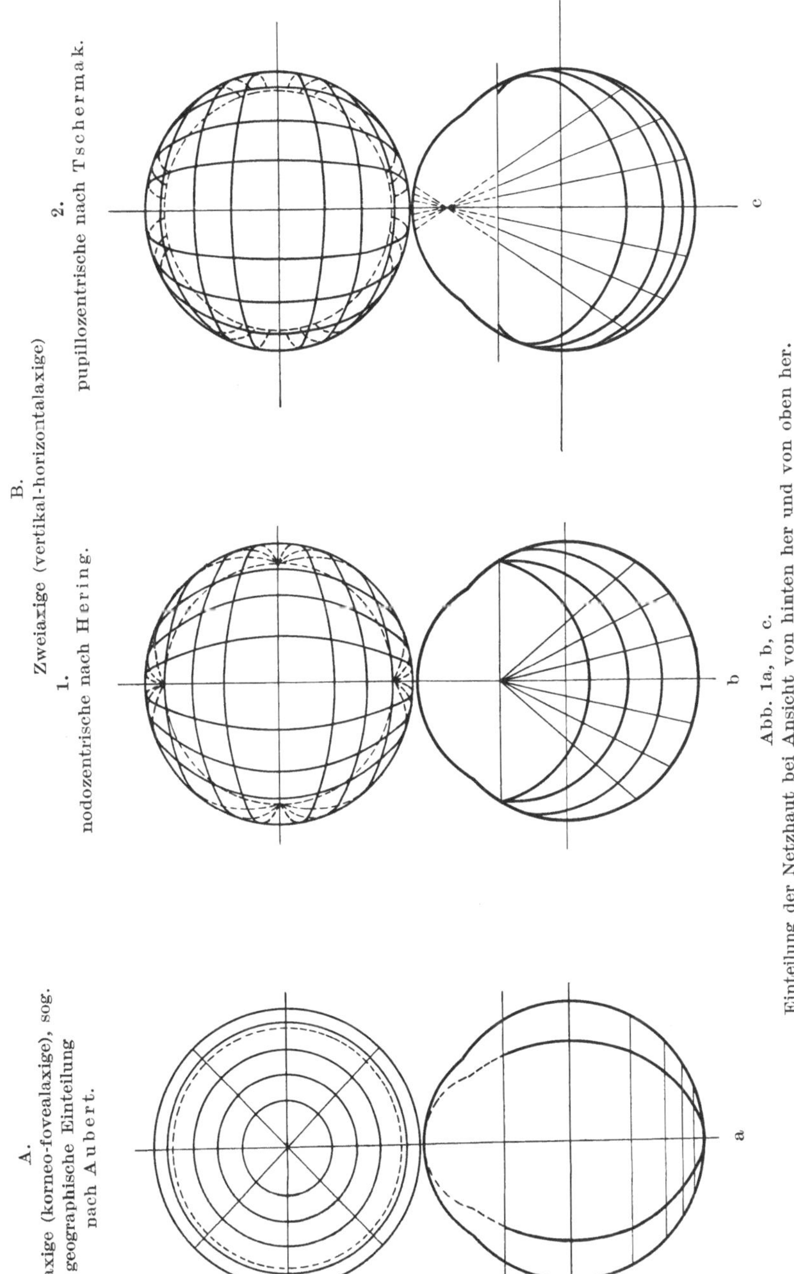

Abb. 1a, b, c.
Einteilung der Netzhaut bei Ansicht von hinten her und von oben her.

II.

Zur pathologischen Anatomie der Retinitis circinata.

Von

R. Seefelder (Innsbruck).

Mit 1 farbigen Abbildung im Text.

M. D. u. H.! Unsere Kenntnisse von der pathologischen Anatomie der Retitnitis circinata sind noch äusserst spärlich, denn es liegt bisher nur eine einzige ausführliche Beschreibung eines Falles von Ammann vor, während von Krückmann nur summarisch darüber berichtet worden ist. Die Zahl der anatomischen Untersuchungen erhöht sich auch dann nur unwesentlich, wenn wir, wie dies in neuester Zeit von verschiedenen Forschern (Clausen, van der Hoeve, Junius und Kuhnt, Cords, Davenport und mir) m. E. mit Recht geschehen ist, die Retinitis circinata und die sog. „scheibenförmige Erkrankung der Netzhautmitte" von Junius und Kuhnt als ein und dieselbe Erkrankung betrachten, wobei die Erkrankung der Netzhautmitte als das Wesentliche, der weisse Fleckengürtel dagegen, nach dem die Krankheit bezeichnet worden ist, nur als etwas Nebensächliches anzusehen ist, der bald vorhanden sein, bald fehlen oder, wie es auch beobachtet worden ist, in einem und demselben Falle kommen und gehen kann. Eine Erweiterung unserer Kenntnisse dieser eigenartigen und interessanten Netzhauterkrankung erscheint deshalb dringend erwünscht und so möchte ich mir erlauben, Ihnen in Kürze über den anatomischen Befund eines typischen Falles von Retinitis circinata zu berichten.

Das betreffende Auge stammt von einer 74jährigen Frau und war angeblich schon lange blind. Die Erblindung war durch eine Sehnervenatrophie unbekannter Ursache bedingt. Die Frau ist sonst gesund und rüstig und macht heute noch ohne besondere Beschwerden grössere Bergtouren. Allerdings war ihr Blutdruck zur Zeit der Untersuchung erhöht (200/100).

Die Veränderungen der Retinitis circinata waren bei ihr sehr ausgesprochen. Es fand sich der bekannte typische weisse Fleckengürtel, der nur einige kleine Unterbrechungen aufwies, und der ebenso typische trübe Fleck im Bereiche der Macula lutea nach E. Fuchs, den Junius und Kuhnt vor kurzem als scheibenförmige Erkrankung der Netzhautmitte bezeichnet haben. Die ganze Makulagegend erschien trübe, verwaschen, im allgemeinen graulich verfärbt und deutlich vorgewölbt. Es waren keine Blutungen, wohl aber drei rötlich bräunliche Flecken nachzuweisen, deren Natur nicht genau zu bestimmen war. Auf dem anderen Auge der Frau bestanden die Veränderungen der sog. senilen Makuladegeneration.

Das Auge wurde in Formalin und Osmium fixiert. Dabei nahm der Fleckengürtel eine schwarze oder schwarzbraune Färbung an, die er während des ganzen Einbettungsverfahrens beibehielt. Es war demnach klar, dass der Fleckengürtel auf die Anwesenheit von Fett oder fettähnlicher Substanzen in der Netzhaut zurückzuführen sei. Dies wurde auch durch die mikroskopische Untersuchung bestätigt, bei der sich ergab, dass der Fleckengürtel ausschliesslich durch die Anwesenheit von sog. Fettkörnchenzellen hervorgerufen wird.

Das Aussehen dieser Zellen ist so bekannt, dass sich eine genaue Beschreibung erübrigt. Dagegen bestehen hinsichtlich der Herkunft dieser Zellen noch verschiedene Meinungen. Während Krückmann und Lo Cascio die Fettkörnchenzellen ausschliesslich als Abkömmlinge der Gliazellen betrachten, hat Leber die Ansicht vertreten, dass sie sämtlich vom Pigmentepithel abstammen. Die Lebersche Auffassung ist in neuester Zeit durch Koyanagi und Schumacher bestätigt worden. Aus meinen eigenen Beobachtungen scheint mir hervorzugehen, dass die überwiegende Mehrzahl der Fettkörnchenzellen aus den Pigmentepithelien hervorgeht. Dafür spricht vor allem der Umstand, dass zahlreiche Fettkörnchenzellen mit Fuszinkörperchen beladen sind, deren Menge im allgemeinen um so grösser ist, je näher die Zellen beim Pigmentepithel liegen, ferner die Tatsache, dass verhältnismäßig viel Pigmentepithelien, die sich noch im Zellverband des Pigmentepithels befinden, schon eine Umwandlung in Fettkörnchenzellen zeigen und endlich der Umstand, dass das Vordringen solcher Zellen in der Richtung des Fleckengürtels bzw. der Netzhaut leicht und sicher nachgewiesen werden kann. Die grosse Menge der Zellen des Fleckengürtels erklärt sich ungezwungen dadurch, dass die Pigmentepithelien im Bereiche des Fleckengürtels lebhafte Wucherungserscheinungen aufweisen und demnach reichlich Fettkörnchenzellen liefern können. Allerdings habe ich auch vielfach Anzeichen gefunden, die für eine gliöse Abstammung von Fettkörnchenzellen im Sinne Krückmanns und Lo Cascios sprechen. Man findet nämlich an der Aussenseite der inneren Körnerschicht Fettkörnchenzellen, die nicht den Eindruck von eingewanderten, sondern von an Ort und Stelle entstandenen Fettkörnchenzellen machen. Auch Übergangsformen von Zellen dieser Schicht in Fettkörnchenzellen kommen vor. Es ist somit mit einer zweifachen Abstammung von Fettkörnchenzellen zu rechnen, wobei allerdings die gliösen

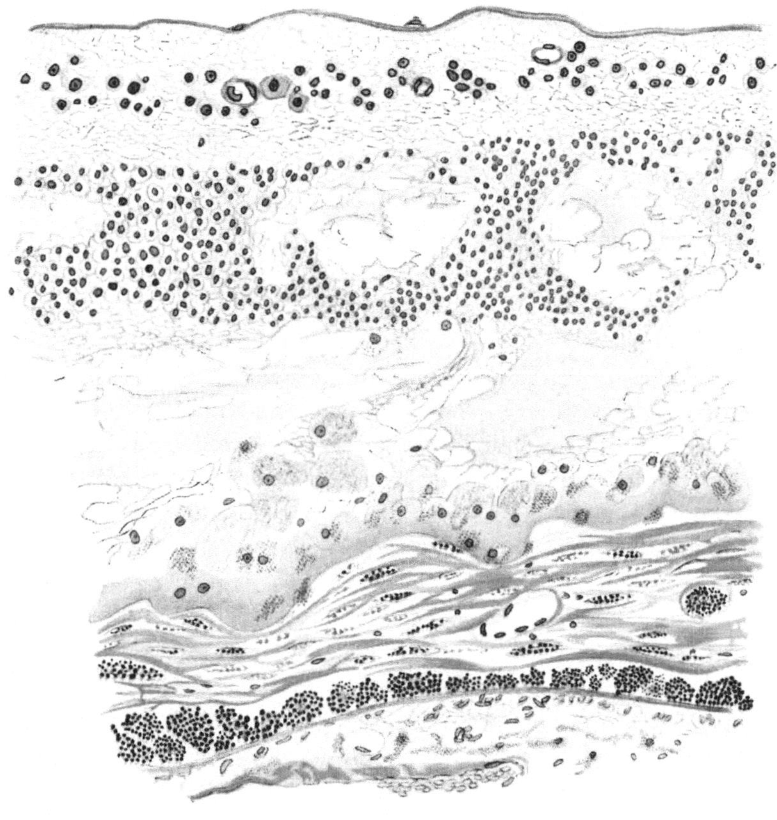

Abb. 1

Fettkörnchenzellen gegenüber den vom Pigmentepithel abstammenden erheblich in der Minderheit zu sein scheinen.

Die Netzhaut ist im Bereiche des Fleckengürtels bis zur Papille heran schwer verändert. Die Veränderungen sind teils mechanisch durch die massenhafte Ansammlung der Fettkörnchenzellen bedingt, die rücksichtslos für sich Platz beanspruchen, teils sind sie rein degenerativer Natur. Am schwersten betroffen ist die äussere Körnerschicht bzw. das Sinnesepithel, das stellenweise ganz zugrunde gegangen ist.

Die schwersten Veränderungen fanden sich im Bereiche des sog. trüben Fleckes, der der Macula lutea und ihrer nächsten Umgebung entspricht. Hier besteht vor allem das Vollbild der sog. zystoiden Degeneration. Die Netzhaut ist von grösseren und kleineren Hohlräumen durchsetzt, die teils von Fibrin, teils von hyalinen Schollen und ausnahmsweise von intensiv schwarz gefärbten Schollen ausgefüllt sind. Die äussere Körnerschicht ist vollkommen zugrunde gegangen und restlos verschwunden. Auch Fettkörnchenzellen sind hier anzutreffen, wenn auch nicht in dieser Häufung wie im Bereiche des Fleckengürtels. Dagegen ist die Abstammung der Fettkörnchenzellen vom Pigmentepithel hier mit grösster Leichtigkeit festzustellen. Die Pigmentepithelien haben hier an ihrer basalen Seite eine ziemlich breite hyaline Membran gebildet, innerhalb deren sie wie in Nischen liegen. Ein Teil dieser Zellen zeigt alle Merkmale der Fettkörnchenzellen, wieder andere haben sich von der Membran losgelöst und sind strassenförmig in der Richtung der Netzhaut vorgedrungen. Von grösstem Interesse ist nun das Vorhandensein einer bindegewebigen Schwarte, die zwischen Pigmentepithel und Lamina elastica eingeschaltet, und die auch in den bisher anatomisch untersuchten Fällen von scheibenförmiger Erkrankung der Netzhautmitte gefunden worden ist [v. Michel, Pagenstecher, Axenfeld, Elschnig, Paul und Seefelder[1])]. Die Ausdehnung und Lage dieser Schwarte entspricht ungefähr der der Macula lutea. Die Schwarte besteht aus kollagenem Bindegewebe, ziemlich zahlreichen Gefässen und jungen Bindegewebszellen, deren Protoplasma zumeist mit Fettkörnchenzellen vollgestopft ist. Wir haben hier also eine dritte Art von Fettkörnchenzellen vor uns, die nur mesodermaler Herkunft sein kann. Dagegen finden sich nur ganz vereinzelte Pigmentepithelien, die offenbar von der Schwarte umschlossen worden sind. Die Verbindung der Schwarte mit der Basalmembran des Pigmentepithels scheint im allgemeinen nur sehr lose zu sein, da beide stellenweise durch einen klaffenden

---

[1]) Ein weiterer Fall ist kürzlich von Heine unter dem Namen Retinitis exsudativa (Coats) beschrieben worden, bei dem es sich nach Heine „um eine subakute zirkumskripte exsudative Chorioiditis mit Vorwölbung und Durchbrechung des Pigmentepithels und blutiger Netzhautabhebung" gehandelt hat. Mangels einer genauen Beschreibung wage ich nicht, zu entscheiden, ob dieser Fall als scheibenförmige Netzhauterkrankung oder, was Heine annimmt, als Coatssche Retinitis exsudativa aufzufassen ist. Wahrscheinlich wäre es aber auch hier über kurz oder lang zu einer Schwartenbildung gekommen.

Spalt getrennt sind, wogegen zwischen Schwarte und Lamina elastica in der grössten Ausdehnung eine feste organische Verbindung besteht, die nur dort aufgehoben ist, wo, wie in der Abbildung, eine geschlossene Lage von Fettkörnchenzellen, oder wie an anderen Stellen eine anscheinend ganz frische Blutung dazwischen geschaltet ist. Der Versuch, die Verbindung des Gefäßsystems der Schwarte mit der Umgebung festzustellen, war sehr schwierig und zeitraubend, es ist mir aber nach langem Suchen gelungen, eine sichere Gefässverbindung mit dem Aderhautgefäßsystem, hingegen keine mit dem der Netzhaut nachzuweisen. Es muss deshalb das Gefäßsystem der Schwarte von dem der Aderhaut abgeleitet werden und dies um so mehr, als eine Verbindung dieses Gefäßsystems mit dem retinalen mit Sicherheit ausgeschlossen werden kann.

Die Aderhaut zeigt im allgemeinen ein normales Verhalten und insbesondere keine Anzeichen einer Arteriosklerose. An einigen wenigen Stellen des trüben Fleckes und des Fleckengürtels besteht eine geringfügige perivaskuläre Rundzelleninfiltration als Ausdruck einer umschriebenen chronischen Entzündung. Der Sehnerv zeigt auch mikroskopisch die Merkmale einer fast gänzlichen Atrophie.

Die Beurteilung der ganzen Veränderungen ist m. E. nicht leicht. So ist zunächst das Fehlen von nennenswerten mikroskopisch nachweisbaren Veränderungen der Netzhaut- und Aderhautgefässe hervorzuheben. Damit entfällt die Berechtigung, die ganzen Veränderungen ohne weiteres als Folge einer senilen Gefässerkrankung zu erklären. Dagegen finden sich ausgesprochene Entzündungserscheinungen, vor allem in Gestalt der bindegewebigen Schwarte zwischen Aderhaut und Pigmentepithel, und man könnte demnach versucht sein, den ganzen Prozess als einen entzündlichen zu erklären und ihn, wie es vor kurzem Paul getan hat, als eine Chorioiditis exsudativa zu bezeichnen. Aber gegen eine solche Auffassung sprechen doch gewichtige Bedenken und zwar vor allem der Umstand, dass in dem sorgfältig untersuchten Falle von Ammann, der nach allem zu urteilen, ein Frühstadium der Erkrankung darstellt, gar keine Entzündungserscheinungen nachzuweisen waren. Es fanden sich lediglich Blutungen in und hinter der Netzhaut, ferner hyaline Schollen innerhalb der Netzhaut, die von Ammann aus Blutungen abgeleitet werden, ferner eine tief greifende Erkrankung des Pigmentepithels und der Stäbchen- und Zapfenschicht im Bereiche des hinteren Pols, und endlich noch eine Verfettung der Endothelzellen der grösseren Aderhautgefässe. Dass Blutungen unter den klinischen Erscheinungen der Erkrankung eine grosse Rolle spielen, ist keinesfalls zu bestreiten, auch wenn sie nicht immer als allererstes Symptom festzustellen sind. Ihr Auftreten bzw. Sichtbarwerden ist jedenfalls nur eine Frage der Zeit und in manchen Fällen können sie namentlich später geradezu das Bild beherrschen und, wie in einem von mir beschriebenen Falle, eine grosse Ausdehnung erreichen. Dabei ist zu bedenken, dass es sich, von einigen Ausnahmen abgesehen, doch zumeist um sehr alte Leute handelt, dass das Leiden jahrelang bestehen kann, und dass immer wieder neue Blutungen auftreten können. Die Frage spitzt sich also m. E. dahin zu, ob man berechtigt ist, einen regelmäßig mit Blutungen einhergehenden Krankheitsvorgang auch dann auf eine Gefässerkrankung zurückzuführen, wenn die ophthalmoskopische und mikroskopische Untersuchung keine sicheren Anzeichen einer solchen Erkrankung zu ermitteln vermag. Diese Frage ist gewiss nicht leicht zu beantworten und keinesfalls unbedingt zu bejahen, wenn ich auch persönlich mehr dazu neige, sie zu bejahen als zu verneinen. Inmitten dieser Unklarheiten scheint mir jedoch eines sicher zu sein, dass der primäre Sitz der Erkrankung nicht ausschliesslich in der Netzhaut gelegen sein kann, sondern dass die Aderhaut vielleicht in Gestalt einer prächorioidealen Blutung von Anfang an mit beteiligt ist. Denn nach Ammanns Befunden sind schon frühzeitig das Pigmentepithel und die Stäbchen- und Zapfenschicht schwer verändert, die doch in bezug auf ihre Ernährung in erster Linie, wenn nicht ausschliesslich, von der Aderhaut abhängig sind, und nach den klinischen Beobachtungen von E. Fuchs sowie von Coppez und Danis können schon schwerste zentrale Sehstörungen vorhanden sein, während die ophthalmoskopische Untersuchung nur äusserst geringfügige Veränderungen aufzudecken vermag. Ein tieferes Eindringen in das Wesen dieser interessanten Erkrankung scheint mir nach den bisher vorliegenden Tatsachen nicht möglich zu sein und muss wohl weiteren anatomischen Untersuchungen vorbehalten bleiben.

Aussprache.

Herr Cords
fragt den Vortragenden, wie er sich bei chorioidalem Beginn der Erkrankung die Bevorzugung der Netzhautmitte erklärt, da die Anatomie der Aderhaut keinen Anhaltspunkt dafür gibt.

Herr Seefelder (Schlusswort):

Die Frage, warum der Prozess sich auf das Netzhautzentrum beschränkt, fällt mit dem Problem der bekannten erhöhten Vulnerabilität der Macula lutea zusammen, die sich auch in dem Auftreten der senilen Makuladegeneration kundgibt. Dieses Problem ist jedoch bis jetzt nicht in befriedigender Weise gelöst.

III.

Wie bringt man Netzhautrisse zum Verschluss?

Von

J. Gonin (Lausanne).

M. H.! Im Jahre 1925 habe ich hier die anatomischen Ursachen der Netzhautablösung kurz geschildert und die Wichtigkeit der Lochbildungen oder Rupturen für die Entstehung derselben ganz besonders betont. Dass ein oder mehrere Netzhautrisse als das auslösende Moment der sog. spontanen Abhebung zu betrachten sind, davon hatten mich nicht nur anatomische Befunde, sondern auch eine 20jährige klinische Beobachtungsfolge mit genauen ophthalmoskopischen Untersuchungen überzeugt. In therapeutischer Hinsicht war ich zum Schluss gekommen, dass alle die üblichen Behandlungsmethoden erfolglos sein sollten, so lange sie den ursächlichen Netzhautriss weiter bestehen lassen.

Dass ein solcher Netzhautriss sich spontan schliessen kann, das habe ich sowohl an anatomisch untersuchten Augen, wie auch an nur ophthalmoskopisch verfolgten Fällen kontrollieren können; wir wissen aber alle, wie selten diese spontanen Heilungen sind. Nicht zu bestreiten ist es andererseits, dass eine wochen- oder monatelange Verband- und Liegekur, mit oder ohne subkonjunktivalen Injektionen, sowohl auch gewisse Eingriffe wie Skleralexzisionen und Punktionen nach Müller oder Holth, oder die mit dem seltsamen Namen „Colmatage" bezeichnete oberflächliche Thermokauterisation, in gewissen Fällen von einer mehr oder weniger vollständigen Heilung gefolgt sind. Dabei ist anzunehmen, dass jene verschiedenen Behandlungsmethoden, sei es durch die Ruhelage des Auges allein, sei es durch den hervorgerufenen chorioretinalen Prozess, mehr oder weniger mittelbar die Vernarbung der Netzhautrisse begünstigt haben.

Das Sicherste ist, auf die Rißstelle direkt und ohne Zeitverlust einzugreifen; am besten geschieht das, nach meiner Erfahrung, mittels einer Ignipunktur durch Sklera, Aderhaut und Netzhaut, so dass die Rissränder in die chorioretinale Narbe eingeschlossen werden. Dieses Operationsverfahren ist so einfach, dass ich für genügend hielt, es in wenigen Worten (Heidelberg 1925, Demonstrationssitzung) angedeutet zu haben. Ich bin aber seither von vielen Seiten gebeten worden, meine Technik genauer zu beschreiben. Ich tue es gerne, muss jedoch betonen, dass der Operationsakt selbst nicht die ganze Behandlung eines Falles darstellt, da die Vorbereitung zur Operation und die Nachbehandlung ebenso wichtig sind, um dem Narbenprozess und Rissverschluss einen guten Verlauf zu sichern.

Da die uns bemessene Zeit nicht genügen würde, um alle die dabei zu berücksichtigenden Einzelheiten aufzuführen, muss ich mich auf den Punkt beschränken, für den, wie mir scheint, die Herren Kollegen sich am meisten neugierig gezeigt haben: wie man die genaue Stelle auf der Sklera bestimmen kann, wo mit der Ignipunktur einzugreifen ist.

Diese Lokalisationsfrage ist schon mehrfach in Fällen von Fremdkörpern oder Cysticercen behandelt worden: ich habe mich aber gleich überzeugen können, dass alle die bisher vorgeschlagenen Messungsmethoden mit dem Perimeter oder noch komplizierteren Instrumenten in bezug auf Netzhautrisse nicht anwendbar sind, und dass, bei den starken Refraktionsunterschieden von Auge zu Auge, keine mathematische Formel anzugeben ist. Das einzige praktische Mittel ist der Augenspiegel, und die Lage eines Risses in der Netzhaut lässt sich nur schätzungsweise feststellen. Dabei ist auf zwei Faktoren zu achten: erstens auf den Meridian, d. h. auf den Sektor der Netzhaut, wo der Riss sich befindet; zweitens auf den Parallelkreis, d. h. auf die Entfernung nach hinten von der Ora serrata.

Die Bestimmung des Meridians ist die leichtere; am Anfang begnügte ich mich mit der Feststellung, dass der Riss z. B. bei 10 oder 11 Uhr (auf dem Zifferblatt) zu sehen sei. Da aber der Augapfel bei der Operation etwas rotieren mag, hielt ich es bald für klug, die beiden Enden des festgesetzten Meridians am Hornhautrande mit einer Anilinfarbenlösung zu markieren. Wenn der Riss durch einen roten Schimmer in der Pupille schon mit dem blossen Spiegel auf einige Entfernung erkennbar ist, so bietet diese Farbenmarkierung am Limbus mit der zweiten Hand keine Schwierigkeit; wenn aber das Ophthalmoskopieren im umgekehrten Bild nötig ist, so muss ein Assistent während des Spiegelns (im Augenblick, wo der Untersucher erklärt, er sehe den Riss mitten in seinem Beobachtungsfelde), in der Richtung des Lichtkegels auf dem Augapfel den Meridian mit dem Farbenstich am Limbus corneae anzeigen. Nachdem diese Kennzeichen nochmals auf ihre Richtigkeit geprüft worden sind, so ist es zweckmäßig, die nicht haltbare Anilinfarbe durch einen Stich mit Tusche zu ersetzen und so bleibt auch für einen eventuellen späteren Eingriff der notierte Meridian erkennbar.

Die Festsetzung des Parallelkreises, d. h. der Entfernung nach hinten vom Limbus corneae, bietet mehr Schwierigkeit und verlangt auch eine grössere Übung. Sie geschieht folgendermaßen: man berechnet mit dem Augenspiegel, um wie viele Papillendurchmesser der Riss von der Ora serrata entfernt ist. Da ungefähr $5/6$ der Netzhautrupturen sehr peripher, am Äquator oder weiter vorn liegen, so ist die Berechnung nach der Ora meistens viel leichter als nach der Papille oder der Makula. Zwar ist die Ora nicht immer sichtbar: auch trotz voller Durchsichtigkeit der Medien, ist sie bei einigen Individuen nicht mit Sicherheit zu erreichen: es liegt hier eine erste Fehlerquelle. Zweitens dürften die schwächere Refraktion in der Augenperipherie einerseits und die mehr schräge Blickrichtung andererseits die Schätzung nach Papillendurchmessern beeinflussen; diese beiden Faktoren scheinen sich aber gegenseitig auszugleichen, so dass, nach meiner Erfahrung, jede scheinbare Papillenbreite ziemlich genau $1\frac{1}{2}$ mm gleichkommt. Drittens muss man in Erwägung ziehen, dass die Ora serrata selbst nicht in allen Augen gleich weit vom Limbus corneae entfernt ist; durchschnittlich ist die Entfernung 8 mm, bleibt manchmal unter 7 bei hypermetropischen Augen oder steigt auf 9 mm bei myopischen. In einem und demselben Auge, wenn Astigmatismus vorliegt, kann sie also 1—2 mm kleiner sein im vertikalen als im horizontalen Meridian.

Besteht nun eine Lostrennung der Netzhaut von der Ora serrata, so ist sie mit ziemlich grosser Sicherheit 8 mm vom Limbus zu lokalisieren und, da es sich darum handelt, den losgerissenen Netzhautrand mit dem Thermokauter zu treffen, so werden, je nach der Rissbreite (1 oder 2 Pd) 3—4 mm zu den 8 mm addiert und die Skleralpunktion soll 11—12 mm vom Limbus geschehen.

Im Falle eines Risses im Netzhautgewebe selbst wird die Entfernung bis zur Ora geschätzt, sagen wir 2 Pd = 3 mm; dann, je nach der Breite der Öffnung, soll noch eine entsprechende Zahl von Millimetern, sagen wir 2 mm, hinzugezählt werden, also im ganzen $8 + 3 + 2 = 13$ mm, oder noch besser 14 mm vom Limbus, um den hinteren Rissrand sicher zu treffen.

Bei meinen ersten Versuchen hatte ich mehrmals die Entfernung des Risses vom Limbus unterschätzt und die Thermopunktur war zu peripher ausgefallen. Um diesen Fehler zu vermeiden, ist es wichtig, nicht nur obige Rechnung aufs sorgfältigste vorzunehmen, sondern man muss auch bei der Operation selbst die festgesetzte Distanz in Millimetern mit einem Zirkel auf der Sklera bestimmen und markieren.

Das Operationsverfahren ist kurz folgendes:

Subkonjunktivale Novokaineinspritzung und breite Lappenbildung der Bindehaut im Sektor des Netzhautrisses; die Sklera wird so weit nach hinten blosgelegt, bis die nötige Distanz vom Hornhautrande erreicht ist. Dann wird eine der Spitzen des Zirkels mit Anilinfarbe gefärbt und damit die Stelle auf der Sklera markiert, die der abgerechneten Zahl von Millimetern entspricht. Nach erneuter Kontrolle, ob der so markierte Punkt im richtigen Meridian liegt, wird an diesem Ort mit dem Starmesser punktiert und die subretinale Flüssigkeit somit herausgelassen, gleich darauf der Thermokauter in die Wunde einige Millimeter tief und wenige Sekunden lang hineingeführt.

Trotz aller Mühe und Genauigkeit bleibt natürlich unsicher, ob die gewünschte Stelle in der Netzhaut getroffen worden ist und ob die Rissöffnung vollständig von der Narbe verschlossen sein wird. Erst nach 6—7 Tagen darf man sich davon überzeugen. Wenn es sich dann herausstellt, dass ein Schätzungsfehler vorliegt und der Riss noch in der Nähe der Operationsnarbe zu sehen ist, so kann, wie beim Artillerieschiessen, der erste Fehlschuss nachkorrigiert werden, indem man für den zweiten Schuss nach Bedürfnis Elevation und Seite ändert. Dies geschieht beinahe mathematisch und mehr als einmal Nachkorrigieren ist mir für einen und denselben Riss nie nötig gewesen, mit Ausnahme der Fälle, wo die Ruptur so gross war, dass man zum voraus wusste, sie sei nicht mit einer einzigen Narbe zu verschliessen. In solchen Fällen ist ja nicht von Nachkorrigierung, sondern von Vervollständigung der ersten Operation zu sprechen.

Unter meinen letzteren Versuchen operativer Verschliessung von Netzhautrissen ist es mir 26mal gelungen, einen kleinen Riss (1—2 Pd) mit einer einzigen Kauterisation vollständig und definitiv zu verschliessen und zugleich hatte dreimal die nämliche Narbe einen zweiten Riss in nächster Nähe auch verschlossen; nur fünfmal war ein Lokalisationsfehler nachträglich zu korrigieren. Von den grossen Rupturen (3—5 Pd oder mehr) liessen sich vier mit einer zweiten Ignipunktur verschliessen, bei zwei wurden drei Ignipunkturen und bei zwei weiteren vier Ignipunkturen zur Vervollständigung der Adhäsionsnarbe notwendig. Bei allzugrossen oder zahlreichen Rupturen wie auch bei undurchsichtigen Medien ist übrigens aus näheren Gründen auf eine Radikalkur manchmal zu verzichten.

Aussprache.

Herr Erggelet:

Die Ortsbestimmung durch Schätzung ist ihrer Natur nach nicht fehlerlos, und die Berechnung aus Durchschnittswerten muss im Einzelfall oft zu fehlerhaften Ergebnissen führen. Will man aber eine möglichst sichere Bestimmung haben, so kann man sie sich mit Hilfe der Lederhautdurchleuchtung sehr genau verschaffen. Man setzt den möglichst schmalen Glaskegelansatz aussen an die vermutlich dem Netzhautloch benachbarte Stelle der Lederhaut und beobachtet durch die Pupille im aufrechten Bild das so erleuchtete Auginnere. Man sieht die Berührungsstelle der Lederhautlampe als besonders helleuchtenden Fleck. Zum Vergleich mit dem gewöhnlichen Spiegelbild ist nur die Einschaltung der Beleuchtung des Augenspiegels und die Ausschaltung der Lederhautlampe nötig. Liegt die Lederhautlampe nicht an der Rißstelle, so ist eine Verbesserung unter Leitung des beobachtenden Auges leicht. Markierung der Stelle durch einen Helfer.

Herr Amsler:

Das Auffinden, und besonders das genaue Lokalisieren eines Netzhautrisses ist oft, in Praxi, keine so ganz einfache Sache, wie man es nach Prof. Gonins Vortrag glauben könnte.

Ganz wesentlich erleichtert wird diese so wichtige Lokalisationsarbeit durch den Gebrauch des Schemas des gesamten Ophthalmoskopierfeldes, das sich an der Lausanner Universitätsklinik vorzüglich bewährt hat, und das ich kürzlich bei der XXI. jährlichen Tagung der Schweizerischen Ophthalmologischen Gesellschaft (Luzern, Juni 1928) demonstriert habe.

Es handelt sich um ein kreisrundes Schema (Durchmesser 165 mm — Papillendurchmesser 5 mm), das Ora serrata, Bulbusäquator, Papille und Makula darstellt, und in welches der Netzhautriß und die anderen Einzelheiten der Ablatio topographisch eingezeichnet werden.

Ein ganz genauer topographischer Spiegelbefund ist absolut notwendige Voraussetzung zur Goninschen Operation.

Das Lausanner Schema ist erhältlich in Lausanne (Schweiz), Buchdruckerei „La Concorde".

Herr Thiel:

In der Berliner Augenklinik wurden vom 1. Januar 1925 bis Juli 1928 67 Patienten mit einer Ablatio retinae behandelt. Die medikamentöse Behandlung (18 Fälle) sowie die chirurgische Behandlung mit Punktionen

(20 Fälle) hatten keinen Dauererfolg. In 29 Fällen wurde eine Kauterisation mit Punktion angewandt. Die Kauterisation wurde nach zwei Methoden vorgenommen. 1. Flächenförmige Kauterisation mit dem Dampfkauter nach Wessely (Verfahren nach Löhlein); 2. punktförmige Kauterisation mit dem Thermokauter (Verfahren nach Stargardt). Beim ersten Verfahren wurde die nachfolgende Punktion mit dem Messer ausgeführt, beim zweiten mit dem Thermokauter selbst. Es gelang, von 29 Fällen fünf vollständig zu heilen, d. h. eine vollständige Anlegung der abgelösten Netzhaut und ein Verschwinden der Risse zu erzielen, in einem Fall blieb eine kleine Netzhautblase bestehen. Die Sehschärfe wurde auf $^1/_3$ bis $^1/_4$ gebessert, das Gesichtsfeld zeigte normale Grenzen für weiss und Farben bei Hell- und Dunkeladaptation. Die Punktion wurde an der Stelle der grössten Abhebung vorgenommen.

Herr Comberg:

C. betont, dass er für sein Röntgenlokalisationsverfahren schon den ausgekochten Tasterzirkel zur Abmessung von Distanzen vor der Operation stets mit bestem Erfolge gebraucht hat. Näheres findet sich in der Arbeit, v. Graefes Arch. 1927. Man sollte auch bei der Ablatio ein bestimmtes Koordinatensystem wählen, um die Operationsstelle eindeutig zu kennzeichnen. C. empfiehlt dazu das ebenfalls bei seiner Röntgenlokalisation gebrauchte System, welches aus der Verbindung von Polarkoordinaten für die Meridiankennzeichnung mit einer Abszissenbezeichnung der Tiefenwerte besteht.

Herr Meyerhof:

Gestatten Sie mir als unbeeinflusstem Beobachter in wenigen Worten das mitzuteilen, was ich vor einigen Wochen in der Klinik des Herrn Gonin in Lausanne gesehen habe. Ich kam an einem beliebigen Tage dorthin zu einer Zeit, in der die Klinik infolge der Ferien schwach besucht war. Ich habe ab diesem Tage sechs durch das Goninsche Verfahren geheilte Fälle von Netzhautablösung gesehen, nicht nur frische Fälle bei Jugendlichen, sondern auch alte Fälle bei zwei bejahrten Patientinnen. Ferner sah ich einen Fall, welcher frisch operiert war und bei dem die beginnende Heilung bereits deutlich festzustellen war. In den meisten dieser Fälle sah man von der Netzhautablösung nichts mehr als eine schwache Pigmentierung und die Narbe des ehemaligen Risses und der Kauterisation. Ich glaube, dass das von Herrn Gonin ausgebaute Verfahren nicht nur eminente praktische Bedeutung hat, sondern auch für die Theorie der Mechanik der Netzhautablösung von grosser Bedeutung werden kann. Ich bitte Sie, sowie ich es tun werde, diesem Verfahren die grösste Beachtung zu schenken und es in praktischer Beziehung nach Möglichkeit auszubauen.

Herr Löhlein:

Ich kann mir nicht denken, dass auch mit exakteren Methoden als der Goninschen eine sehr zuverlässige Ortsbestimmung des Netzhautrisses möglich sein wird, da wir ja bei jeder derartigen Bestimmung berücksichtigen müssen, dass es sich eben nicht um eine

Netzhaut in situ, sondern um eine mehr oder weniger hoch abgehobene handelt, wobei der Höhenabstand des Netzhautrisses von der Lederhaut schwer zu bestimmen und sicher dauernd wechselnd ist. Ich glaube aber auch nicht, dass eine solche exakte Lokalisierung unbedingt nötig ist für den Erfolg. Wie Sie von Herrn Thiel gehört haben, verwende ich seit vielen Jahren, ohne es veröffentlicht zu haben, ein Verfahren, bei dem ich eine flächenhafte Kauterisation mit nachfolgender Punktion der Sklera ausführe. Selbstverständlich lege ich diese flächenhafte Kauterisation möglichst in die Gegend des Risses, aber etwa in der Ausdehnung eines Quadranten. Ich glaube nämlich, dass es mechanisch gar nicht einmal erwünscht ist, nur gerade die Rißstelle zur Fixierung zu bringen, da hierbei, wie mir scheint, eher die Bedingungen gegeben sind, nachträglich durch Zugwirkung eine neue Ablösung zu erhalten, als wenn man, wie ich das ausführe, eine flächenhafte adhäsive Entzündung anstrebt.

Herr Gonin (Schlusswort):

M. H.! Ich freue mich, dass meine Mitteilung ihr Interesse erweckt hat und danke den Kollegen, die das Wort darüber ergriffen haben; insbesondere bin ich Herrn Meyerhof für seine Bestätigung meiner Resultate dankbar.

Herrn Thiel gegenüber muss ich bemerken, dass das von ihm beschriebene Verfahren wohl in einigen Fällen zu genügenden chorioretinalen Adhärenzen führen mag, dass aber die verhältnismäßig geringe Anzahl der Erfolge beweist, dass man auf andere Weise besser zum Ziel kommen kann. In der Demonstrationssitzung werde ich ein Beispiel vorbringen (6. Fall), wo wir mit der Ignipunktur zu einem unerhofften Resultat gelangten bei einer jungen Dame, deren anderes Auge, trotz der in der Berliner Augenklinik nach Dr. Thiels Beschreibung gemachten Behandlung, an ausgedehnter Amotio und Starbildung erblindet war. Nach Verschliessung des Netzhautrisses sind die frischen Ablösungen schon nach 6—7 Tagen, d. h. bei der ersten Untersuchung, vollkommen angelegt; wenn nicht, so ist der Fall als Misserfolg zu betrachten und so zu deuten, dass entweder der Riss nicht getroffen wurde oder dass ein anderer Riss weiter besteht.

Herrn Löhlein kann ich erwidern, dass die Kauterisationsnarbe sich im Laufe der folgenden Wochen nach und nach ausdehnt; es bildet sich eine breite Fläche von chorio-retinaler Verwachsung und zwar so fest, dass eine erneute Ablösung an Ort und Stelle ausgeschlossen ist.

IV.

Strichförmige Gesichtsatrophie und Auge.

Von

R. Cords (Köln).

Mit 5 Abbildungen im Text.

M. H.! Die Beobachtung einiger Fälle einer sehr merkwürdigen, im Gesichte vorkommenden Hautaffektion gab mir Veranlassung, die Beziehung derselben zum Auge zu studieren. Ich fand dabei besonders in einem Falle so merkwürdige Verhältnisse, dass ich glaubte, in diesem Kreise darüber vortragen zu dürfen.

Die Hautaffektion, die ich als strichförmige Gesichtsatrophie bezeichne, ist meist bekannt unter dem Namen Sclérodermie en bande oder Sclérodermie en coup de sabre. Sieht sie doch in manchen Fällen so aus, als hätte der Betreffende einen Säbelhieb über den Kopf bekommen.

Die Affektion, die übrigens auch an anderen Stellen des Körpers vorkommt, ist vor allem gekennzeichnet durch einen völligen Schwund des Unterhautzellgewebes in Form einer 1—2 cm breiten Furchenbildung in der Haut. Die Ernährung der Haut leidet dabei so, dass sie manchmal bläulich erscheint und die Haare an der betreffenden Gegend meist, wenn auch nicht immer, auszugehen pflegen. Das Seltsamste aber ist, dass die Atrophie an keinem Gewebe halt zu machen scheint. So werden auch die Muskeln und die Knorpel, die sich im Bereiche des atrophischen Streifens befinden, atrophisch. Galloway beschreibt z. B. Schwund eines Nasenflügels und des Gewebes um die Orbita.

Meist beginnt die Erkrankung in Form einer kleinen verdünnten, dunkel gefärbten Stelle oder eines kleinen Streifens an der Stirn. Von hier aus nimmt die Atrophie zu, um sich an den bestimmten Verlauf eines Nerven zu halten. So sind Atrophien beschrieben, die über die Stirn und Wange bis zum Kinn hinunterziehen. Besonders häufig ist die Stirn und die Scheitelgegend befallen; hier ist der Verlauf der Atrophie immer mehr oder weniger sagittal. Es kann sich um einen oder mehrere Streifen handeln. Fälle dieser Art wurden beschrieben und zum Teil abgebildet von Romberg, Kahler, Bernhardt (5 Streifen), Kolaczck, Baum (2 Fälle), Mendel, Josef, Jendrassik, Anderson,

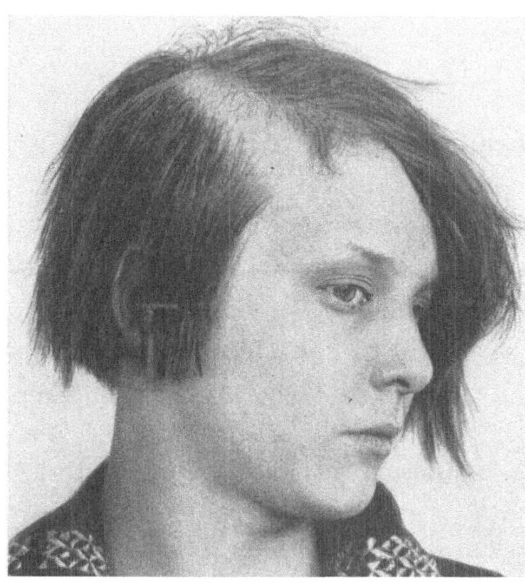

Abb. 1

Spillmann, Galloway, Fischel, Dubreuil, Ullmann, Barkmann, Löwenstein, Osborne und Fischer.

Über die Beteiligung des Auges ist nicht viel bekannt. Eine Angabe von Anderson 1898, dass die Konjunktiva des rechten Auges beteiligt sei, war mir leider im Original nicht erreichbar.

Galloway und Osborne fanden in je einem Falle Enophthalmus und Schwund der Gewebe um die Orbita. Ein Nasenflügel war verkleinert und die Nasenschleimhaut trocken.

In dem Falle Kahlers ist erwähnt, dass die Pupille der betroffenen Seite länglich oval und nach unten zugespitzt ist, und dass Hintergrundsveränderungen bestanden.

M. H.! Ich will Ihnen zunächst eine Abbildung von mehreren derartigen Kranken zeigen, bei denen das Auge nicht beteiligt ist und dann etwas genauer auf meinen eigenen Fall mit Augenstörung eingehen.

P. Gerda, 21 Jahre, Vohwinkel.

Keine nennenswerten Störungen in der Familie. Nach vorgelegten Photographien bestand im Kindesalter keine Ptosis; auch sonst sollen keinerlei Störungen der Augenbewegungen und keine Doppelbilder vorhanden gewesen sein.

Im Alter von 11 Jahren, im Jahre 1917, zeigte sich auf dem linken Oberlide ein heller Fleck, ohne dass dabei irgend welche Schmerzen oder entzündliche Erscheinungen vorhanden waren. In den folgenden

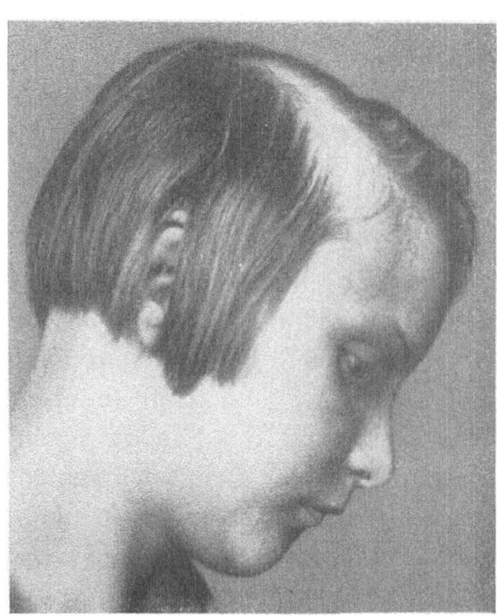

Abb. 2

Jahren begann das Oberlid etwas herabzusinken und gleichzeitig bemerkte man eine Einsenkung im äusseren Teil der Augenbraue. Nachdem das Lid etwas gesenkt war, traten Doppelbilder auf, welche die Kranke durch Hintenüberneigen des Kopfes in Wegfall brachte. Im Jahre 1923 senkte sich das Lid so stark, dass es die Hornhaut verdeckte, wodurch die Doppelbilder zum Verschwinden kamen. Eine im Jahre 1924 durchgemachte und operativ behandelte Nebenhöhleneiterung ist belanglos.

Befund am 22. März 1925.

Über dem äusseren Drittel ist die Gegend der Augenbraue dellenförmig eingesunken, bedingt durch eine Schwäche der Weichteile. Dicht

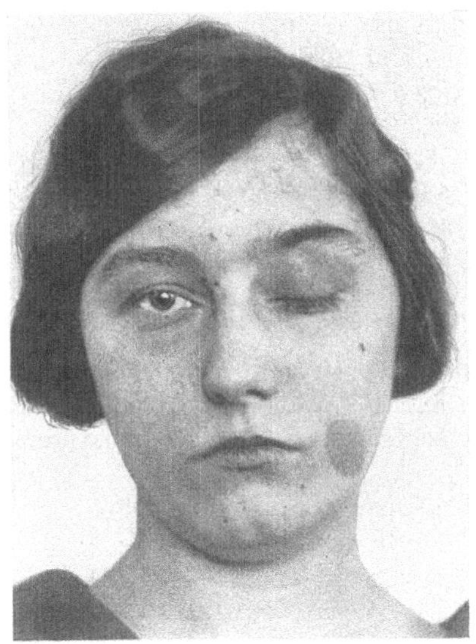

Abb. 3

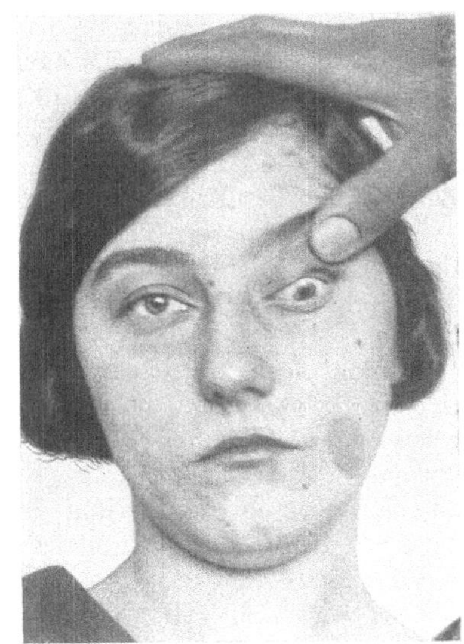

Abb. 4

unter der Braue sieht man eine 6 mm im Durchmesser grosse, fast kreisrunde Stelle, an der die Haut etwas weisslich verfärbt und glatter erscheint.

Palpatorisch scheint der obere Orbitalrand links etwas schärfer zu sein als rechts. Es ist dies aber wohl durch den Schwund des Unterhautfettgewebes bedingt, da auf dem Röntgenbild keine Anomalie der Knochen sichtbar ist.

Das Oberlid selbst ist stark verdünnt. Unter der zarten Haut scheint das Unterhautfettgewebe vollständig zu fehlen. Noch auffallender aber ist, dass auch der Lidknorpel bis auf den am Lidrande befindlichen Teil fast vollkommen fehlt. Er hat im peripheren Teil eine Breite von 3—4 und im zentralen eine solche von 2 mm. Die Wimpern stehen regelmäßig, wie auch der Lidrand selbst keine Veränderungen aufweist. Auch die Conjunctiva tarsi ist glatt und normal. Von den Meibomschen Drüsen sind nur noch einige kleine Reste vorhanden.

Es besteht eine komplette Ptosis. Es gelingt der Patientin nicht, die Lidspalte mehr als 3 mm zu öffnen. Drückt man die Haut der

Augenbraue am Knochen fest, so lässt sich keinerlei Hebung des Oberlides nachweisen.

Bei Primärstellung des rechten Auges ist das linke etwa 20^0 nach
unten abgelenkt. Rechts- und Linkswendung sowie Senkung sind normal.
Bei der Hebung indes hebt sich die Blicklinie des linken Auges höchstens
um 10^0. Beim Blick nach oben und links fehlt die Hebung vollständig.
Beim Blick nach oben und rechts beträgt dieselbe 15—20^0. Bei der
Hebung tritt eine leichte Auswärtsrollung des linken Auges auf.

Lage der Doppelbilder.

Beim Blick geradeaus liegt das Bild des linken Auges nach rechts und
über 20^0 nach oben.

Beim Blick nach unten: 10^0 nach rechts und 8^0 nach oben.

Beim Blick nach oben: 10^0 nach rechts und 30^0 nach oben.

Beim Blick horizontal nach links: 1—2^0 nach rechts und 20^0 nach oben.

Beim Blick nach rechts: 10^0 nach links und 20^0 nach oben.

Bei Neigung des Kopfes auf die rechte Schulter 20^0 links und 5^0 oben.

Bei Neigung des Kopfes auf die linke Schulter 10^0 rechts und 30^0 oben.

Hieraus ergibt sich eine vollkommene Lähmung des Rectus superior
sin. und eine Schwäche des Rect. medialis.

Die Sehschärfe betrug rechts $^5/_5$, links $^5/_{15}$, mit $-1,0\,^5/_8$. In der
Nähe beiderseits Nieden 1.

Im übrigen finden sich an der Haut der Patientin keine nennenswerten Veränderungen, abgesehen von einem ovalen, links vom Munde
gelegenen bräunlichen Fleck. Allgemeinzustand und Nervensystem
normal.

25. März 1925. Vorlagerung des Rect. super. sin.

11. April 1925. Bei Blick geradeaus 9^0 Divergenz und 15^0 + V. D.

Bei Blick 10^0 abwärts $\qquad$ 8^0 Divergenz und $\;\;0^0$ + V. D.

Bei Blick 25^0 abwärts $\qquad$ 0^0 Divergenz und $\;\;6^0$ — V. D.

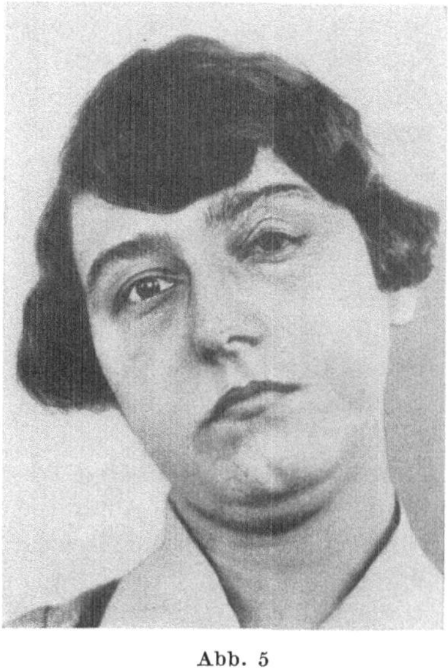

Bei Kopfneigung in etwa 15^0 nach hinten und Kopfdrehung 10^0 nach rechts sind keine Doppelbilder vorhanden.

Ptosisbrille.

22. Mai 1925. Ptosis-Operation nach Elschnig mit drei Fäden.

15. Juni 1925. Stellung des Lides gut, keine störenden Doppelbilder.

16. September 1925. Lidspalte wieder verstrichen. Öffnung der Lidspalte nur 2—3 mm. Erneute Operation. Drei Matratzennähte nach Schnitt in der alten Narbe und Lösung der Haut.

26. September 1925. Infolge Eiterung der Fäden nur geringer Erfolg.

17. Juni 1927. Da die Ptosis sich infolge des lockeren Gewebes fast

Abb. 5

vollkommen wieder hergestellt hat, erneute Operation, diesmal nach Hess. Brauenschnitt, Unterminieren bis zum Rande, drei doppelt armierte Fäden, die oberhalb der Braue geknüpft werden, zwei Matratzennähte nach Elschnig, starke Überdosierung.

15. Juli 1927. Fäden am 29. Tage entfernt. Das Lid ist gut gehoben, die Lidspalte rechts gleich links, die Übergangsfalte wieder hergestellt. (siehe Abb.).

Man fühlt starke Narbenstränge vom Lidrande bis zur Braue; das ganze Gewebe ist verhärtet und verdickt. Der Tieferstand des linken Auges ist noch gering vorhanden, doch stören die Doppelbilder nicht mehr.

Zusammenfassung: Ein 11jähriges Mädchen bekommt ohne jede entzündlichen Erscheinungen einen hellen Fleck an der einen Stirnseite, der sich zu einer strichförmigen Atrophie des Unterhautzellgewebes ausbildet. Diese geht in das obere Lid hinein und führt nicht nur zu Schwund des Tarsus und des Musc. levator palpebrae, sondern auch zu einer Parese des M. rectus sup.

Wir beobachten also auch in diesem Falle wie in manchem anderen der Literatur, dass der Prozess an keinem Gewebe halt macht und nicht an bestimmte Nervenstämme gebunden ist.

Zwei Erkrankungen sind es vor allem, mit denen diese Affektion in Verbindung gebracht wird, nämlich die Sklerodermie und die Hemiatrophia faciei.

Diese beiden aber wieder zusammenzustellen, wie Eulenburg und Cassirer es tun, halte ich indes nicht für berechtigt.

Heute neigt man immer mehr dazu, die beiden Affektionen zu trennen, obwohl sie natürlich Gemeinsames haben, wie die Spannung, Trockenheit und Eingesunkenheit der Haut, ihre helle, glänzende, stellenweise bläuliche Verfärbung, den Schwund des Unterhautfettgewebes, den Ausfall der Haare, sowie die Atrophie von Muskeln und Knochen.

Auch für die streifenförmige Gesichtsatrophie lehnt man einen Zusammenhang mit der Sklerodermie neuerdings immer mehr ab und stellt sie der Hemiatrophia faciei näher.

Bei diesem, wie in unserem Falle, meist in der Jugend auftretenden Prozesse ist eine Gesichtshälfte befallen. Der Prozess beginnt meist an einer medialen Stelle, am inneren Orbitalrande, am Nasenflügel oder am Mundwinkel und breitet sich von da ganz allmählich aus. In einer Anzahl von Fällen sind auch die Muskeln befallen und zwar nicht nur die des Gesichtes, sondern auch die Kau- und Zungenmuskeln (Calmette und Pagés, Mailhouse, Heinemann). Dass zwischen der Hemiatrophie und den hier zu besprechenden Formen alle Übergänge bestehen, spricht für den Zusammenhang der Affektionen.

Was die Erklärung dieser eigenartigen Affektion betrifft, so gehen die Ansichten auseinander. Wenn man eine Trophoneurose annimmt (Romberg, Virchow, Samuel) oder den Prozess in Verbindung bringt mit dem Trigeminus oder Sympathikus, so spricht dagegen die volle Unabhängigkeit der Veränderungen vom Nervenverlauf. Am einleuchtendsten scheint mir die Ansicht von Moebius zu sein, welcher eine örtliche Schädlichkeit in Gestalt eines von den Tonsillen eingedrungenen Infektionsträgers annimmt. Das von denselben ausgeschiedene Gift bringt Haut, Fett, Muskeln und Knochen allmählich zum Schwunde.

Nach Oppenheim spricht für diese Ansicht, dass sich die Hemiatrophie häufig an örtliche Verletzungen oder infektiöse Prozesse der Nachbarschaft, wie z. B. Angina oder Zahnabszess anschliesst. Wenn er dabei auf den Sympathikus zurückgreift, so liegt dafür in unserem Falle keinerlei Grund vor.

Auf den Einwand Cassirers, dass sich dadurch die strenge Halbseitigkeit der Atrophia faciei nicht erklären lasse, geht Moebius schon ein. Er meint, dass die Mittellinie auch für nicht nervöse Krankheitsvorgänge eine Grenze bilden kann, da rechts und links getrennte Ernährungsgebiete sind. Die Veränderungen sind viel mehr an den Verlauf der Arterien als an den der Nerven gebunden.

Wenn wir dem Moebiusschen Standpunkt zustimmen, so erheben sich aber die weiteren Fragen: Welches ist denn dieses merkwürdige Gift, das im Verlauf von Jahren im Unterhautzellgewebe weiterkriecht und alles umherliegende Gewebe ohne Auftreten von Entzündungserscheinungen zur Atrophie bringt?

Wie ist es möglich, dass ein solcher Giftstoff so allmählich weiterkriecht und an keinem Gewebe halt macht, dass er das Unterhautzellgewebe und den Tarsus zerstört, auf den Musc. levator palpebrae und von da gar auf den Musc. rectus superior übergreift?

Literaturverzeichnis.

1. Anderson, Sklerodermia. Brit. Journ. of Dermatol. Febr. 1928.

2. Barkmann, A. Ein Fall von Hemiatrophia faciei progressiva mit epileptischen Anfällen. Deutsche Zeitschr. f. Nervenheilk. 75, S. 1, 1922.

3. Baum, H. Über Hemiatrophia facialis progressiva. I. D. Bonn 1888.

4. Bernhardt. Ein Fall von halbseitiger Gesichtsatrophie. Zentralbl. f. Nervenheilk. 6, S. 49, 1883.

5. Brocq. Traitement des sclérodermies en plaques et en bandes par l'électrolyse. Annales de dermatol. H. 2, 1898.

6. Cassirer, R. Die vasomotorisch-trophischen Neurosen. Berlin 1912.

7. Finger, E. und Oppenheim, M. Die Hautatrophien. Wien und Leipzig (Deuticke) 1910.

8. D u b r e u i l. Sclérodermies atrophiques en bandes frontales. Annales de dermat., S. 255, 1909.

9. F i s c h e l, L. Strichförmige Hauterkrankungen. Dermatol. Zeitschrift 13, 1906.

10. F i s c h e r. Rhein. Westf. Dermatol. Gesellsch. 18. V. 1924, ref. Dermatol. Zeitschr. 43, S. 70.

11. G a l l o w a y, J. Brit. Journ. of dermatol. 16, 1904.

12. J o s e f. Ein Beitrag zur Kenntnis der Hemiatrophia faciei. I. D. Berlin 1894.

13. J e n d r a s s i k, E. Über die Hemiatrophia faciei. Deutsch. Arch. f. klin. Medizin 59, S. 222, 1897.

14. K a h l e r, O. Ein Fall von beschränkter neurotischer Atrophie im Gesichte. Prager Med. Woch. 6, S. 53, 1881.

15. L e w i n, G. und H e l l e r, J. Die Sklerodermie. Berlin 1895.

16. L o e w e n h e i m. Sclérodermie en coup de sabre. Schles. Dermatol. Ges. 8. II. 1922.

17. M e n d e l, E. Zur Lehre von der Hemiatrophia facialis. Neur. Zentralbl. 7. S. 401, 1888.

18. M o e b i u s, P. J. Der umschriebene Gesichtsschwund. In N o t h - n a g e l s Pathologie und Therapie, Band XI (2) Wien 1885.

19. N i c a i s e. Revue de Méd., S. 690, 1885.

20. O p p e n h e i m. Lehrbuch der Nervenkrankheiten, IV. Aufl., S. 1355 ff, 1905.

21. O s b o r n e. Morphea associated with hemiatrophy of the face. Arch. of dermatol and syphilis 6, S. 27, 1922.

22. R o m b e r g. Klinische Ergebnisse. Berlin 1847.

23. S p i l l m a n n. Sclérodermie lardacée en coup de sabre de la region frontale. Crises épileptiformes concomitantes. Revue méd. de l'est Oct. 1898.

24. U l l m a n n. Wiener Dermat. Ges. 23. IV. 1913.

25. W a g n e r. Hemiatrophia faciei und Sklerodermie. Dermat. Wochenschr. 73, 1921.

V.

Über Beziehungen der Augentuberkulose zur tuberkulösen Allgemeinerkrankung.

(Mit Demonstrationen.)

Von

Ed. Werdenberg (Davos).

Das Unberechenbare im ganzen Verlauf einer Augentuberkulose ist noch nicht aus der Welt geschafft durch die Erkenntnis des Abhängigkeitsverhältnisses des intraokularen Prozesses von der tuberkulösen Gesamterkrankung. Die aus der Tuberkuloseforschung gewonnenen klareren Richtlinien zur Beurteilung und Behandlung der tuberkulösen Augenerkrankungen haben sich aber doch in der augenärztlichen Praxis als wertvoll erwiesen. Mir persönlich haben sie sich als nutzbringend und unentbehrlich bewährt.

Die erschöpfende Darstellung meines Themas mit den nötigen Demonstrationen würde mehrere Stunden beanspruchen. Heute kann ich nur mit wenigen Worten drei meiner Erfahrung nach wichtigste Hauptpunkte des ganzen Fragenkomplexes her.usgreifen:

1. Beziehungen des Lungenbefundes zur Augenerkrankung
2. Gesamterkrankung und Augenerkrankung
3. Bemerkungen zur Tuberkulintherapie.

Lungenbefund und Augenerkrankung.

Unter 300 Augentuberkulosepatienten konnte ich bisher in fast 150 Fällen genauen physikalischen Lungenbefund mit Röntgenaufnahme erheben und den gesamten Verlauf während längerer Zeitspanne immer genau verfolgen. Es liess sich auf Grund dieser Untersuchungen so gut wie kein gesetzmäßiges Verhältnis nachweisen zwischen der sekundären Augentuberkulose und der primären tuberkulösen Hilusdrüsen- und Lungenerkrankung. Dagegen kristallisierte sich ein scheinbar merkwürdiges Missverhältnis heraus, das ungefähr auf folgende Formel gebracht werden kann: Meist schwererer Augenbefund bei leichtem Lungenbefund und umgekehrt leichterer Augenbefund bei schwererem Lungenbefund.

Dazu drei extreme Beispiele, welche in der täglichen Erfahrung immer wiederkehren:

1. Schwere, bösartige, meist jugendliche Uvealtuberkulosen oder ausgedehnte Chorioiditiden mit geringem Lungenbefund und
2. als Gegensatz: allerleichteste Cyclitiden oder Chorioiditiden bei schwerem Lungenbefund. · Eine interessante Illustration hierzu bilden z. B. eine Anzahl kürzlich behandelter leichter, ganz gutartig verlaufender tuberkulöser Cyclitiden bei schwereren Pneumothoraxfällen.
3. Schwere Netzhautvenentuberkulosen bei geringem Lungenbefund und umgekehrt: leichte Netzhautgefässerkrankungen bei schweren, selbst kavernösen Lungentuberkulosen.

Zur Bewertung des Lungenbefundes bei Augentuberkulose noch einige Bemerkungen: Für das Erkennen gerade der leichten, feinen Lungenveränderungen ist die beste Röntgenaufnahme erst recht gut genug. Wichtig ist weiter die genaue Deutung des

Röntgenbildes und der genau kontrollierte Verlauf des meist feinen physikalischen Lungenbefundes und des gesamten klinischen Bildes. Einen völlig negativen Lungenbefund konnte ich röntgenologisch bei wirklich scharfen Aufnahmen nie feststellen: Abgesehen vom Primärkomplex waren leichteste Veränderungen der bei Augentuberkulose so wichtigen Hilusdrüsen, der Spitzen, besonders der Unterlappen, häufig auch der Pleura nachweisbar. In der grossen Mehrzahl der untersuchten Fälle war aber dieser Befund sehr deutlich ausgesprochen. Der schwere Lungenprozess auch beim Davoser Material war prozentual selten.

Aus diesen Beobachtungen zeigt sich weiter, dass der leichte Lungenbefund bei Augentuberkulose die Hauptrolle spielt und dass der leichte, aktive Lungenbefund bei tuberkulösen Augenerkrankungen als Quelle derselben und ständige Gefährdung der Augen punkto Ausheilung viel ernster zu bewerten ist, als der gleiche Lungenbefund für sich allein. Die Deutung schon feinster Veränderungen im Röntgenbild beim leichten Lungenbefund (z. B. exsudativer Charakter kleiner Lungenherdchen, Hilusdrüsen usw.) wird auch für die Gesamtbehandlung praktisch wichtig. Beispiel: Vorsicht mit spezifischer Therapie.

Die Beziehungen der tuberkulösen Gesamterkrankung zur Augentuberkulose

bringen mehr Licht in das schwer verständliche Verhalten zwischen Lungen- und Augenbefund. Hier besteht ein deutlicherer Parallelismus zwischen dem Charakter der beiden Haupttypen der sekundären Augentuberkulose, dem exsudativ überempfindlichen und dem proliferativ-fibrösen, meist spätsekundären Typus einerseits, dem Charakter der Gesamterkrankung anderseits. Ungenügende Immunität (starke Überempfindlichkeit, negative Anergie), fieberhafte Allgemeinerkrankung, toxische Symptome, zerebrale Reizerscheinungen, Neigung zu akut-entzündlichen Rezidiven, Beschleunigung der Blutkörperchensenkung lassen sich beim überempfindlich-exsudativen Typus viel häufiger beobachten, als beim gutartigeren früh- oder spätsekundären.

Die Ursache der Unberechenbarkeit im Verlauf der Augentuberkulose muss also im Charakter der Allgemeinerkrankung, dem Gleichgewichtsverhältnis zwischen Infektion und Immunität liegen. Es dürfte von diesem Gesichtspunkt aus die Überlegung berechtigt sein, dass in einem Organismus mit zur Zeit ganz ungenügender Immunität trotz leichtem Lungenbefund bei Metastasenbildung das befallene neue Organ, z. B. das Auge, unverhältnismäßig schwerer erkranken kann, als in einem Organismus des teilimmunen spätsekundären Stadiums auch mit älterem, ausgedehnterem Lungenprozess. In beiden Fällen hat die Lunge als Infektionsfilter und Immunisierungsorgan aus unbekannter Ursache zwar gleich versagt, aber der Charakter der Allgemeinerkrankung ist ganz verschieden.

Für die praktische Beurteilung dieses Charakters der tuberkulösen Augen- und Gesamterkrankung ist deshalb die Frage nach dem Gleichgewichtsverhältnis zwischen Infektion und Immunität in jedem einzelnen Fall äusserst wichtig. Wertvolle Handhaben zur Erfassbarkeit dieses Verhältnisses geben die wechselnden Rankeschen, auch für die Augentuberkulose nachgewiesenen Immunitätstypen. Alle diagnostischen Faktoren müssen aber zur praktischen Beurteilung herbeigezogen werden.

Aus diesen Ausführungen geht nun weiter hervor, dass die quantitative Feststellung der Extensität eines tuberkulösen Prozesses am Auge und an der Lunge ungenügend ist. Das qualitative Moment der Intensität (Toxizität) ist häufig das wesentlich wichtigere. Beispiel: Eine ganz leichte Cyclitis mit leichter fieberhafter Hilusdrüsentuberkulose kann als ganzes Krankheitsbild unverhältnismäßig hartnäckiger und bösartiger sein, als eine massige proliferative Tuberkulose der Iris und des Ziliarkörpers mit ausgedehntem Lungenbefund. Selbst der Verlauf einer Anzahl Fälle mit quantitativ ganz gleichem Augen-, sowie Hilus- und Lungenprozess kann sich in jeder Beziehung so verschiedenartig als möglich gestalten. In allen genannten Fällen kann also nicht die Quantität, sondern nur die Qualität der Erkrankung maßgebend sein.

Zur genaueren Beantwortung all dieser Fragen habe ich versucht, die neuere Klassifikation der Lungentuberkulose nach Turban für die Augentuberkulose zu verwerten. Ich werde diese noch unveröffentlichte Einteilung bei den Demonstrationen kurz besprechen.

Drei Bemerkungen zur Tuberkulintherapie:

1. Die Tuberkulintherapie darf demgemäß nicht nur auf die Extensität eines Prozesses abstellen, sondern sie muss die Intensität oder Toxizität der Organ- und der Gesamt-

erkrankung in erster Linie berücksichtigen, wenn sie nicht, wie bisher, die noch viel zu häufigen, oft schweren Tuberkulinschäden immer wieder erleben will. Dieselben entstehen nicht nur durch eine brüske Tuberkulinisierung (z. B. Ponndorf) und zu hohe Tuberkulindosen, sondern sie können in ungeeigneten Fällen auch durch ganz kleine Dosen hervorgerufen werden. Deshalb darf der so wichtige ganz oder zeitweise tuberkulinkontraindizierte Typus, auf den ich immer wieder hinweise, nicht ausser Acht gelassen werden. Derselbe ist gekennzeichnet durch Symptome lokaler und allgemeiner noch ungünstiger Immunität (also meist hohe Überempfindlichkeit, fieberhafte Allgemeinerkrankung, akut-entzündliche exsudative Lokalerkrankung, Propagationsgefahr des Lungenprozesses usw.). Dieser Typus erweist sich fast ebenso gefährlich für jede andere differente Therapie, z. B. für chirurgische Eingriffe, vor allem Iridektomie, selbst meiner Erfahrung nach für schwache Röntgendosen wegen Gefahr gelegentlicher viel zu starker Frühreaktionen. Hier ist neben der nötigen Lokalbehandlung die ganze Konstitutionstherapie besonders wichtig.

2. Als die am schonendsten wirkende Tuberkulinanwendungsmethode, genau dosier- und messbar und im Verlauf kontrollierbar, habe ich im Lauf der letzten $2\frac{1}{2}$ Jahre an ca. 130 Fällen die Sahlische Subepidermalbehandlung erprobt. Bei 2—3000 Stichreaktionen mit abgeschwächten und besonders mit Kochschen Tuberkulinen habe ich damit bei sehr guten Erfolgen kaum je unerwünschte Herd- und Allgemeinreaktionen erlebt.

3. Für die so wichtige Dosierung ist nicht die absolute Tuberkulinmenge, sondern allein das individuelle Optimum maßgebend, die optimale Dosis bei gleichzeitigem Einhalten genügend langer Intervalle. Eine minimale Tuberkulindosis, z. B. 1/1 000 000 mg kann zur Seltenheit langanhaltende schädliche Herd- und Allgemeinreaktionen hervorrufen, eine hohe, z. B. 100 millionenfache Dosis von 100 mg. dagegen kann noch unter der individuellen Reizschwelle liegen. Auch anfänglich scheinbar günstige Tuberkulinwirkung kann gelegentlich täuschen. Anamnestisch wurde mir nicht selten angegeben, dass auf hohe Dosen nach der programmäßigen Abblassung Augenrezidive um so rascher und schwerer auftraten. Deshalb sind zur Herbeiführung der sogenannten positiven Anergie, die nie forciert werden darf, niemals absolute, sondern nur individuelle Tuberkulinwerte maßgebend.

Demonstrationen:
1. Modifizierte Turbansche Klassifikation der Lungentuberkulose für die Augentuberkulose und tuberkulöse Allgemeinerkrankung.
2. Die Haupttypen der Augentuberkulose (Augenskizzen und
   Röntgenbilder der Lunge).

VI.

Über Beziehungen der Augentuberkulose zur Lungentuberkulose.
(Mit Demonstrationen.)
Von
Krückmann (Berlin).

Bei der Tuberkulosefrage stehen zwei Hauptfaktoren im Vordergrund, der immunbiologische einerseits, sowie der klinische und
pathologisch-anatomische andererseits. Nur durch die Erfassung
und Gegenüberstellung ihrer Zusammenhänge und Wertigkeiten
wird ein klares Bild des jeweiligen Zustandes im Gesamtorganismus
und in den lokal befallenen Organen ermöglicht.

Herr Kollege Werdenberg hat soeben das Immunitätsproblem
erörtert und uns eine neue Einteilungsbasis vorgeführt.

Ich hatte die Absicht, die mir sehr wichtig erscheinende und an
unserer Klinik viel diskutierte Frage zu behandeln, ob jeweils im
Einzelfall eine positive oder negative Anergie, oder ob eine Allergie
im Sinne von Hayek vorliegt. Während der soeben gehörten Vorschläge habe ich mich aber entschlossen, die Immunitätsfragen aus
dem Spiel zu lassen, und zwar hauptsächlich deswegen, weil ich
fürchte, dass sich eine zeitraubende, vielleicht uferlose Diskussion
anschliessen könnte.

Es soll daher hauptsächlich über die andere Komponente, d. h.
über einige Punkte des klinischen und pathologisch-anatomischen
Geschehens berichtet werden.

Nach dem modernen Stande der Tuberkuloselehre erscheint
es auch für den Augenarzt unerlässlich, dass er sich über den Erstinfektionsherd und eine endogene bzw. exogene Reinfektion unterrichtet, falls er nicht den Überblick verlieren und als Nurspezialist
in Einzelheiten ersticken will.

Unter allen Organen, mit denen das tuberkulös erkrankte Auge
als peripherer Körperbestandteil bisher am meisten in Beziehung

gebracht wurde, stand und steht noch immer, wegen der Häufigkeit und Vielseitigkeit ihrer Erkrankungsformen, die Lunge im Vordergrund des ophthalmologischen Interesses. Die Anschauungen über die Lungentuberkulose sind nach einer längeren Pause manchem neuen Wechsel unterworfen worden. Nun braucht der Augenarzt nicht alle Auffassungsschwankungen mitzumachen. Er kann auf eine besondere Ausbildung der Feintechnik in der Perkussion und Auskultation verzichten, weil sie in vielen Fällen von Lungentuberkulose selbst den besten Kennern eine genügende Auskunft nicht zu geben vermögen; und zur dauernden Übung dieser Untersuchungsmethoden fehlt dem Augenarzt meistens die genügende Gelegenheit. Ihre Handhabung erscheint mir aber auch noch aus einem anderen Grunde für den Augenarzt überflüssig. Nach vielen anderen und auch nach meinen eigenen Erfahrungen wird das Ausstreuungsdepot für die Augentuberkulose nur sehr selten im Lungenparenchym selber gefunden. In den allermeisten Fällen ist es innerhalb der intrathorakalen Lymphdrüsenkette zu suchen. Diese Ansicht ist seit langem bekannt und ausserordentlich häufig erörtert worden; ich möchte sie heute nach Beendigung jahrelanger, methodischer, eigener Untersuchungen näher begründen.

Für den Kliniker ist hier von grosser Wichtigkeit die Beurteilung einer Röntgenplatte oder eines Durchleuchtungsvorganges, und hierzu muss auch der Augenarzt befähigt sein. Es wird die Erwerbung dieser Kenntnisse verhältnismäßig leicht von ihm zu erreichen sein, da er durch seine optische Beobachtungspraxis geschult ist.

Das Röntgenverfahren hat gerade in der letzten Zeit ausserordentlich viel Neues und Zuverlässiges aufgedeckt. Beispielsweise zeigt das grosse Buch von Assmann neben manchen Einzelberichten anderer Autoren auf das Deutlichste die ausserordentlichen Fortschritte auf diesem Gebiete. Doch ist das Röntgenverfahren immer noch mit starken Ausfallserscheinungen durchlöchert, und besonders macht es sich nach meinem Dafürhalten gerade für uns Augenärzte störend bemerkbar, dass das hintere Mediastinum, der retrokardiale Raum (Holzknechtscher Raum), sowie die Umgebung der Trachea und der Bifurkationsstelle nicht immer scharf genug zur Darstellung gelangen. Von diesen Partien halte ich die beiden ersteren für ganz besonders wichtig, denn dorthin verlege ich seit Jahren am häufigsten den Ursprungsort von Augentuberkulosen. Allzuoft begnügt man sich mit der dorsoventralen Aufnahme, doch genügt diese nicht, um die Bifurkationsverhältnisse und die höheren Teile der trachealen Nachbarschaft sowie den

Holzknechtschen Raum aufzudecken. Namentlich in entscheidenden Fällen kommen hier sehr viele Versager vor, oder ich will mich vorsichtiger ausdrücken: Nicht in jedem Falle werden mit hinreichender Sicherheit die im hinteren Mediastinum gelegenen, sowie die der Trachea angelagerten und die der Bifurkationsstelle benachbarten Lymphknoten in genügender Schärfe kenntlich gemacht. Allerdings sind einige übersichtliche Röntgenbilder in dem Buche von Assmann und in einigen Arbeiten kleineren Umfanges zu finden, aber im allgemeinen sind sie nur spärlich vorhanden. Sehr deutliche Bilder habe ich in der Czernyschen Klinik gesehen, wo Herr Kollege Karger diese Gegend in Hechtstellung gut getroffen hat; hier handelte es sich ausschliesslich um Kinder.

Ich habe ausser Originalpräparaten vom Thoraxinnern, die ich heute nachmittag zu demonstrieren gedenke, je drei Dutzend farbiger und schwarzweisser Reproduktionen und Röntgenogramme mitgebracht. Zur Entlastung der Vortragszeit und zur besseren Übersicht habe ich diese photographischen Abbildungen in grossen Demonstrationsschränken zur Ansicht bereitgestellt. Diese Schränke sind mir von der Agfa gütigst zur Verfügung gestellt worden.

Die Anfänge zu den Arbeiten meiner heutigen Vorführungen liegen ungefähr 25 Jahre zurück. Als früherer Oberarzt der Leipziger Augenklinik wurde es mir durch das Entgegenkommen meines damaligen Chefs Sattler und des verstorbenen Pathologen Marchand ermöglicht, im Leipziger Pathologischen Institut während eines ganzen Jahres selbständig Sektionen auszuführen. Auf meine Bitte hin durfte ich hauptsächlich Autopsien an Tuberkuloseverstorbenen vornehmen, die ich zum grössten Teil vorher im Jakobsspital gesehen hatte, und deren Krankengeschichten mir zur Verfügung standen. Soweit meine Zeit es erlaubte, habe ich den Besuch der Pathologischen Institute und namentlich der Seziersäle auch weiterhin gepflegt. Am häufigsten bin ich im Westend-Krankenhaus bei dem Kollegen Herrn Prof. Versé — jetzt in Marburg — gewesen, ferner bei seinem Nachfolger Herrn Prof. Walther Koch, sowie beim Herrn Kollegen Prof. Pick im Krankenhaus Friedrichshain, denen ich auch an dieser Stelle meinen besten Dank sage.

Die eigentliche Quelle der Augentuberkulose bleibt in sehr vielen Fällen klinisch unbekannt, da selbst das beste Röntgenbild den Primärherd in seinen reinen Verkäsungsstadien unaufgedeckt lässt, und höchstens die vom Primärherd infizierten und mit ihm zusammen den Primärkomplex ausmachenden, vergrösserten Drüsen zur Darstellung bringt. Ihre Anschwellung und Lokalisation vermag aber nur selten über den genauen Sitz des Primärherdes Aufschluss zu geben. Ist dagegen der Primärherd verkalkt, so ist seine Erkennungsmöglichkeit wesentlich günstiger und seine Lage auch für die topographische Beurteilung von vergrösserten Lymphdrüsen praktisch verwendbar. Ihr positiver Befund in der Hilusgegend ist so ausserordentlich häufig, dass er mehr oder weniger als gegeben und vielfach sogar als nebensächlich betrachtet wird, zumal da die Erfahrung gezeigt hat, dass es sich meistens um ausgeheilte und unschädlich gewordene Zustände handelt. Da der Primärherd vorwiegend peripheriewärts gelegen ist, und die von ihm ausgehenden Lymphbahnen zentralwärts gerichtet sind, so ist es auch begreiflich, dass das lymphoglanduläre Drüsenkonvolut der Hilusgegend ganz besonders oft in Mitleidenschaft gezogen wird. Andererseits muss man immer mit der Möglichkeit rechnen, dass gleichzeitig im Thoraxinneren noch schwere käsige Drüsenveränderungen vorhanden sind, welche die moderne Röntgentechnik aber noch nicht vollwertig aufzudecken vermag.

Ich betone, dass es mir bisher nur gelungen ist, eine aszendierende und gelegentlich auch eine horizontal gerichtete Infektion dieser Drüsen zu sehen. Die Gründe hierfür liegen vermutlich darin, dass bei den von mir beobachteten Kranken der frische, verkäste oder verkalkte Primärherd nur äusserst selten in den Oberfeldern lag, und auch hier nur in den mittleren und tieferen Teilen, so dass ich ihn mit Bewusstsein niemals oberhalb der zweiten Rippe angetroffen habe. Ich halte es aber durchaus für möglich, dass mir eine von der apikalen Region ausgehende deszendierende Drüseninfektion entgangen ist, da die grösste Anzahl der auffindbaren Primärherde in den kaudalen Lungenabschnitten angesiedelt war. Von dort wurden zunächst die unteren und sodann die mittleren Hilusdrüsen infiziert. Dann pflegten auch verhältnismäßig bald die Bifurkationsdrüsen in Mitleidenschaft gezogen zu sein. Ebenso bleibt die Frage häufig offen, ob alle vergrösserten Hilusdrüsen zeitlich und unmittelbar zum sog. Primärkomplex gehören, oder ob einige von ihnen erst späterhin durch eine nachfolgende Verbreitung der Bazillen affiziert wurden. Im letzteren Falle ist ein Weitertransport innerhalb des intrathorakalen Lymphdrüsensystems wohl in dem Sinn von zeitlich unkontrollierbaren Überleitungsvorgängen aufzufassen. Von den durch die Erstinfektion betroffenen Drüsen erfolgt eine Verschleppung und Ansiedelung der Bazillen in die benachbarten Glieder der fassungstarken lymphoglandulären Kette. Ist nun in den höher gelegenen

Teilen eine Drüsenvergrösserung anzutreffen, so neige ich der Ansicht zu, dass hier eine Ausbreitung der Tuberkulose von unten nach oben stattgefunden hat. Zwar kann ich den Beweis für eine ausschliessliche Aszendenz klinisch nicht erbringen. Es können ja auch andere Wege, beispielsweise in umgekehrter Richtung, möglich sein. Weiter glaube ich, dass sich eine tuberkulöse Augenerkrankung vorzüglich an eine unberuhigte und fortschreitende glanduläre Tuberkulose anzuschliessen vermag. Deswegen achte ich ganz besonders auf einen Drüsenbefund an der Bifurkationsstelle sowie im hinteren Mediastinum und in der Luftröhrennachbarschaft.

Die Bifurkationsdrüsen sind wohl am häufigsten erkrankt, aber sie bleiben meist verborgen, weil sie röntgenologisch schwer zugänglich zu machen sind. Die Erkennung von Drüsen im hinteren Mediastinum gelingt bis jetzt am ausgiebigsten nur bei Durchleuchtungsvorgängen. Am einfachsten liegen die Verhältnisse noch bei den Paratrachealdrüsen. Diese sind im vergrösserten Zustande oft manschettenknopfartig und pflaumenkernartig der Luftröhre aufgelagert. Sie zeichnen sich auf der rechten Sternumseite vielfach sehr deutlich ab. Man darf sie nur nicht mit dem Thymusschatten verwechseln. Links muss man noch vorsichtiger sein, da sie durch den Aortenbogen verdeckt sein können.

Nun gibt es sicherlich zahlreiche Fälle, bei denen die Drüsen in der Bifurkationsstelle nicht lediglich durch eine spätere Bazilleninvasion infiziert werden, die etappenmäßig die lymphoglanduläre Verkehrsstrasse benutzen. Denn je mehr Sektionen ich sah, desto mehr machte es mir den Eindruck, dass die Bifurkationsdrüsen bereits während der Entwicklung und im direkten, schnellen Anschluss an den Primärkomplex miterkrankt waren. Sie sind enge Nachbarn der Paratrachealdrüsen, und diese Beziehung möchte ich hier besonders hervorheben.

Über die Erkrankungen der Drüsen im hinteren Mediastinum muss ich mich sehr vorsichtig ausdrücken; die Anzahl der Befunde und speziell der käsigen Veränderungen ist noch zu gering. Diese Frage stellt einen schwachen Punkt in meinen Untersuchungen dar. Ich erwähne diese Drüsen hauptsächlich deswegen, weil sie dicht neben den Paratrachealdrüsen liegen, auf deren käsige Veränderungen ich für die Erklärung des Eintretens einer Augentuberkulose bei weitem den grössten Wert lege.

Für die Verkäsung der Paratrachealdrüsen sind drei Infektionsmöglichkeiten verantwortlich zu machen: Zunächst die Ansiedelung des Erstinfektes in den Obergeschossen unter Benutzung von direkten Lymphbahnen. Zu zweit durch eine Primärerkrankung in den Mittel- und Unterfeldern, wenn die Bazillen von den zunächst befallenen, tiefer gelegenen Drüsen unter Benutzung eines lymphoglandulären Weges nach oben weiter geleitet werden. Zu dritt durch eine Reinfektion der Lunge. Im letzteren Falle kann die Bazillenpassage einerseits durch bis dahin intakt gebliebene Drüsengruppen zu den Paratrachealdrüsen gelangen. Andererseits scheinen durchaus nicht selten auch Teile einer bereits käsig vorerkrankten lymphoglandulären Fahrstrasse bzw. Kette in Anspruch genommen zu werden. Dies lässt sich vielfach durch den Vergleich von neuen Röntgenbildern mit Röntgenaufnahmen, die aus früherer Zeit stammen, nachweisen. Man kann dabei erkennen, dass nach pulmonalen Reinfekten eine weitere Vergrösserung von früher erkrankten Drüsen stattgefunden hat. Auch macht es durchaus den Eindruck, dass der lymphoglanduläre Weg seitens der Bazillen in verschiedenen Zeitabständen und auch in wechselnder Intensität zurückgelegt werden kann. Allerdings sind die Paratrachealdrüsen auch sonst noch besonders gefährdet, und zwar durch die vielen nichttuberkulösen Infektionen der Luftröhre, des Kehlkopfes, der Pleura, sowie des Lungenparenchyms der Obergeschosse. Hier handelt es sich allerdings meistens um harmlose Entzündungen, Schwellungen und Vergrösserungen, die namentlich im Kindesalter fast ausnahmslos wieder völlig zurückgehen. In solchen Fällen beziehen die Paratrachealdrüsen, ebenso wie beim tuberkulösen Primärherd, ihre Infektion direkt aus ihrem benachbarten Quellgebiete, das heisst: vorwiegend aus den Oberfeldern. Die Harmlosigkeit ihrer Schwellung wird vielfach auch durch die Anamnese und den voraufgegangenen Befund bestätigt. Nun können aber die geschwollenen Paratrachealdrüsen im Anschluss an eine nichttuberkulöse Infektion auch noch durch eine Mobilisierung von nachbarlichen Tuberkelbazillendepots hinterher tuberkulös erkranken. Ich habe zwei instruktive Fälle erlebt, wo im Verlaufe einer akuten febrilen Bronchitis die oberen Drüsen eines bereits bekannten glandulären Hiluskonvolutes anschwollen, und wo sich nach Ablauf einer mit Abschwellungsvorgängen verknüpften Beruhigungsperiode nach Monaten wieder eine neue langsame Anschwellung einstellte, die sich am Auge durch tuberkulöse Folgezustände auswirkte. Ein solcher Vorgang von intraokularer Tuberkulose im Anschluss an eine augenscheinlich aufgepfropfte glanduläre ist natürlich nur eine Variante bei dem intraglandulären Bazillentransport, aber er scheint doch vorzukommen. Viel häufiger und bekannter ist es, dass besondere Krankheiten — wie z. B. Masern, Keuchhusten und Grippe usw. — auf eine an und für sich harmlose Vermittlungsschwellung der intrathorakalen Drüsen und im Speziellen der Paratrachealdrüsen verzichten und hauptsächlich durch Schwächung des Gesamtorganismus eine glanduläre tuberkulöse Weiterinfektion ermöglichen bzw. erleichtern.

Nun bilden die Paratrachealdrüsen stets die Nachbarschaft und namentlich auch die Endstation in der Lymphknotenetappe, die vom Hilusareal nach oben verläuft, und deren Anfänge sogar aus dem Bauche stammen können. Beispielsweise kann röntgenologisch eine abdominale tuberkulöse, frische oder abgelaufene Erkrankung an der Vergrösserung eines zwerchfellnahen, bronchopulmonalen Drüsenpaketes miterkannt werden.

Die Paratrachealdrüsen haben eine beachtenswerte röntgenologische, und meines Erachtens nicht zuletzt für den Augenarzt eine grosse klinische Bedeutung dadurch, dass sie mit und ohne terminale Schaltdrüsen das Endfilter und die letzte Sperre in der erwähnten Lymphknotenstrasse darstellen, bevor die Lymphe in den Venenwinkel einmündet. Wenn sie nun als verkäst oder der Verkäsung stark verdächtig anzusprechen sind, so ist damit ein gewisser Anhaltspunkt für einen Einbruch der Bazillen in die Blutbahn gegeben.

Eine gesteigerte Inanspruchnahme dieses Schlussfilters durch bazilläre Nachschübe — man kann auch vielfach sagen: durch eine endogene Aussaat aus den käsigen Drüsen des Primärkomplexes — macht ihre Vergrösserung und zugleich ihre Gewebslockerung begreiflich. Dass nun durch allgemeine Faktoren, wie fieberhafte Krankheiten und Schwächezustände der verschiedensten Art einerseits, und dass andererseits speziell nach einer vermehrten Durchfeuchtung der Lymphdrüsenkette neue Nachschübe auftreten und dass auch ältere, bereits mehr oder weniger beruhigte Herde wieder aufflackern können, ist verständlich. Unter solchen Umständen vermag sich die Drüsenbarriere leichter und ausgiebiger zu öffnen, und im Anschluss hieran vollzieht sich nun der Bazillenübertritt durch die Venen in das rechte Herz. Bei unkomplizierten Herzverhältnissen (offenes Foramen ovale, Septumöffnungen usw.) können nun die Bazillen nach erfolgter Passage der Lunge in den grossen Kreislauf weiterverschleppt und unter Umständen hämatogen im Auge angesiedelt werden.

Diese Lymphknotenstrasse unterscheidet sich augenscheinlich sehr wesentlich von anderen Lymphbahnen, die an den erwähnten

Lymphknoten vorbeigehen, direkt in die grossen Lymphstämme einbiegen und von hier in den Duktus einmünden, in dessen Innenwandung gelegentlich auch eine Tuberkulose vorkommt. Ferner sei noch des Magenkarzinoms gedacht, bei dem die erste klinisch nachweisbare Lymphdrüse erst oberhalb der Klavikula in Erscheinung tritt, vermutlich weil hier ein glandulärer Vorbeiweg neben dem Ösophagus bevorzugt wird. Weiterhin werden noch massenhafte Lymphbahn-Überschneidungen und Verbindungen zu finden sein. Sehr gerne hätte ich mich nun über lymphoglanduläre Beziehungen in Bauch und Brust, sowie über ihre gegenseitigen Zusammenhänge orientiert, jedoch reichte für diese Erkenntnis mein Material nicht aus, denn es konnte in den letzten 20 Jahren nur mit Unterbrechungen, gleichsam brockenweise, gesammelt werden. Dieses Defizit erscheint mir recht bedauerlich, da nach meinem Dafürhalten verkäste Mesenterialdrüsen und namentlich solche, die in der Nähe der Zisterne gelegen sind, eine grosse Bedeutung für die Entstehung der Augentuberkulose besitzen. Ich halte die verkästen Nachbardrüsen der Zisterne in dieser Hinsicht für ebenso wichtig wie die verkästen Paratrachealdrüsen im Venenwinkel, denn die Hiluszisterne kommt in hohem Maße für einen lymphoglandulären Export als eine Art von Hauptempfangsreservoir in Betracht. Weiter ist sie einem grossen Verschleppungs- und Abzugskanal vorgebaut, durch den ihr Inhalt in die grossen venösen Blutbahnen der oberen Brusthälfte und in das rechte Herz überführt wird.

Immerhin scheint es bei der intrathorakalen Tuberkulose sehr häufig vorzukommen, dass ihre Erreger vorzugsweise in aufsteigender Linie von einer Drüse zu einer anderen ihr benachbarten und mit ihr in geheimer Gemeinsamkeit verbundenen weitergelangen, und dass beispielweise vom Hilus aus nach oben selbst in grösseren zeitlichen Abständen Neu- und Re-Infektionen erfolgen können. In dieser Marschrichtung liegt nun auch ein Grund für mich, warum ich letzten Endes im wesentlichen die vergrösserten und verkästen Hilusdrüsen des Primärkomplexes als eine sehr häufig wirksame Urquelle für die Entwicklung einer Augentuberkulose anspreche. Dies kann oft genug selbst dann Geltung behalten, wenn die Hilusdrüsen vielleicht schon verkalkt sind, und wenn die von ihnen weiter infizierten Drüsen klinisch und speziell röntgenologisch nicht aufgedeckt werden können.

Klinisch habe ich über den ursächlichen Zusammenhang einer aktiven tuberkulösen Veränderung im Lungenparenchym mit einer sekundären, intraokularen, hämatogenen Übertragung trotz vieler und andauernder Bemühungen nur sehr selten etwas einigermaßen Brauchbares in Erfahrung gebracht, soweit es sich um eine Erstinfektion des Auges handelt. Aber so viel lässt sich wohl mit Sicherheit sagen, dass der pulmonale Primärinfekt so gut wie niemals als direkter Ausstreuungsherd für eine Augentuberkulose in Betracht kommt, da er zur Zeit der Augenerkrankung verschwunden oder durch Vernarbung, bzw. Verkalkung unschädlich geworden ist. Auch habe ich nach Reinfektion der Lunge eine aktive oder aktivierte Augentuberkulose nur dann gefunden, wenn der Lungenprosess klinisch als beruhigt angesehen wurde, bzw. wenn die ihm zugehörigen Drüsen sich schon deutlich bemerkbar gemacht hatten. Es darf hier eingeschoben werden, dass im Anschluss an eine pulmonale Reinfektion eine Augentuberkulose nur dann bemerkbar wurde, wenn gleichzeitig eine Pleuritis vorhanden war und wenn bereits früher eine Augentuberkulose bestanden hatte; sei es, dass ein rezidivierendes neues Aufflakern oder dass eine Verschlimmerung auftrat. Um möglichst sicher zu gehen, habe ich auch Heilstätten und Fürsorgeanstalten aufgesucht, und hier danke ich besonders dem Herrn Kollegen Ulrici in Sommerfeld.

Überhaupt lernt man sehr vieles in den Heilstätten und Fürsorgeanstalten. Vergleicht man die Heilstätten mit den Augenkliniken einerseits, und die Fürsorgeanstalten mit den okulistischen Polikliniken, Ambulanzen und Ordinationsstunden andererseits, so ergeben sich fast antagonistische Befunde: In den Heilstätten und Fürsorgeanstalten findet sich schwerste Lungentuberkulose, und jahrelang wird mitunter kein Augenfall beobachtet. In den augenärztlichen Untersuchungs- und Behandlungsräumen findet sich das Verhältnis umgekehrt.

Das Freibleiben der Lunge bei der Augentuberkulose weist darauf hin, dass man sich ganz besonders mit den Lymphdrüsen zu beschäftigen hat. Weiter sind auch alle Organe und Organteile zu berücksichtigen, die während oder kurz nach dem Stadium der Lymphdrüsenerkrankungen von der Tuberkulose bevorzugt werden. Hierher gehören namentlich die oft vernachlässigten Halsdrüsen, die Skelettaffektionen, der Urogenitalapparat und die Nebennieren.

Zur weiteren Begründung möchte ich noch dreier Fälle von uvealer Tuberkulose gedenken, die im Verlauf einer okulistischen Behandlung zur Sektion gelangten (Karzinom, Schrumpfniere, Diabetes), und bei denen im ganzen Organismus nur intrathorakale

Lymphdrüsen, sowie im speziellen die Paratrachealdrüsen käsig tuberkulös erkrankt waren. Die Lungen und der gesamte Körper, ausser den Augen, erwiesen sich frei. Auch der Primärherd war nicht mehr zu finden. An den Bauchorganen, der Leber, der Milz, den Nieren und dem Darm wurde nichts Tuberkulöses entdeckt, obwohl mikroskopische Präparate reichlich angefertigt wurden. Hier mussten die Drüsen als einzige bazilläre Aussaatquelle angesehen werden. Den gleichen intrathorakalen Befund von käsigen Paratrachealdrüsen habe ich miterlebt bei einem alten Manne, bei dem eine ausgesprochene miliare Tuberkulose besonders der Bauchorgane auftrat, an der der Kranke in kurzer Zeit zugrunde ging, und ferner bei einem anderen Manne, der im Anschluss an eine Operation wegen Hodentuberkulose zur Autopsie gelangte. In diesen beiden Fällen waren die intrathorakalen Drüsen gleichfalls als Speziallieferanten anzuschuldigen, zumal bei genauester Kontrolle auch nirgends an den übrigen Organen etwas von abgeheilter oder frischer Tuberkulose entdeckt wurde.

Die drei Augenfälle und auch die beiden Ergänzungsbefunde sind meines Erachtens von einer gewissen prinzipiellen Bedeutung. Die ersten drei bilden sogar Standardfälle. Alle fünf Autopsien weisen auf folgendes hin: Die intrathorakalen Drüsen sind in unkontrollierbarer Weise als Dauerherde aufzufassen. Unter verschiedenen und bis jetzt noch vielfach unaufgeklärten Bedingungen können die intraglandulär beherbergten Bazillen in wechselnder Anzahl ihre Wirte endgültig verlassen und in die Blutbahn kreisen. Die Mitbeteiligung der Paratrachealdrüsen lässt den Schluss zu, dass die glanduläre Endstation im Thoraxinnern betroffen wurde, bevor die hämatogene Ansiedelung einsetzte.

Weiter ist es nun auffällig, dass beim Eintritt der bazillenhaltigen Lymphe in den kleinen Kreislauf die Lunge klinisch oft verschont bleiben kann. Ich wiederhole nochmals, dass es nicht im Rahmen dieses Vortrages liegt, auf Immunitätsfragen und besonders auf eine eventuelle Unempfindlichkeit der Lunge und eine besondere Empfindlichkeit des Auges einzugehen. Immerhin ist folgendes beachtenswert: Die Lunge, ein stark für Tuberkulose disponiertes und in seiner Eigenschaft als Erstempfänger anerkanntes Organ, bleibt bei einer Belastung ihres Kreislaufes durch Bazillen klinisch ungefährdet und kann klinisch sogar als intakt angesehen werden. Das Auge, als peripheres Organ, wird befallen und kann klinisch als isoliert befallen gefunden werden. Allerdings ist hierbei ausdrücklich zu betonen, dass die gleichen oder doch mindestens ähnlichen Veränderungen wie am Auge nur deswegen bei den anderen Organen klinisch vielfach unerkannt bleiben, weil sie, wenn quantitativ ebenso geringfügig wie am Auge, funktionelle Beschwerden kaum oder gar nicht verursachen. Bedarf es doch beispielsweise in der Leber, der Milz, der Niere und dem Darm sehr oft erst der mikroskopischen Untersuchung, um Tuberkelherde nachzuweisen.

Möglicherweise könnten für das Unversehrtbleiben der Lunge auch anatomische Verhältnisse ernsthaft berücksichtigt werden. Das Kapillarsystem der Lungen ist von einer ausserordentlichen Reichhaltigkeit (Cohnheim, Graf Spee). Ferner ist es mit Ausnahme seiner peripheren Stellen von vielseitigen arteriellen Anastomosen durchsetzt. Von der Wirkung dieser arteriellen Verbindungen kann man sich bei den Tierbetrachtungen (Graf Spee) leicht überzeugen. Man erkennt, dass die Erythrozyten geradezu hindurchgejagt werden. Auch experimentell eingeführte Tuschekörnchen werden in kürzester Zeit restlos hindurchgeschleudert. Die Nachprüfungen solcher seit langem bekannten Experimente sind sehr anschaulich und auch leicht ausführbar. Etwas Ähnliches kann man auch wohl, wenn auch mit einem gewissen Vorbehalt, für manche Fälle von Fettembolien annehmen. Hier wird die Lunge mitunter sehr wenig beteiligt, während beispielsweise das Gehirn reichlich und die Nieren immerhin beachtenswert betroffen sein können. Möglicherweise erfolgt der intrapulmonale Durchlauf so rasch, dass das Fett nicht von Zellen aufgenommen wird. Auch diese Beobachtung habe ich mehrfach geprüft. Um wieviel leichter wird eine reaktionslose Passage der wesentlich kleineren und somit schwerer abfangbaren Bazillen vor sich gehen können.

Ich fasse zusammen: Nach meinem Dafürhalten werden die Augen hauptsächlich tuberkulös befallen durch eine Erkrankung des lymphoglandulären Apparates im Thoraxinnern. Das Auffinden von vergrösserten, käsigen Paratrachealdrüsen gibt in vieler Beziehung den Hinweis, dass die Drüsen in der nächsten Nähe des Venenwinkels tuberkulös infiziert sind. Das Befallenwerden der Paratrachealdrüsen erfolgt in der Regel vom Primärherd aus: entweder direkt, wenn dieser Herd in den Oberfeldern sitzt, oder indirekt durch die Inanspruchnahme einer lymphoglandulären Etappenstrasse. Das glanduläre Depot kann jahrelang in Aussaatsbereitschaft verbleiben.

Eine therapeutische Rücksichtnahme auf die Lunge kommt selten in Betracht, da eine aktive Lungentuberkulose bei der Augentuberkulose nur in Ausnahmefällen gefunden wird. Neben der

Behandlung der Augentuberkulose ist eine Behandlung der Drüsentuberkulose anzustreben.

Aussprache zu den Vorträgen V und VI.

Herr Best:

Redner unterstreicht die von Krückmann betonte Bedeutung des Alters für den Verlauf der Tuberkulose, sowohl für die Veränderungen im Körper wie am Auge.

Herr Franceschetti:

Der von Werdenberg hervorgehobene Gegensatz zwischen der Schwere der tuberkulösen Augenaffektionen und der Lungentuberkulose besteht in gleicher Weise auch zwischen Knochentuberkulose und Lungentuberkulose. Interessant ist auch die Beziehung zwischen Knochentuberkulose und Augentuberkulose, welche bis jetzt wenig erforscht wurde. Achermann an der Basler Klinik hatte kürzlich Gelegenheit, an der Rollierschen Klinik in Leysin über 100 Fälle extrapulmonaler Tuberkulose (insbesondere Knochentuberkulose) zu untersuchen. Von diesen wiesen keine irgendwelche schwerere Lungenleiden auf, dagegen häufig Drüsenaffektionen. Hinsichtlich der Augen wurde in 5% der Fälle Conjunctivitis phlyctaenulosa konstatiert, dagegen fehlten irgendwelche Zeichen bestehender oder überstandener schwerer Augentuberkulose.

Herr Becker

verweist an der Hand eines geeigneten Falles auf einen Punkt hinsichtlich der Wirksamkeit der angewandten Therapie, d. h. auf die Schwierigkeit der Beurteilung eines Mittels, mit dem man Erfolge erzielt hat. 58jährige Patientin: rechterseits schwere tuberkulöse Zyklitis, linkerseits schwerste sklerosierende Keratitis. Behandlung: Tebeprotininjektion, energischste Allgemeinbehandlung nach internistischer Kontrolle, örtlich rechterseits nur Atropinisierung, linkerseits die übliche Behandlung und Parazenthesen. Beiderseits völliger Schwund der massenhaften Präzipitation und absolute Reizlosigkeit nach fünf Monaten.

Herr Stock:

Ich möchte dagegen Stellung nehmen, dass die Indikation der Therapie so scharf umschrieben wird, dass man also sagt, bei dem oder jenem Fall ist es geradezu ein Kunstfehler, Tuberkulin zu verwenden oder Röntgen zu bestrahlen.

Wir wollen zugeben, dass wir bei der Therapie der Tuberkulose vorerst rein auf das Probieren angewiesen sind. Der wirklich gute Arzt wird die richtige Therapie herausfinden, wenn er sich den einzelnen Fall genau ansieht und es ist eben gerade das Wesen des guten Arztes, dass er auch einmal gegen die allgemeine Regel eine Behandlung einleitet, mit der er den Patienten heilt.

Herr Werdenberg (Schlusswort):

1. Die von Herrn Geheimrat Krückmann betonte Wichtigkeit der **Drüsentuberkulose** bei tuberkulösen Augenerkrankungen möchte

ich sehr unterstreichen. Die aktive Infektionsquelle einer tuberkulösen Augenerkrankung braucht wohl nicht immer im Hilusgebiet und den benachbarten Drüsenregionen zu liegen, sie kann durch Weiterausbreitung auch anderswo lokalisiert sein. Ich denke vor allem an die Mesenterialdrüsen.

2. Die Einbruchsgefahr einer verkästen tuberkulösen Drüse in die Blutbahn besteht hauptsächlich bei jugendlichen Patienten mit anschliessenden schweren Krankheitserscheinungen allgemeiner Natur und im befallenen neuen Organ. Mit zunehmendem Alter wechselt die Erkrankungsform der Tuberkulose immer mehr von der exsudativen nach der produktiv fibrösen.

3. Das Herausarbeiten der verschiedenen Augentuberkulosetypen und der Klassifikation für die Augentuberkulose beruht nicht auf theoretischen Überlegungen, sondern geht von den Tatsachen aus und stellt den **Versuch der Zusammenfassung der mannigfaltigen klinischen Erfahrungen unter einem einheitlichen Gesichtspunkt dar.** Es soll dadurch für die Beurteilung und Behandlung der Augentuberkulose eine praktisch einigermaßen **brauchbare Grundlage** geschaffen werden, die auch gewisse Schädigungen durch das bisher oft noch übliche Probieren mindestens einzuschränken vermag.

Herr Krückmann (Schlusswort). Mit einer Abbildung im Text.

Die Anfrage des Herrn Franceschetti glaube ich am anschaulichsten durch eine Kurve beantworten zu können, die ich mir soeben zurechtgelegt und an die Tafel gezeichnet habe. Sie entspricht ungefähr meinen Erfahrungen, welche ich in unserer Klinik und auf den verschiedenen Tuberkulosestationen sammeln konnte. Sie macht durchaus keinen Anspruch auf Exaktheit, weil sie der statistischen Unterlage entbehrt, aber falsch scheint sie mir nicht zu sein, und deshalb mag sie hier wiedergegeben werden.

Das Zusammentreffen von Tuberkulose der Augen mit tuberkulösen Knochen- und Gelenkerkrankungen ist verhältnismäßig selten. Die Knochen- und Gelenktuberkulose kommt zwar in jedem Lebensalter vor, aber die erstmalige Skelettuberkulose scheint doch vorwiegend eine Erkrankung des wachsenden Körpers zu sein. Eine Erklärung für die Bevorzugung der Wachstumsperiode vermag ich aber nicht anzugeben. Dass das Auge erst im fertigen Zustande erkrankt, ist — abgesehen von den Refraktionsanomalien — wegen seiner bereits am Ende des dritten Lebensjahres erreichten Dimensionsgrenzen erklärlich, aber warum erst mit dem Einsetzen der Pubertät klinisch ein rascher Anstieg zu verfolgen ist, konnte bis jetzt mit Sicherheit nicht begründet werden. Zwischen dem Auftreten der okularen Tuberkulose in der Pubertät und im Alter liegt die zweite Hälfte des zweiten Jahrzehnts, sowie das dritte, vierte und ein grosser Teil des fünften; man kann ungefähr sagen: die Zeit vom fünfzehnten bis zum fünfzigsten Lebensjahre. Während dieser Periode treten die meisten Augenkrankheiten auf. Im Gegensatze hierzu ist an der Skelettuberkulose im gleichen Zeitraume ein Abflauen zu verzeichnen.

Die Kurve gibt eine Auskunft darüber, dass das Zusammentreffen von Augen- und Skelettuberkulose spärlich vorkommt. Es mag daran erinnert werden, dass periphere Organe (Auge) oder auch Organbestandteile (Knochen) vielfach elektiv erkranken und während des ganzen Lebens sehr oft isoliert tuberkulös befallen bleiben. Dies gilt unter anderem von manchen einseitigen Erkrankungen an den unteren Extremitäten: der Hüfte, dem Knie und den Fusswurzeln. Dagegen erkranken aber die Augen oft genug beiderseitig, allerdings als einziges peripheres Organ bzw. Doppelorgan.

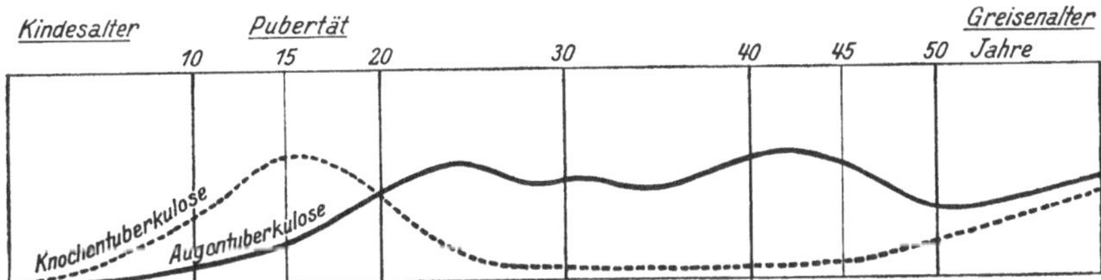

Ein Zusammentreffen von Knochen- und Augentuberkulose habe ich vor dem 20. Lebensjahre nicht beobachtet. Bei den beobachteten Fällen zwischen dem 20. und 50. Lebensjahre hatte sich die Augentuberkulose der Skelettuberkulose hinzugesellt. Stets war die Augentuberkulose vorübergehender Natur, ihre längste Dauer betrug 2 Jahre. Dagegen verhielt sich die Skelettuberkulose viel hartnäckiger; mehrmals musste ausgiebig operiert werden. Nach dem 50. Jahre war das Verhältnis gelegentlich umgekehrt; die Skelettuberkulose meldete sich erst hinterher. Hier hielt sich die Krankheitsdauer bei Augen und Skelett unter allerlei kleinen Schwankungen ungefähr die Wage.

Zum Unterschiede von der Augentuberkulose werden bei der Skelettuberkulose recht häufig aktive Veränderungen im Lungenparenchym festgestellt, und ganz besonders gilt dies für die Kindertuberkulose; im speziellen kommt hier die Spondylitis der Brustwirbel in Betracht. Die Nachbarschaft zur Lunge könnte in manchen Fällen hierfür eine Erklärung abgeben. Dagegen sind viele Fälle von Gelenktuberkulose, beispielsweise an der unteren Extremität, aber auch an anderen Teilen, klinisch während des ganzen Lebens nicht mit einer aktiven Lungentuberkulose verbunden. Nicht unerwähnt möchte ich lassen, dass als diejenige isolierte Knochentuberkulose, welche ich am häufigsten mit einem aktiven Lungenprozess kombiniert gesehen habe, die Tuberkulose der Handwurzelknochen zu gelten hat. Es mag Zufall sein, aber gerade die Tuberkulose der Handwurzelknochen habe ich auch am häufigsten mit Augentuberkulose vereint angetroffen, und beachtenswerter Weise war bei diesen Fällen ein aktiver Lungenprozess nicht nachweisbar. Fünf Kranke stehen noch heute in meiner Beobachtung, bei denen die Handwurzeln und Augen doppelseitig erkrankt sind. Diese fünf Patienten waren bis zum fünfzigsten Lebensjahre und noch etwas darüber hinaus klinisch frei von Tuberkulose befunden. Solche Krankheitszustände gehören bereits in das Gebiet der Alterstuberkulose, über die ich jetzt noch weiter sprechen werde, um die Frage des Herrn Best zu beantworten. An der Kurve ist nun weiter zu sehen, dass im Alter und namentlich im Greisenalter die Tuberkulose sowohl im Auge als auch im Skelett wieder zunimmt, und zwar anscheinend ziemlich gleichmäßig; sei es, dass eine frühere wieder aufflackert, oder dass sie überhaupt erstmalig klinisch wahrgenommen wird.

Die Alterstuberkulose bereitet dem Augenarzte manche Sorgen. Der Pirquet pflegt sehr oft positiv zu sein und kann sich mitunter intensiv bemerkbar machen, weil auch beim Vorwiegen von produktiven Erscheinungen so gut wie niemals eine exsudative Quote am Auge vermisst wird, die mit und nach dem Pirquetversuch zunehmen und gelegentlich so stark ausfallen kann, dass ernsthafte Drucksymptome hervorgerufen werden. Ein positiver Pirquet beweist im Einzelnen nicht allzuviel; jedenfalls scheint bei der Alterstuberkulose die Blutkörperchensenkungsprobe für den Augenarzt weniger aufregend und für den Patienten weniger schädlich und ausserdem ebenso präzise zu sein.

Nun ist es für die Alterstuberkulose und namentlich für die Greisentuberkulose der Lunge charakteristisch, dass eine grosse Anzahl der sogenannten Altersphthisiker nicht immer käsigen Einschmelzungen des Lungengewebes oder sonstigen exsudativen Veränderungen zu erliegen braucht. Wesentlich häufiger und ausgiebiger finden sich produktive Erscheinungen, denen sich zirrhöse oder doch mindestens fibröse anzuschliessen pflegen. Sowohl innerhalb des Lungenparenchyms als auch an den serösen Häuten entwickeln sich die verschiedensten Verwachsungsarten und Strangbildungen vom feinsten Kaliber bis zu dichten Schwarten. Das Schicksal und der Untergang von derartig Erkrankten wird nun ausserordentlich oft dadurch bestimmt, dass das atmende Areal durch Schrumpfungen, Zerrungen, Zug- und Druckwirkungen usw. verkleinert wird, und dass die Durchblutung leidet. Emphyseme, Bronchiektasen, Atelektasen sind unabwendbar. Schliesslich versagt das Herz und namentlich der rechte Ventrikel.

Etwas durchaus Ähnliches haben wir nun, abgesehen von der nachbarlichen Herzkomplikation der Lunge, auch beim Auge, obwohl diese beiden Organe starke anatomische Verschiedenheiten aufweisen. Im Gegensatz zur Lunge, als einem mächtigen, zentral gelegenen, ziemlich gleichartig gebauten, blutreichen, mit Röhren durchsetzten und grossen Volumenschwankungen unterworfenen Organe, stellt das Auge nur ein kleines, peripheres, mit den mannigfachsten Gewebsarten ausgestattetes, blutarmes, von einer starken Kapsel umgebenes, röhrenfreies Gebilde dar.

Auch klinisch bestehen einige Verschiedenheiten. Bei der Alterstuberkulose der Lunge spielen Verkäsungen immerhin eine gewisse Rolle. Am senilen Auge kommen sie nur ausnahmsweise vor und zwar hauptsächlich als verkäsende Konglomerattuberkel. Allerdings können sie durch ihren Sitz sehr gefährlich werden, weil sie vorwiegend das Makulagebiet heimsuchen und zerstören. Dagegen fällt die allbekannte, schwer beeinflussbare und gefürchtete Form der Spättuberkulose, welche sich in den Organkanälen festsetzt und auch aus den Bronchien nur schwer vertrieben werden kann, völlig aus. Der Schlemm sche Kanal kann hier nicht mitgerechnet werden.

Im einzelnen sind viele Formen der okularen Alterstuberkulose harmloser Natur. Vornehmlich handelt es sich um kleine miliare und namentlich submiliare Infiltrate der Uvea, die klinisch meistens überhaupt nicht oder nur mit starker Vergrösserung wahrgenommen werden können und sich vorwiegend erst nach ihrer Abheilung in ihren Folgezuständen als minimale Herdchen erweisen. Sie zeigen eine grosse Übereinstimmung mit Bildungen, die in der verwandten Pia vorkommen, und auch in der Leber, sowie in der Milz angetroffen werden, wie dies vorhin im Vortrag erwähnt wurde. Die okulare Tuberkulose wird hauptsächlich gefährlich durch ihre mannigfachen Nachschübe und besonders durch ihre Folgezustände, und hier spielt, ebenso wie in der Lunge, eine recht grosse Rolle die ausgiebige Entwicklung von einem — gleichsam in lauernder Bereitschaft stehendem — zu raschen und dichten Vernarbungen neigendem Bindegewebe. Gleichzeitig führen altgewordene Gefässe zu Entartungsstörungen. Bisweilen kommt es zu einer schnelleren Ausbildung einer Katarakt. Ausgeheilte, kleine Aderhautherde können zu einer lokalisierten Netzhautablösung führen, die sich mitunter zu einer totalen vergrössert. Glaskörperverdichtungen und Reduktion des Glaskörpergewebes vermögen denselben Ausgang zu nehmen. Sehr fatal und schwer aufzuhalten ist das gelegentliche Hinzutreten eines Sekundärglaukoms infolge von Verwachsungen am Kammerwinkel und an der Pupille. Auch Zipfel-, Zacken- und Zeltbildungen sowie leistenförmige Adhäsionen der Iris mit der Hornhauthinterwand können die intrabulbäre Ökonomie in hohem Maße stören. Eine Parallele zu den Strang- und Schwartenentwicklungen in der Lunge sowie zu den verschiedenartigsten Adhäsionen der Pleura ist nicht von der Hand zu weisen.

Eine besondere Beachtung erfordern mitunter noch die Erkrankungen der Hornhaut. Hier finden sich in Übereinstimmung mit dem jugendlichen und mittleren Alter herdförmige Infiltrate in verschiedenster Ausdehnung und Kompaktheit, sowie auch richtige Tuberkelbildungen. Nur ist das tuberkulöse Geschehen nicht immer mit einer so guten Prognose verknüpft wie in den früheren Jahren, weil bei den älteren Personen eine komplikationsarme Resorption wesentlich eingeschränkt sein kann, und weil die definitive Heilungsquittung sehr oft durch ein reichlicher und massiver entwickeltes mesodermales Gewebe erfolgt, das durch dichte Narbenbildungen zu schweren, andauernden Verdunkelungen des peripheren Sehorgans führt. Geht das Sehvermögen durch derartige Narben auf ein Sechstel oder auf ein Siebentel zurück, so ist das Auge optisch und funktionell als unzureichend anzusprechen, während die atmende Lungenoberfläche — in ähnlicher Weise d. h. durch chronische Lungentuberkulose auf den gleichen Bruchteil reduziert — für den Gesamtorganismus noch ausreichen kann.

VII.

Experimentelle Untersuchungen mit dem Calmette'schen Tuberculosevirus BCG.

Von

Josef Igersheimer (Frankfurt a. M.).

M. H.! Wir stehen augenblicklich wieder einmal in einer neuen Phase der Tuberkulosebekämpfung, von der es noch nicht feststeht, ob sie nur ein Übergangsstadium oder der Ausgang einer wirklich neuen und erfolgreichen Ära sein wird. Obgleich die Literatur bereits übervoll von Berichten über diese von Calmette und Guérin inaugurierte Schutzimpfung ist, werden Sie zum grossen Teil von diesen Dingen kaum oder wenig gehört haben, da sowohl die experimentellen Untersuchungen als auch die praktischen Auswertungen sich bis jetzt grossenteils ausserhalb Deutschlands abgespielt haben.

Von der allen Tuberkuloseforschern gemeinsamen Überzeugung ausgehend, dass eine Resistenz gegen tuberkulöse Infektion nur dann besteht, wenn der Organismus lebende Elemente des spezifischen Erregers in sich birgt, haben Calmette und Guérin nach vielen vergeblichen Versuchen Kulturen eines ursprünglich sehr virulenten, bovinen Tuberkelbazillus im Verlauf von 13 Jahren durch zahlreiche Passagen auf reiner, mit 5% Glyzerin versetzter Ochsengalle hochgradig abgeschwächt. Sie hatten beobachtet, dass Ochsengalle die Wachsfetthülle des Tuberkelbazillus beeinflusst und daraufhin die systematischen Untersuchungen begonnen. Sie behaupten nun, den Bazillenstamm derartig in seiner Pathogenität abgeschwächt zu haben, dass sie sogar von Avirulenz sprechen, wobei aber die immunisierende Eigenschaft gegen eine spätere Infektion mit virulentem Material nicht verloren gegangen sein soll. Auf Grund der Vorversuche ist man dann in Frankreich dazu übergegangen, mit diesem Bazillus Calmette-Guérin (kurz BCG) genannten Impfstoff Säuglinge gegen eine mögliche Tuberkuloseinfektion zu impfen. Es sind heute bereits über 75 000 Säuglinge in Frankreich und eine ebenso grosse Zahl in verschiedenen anderen Ländern geimpft worden. Das Impfverfahren ist insofern noch besonders bemerkenswert, als die Säuglinge den Impfstoff mit der Nahrung erhalten. Angeblich dringen die mit der Nahrung aufgenommenen schwach virulenten Bazillen vom Darm aus in den Körper ein und immunisieren ihn, ohne ihn krank zu machen. Ganz besonders auffallend ist dabei, dass in vielen Fällen keine Tuberkulinallergie auftritt, und Calmette huldigt der Ansicht, Tuberkulinallergie und Immunität hätten nichts direktes mit einander zu tun.

Bei uns in Deutschland, auch in Österreich verhält man sich diesem Impfverfahren gegenüber bisher noch sehr zurückhaltend und fordert vor allem eine möglichst gründliche, wissenschaftliche, vor allem auch experimentelle Basis. Am Auge wurden merkwürdigerweise bisher keine Untersuchungen vorgenommen, obgleich es für viele hier interessierende Fragen ein geeignetes Objekt ist. Ich habe deshalb gemeinsam mit Schlossberger am Institut für experimentelle Therapie in Frankfurt (Direktor: Geheimrat Kolle) seit über einem Jahr die Wirkung des BCG-Stammes auf das Auge, ebenso auch die immunisierenden Eigenschaften dieses Stammes bei Studien am Auge näher kennen zu lernen gesucht und möchte Ihnen hier kurz einige Resultate mitteilen. Die Untersuchungen selbst werden noch weitergeführt und nach verschiedenen Richtungen hin ergänzt.

Es handelt sich zunächst um die Pathogenität des BCG-Stammes am Auge und vom Auge aus. In mehreren grösseren Versuchsreihen wurden Emulsionen dieses Stammes in die Vorderkammer injiziert. Ich zeige Ihnen hier im Lichtbild die Resultate von zwei grösseren Serien, die sich dadurch auszeichnen, dass das Resultat der Impfung auch innerhalb der gleichen Serie ein recht verschiedenartiges war. Es kommen sowohl sehr milde tuberkulöse Prozesse als auch stark progrediente mit typischer, fleischig aussehender Umwandlung der Hornhaut und Iris und schliesslicher Perforation zustande. Bei den positiven Fällen, gleichviel ob sie sich später als starke oder als schwache Reaktion erwiesen, dokumentierte sich die Reaktion im Anfang in einer mit Vaskularisation einhergehenden Hornhauttrübung und in Form von Irisknötchen, zu denen sich ein mehr oder weniger starkes Pupillarexsudat hinzugesellt. Diese beiden Serien zeigten nur insofern unter einander gewisse Verschiedenheiten, als bei der zweiten die Reaktion viel häufiger milde ausfiel als bei der ersten und mehrere Tiere überhaupt kein Angehen der Infektion erkennen liessen.

Der Impferfolg war zweifellos durchaus spezifisch. Als auffallend muss man wohl bezeichnen, dass in einem erheblichen Prozentsatz der Fälle die Infektion von vornherein sehr milde verlief und dass auch bei zunächst stark progredienter Verlaufsweise öfters spontane Zeichen von Rückbildung, z. B. Aufhellung der Hornhaut, vorkamen. Es ist das besonders deshalb bemerkenswert, weil eine recht erhebliche Dosis, nämlich 0,1 mg verwendet wurde, während man bei virulenten Kulturen mit $^1/_{1000}$ — ja sogar bis zu $^1/_{100000}$ starke Wirkungen erzielt.

Ganz besonders bemerkenswert war nun weiter, dass sich die Infektion nur auf das Auge beschränkte. Schon die regionären Drüsen waren meistens nicht geschwollen. In den Fällen, in denen eine Anschwellung bemerkbar war, bestand auch meist ein sehr starker Prozess am Auge, der bis zu einer Perforation vorgeschritten war. Entsprechend diesem negativen Verhalten der regionären Drüsen ergab auch die Sektion nahezu immer ein normales Verhalten der inneren Organe. Der Tod der Tiere, die seziert wurden, und bei denen der interne Befund negativ war, fand entweder vier oder fünf Monate nach der Erstinfektion statt, nur einmal (bei Tier 883) fand sich ein käsiger Knoten in der Milz, der aber keine Tuberkelbazillen enthielt. Die anderen Organe dieses Tieres zeigten keine Veränderungen.

Es kann keinem Zweifel unterliegen, dass der BCG-Stamm spezifische Veränderungen hervorzurufen imstande ist, die seinen Tuberkelbazillencharakter klar dokumentieren. Auch von vielen anderen Seiten sind besonders nach intraperitonealer und subkutaner Impfung grösserer Mengen typische tuberkulöse Veränderungen an der Injektionsstelle und in deren Umgebung beobachtet worden, die sich aber nach einiger Zeit spontan zurückbildeten. Es handelt sich also im allgemeinen wohl um eine lokale Tuberkulose an der Injektionsstelle.

Es besteht für die praktische Verwertung dieses BCG-Stammes die Befürchtung, dass der Aufenthalt im Warmblüterorganismus wieder zu einer Virulenzsteigerung führen könne. Auch zu dieser Frage haben wir Versuche angestellt, und es ist uns ohne grössere Schwierigkeiten gelungen, von einem stark affizierten Auge aus durch Verreiben der bazillenhaltigen Iris und Hornhaut eine Emulsion zu gewinnen, die, in die Vorderkammer anderer Tiere übertragen, wieder zu einem typischen, lokalen tuberkulösen Prozess führt. Bei fünf derartigen Passagen konnten wir weder eine Virulenzsteigerung, noch eine Abschwächung des spezifischen Prozesses beobachten. Etwas auffallend war es, dass bei der letzten und vorletzten Passage ein grösserer Prozentsatz der Tiere schon nach 1—2 Wochen vor Zustandekommen eines spezifischen Prozesses einging. Ob es sich hierbei um Zunahme einer Toxizität handelte, muss unentschieden bleiben.

Ich komme nun zu unseren Immunisierungsversuchen. Es ist bekannt, dass bei der Vorbehandlung eines Tieres, besonders des für Tuberkuloseversuche meist gebrauchten Meerschweinchens, mit virulenten Tuberkelbazillen eine spätere Impfung am Auge mit virulentem Material entweder gar nicht oder sehr verspätet angeht, dass also ein wirksamer Schutz besteht. Auch bei Vorbehandlung eines Auges ist ein solcher Schutz am anderen Auge nachweisbar. Verwendet man dagegen zur Vorbehandlung abgetötete Tuberkelbazillen oder zwar lebende, aber völlig avirulente säurefeste Bazillen, so tritt der Schutz nicht ein. Es ist daher von besonderem Interesse gewesen, die Verhältnisse bei dem BCG-Stamm zu studieren. Allerdings muss bei der Kritik derartiger Versuche stets berücksichtigt werden, dass insbesondere die Reinfektionsdosis eine sehr grosse Rolle spielt und dass man bei zu schweren Bedingungen, besonders, da es sich um ein gegen Tuberkulose so empfindliches Tier wie das Meerschweinchen handelt, unter Umständen ein falsches Bild des Immunitätszustandes erhält.

So ist es nicht zu verwundern, dass z. B. bei einer Reinfektion mit Typus bovinus, bei dem 0,1 mg intraokular injiziert wurde, derselbe Verlauf zu konstatieren war, wie bei den Kontrollen, dass also ein Schutz durch die Vorbehandlung mit BCG nicht vorhanden war. Dieser mangelnde Schutz ist wohl mehr auf diese starke Reinfektionsdosis zu beziehen, als auf den Ort der intraokularen Erstinfektion; denn bei einer anderen Serie, bei der ebenfalls die BCG-Impfung (0,1 mg) in die Vorderkammer des einen Auges stattgefunden hatte und bei der $3\frac{1}{2}$ Monate später Typus humanus in das andere Auge injiziert wurde, kam es zu einem ausgesprochenen Schutz wenigstens insofern, als der Prozess bei den vorbehandelten Tieren viel weniger schnell progredient war und auch in den meisten Fällen im Endeffekt viel weniger maligne sich verhielt als bei den Kontrollen. In diesem Fall war die Reinfektion mit 0,005 mg Typus humanus ausgeführt worden. Ein besonderer Hinweis auf den spezifischen Impfschutz gab eine Beobachtung dieser Serie insofern, als der einzig wirklich schnell progrediente Reinfektionsprozess (bei Tier 972) bei einem Tier auftrat, das eine vollständig negative Reaktion auf die BCG-Impfung im Auge aufgewiesen hatte.

Auch bei einer Versuchsreihe mit intraperitonealer BCG-Vorbehandlung und Reinfektion am Auge war eine Schutzwirkung zu verzeichnen.

Von besonderem Interesse sind aber schon wegen der Verwendungsart des BCG beim Menschen die Versuche, bei denen das BCG-Virus s t o m a c h a l einverleibt wurde und mehrere Monate später die Reinfektion am Auge stattfand. Auch hier sind die Resultate wieder je nach der Art der verwendeten Reinfektionsdosis verschieden. Dazu kommt noch als zweites Moment das Intervall zwischen der Erstinfektion und der Reinfektion. Auf jeden Fall zeigte sich bei den Tieren, die mit $^1/_{1000}$ mg Typus humanus in die Vorderkammer nachgeimpft wurden, und einige Monate vorher ein- oder zweimal 20—25 mg BCG stomachal erhalten hatten, in zwei Versuchsserien ein sehr beachtenswerter Impfschutz. Während bei den Kontrolltieren der Prozess ungemein progredient verlief und nach einem Monat bereits zur Perforation der Hornhaut geführt hatte, auch die inneren Organe bereits nach einem Monat erhebliche tuberkulöse Veränderungen aufwiesen, verlief bei den stomachal vorbehandelten Tieren der Prozess sowohl am Auge als auch am sonstigen Körper sehr viel milder. In einigen Fällen war er so milde, dass selbst nach zwei Monaten nur einige, verschwindend kleine Irisknötchen vorhanden waren (der besonders auffallende Fall 741 starb leider zwei Monate nach der Reinfektion interkurrent), aber auch bei den Tieren, die einen stärkeren Prozess zeigten, war die Progredienz eine langsame, so dass es erst drei Monate nach der Reinfektion zur fleischigen Umwandlung der Hornhaut resp. zur Perforation kam. Bei diesen vorbehandelten Tieren zeigten sich die inneren Organe bei der Sektion — und das ist doch sehr bemerkenswert — drei bis vier Monate nach der Reinfektion entweder ganz frei oder sehr minimal erkrankt (geringer spezifischer Befund an den Lungen). Es muss aber auch gesagt werden, dass sich in einer neueren ähnlichen Versuchsreihe zwei Tiere befanden, bei denen die Verfütterung des BCG keinerlei Schutz brachte, bei denen vielmehr die am Auge erfolgte Infektion mit Typus humanus eine schwere lokale und allgemeine Tuberkulose hervorbrachte. In diesen beiden Fällen war das Calmettesche Virus entweder überhaupt nicht zur Resorption gelangt oder vorzeitig wirkungslos geworden.

VIII.

Über experimentelle Konjunktivitis und Keratitis phlyktaenularis.

Von

W. Riehm (Würzburg).

M. D. u. H.! Von den zahlreichen Methoden, die bei der experimentellen Phlyktäneerzeugung zum Ziel geführt haben, scheint eine Methode in besonders hohem Maße dazu bestimmt zu sein, uns bei der Aufdeckung der Ätiologie dieses Krankheitsbildes vorwärts zu bringen. Diese Methode wurde zuerst von Funaishi (1923) angewandt. Sie bewegt sich rein auf dem Boden der Anaphylaxieforschung. Mit bestimmten Eiweisskörpern, z. B. Tyramin, Legumin u. a., wurden Kaninchen vorbehandelt. Dasselbe Antigen wurde dann einige Tage später in den Konjunktivalsack der Tiere eingetropft, und es entstanden typische Phlyktänen. Morelli (1924) verwandte in seinen Versuchen Kalziumkaseinat und ein Milchpräparat, ging aber im Prinzip den gleichen Weg wie Funaishi.

Über ganz ähnliche Versuche möchte ich Ihnen nun heute berichten, bei denen als ein sehr handliches Antigen das von den Höchster Farbwerken in Glasampullen erhältliche Pferdeserum benutzt wurde.

Während Funaishi und Morelli die subkutane, intraarterielle bzw. intramuskuläre Vorbehandlung wählten, wurde insofern ein neuer Weg eingeschlagen, als einigen Tieren das Serum nur konsequent ins Auge eingetropft wurde. Es ergab sich, dass nach einiger Zeit das Eintropfen mit einer anaphylaktischen Reaktion beantwortet wurde. Das häufige Eindringen von antigenem Material in den Bindehautsack genügt also, das Integument des Auges überempfindlich zu machen. Es ergibt sich damit nebenbei die Möglichkeit, dass auch einmal beim Menschen der längere Aufenthalt in Räumen, in denen die Luft mit antigenhaltigem Staub beladen ist, zu anaphylaktischen Konjunktivitiden führen kann.

Bevor ich jedoch zur Schilderung der Versuche übergehe, möchte ich Sie auf einen Punkt hinweisen, der nur allzu leicht übersehen wird. Wenn wir nämlich die Eruptionen auf der Bindehaut des Kaninchens, die doch einwandfrei Ausdruck einer örtlichen

Anaphylaxie sind, von vornherein als Phlyktänen bezeichnen, so wird vorschnell der Eindruck erweckt, als wären auch die Phlyktänen beim skrophulösen Menschen Anzeichen einer anaphylaktischen Phase der Tuberkulose, mit anderen Worten als wären die Allergie des Tuberkulösen und eine künstlich erzeugte Anaphylaxie wesensverwandte Zustände. Dies wird jedoch noch keineswegs allgemein anerkannt, denn es tritt dem die Schwierigkeit entgegen, dass zwar im hochallergischen Stadium der Tuberkulose das Tuberkulin ähnlich wirkt, wie es ja auch nach Tuberkulin-Einträufelungen zu phlyktänulären Bildungen kommt, dass aber das Tuberkulin, wie zahllose Versuche am nichttuberkulösen Menschen mit Sicherheit gezeigt haben, an und für sich kein Antigen ist.

Sie sehen also, dass wir erst dann das Recht haben, die Eruptionen bei der anaphylaktischen Kerato-Konjunktivitis des Kaninchens mit Phlyktänen zu bezeichnen, wenn wir die Allergie des Tuberkulösen mit den Gesetzen der Anaphylaxieforschung restlos erklärt haben, auch wenn wir berücksichtigen, dass das Tuberkulin als solches für den gesunden Menschen kein Antigen ist. Ich will Ihnen damit nur andeuten, dass das ganze Problem steht und fällt mit der Beantwortung zweier Fragen, nämlich erstens: was ist die tuberkulöse Allergie? und zweitens: welche Rolle spielt dabei das Tuberkulin? Hier liegt in Wirklichkeit das ganze Problem verankert, und wenn ich trotzdem bei der Ankündigung meines Vortrags die Bezeichnung Phlyktänen für die erzeugten Eruptionen am Kaninchenauge beibehielt, so tat ich das deswegen, weil ich von der antigenen Natur des Tuberkelgiftes beim Allergischen überzeugt bin[1]).

Nun zu den Versuchen selbst. Im ganzen wurden ungefähr 50 Kaninchen in den Versuch genommen. Danach gelingt es zunächst bei subkutaner Vorbehandlung, interessanterweise aber auch nur durch regelmäßiges Einträufeln von Pferdeserum, eine anaphylaktische Kerato-Konjunktivitis zu erzeugen, wobei z. B. Limbusknötchen auftreten, die Phlyktänen wirklich sehr ähnlich sehen. Die Krankheitserscheinungen sind nach der subkutanen Vorbehandlung (10 Tiere) durchschnittlich am 34. Tage, nach dem Einträufeln (ebenfalls 10 Tiere) etwas später, durchschnittlich am 39. Tage nachweisbar. Die intravenöse Vorbehandlung, die bekanntlich zur allgemeinen Sensibilisierung sonst sehr geeignet

---

[1]) Vortrag, gehalten in der Physikal.-Mediz. Gesellschaft zu Würzburg, 12. Januar 1928.

ist, scheint dagegen für die örtliche Sensibilisierung, wenigstens der des Augenintegumentes, weniger brauchbar. Die Stärke der durch die Instillation erzielten Entzündung hängt natürlich ganz von der Intensität der örtlichen Sensibilisierung ab, und zwar treten eigentliche Phlyktänen nur bei den leichteren Graden der Entzündung auf, während es bei den stärkeren Graden unmöglich ist, in dem stark entzündeten Gebiet einzelne Eruptionen aufzufinden.

Wichtig ist noch, dass durch das konsequente Einträufeln auf der einen Seite auch das andere nichtbehandelte Auge allmählich überempfindlich wird.

Ist das Auge erst einmal sensibilisiert, so reagiert es auf jede weitere Einträufelung von Serum in typischer Weise, gleichgültig, welche Methode bei der Vorbehandlung zur Anwendung kam.

Handelt es sich um einen leichten Grad, so treten nahe am Hornhautrand in der noch blassen oder leicht injizierten Bulbusbindehaut kleine prominente Knötchen auf, die Phlyktänen sehr ähnlich sehen. Die Knötchen haben ein glasiges, meist etwas gelbliches Aussehen. Je mehr sie im Hornhautgewebe selbst sitzen, um so schöner heben sie sich mit ihrer graugelben Farbe von den klaren Hornhautbezirken ab. Besitzt das Versuchstier, wie so häufig, längs des oberen Limbus einen sichelförmigen Pigmentsaum in der Randzone der Hornhaut, so treten die Knötchen mit Vorliebe in oder dicht neben diesem Pigmentsaum auf, schieben das pigmentierte Gewebe zur Seite und sind dann als Aussparungen in dem dunkelgefärbten Saum besonders deutlich sichtbar. Je stärker die Reaktion, um so intensiver ist auch die Injektion, die zunächst die subkonjunktivalen Blutgefässe, die längs der geraden Augenmuskeln verlaufen, betrifft, dann aber auch auf das ganze perikorneale Gefässnetz übergreift.

Kommt es zu einer stärkeren Reaktion, so zerfliessen die randständigen Limbusknötchen sehr schnell in einen wallartigen sulzigen Wulst um den Limbus, ähnlich wie es gelegentlich die zahlreichen Sandkorn-Phlyktänen bei schwereren phlyktänulären Prozessen tun. Daneben treten nun aber immer häufiger auch in der Hornhaut selbst randständige knötchenförmige Infiltrate auf, auf die kleine oberflächliche Gefäßschlingen loswachsen, die die Infiltrate umspinnen und allmählich auflösen. Steigert sich die Reaktion noch mehr, so kann die ganze Hornhaut mit Infiltraten übersät sein, die besonders nach Fluoreszeinfärbung sehr schön zu sehen sind. Gleichzeitig setzt eine intensive oberflächliche Vaskularisation vom oberen Limbus her ein.

Schliesslich bei allerstärkster Reaktion kommt es zu einer totalen hellgrauen feinfleckigen Trübung der ganzen Hornhaut, die nun aber auch die tiefen Schichten der Hornhaut einnimmt.

Werden die Einträufelungen eingestellt, so sind die Reizerscheinungen je nach dem Grade der Entzündung entweder schon am nächsten Tage, spätestens am 4. Tage, wieder vollständig verschwunden. Durch erneutes Einträufeln ist aber sofort wieder die Entzündung von neuem zu entfachen.

Eine andere Möglichkeit, die Entzündung zum Wiederaufflammen zu bringen, ist die, dass man dem Tier das Serum intravenös injiziert. Auch hier ist naturgemäß die Stärke der Reaktion von dem Grade der örtlichen Sensibilisierung abhängig. Die angewandten Mengen bewegten sich zwischen 0,5 und 10,0 ccm. Je höher die Dosis, um so schneller tritt die Reaktion ein. Injizieren wir z. B. 10 ccm, so ist der Beginn der Reaktion sofort da, eventuell noch während der Injektion in die Vene.

Übrigens kann man auch durch eine subkutane Seruminjektion ein Wiederaufflammen der Entzündung erzwingen. Selbstverständlich ist aber der Erfolg hier nicht so prompt, auch sind erheblich grössere Mengen zur Reinjektion notwendig.

Das histologische Bild der erzeugten Knötchen ähnelt dem der menschlichen Phlyktänen darin, dass sich subepitheal eine scharf begrenzte Anhäufung von Rundzellen findet. Das Epithel wird von dem Knötchen emporgewölbt und ist auf der Höhe der Kuppe stark verdünnt, oft sogar abgestossen. Dagegen finden sich nirgends auch nur eine Andeutung einer tuberkuloiden Struktur, dafür aber eine auffallend grosse Menge von eosinophilen Leukozyten. Die oberflächlichen Infiltrate in der Hornhaut bestehen aus denselben Zellelementen, über denen das Epithel schlechter gefärbt und oft desquamiert erscheint.

Es ist also festzustellen, dass es beim Kaninchen gelingt, durch parenterale Applikation eines Eiweisskörpers eine örtliche Sensibilisierung des äusseren Auges zu erzielen. Diese wird manifest, sobald wir dem Tier das Antigen in den Bindehautsack einträufeln. Als Grundtyp dieser anaphylaktischen Konjunktivitis haben wir die knötchenförmigen, mit Vorliebe am Limbus sitzenden Infiltrate zu betrachten, die grosse Ähnlichkeit mit den menschlichen Phlyktänen besitzen.

Ist die anaphylaktische Kerato-Konjunktivitis abgeheilt, so ist sie sowohl durch erneutes Einträufeln, als auch durch eine intravenöse Seruminjektion zu erneutem Aufflammen zu bringen.

Wenn wir nun zum Problem der menschlichen Phlyktäne zurückkehren, so ist jedenfalls soviel zu sagen, dass bei unseren hochallergischen Phlyktänekranken das Tuberkulin anscheinend die Rolle des Antigens übernehmen kann. Hier, genau wie dort, kommt es nach einer Tuberkulininstallation zum Aufschiessen von neuen Effloreszenzen und ebenso kann einmal eine grössere Tuberkulininjektion den ganzen Prozess zum Aufflammen bringen.

Trotzdem wissen wir, dass das Tuberkulin kein Antigen ist.

Wir kommen also nicht weiter, solange wir uns nicht einen klaren Begriff über das Wesen der tuberkulösen Allergie und über die Rolle, die das Tuberkulin dabei spielt, gemacht haben.

Meines Erachtens ist die Erklärung gar nicht so schwierig. Wir müssen uns nur vor Augen halten, dass das im Laboratorium hergestellte Tuberkulin, also das Produkt künstlich auf Nährboden gezüchteter Tuberkelbazillen, nicht das wirksame Tuberkelgift ist, das im Körper des Tuberkulösen seine vernichtende Wirkung entfaltet. Das Tuberkulin, was wir uns aus den Kulturen herstellen, ist absolut unwirksam, wenn wir es einem nicht infizierten Menschen injizieren oder selbst einem, dessen tuberkulöse Herde irgendwo fest verkalkt und abgeschlossen im Gewebe liegen. Sobald es sich jedoch um einen tuberkulösen Menschen handelt, auf dessen Organismus noch lebende Tuberkelbazillen einwirken, ist das aber anders. Ein solcher Patient ist immer in dem Maße, das durch die mehr oder weniger starke Vernarbung der Herde bestimmt ist, einmal dem Bazillengift seiner eigenen Tuberkelbazillen ausgesetzt, andererseits wird aber auch das „künstliche" sonst unwirksame Tuberkulin an jeder beliebigen Stelle seines Körpers in dieselbe wirksame Modifikation umgewandelt, und zwar scheinen diesem eigentlichen Tuberkelgift ähnlich dem Aalserum sowohl antigene wie giftige Funktionen inne zu wohnen.

Es ist nun nach den Vorstellungen, die wir uns über den Ablauf der parenteralen Eiweissverdauung machen, möglich, dass entweder die antigene oder die giftige Wirkung mehr zutage tritt, je nachdem Antikörper auf dieses eigentliche Tuberkelgift einwirken oder nicht. Wir haben dementsprechend beim Tuberkulösen dann eine besonders deutliche Allergie zu erwarten, wenn erstens der Körper über zahlreiche Antikörper verfügt und zweitens die tuberkulösen Herde noch nicht genügend verkalkt sind. Andererseits schwindet diese Überempfindlichkeit, mit anderen Worten: die antigene

Funktion wird vielmehr durch die giftige Wirkung des spezifischen Stoffes mehr und mehr abgelöst, wenn die Prognose infaust ist. Die ungünstigsten Fälle sind dann die, bei denen wir eine negative Anergie feststellen.

Durch diese Annahmen soll also verständlich gemacht werden, warum auf der einen Seite eine ganz schwere tuberkulöse Erkrankung des Endstadiums bei der Tuberkulinprobe eine negative — also durch Giftwirkung gekennzeichnete — Anergie zeigen muss, während andererseits bei Ausheilung der tuberkulösen Herde, die ja mit einer zunehmenden Verkalkung einhergeht, die Tuberkulinreaktion trotz der Anwesenheit von spezifischen Antikörpern (!) gleichfalls mehr und mehr abnimmt (hier aber im Sinne einer vollständigen Unwirksamkeit des Tuberkulins, also im Sinne einer positiven Anergie).

Vorausgesetzt also, dass das Tuberkulin im allergischen Organismus zu einer antigenen Modifikation umgewandelt wird, so findet sich eine ausserordentlich plausible Erklärung auch für die Ätiologie der phlyktänulären Augenentzündung, wobei ich die phlyktäneartigen Bildungen bei Herpes conjunctivae und bei Acne rosacea natürlich ausscheide:

Grundbedingung ist eine Sensibilisierung — im Spezialfall also eine tuberkulöse Allergie — des Patienten. Als auslösendes Moment, insbesondere als Folge der Vernachlässigung, tritt erstens hinzu das Eindringen von tuberkulösem Material in den Bindehautsack, zweitens aber das Einschwemmen von Tuberkelbazillensplittern oder von ihren Giften in das sensibilisierte Auge.

Und da wir nach Weekers damit zu rechnen haben, dass auch bei jeder unspezifischen Bindehautentzündung des Tuberkulösen tuberkulotoxische Stoffe in vermehrtem Maße mit der Tränenflüssigkeit in den Bindehautsack gelangen, so kommt als dritter auslösender Faktor noch die unspezifische Entzündung am Auge in Betracht, die eben unter Umständen durch vermehrte Ausschwemmung von spezifischen Stoffen in der Tränenflüssigkeit den spezifischen Reiz vermittelt.

Aussprache zu den Vorträgen VII und VIII.

Herr Krückmann:

Vielleicht interessieren hier Beobachtungen, auf die ich vom Kollegen Czerny aufmerksam gemacht wurde. Ich hatte in zwei Fällen meiner Klientel Gelegenheit, gemeinsam mit dem Auftreten von Phlyktänen einen sog. epituberkulösen Prozess zu sehen, der als perihilöses Infiltrat aufgefasst werden musste. Einmal handelte es sich um eine ausgesprochene, an der temporalen Bulbushälfte lokalisierte Röte mit Eruption kleiner Phlyktänen am Hornhautrande (Arzttochter). Etwas Ähnliches sah ich bei einem Jungen (Beamtensohn), der lange Zeit hindurch an Phlyktänen gelitten hatte, aber seit zwei Jahren befreit war. Dieser erhielt während eines Aufenthaltes an der See einen ausserordentlich starken Nachschub von Randphlyktänen mit einer Verdichtung im zentralen Lungenteil, die für pneumonisch gehalten war, sich aber als perihilöses Infiltrat nachweisen und noch fast ein Jahr lang verfolgen liess, nachdem die Phlyktänen bereits lange verschwunden waren. Obwohl nicht zur Augentuberkulose und ihren verwandten Affektionen gehörig, möchte ich hier noch einflechten, dass etwas Ähnliches von perihilösen Vorgängen auch im zeitlichen Zusammenhange bei dem akuten Erythema nodosum zu sehen ist.

Herr Engelking:

Im allgemeinen nehmen wir an, dass die Immunität gegen Tuberkulose beim Menschen von der Existenz lebender Tuberkelbazillen im Organismus abhängig ist.

Ich möchte deshalb Herrn Igersheimer fragen, ob die von ihm mit dem Calmetteschen Virus behandelten Augen vollständig ausheilten, ob die mit dem Calmetteschen Virus gefütterten Tiere echte tuberkulöse Prozesse zeigten, und ob diese restlos ausheilten.

Wie lange hielt die Immunität bei den nach interner Verabfolgung des Virus klinisch nicht erkrankten Tieren an?

Herr Igersheimer (Schlusswort):

Die Dauer der Immunität nach der Verimpfung des BCG-Stammes ist schwankend. Beim Menschen wird von Calmette und seiner Schule gefordert, dass nach einem Jahr evtl. eine neue Schutzimpfung erfolgt. Bei den Kaninchen findet man, wenn man sie einige Monate nach der peritonealen Verabreichung untersucht, trotz meist noch vorhandener Immunität keine Organveränderungen. Tötet man sie in den ersten Monaten nach der Verfütterung, so kann man spezifische Veränderungen feststellen.

IX.

Über endogene und metastatische Ophthalmie nach Augenoperationen.

Von

W. Gilbert (Hamburg).

Die Infektion nach operativen Eingriffen am inneren Auge, vor allem nach der Staroperation, ist infolge unermüdlichen Arbeitens an der Verbesserung der Vorbereitungen, der Operationstechnik und der Hilfsverfahren ein immer selteneres Ereignis geworden. Immerhin zeigen die Vorschläge, die in dieser Hinsicht z. B. noch in den letzten Jahren von Axenfeld und Elschnig gemacht worden sind, dass gelegentlich doch noch an der bestgeleiteten Klinik mit diesem gefürchteten Ereignis gerechnet wird.

Ausser der schon in den ersten Tagen auftretenden ektogenen eitrigen Wundinfektion und der in späteren Wochen folgenden sympathischen Ophthalmie, auf die beide ich heute nicht eingehen will, kommen nun eine Reihe weiterer Entzündungen in der Zeit der Nachbehandlung zur Beobachtung, denen aber nur zum Teil bisher genügende Aufmerksamkeit gewidmet worden ist. Gerade in jüngster Zeit hat man zu ihrer Erklärung nach Ausziehung aus der Kapsel mehrfach eine Überempfindlichkeit der Augengewebe gegen zurückgebliebene Linsenreste angenommen und solche mag gewiss auch gelegentlich eine Rolle spielen, wobei dahingestellt bleiben mag, ob mehr das toxische oder das mechanische Moment dieser Linsenbröckel von Bedeutung ist. Jedenfalls dürfen andere Faktoren endogener Art darüber nicht übersehen werden. Im Schrifttum liegt nun eine Reihe von Beobachtungen metastatischer Iridozyklitis bzw. Ophthalmie nach Staroperation vor. Ich stimme Elschnig durchaus bei, der für die Mehrzahl dieser Beobachtungen den Beweis endogenen Ursprungs der Ophthalmie für nicht oder nicht genügend geglückt ansieht. Immerhin bleiben doch zwei Beobachtungen von Wopfner und Orloff übrig, bei denen es m. E. am ungezwungensten ist, als Ursache der postoperativen Ophthalmie die gleichzeitige Pneumonie und den Appendicitis-rückfall anzunehmen und nicht etwa den umgekehrten Zusammen-hang herzustellen, nämlich Abhängigkeit der Lungen- und Blind-darmerkrankung von einer primären ektogenen eitrigen Wund-infektion des Auges.

Bei der Seltenheit einschlägigen Materials möchte ich heute zunächst über zwei hierher gehörige Fälle berichten, für die ektogener Ursprung der Entzündung m. E. ganz unwahrscheinlich ist. Voraus-schicke ich, dass bei allen Fällen die Tränenwege frei, die Bindehaut klinisch sauber, bakteriologisch frei von pathogenen Keimen befunden worden, der Operationsverlauf glatt war.

Beim ersten Fall handelte es sich um einen 69 Jahre alten Mann, bei dem die Starausziehung und die erste Woche der Nachbehandlung einen völlig glatten Verlauf genommen hatte. Am 9. Tage nach der Ausziehung aus der Kapsel mit peripherer Irisausschneidung trat bei völlig glatter Wunde ohne irgendwelche Einklemmung von Irisgewebe unter Temperatursteigerung auf 38,2 und unter Erscheinungen einer heftigen Bronchitis eine schwere Iritis mit Hypopyon auf, die inner-halb einer Woche sich zwar nahezu völlig zurückbildete, aber in den folgenden zwei Monaten 5 mal rückfällig wurde, so dass das Endergebnis Pupillarverschluss war. Die ½ Jahr später vorgenommene Durchschneidung und Ausziehung des komplizierten Nachstars ergab befriedigendes Sehvermögen (0,3).

Beim zweiten Fall, einer 72 Jahre alten Frau, war ebenfalls der Verlauf der Ausziehung aus der Kapsel ohne Irisausschneidung glatt, die Wunde heilte zunächst gut, in der Nacht vom vierten auf den fünften Tag traten aber Schmerzen auf, beim Morgenbesuch wurde eitrige Iritis festgestellt. Da wie bei dem anderen Fall der Wundlappen völlig frei von der Eiterung war und blieb, wurde von einer Öffnung der schon fest verklebten Wunde Abstand genommen und schliesslich unter der üblichen Behandlung Heilung mit Pupillenverschluss erzielt. Da das Auge sehr empfindlich, die Projektion unsicher blieb, wurde auf weitere Eingriffe verzichtet. Obgleich die Bindehaut sauber gewesen war und auch während des langwierigen Verlaufs nur Zunahme der Schmarotzer, nicht Pneumo-Strepto- oder Staphylokokken zeigte, obgleich das klinische Bild auch nicht das der ektogenen Wundinfektion war, nahm ich zunächst eine ektogene Spätinfektion an, bis mich der Verlauf am anderen Auge eines anderen belehrte. Die Kranke hatte sich natürlich meiner Behandlung entzogen und liess sich am zweiten Auge anderwärts operieren. Bei der begreiflicherweise sehr sorgfältigen bakteriologischen Voruntersuchung wurde die Bindehaut wieder frei von jeglichen pathogenen Keimen befunden, die Ausziehung des Stares verlief wieder glatt, aber diesmal trat am dritten Tage die gleiche Komplikation wie am ersten Auge auf und auch dies Auge ging durch eitrige Iridozyklitis zunächst verloren, ein geringer Rest der Sehkraft konnte durch Iris-Kapselschnitt wieder gewonnen werden. Eine Ursache für diese verhängnisvolle Augenentzündung, die beiderseits in der Woche nach der Starausziehung auftrat, konnte nicht ermittelt werden.

Ehe ich zur Würdigung dieser beiden Beobachtungen und zur Besprechung des Bildes der postoperativen endogenen Infektion übergehe, möchte ich noch über einen dritten Fall berichten, bei dem ich aber glaube, dem Einwand ektogener Infektion nicht mit gleicher Sicherheit begegnen zu können und zwar, weil 14 Tage vor der Starausziehung auf der klinisch sauberen Bindehaut Pneumokokken gefunden worden waren.

Bei dieser 69 Jahre alten Frau wurde durch Rivanolspülungen und Optochinbehandlung die Bindehaut sowohl im Ausstrich wie in der Kultur völlig frei von Pneumokokken, so dass nach 14tägiger Vorbehandlung ohne Bedenken zur Ausziehung geschritten wurde, die ebenfalls glatt verlief und zwar als Ausziehung in der Kapsel. Drei Tage nach der Operation quoll hinter dem Pupillarrande unten grauliches Exsudat in die Vorderkammer vor. Es entwickelte sich eitrige Iritis, das Hypopyon erreichte 3 mm Höhe. Der Wundlappen blieb völlig unbeteiligt, die Reizerscheinungen waren wesentlich geringer, als man bei äusserer Infektion gewohnt ist zu sehen. Die Erkrankung kam durch fünfmalige Aolaneinspritzung zum Stillstand, und nach Ausziehung der Pupillarschwarte heilte das Auge mit einer Sehkraft von 0,7 der Norm aus.

Diese drei Beobachtungen weisen als Gemeinsames glatten Operationsverlauf, normale Lage des Wundlappens und der Irisschenkel und glatten Heilungsverlauf während der ersten 3—8 Tage auf. Dann trat bei Freibleiben des Lappens eine eitrige Iridozyklitis auf, die von vier erkrankten Augen bei einem die Funktion fast völlig vernichtete, während bei den anderen drei Augen einmal ein geringes, zweimal ein durchaus befriedigendes Sehvermögen schliesslich erzielt werden konnte. Der Verlauf gestaltete sich also milder, als bei der postoperativen ektogenen Infektion, die in der Regel zur Panophthalmie und zum Verlust des Auges führt. Der metastatisch endogene Ursprung der Entzündung darf meines Erachtens für den ersten Fall als erwiesen gelten: das 8 Tage zuvor operierte Auge wurde, wie in den Fällen von Wopfner und Orloff, durch eine fieberhafte Allgemeinerkrankung schwer in Mitleidenschaft gezogen und während es nach wiederholten Rückfällen schliesslich zur Ruhe kam, lässt sich leicht ausmalen, dass die infektiöse Allgemeinerkrankung, einige Tage früher ausgebrochen, das Auge vernichtet hätte. Auch bei der zweiten Beobachtung einer gleichartigen postoperativen Entzündung beider Augen bei sauberer Bindehaut halte ich den endogenen Ursprung der Entzündung für sicher, wenngleich der eigentliche Ursprung trotz sorgfältigster Untersuchung von Seiten des Internen und des Serologen nicht gefunden werden konnte. Ich muss es daher offen lassen, ob es sich um eine infektiöse oder um eine andere unbekannte Schädlichkeit gehandelt hat. Da selbst in den sorgfältigsten Statistiken über die Ursachen der spontanen endogenen Iridozyklitis 15—25% ungeklärt bleiben, ist aber in diesem mangelnden Nachweis der zugrunde liegenden Ursache nichts Besonderes zu erblicken.

Der dritten Beobachtung, bei der 14 Tage vor der Starausziehung im Bindehautsack Pneumokokken gefunden wurden, die im Verlaufe der Behandlung verschwanden, möchte ich, so lange solche Beobachtungen verhältnismäßig vereinzelt dastehen, weniger Gewicht beimessen. Bei der Verbreitung des Pneumokokkus im menschlichen Körper ist aber auch hier die Möglichkeit einer Verschleppung auf dem Blutwege, wie sie z. B. Roetth von einer Zystitis aus annimmt, gewiss gegeben, jedoch es scheint mir richtiger, solche Beobachtungen, bei denen der Bindehautsack nicht mit einer an Sicherheit grenzenden Wahrscheinlichkeit als Quelle der Infektion ausgeschaltet werden kann, einstweilen nicht als Beleg für einen erst noch zu beweisenden Zusammenhang anzuführen.

Gehen wir nun zu Entzündungen der späteren Heilungsperiode über! Ihnen Allen sind Fälle bekannt, bei denen die Heilung nach Staroperation einen zunächst völlig normalen Verlauf genommen hat, während nach einer Frist von etwa 1—2 Monaten das gewonnene Ergebnis durch eine Zyklitis allmählich wieder verloren geht. Ob hierfür infektiöse Einflüsse oder wie bei der Iritis im Verlaufe der Netzhautablösung toxische und mechanische Momente ursächlich in Betracht kommen, will ich dahingestellt sein lassen. Am endogenen Ursprung der Mehrzahl dieser Entzündungen ist aber bei glatter Vernarbung kaum zu zweifeln. Wie viel mehr muss man die Möglichkeit eines endogenen Ursprungs auch für Entzündungen zugeben, die in den ersten beiden Wochen nach einem so gewaltigen Eingriff auftreten, wie ihn die Linsenausziehung für ein Auge darstellt.

Dass man bei aller Berücksichtigung des häufigeren ektogenen Ursprungs die endogenen Möglichkeiten nicht ausser acht lassen darf, glaube ich gezeigt zu haben, ich möchte dafür aber zum Schluss noch eine besonders charakteristische Beobachtung anführen, die für mich eigentlich maßgebend war, meine anderen Beobachtungen zusammen zu stellen.

Vor drei Monaten hatte ich eine 67 Jahre alte stets gesund gewesene Frau zur Ausziehung des Altersstares für einen bestimmten Tag in das Krankenhaus bestellt. Sie erschien einen Tag vorher in meiner Sprechstunde mit einer schweren Iridozyklitis des zur Operation bestimmten Auges, von der wenige Tage zuvor bei der letzten Untersuchung keinerlei Vorboten zu bemerken gewesen waren. Diese spontane Erkrankung führte unter zeitweiligem Hypopyon zu Pupillenverschluss und Abschluss. Eine Ursache konnte trotz sorgfältigster Allgemeinuntersuchung für diese schwere Entzündung der vorderen Gefässhaut nicht gefunden werden, es sei denn, dass man eine dem Alter entsprechende Arteriosklerose als solche gelten lassen will.

Wäre die Kranke einige Tage früher zur Starausziehung bestellt gewesen, so wäre das Auge jedenfalls unter noch viel stürmischeren Erscheinungen zugrunde gegangen und beim Mangel jeder nachweisbaren Ursache würde der Operateur trotz einwandfreier Bindehaut das Gefühl wahrscheinlich nicht los geworden sein, dass ektogene Infektion die Ursache der in Wirklichkeit spontanen postoperativen Entzündung war. Ich glaube daher, dass man in der Skepsis nicht allzuweit gehen sollte, wenn der Bindehautsack bakteriologisch einwandfrei gewesen ist und wenn der Verlauf der postoperativen Entzündungen wie in den mitgeteilten Fällen Abweichungen vom gewöhnlichen Verlauf der ektogenen postoperativen Ophthalmie erkennen lässt.

Es fragt sich nun, wie die Berücksichtigung der endogenen Möglichkeiten postoperativer Entzündung für die Kranken nutzbar gemacht werden kann. Nur zum kleineren Teil scheint mir dies eine Frage des Eingriffs an sich zu sein, dessen technische Vollendung mit Vermeidung des Zurücklassens von Rindenmassen die Gefahrenbreite zu verringern imstande ist. Von grösster Bedeutung ist die möglichst sorgfältige Erhebung der Vorgeschichte. Jeder Kranke, der im Laufe etwa des letzten halben Jahres eine auch nur leichtere infektiöse Erkrankung durchgemacht hat, bedarf einer längeren Beobachtung, die leichtere sonst nicht beachtete Schwankungen des Wohlbefindens vielleicht aufzudecken vermag. Auch von einer bakteriologischen Blutuntersuchung wird man u. U. wertvolle Aufschlüsse erhalten können, wenn eigentliche Krankheitsherde nicht gefunden werden. Auch aus diesem Grunde ist die z. B. von Elschnig jüngst wieder betonte eingehende Voruntersuchung und Behandlung dringend anzuraten, wozu ich also noch eine besonders eingehende Vorgeschichtserhebung hinzufügen möchte. Da aber das Auge durch den operativen Eingriff zweifellos auch für Schädlichkeiten empfänglich wird, die ihm sonst nichts anhaben, glaube ich, dass es nicht restlos gelingen wird, die Ursachen endogener Ophthalmie auszuschalten.

Quellenverzeichnis.

Axenfeld. 45. Heidelberger Bericht 1925.

Elschnig. Archiv für Augenheilkunde, Bd. 98, 1927.

Elschnig. Operationen an der Kristallinse. Augenärztliche Operationslehre 1922, Bd. II.

Orloff. Klin. Mon. f. Aug., Bd. 80, 1928, S. 326.

Rötth. Klin. Mon. f. Aug., Bd. 78, 1927, S. 823.

Wopfner. Klin. Mon. f. Aug., Bd. 44, 1906, S. 386.

Aussprache.

Herr Scheffels
beobachtete in 40 Jahren einen Fall von endogener postoperativer Iridozyklitis bei einem 76jährigen Herrn, der 12 Tage zuvor an hypermaturer Katarakt an völlig reizfreiem Auge in geschlossener Kapsel mit Iridektomie erfolgreich operiert war. Das Auge hatte ein vorzügliches Sehvermögen gewonnen und war absolut reizfrei. Da erkrankte Patient plötzlich an heftiger fieberhafter Bronchitis auf dem Boden alter Bronchiektasien am 12. Tage nach der Operation. Am reizfreien operierten Auge trat plötzlich Iridozyklitis mit Hypopyon auf und das Auge erblindete in kurzer Zeit an Panophthalmie.

Herr Löhlein:
Der letzte Fall des Herrn Gilbert erinnert daran, dass man auch mit der Möglichkeit rechnen muss, dass bei Ausschluss einer

ektogenen Infektion eine endogene nicht erst post operationem
entstanden, sondern schon als präexistente Metastase im operierten
Auge vorhanden sein kann. Dies zeigt eine eigene Beobachtung bei
einem 12jährigen Knaben, der mir vor 3 Jahren wegen rein einseitiger reifer Katarakt zur Operation zugeführt wurde. Die Katarakt
war entstanden $^1/_2$ Jahr zuvor, als der Knabe im Anschluss an eine
Mittelohreiterung eine septische Erkrankung mit Gelenk- und Endo-
kardbeteiligung durchmachte. Man muss also annehmen, dass damals
im einen Auge ein metastatischer Prozess zur Katarakt geführt hatte.
Zur Zeit war das Auge völlig reizlos, Iris und Kammerwasser waren
normal, die Projektion richtig, sodass es richtig schien, das Auge
nicht der Amblyopie verfallen zu lassen. Ich habe trotzdem erst
operiert, nachdem das Auge 3 Jahre lang völlig reizlos geblieben
war. Die Operation verlief so schonend wie möglich, trotzdem trat
5 Tage danach bei völlig normaler Wundheilung eine Iridozyklitis
ein, die erst nach längerer Behandlung zur Heilung kam. Die Jugend
des Patienten und die Einseitigkeit des Prozesses zwangen in diesem
Falle eine besondere Ursache der Starbildung aufzudecken, man kann
sich aber vorstellen, dass bei Altersstar ein ähnlicher präexistenter Herd
des Augeninneren sich durch nichts verraten hätte und erst durch die
Operation zum Aufflammen gebracht worden wäre.

Herr Schnaudigel:

Ich verfüge über drei Fälle von normaler Extraktion mit drei
Monate langem Reizzustand schwerer Art. Bei diesen drei Fällen musste
das zweite Auge genau dieselbe Leidenszeit durchmachen. Bei zwei Fällen
war eine Kolitis nachzuweisen, beim dritten Fall nichts. Hier drängt
sich die Frage wieder auf, inwieweit der Darm der Vermittler der Infektion ist, die hier nur auf endogene Art entstanden sein kann.

Herr Schneider
macht auf Grund zweier eigener Beobachtungen auf die Prostata als
Ursprungsquelle endogener postoperativer Infektionen aufmerksam.

Herr Lauber:

Schwere eitrige Entzündungen nach Staroperation kommen auch
nach Abschluss der Heilung vor. So bei einer mit gutem Erfolg operierten
Frau, bei der die Heilung glatt erfolgt war und vier Wochen nach der
Operation gleich 0,8 war. Sechs Wochen nach der Operation trat eine
schwere Entzündung mit Hypopyon auf, das wochenlang bestand. Es
kam zur fast vollständigen Atrophie der Iris und unten aussen war ein
gelber Herd auf oder im Ziliarkörper sichtbar. Offenbar ein kleiner
Abszess. Schliesslich heilte die Entzündung ab. Es trat Sekundärglaukom auf, das durch Punktion und Glaukosan abheilte. Acht Monate
nach der Operation betrug die S.=0,3.

Herr Gilbert (Schlusswort):

Ich freue mich, aus den zahlreichen Beobachtungen anderer schliessen
zu dürfen, dass ich bei der Deutung meiner Beobachtungen auf dem
richtigen Wege bin. Gewohnt, bei solchen unerfreulichen Ereignissen

die Schuld zunächst bei mir selbst zu suchen, konnte ich mich aber doch nicht entschliessen, für die genannten Fälle ektogenen Ursprung anzunehmen. In der Mitteilung von Herrn Löhlein sehe ich eine Bestätigung der von mir als besonders wichtig geforderten eingehenden Erhebung der Vorgeschichte. Die Beobachtungen der Herren Schnaudigel und Lauber bestätigen ihrerseits meinen Eindruck, dass der Ausgang dieser endogenen Infektionen oft doch besser ist, als der der ektogenen Infektion.

X.

Über die „rhinogene" retrobulbäre Neuritis.
Von
E. v. Hippel (Göttingen).

In der Sitzung der Bayrischen Ophthalmologischen Gesellschaft vom 29. November 1927 haben der Korreferent Scheerer, sowie eine Anzahl der Diskussionsredner eine kritische Stellung gegenüber der sogenannten rhinogenen Neuritis eingenommen, die ich lebhaft begrüsse, da ich bereits seit Jahren in den regelmäßig erscheinenden Jahresberichten des Zentralblattes in immer entschiedenerer Weise gegen die gewaltige Überschätzung der Bedeutung dieser Ätiologie aufgetreten bin. Da nach der Literatur zu urteilen niemand diese Ausführungen gelesen hat, so sehe ich mich veranlasst, nach sorgfältigster Bearbeitung meines eigenen Materials aus den letzten 14 Jahren an dieser Stelle, die am geeignetsten ist zur Bildung einer Art öffentlicher Meinung einmal eingehend zu dieser Frage Stellung zu nehmen und durch Anführung von ein paar Sätzen aus jenen Referaten meinen bisherigen Standpunkt zum Ausdruck zu bringen.

Zu 1922: „Die Behauptung, eine bei der Operation als normal festgestellte Nebenhöhle könne in ätiologischer Beziehung zu einer retrobulbären Neuritis stehen, halte ich für undiskutierbar, man könnte ebensogut behaupten, ein normaler Sehnerv sei die Ursache der Neuritis."

Zu 1923: „Ich bin immer mehr davon überzeugt, dass die Häufigkeit der rhinogenen Neuritis ganz gewaltig überschätzt wird, immer wird das, was erst zu beweisen wäre, vorausgesetzt, nämlich dass ein post hoc (Operation) auch ein propter hoc bedeutet."

Zu 1924: „Ich würde aber einen Fortschritt erwarten, wenn Kollegen, die über ein wirklich grosses Material verfügen, sich entschliessen könnten, für 1 oder 2 Jahre[1] ihre Fälle mit klinisch

---

[1] Ich muss allerdings jetzt sagen, dass dazu längere Zeit nötig wäre.

normalem Nebenhöhlenbefund ebenso wie ich von der Operation auszuschliessen und festzustellen, ob dann ihre Ergebnisse wesentlich anders sein würden als jetzt. Wenn dies an mehreren Kliniken geschähe, wo jetzt grundsätzlich operiert wird, so käme ein brauchbares Vergleichsmaterial zustande, aus dem man mehr lernen könnte, als aus der Unzahl der jetzt alljährlich erscheinenden Arbeiten."

Zu 1925: „Die Untersuchungen von Behr (die ich hier als bekannt voraussetze), beweisen weder, dass die retrobulbäre Neuritis von den Nebenhöhlen ausgeht, noch dass sich die hypothetischen Erreger der multiplen Sklerose auf der Nebenhöhlenschleimhaut befinden. Wenn Behr vollends aus dem positiven Impfresultat eines normalen Falles folgert, dass die Erreger der multiplen Sklerose als harmlose Parasiten der Nebenhöhlenschleimhaut vorkommen, so müsste doch der Einwand, dass die Verimpfung artfremder Schleimhaut die Ursache der Entzündung beim Versuchstier ist, erst durch ausgiebige Kontrollen mit anderer menschlicher Schleimhaut und mit Schleimhaut anderer Tiere widerlegt werden, ehe man aus solchen unvollständigen Untersuchungen derartig weittragende Schlusse zieht."

Die bekannte Arbeit von Meller und Hirsch habe ich eingehend in dem soeben erschienenen Jahresbericht für 1926 besprochen. Diese Autoren, sowie der Rhinologe Esch[1]) (Klinik Lange-Leipzig in Zusammenarbeit mit Klinik Hertel) stehen praktisch auf dem Standpunkt, in allen ätiologisch zweifelhaften Fällen — und das sind die meisten — möglichst früh zu operieren, um nichts zu versäumen. Hirsch prägt den Satz „das zentrale Skotom zeigt den Ernst der Lage, die nur durch eine ätiologisch richtige und dazu so rasch als möglich eingeleitete Behandlung ohne schweren Schaden ablaufen kann." Dieser Satz, dessen Unrichtigkeit ich beweisen werde, ist von Meller jedenfalls nicht ausgeschaltet worden. Esch schreibt: „In diesen sieben Fällen ist ausnahmslos durch die Operation die bis dahin fortschreitende Sehnervenerkrankung gebessert, resp. geheilt worden. Wir sind uns wohl bewusst, dass wir unter Umständen eine multiple Sklerose operieren; ist einmal die Atrophie in ihren Anfängen nachweisbar, so ist die Prognose recht schlecht."

Woran erkennt man die Atrophie in ihren Anfängen? Ist damit beginnende Verfärbung der Papille gemeint, so würde ich den letzten Satz als unzutreffend bezeichnen müssen, wie ich das

---

[1]) Klin. Wochenschr. 1928, S. 938.

gleichfalls hinsichtlich der Behauptung tue, dass jene Fälle durch
die Operation geheilt sind.

Man hat versucht, eine Erklärung zu geben, warum die multiple
Sklerose sich so häufig ganz früh am Optikus lokalisiert und findet
diese in der Nähe der Nebenhöhlen. Demgegenüber ist festzustellen:

1. Sehr häufig beginnt die multiple Sklerose mit flüchtigen
Augenmuskellähmungen.

2. Die Sehnervenerkrankung ist oft nur scheinbar die primäre
Lokalisation, denn sie wird hier durch die Sehstörung sofort
manifest, während evtl. vorausbestehendes Fehlen der Bauch-
oder sonstiger Reflexe und leichte Sensibilitätsstörungen einfach
latent bleiben.

3. Bei der Tabes ist die Früherkrankung des Optikus sowie
die reflektorische Pupillenstarre bekanntlich ein vollkommenes
Analogon und doch wird hier niemand darauf verfallen, die Nebenhöhlen verantwortlich zu machen.

Mein Material besteht aus 70 Fällen, die ich im Laufe der
letzten 14 Jahre beobachtet habe[2]). Soweit es möglich war, sind
dieselben weiter verfolgt worden, so dass von den meisten wenigstens
briefliche Mitteilungen über den weiteren Verlauf vorliegen. Von
diesen habe ich in keinem einzigen Fall das Siebbein
oder Keilbein eröffnen oder gar ausräumen lassen, nur
einmal wurde durch eine Muschelresektion absichtlich eine stärkere
Blutung erzeugt, einmal auf Grund rhinologischer Anzeige das
verbogene Septum reseziert. In einem Fall haben grössere Stirn-
höhlenoperationen stattgefunden, auf diesen komme ich noch
zurück. Acht Fälle, die vorher an anderen Stellen mit ausgiebigen
Operationen bedacht waren, werden in einer Tabelle erscheinen.

Sie ersehen aus diesen Angaben, dass ich meine auf früheren
Erfahrungen begründete Überzeugung von der Unrichtigkeit des
allgemein üblich gewordenen operativen Verfahrens durch alle
diese Jahre unverändert betätigt habe.

Tabelle I gibt eine Übersicht über 48 vollständig oder jedenfalls
mit absolut brauchbarem Sehvermögen geheilte Fälle. Ausser der
einen Muschelresektion ist von diesen kein einziger Fall operiert
worden. Ich bitte nun zu überlegen, welche Statistik ich hier
aufgetan hätte, wenn ich nach den Grundsätzen anderer Autoren
regelmäßig hätte operieren lassen. Ich bemerke noch, dass von
den Fällen, die sich als multiple Sklerose herausgestellt haben,
zur Zeit der Neuritis ein grosser Teil negativ war, also auch hätte

[2]) Zwei entstammen meiner Hallenser Privatpraxis.

Tabelle I.

48 geheilte Fälle mit normalem, fast norm. oder prakt.
völlig brauchb. Visus.

Ätiologie	S = 1	S = 0,5—0,9	S < 0,5	operiert	nicht operiert	gesamt
M. Skl.	14 (davon 1 am 1. Auge nicht wesentlich gebessert)	5	—	1 Muschel-Resektion Blutung	18	19
Ungeklärt	13 (1 nur eins. geh.)	12	2	—	27	27
Familiär	—	2 (das andere A. 0,1)	—	—	2	2
Gesamt	27	19	2	1	47	48

operiert werden müssen. Eine schlagendere Statistik zum Beweis der überragenden Bedeutung der Operation, als ich sie Ihnen hier hätte vorlegen können, wird man sich nicht wünschen können und doch wäre sie nichts wie eine grossartige Selbsttäuschung gewesen.

Tabelle II.

Beginn der Besserung (48 Fälle) nach:

1 Woche	2 Wochen	3 Wochen	4 Wochen	5 Wochen	6 Wochen	7 Wochen	10 Wochen	Unbekannt	2 Monaten	5 Monaten	6 Monaten	9 Monaten	3 Jahren
7	11	8	7	1	1	1	1	6	1	1	1	1	1

Also zwischen 1 und 4 Wochen 33.

Die 6 „unbekannt" bedeuten ungenaue Angaben in den Krankengeschichten oder frühzeitige Entlassung und Feststellung des Ergebnisses nach längerer Zeit, ebenso der Fall „nach 3 Jahren". Die 4 anderen Fälle wirklich erst nach Monaten gebessert.

Bestimmt man nach der Tabelle II den Zeitpunkt, in dem die Besserung anfing, so ergibt sich mit absoluter Sicherheit, dass jede Behandlung, die in den ersten Wochen stattfindet, also auch jede Operation, oder die Adrenalinstreifen[1]), wenn sie vor Eintritt

---

[1]) Vergl. hierzu die zwar mit Vorbehalt ausgesprochene Ansicht von Herzog, dass ein Erfolg der Daueranämisierung für rhinogene Neuritis, ein Misserfolg dagegen spreche.

der Besserung gemacht wird, einen sogenannten Erfolg haben muss, und dass es nur vom Zufall abhängt, ob derselbe schlagartig wie der beliebte Ausdruck lautet, oder nach wenigen Tagen eintritt, oder etwas länger auf sich warten lässt. Mit anderen Worten: **Die „Erfolge" der operativen Behandlung beruhen auf Täuschung und beweisen für die rhinogene Entstehung der retrobulbären Neuritis nichts.**

Tabelle III.

Nicht gebesserte Fälle: 22, davon doppelseitig 19.

20 Männer, 2 Frauen.

Ein-seitig	Ätiologie	Operationen	Doppel-seitig	Ätiologie	Operationen
3	a) ?	Muschel-Resektion auswärts	19	M. Skl. 2	a) Muschel-Resekt. auswärts b) Ausräumung auswärts
	b) ?	Nasen-Operation auswärts		Familiär 1	Ausräumung auswärts
				Hypoph. Tumor 1	Ausräumung auswärts
	c) Alte Lues, Zusammen-hang sehr fraglich	Aus-räumung von Sieb- u. Keilbein auswärts		Unbekannt 10, davon operiert 3	a) Sept. Resektion b) Ausräumung c) Ausräumung rechts ohne Erfolg, keine Op. links; wesentl. Besserung.

Familiär nicht operiert 5.

Stationäre skotomatöse Atrophie (Jensen) 7 (nicht operiert).

Nicht gebessert sind 22 Fälle. Bei der Zusammenstellung derselben ergibt sich sofort eine sehr merkwürdige Tatsache, **20 davon betreffen Männer, 2 Frauen.** Von diesen letzteren hat eine 40jährige Dame seit Jahrzehnten beiderseits Zentralskotom und temporale Abblassung. In der Kindheit soll Meningitis bestanden haben, es ist aber nicht sicher, dass sich die Sehstörung daran angeschlossen hat. Ich habe sie nur in die Statistik aufgenommen, um keinerlei Auswahl zu treffen. Die andere hat einen in meiner Statistik ebenfalls enthaltenen Vetter ersten Grades, der das gleiche Leiden hat, man wird hier also eine familiäre Anlage vermuten dürfen. Und nun die Männer: Ich bin überzeugt, dass sehr viele Kollegen ebenso wie ich anfangs in ihren Beobachtungen weniger Fälle von familiärer retrobulbärer Neuritis verzeichnet haben, als in Wirklichkeit darin sind, ich habe dies zum Teil für mein Material erst durch sehr sorgfältige spätere Nachforschung herausgebracht. Unter den 20 nicht gebesserten sind sechs mit sicherem oder sehr wahrscheinlichem hereditärem Sehnervenleiden. Zwei weitere dieser Art gehören zu den gebesserten, im ganzen sind es also acht. Die Tabelle bedarf sonst keiner Erläuterung. Sieben Fälle sind der von Edmund Jensen „stationäre skotomatöse Sehnervenatrophie“ genannten Form zuzurechnen, die bekanntlich mit der Leberschen völlig übereinstimmt, nur dass keine Erblichkeit erkennbar ist, was von Blegvad und Rönne so erklärt wird, dass nicht genug Individuen in den betreffenden Familien vorhanden sind. Es kann aber natürlich auch in Betracht kommen, dass es einfach nicht gelingt, die nötigen zuverlässigen Angaben zu erhalten, jedenfalls wird allerseits die absolute Machtlosigkeit der Therapie bei diesem Leiden betont. Zehn von den 22 Fällen sind operiert: zwei Muschelresektionen, eine Septumresektion, sieben Ausräumungen, letztere alle auswärts.

Es ergibt sich also, dass diese 22 nichtgebesserten Fälle absolut keinen Anhaltspunkt ergeben für die Annahme, dass der Verlauf ein anderer gewesen wäre, wenn man sie operiert hätte, sofern dies nicht schon geschehen war.

Bei den Fällen mit doppelseitiger Erkrankung ist zu unterscheiden zwischen denen, bei denen die Augen in grösserem Abstand nacheinander erkrankten, und denen mit gleichzeitigem Beginn. Die ersteren sind den einseitigen gleichzustellen, die überwiegende Mehrzahl der letzteren hat dagegen eine ungünstige Prognose; es kommen aber auch Ausnahmen vor, bei denen der Verlauf genau so ist wie bei einseitigen Erkrankungen, so habe ich sechs geheilte doppelseitige, darunter drei mit multipler Sklerose.

Von im ganzen 30 Frauen sind nur die oben erwähnten zwei nicht gebessert, alle anderen geheilt. Von 40 Männern sind 20 geheilt, 20 nicht. Von im ganzen 42 einseitig Erkrankten sind geheilt 39, nicht geheilt drei. Von 28 doppelseitigen beiderseits geheilt sechs, nur an einem Auge gebessert drei, nicht gebessert 19.

Sicher oder so gut wie sicher ist multiple Sklerose nachgewiesen bei 21 Fällen, davon geheilt 19, nicht gebessert zwei, von diesen einer nach 3 Wochen gestorben. Es ist selbstverständlich, dass auch gelegentlich eine besonders schwere multiple Sklerose

Tabelle IV.
Operierte Fälle.

Namen	Tab. Nr.	Alter	Auswärts operiert	Hier operiert	Ergebnis	Ätiologie	Beob. Zeit
1. Fleischer ♂	4	32	Muschel-Resektion Schwere Blutung		Kein Erfolg	?	8 Jahre
2. Fita ♂	12	25		Resektion des verbog. Septums	Kein Erfolg	?	3 Monate
3. Husch ♂	13	20	Vor einigen Monaten Sieb- u. Keilbein ausger.		Kein Erfolg	Verd. auf Heredität	Kurze Beob.
4. Meyer ♂	15	40		Muschel-Res. zum Zweck d. Blutung	Kein Erfolg	M. S.	† nach 3 Wochen
5. Baak ♂	20	28	Nasenoperation, welche?		Kein Erfolg	?	6 Jahre
6. Kohlweiger ♂	31	32	R. Sieb- u. Keilb. eröff.		Kein Erfolg L. ohne Op. **Erfolg**	?	3 Monate
7. Kretschmar ♂	38	38	Ausräumung von Sieb- und Keilbein		Kein Erfolg	Lues vor Jahren. Zusammenhang?	nur Cons.
8. Lübbe ♂	47	30	8 Tage nach Beg. Ausräumung		Kein Erfolg	Hypoph. Tumor od. M. S. Chiasma	1 Jahr
9. Ziegler ♂	49	48	Siebbein ausgeräumt		Kein Erfolg	M. S.	7 Jahre
10. Werner ♂	59	17	2 Mon. n. Beg. 2mal ausger. angebl. Eiter u. Polypen		Kein Erfolg	?	$^{1}/_{2}$ Jahr
11. Kaibel ♀	52	26	Mehrere Stirnhöhlen-operationen	teils hier, teils auswärts	Dic Neuritis war bereits abgeheilt	M. S. od. von Stirn-höhlen-Entzünd.	14 Jahre

Kein Erfolg heisst: Visus unverändert geblieben oder etwas verschlechtert.

vorkommt.[1] ⎰Unter den 41 Fällen, deren Ätiologie trotz zum Teil jahrelanger Beobachtung nicht sichergestellt werden konnte, sind zahlreiche, deren Verlaufsweise mit der Gruppe multiple Sklerose übereinstimmt. Der Gedanke ist jedenfalls sehr naheliegend, dass sogenannte monosymptomatische Formen der multiplen Sklerose vorkommen, vielleicht wird man später einmal den Erreger im Liquor nachweisen können. Dass vereinzelte Fälle auf Tuberkulose zurückzuführen sind, halte ich für überwiegend wahrscheinlich, gehe aber darauf nicht weiter ein, da der Beweis für den einzelnen Fall doch zu unsicher ist. Von den acht sicher oder überwiegend wahrscheinlich familiären Fällen sind sechs ungünstig verlaufen, zwei gebessert.

Interessant ist der Überblick über die auswärts operierten Fälle. Ergebnis: Sämtlich ohne Erfolg. Ich füge diesen einen in die Gesamtstatistik nicht aufgenommenen Fall bei einem 68jährigen Mann hinzu: Beiderseitige chronische Siebbeineiterung, einseitige Neuritis, von uns am Tage nach der Aufnahme, d. h. 4 Tage nach Beginn zur Nasenklinik verlegt, aber erst am 12. Tage nach Beginn des Leidens operiert, warum so spät, konnte ich jetzt nicht mehr ermitteln. Ergebnis: Amaurose der erkrankten Seite geblieben. Ob rhinogen, lasse ich dahingestellt.

Besondere Erwähnung verdienen zwei Fälle.

1. 28jährige Dame. Akute einseitige Erblindung. Feststellung von Lues congenita. Schon nach einer Salvarsanspritze beginnende Besserung, günstiger Verlauf ganz wie bei den übrigen Fällen. 17 Jahre später nach brieflicher Mitteilung völlig gesund. Differentialdiagnose: Lues oder rudimentäre multiple Sklerose?

2. 26jährige Dame. Februar 1918 akute Erblindung links, Kniereflexe gesteigert, Bauchdeckenreflexe fehlten, Gleichgewichtsstörung. Seit zwei Jahren bestand Stirnhöhleneiterung. Die Besserung setzt nach sechs Wochen ein, erreicht 0,7—0,8 mit Gesichtsfelddefekt für die Dauer. Schwere Rückfälle der Stirnhöhlenentzündung erforderten mehrere Operationen. Differentialdiagnose: multiple Sklerose oder abhängig von der Stirnhöhle?

Meine rhinologischen Befunde: negativ 47, nicht erhoben oder vielleicht Notiz vergessen[2] 17, Septumverbiegung, sonst

---

[1] So habe ich am Tage vor meiner Abreise noch eine briefliche Mitteilung einer Pat. erhalten, die ich vor 17 Jahren in Halle einmal untersucht habe. Damals M. Skl. Rechts Amaurose. Sie schreibt jetzt, das Auge sei „sehr schlecht" geblieben. Sie ist an den Rollstuhl gefesselt. Der Fall ist nicht in meiner Tabelle, weil ich bisher nichts über den Verlauf wusste.

[2] Z. T. aus der Kriegszeit mit nur einem klinischen Assistenten.

negativ 2, Ozaena, sonst negativ 1. Auswärts positiver Befund und operiert 2[1]), Stirnhöhleneiterung 1.

Es ist mir selbstverständlich bekannt, dass in zahlreichen Fällen der Literatur positive Befunde an den Nebenhöhlen mitgeteilt sind. Ich bezweifle diese nicht im mindesten und würde in jedem Fall, wo der Rhinologe etwas findet, diesem die zweckmäßigste Behandlung anheimstellen. Nur fehlt der Beweis für den ätiologischen Zusammenhang. Nun haben aber Herzog und Hirsch eine Art der Schleimhautentzündung beschrieben, die ätiologisch für die retrobulbäre Neuritis von grosser Bedeutung sein soll. Dieselbe lässt sich nur mikroskopisch, also nur nach operativer Eröffnung nachweisen, es soll sich dabei nur um Ödem handeln, das die Bindegewebsfasern auseinander drängt. Ich bin keineswegs davon überzeugt, dass es sich hierbei überhaupt stets um einen pathologischen Zustand handelt, wenigstens für Bilder, wie sie Hirsch auf Taf. II, Abb. 7 wiedergibt und noch viel weniger, dass er etwas mit der Neuritis zu tun hat und ich kann nicht einsehen, warum nicht eine wirkliche Entzündung viel eher zu stärkerem Ödem führen und deshalb gefährlicher sein müsste, als diese Form.

Meine eigene Therapie: Schwitzen, Aspirin, gelegentliche Milchinjektionen, in neuester Zeit Kopflichtbäder und zweimal versuchsweise nur subkutane Kochsalzinjektionen (beide mit vollem Erfolg), kann ich nicht für besonders bedeutungsvoll halten. Den Adrenalinstreifen ist ja viel Gutes nachgesagt worden, ich selbst habe in den wenigen Fällen, wo ich sie benutzte, keine Wirkung gesehen. Es würde mich interessieren, ob auch anderen Kollegen von ihren Patienten gesagt worden ist, dass diese Streifen als eine höchst unerfreuliche und nur ungern geduldete Belästigung empfunden wurden. Ich halte eine unspezifische günstige Wirkung solcher Streifen für ebenso denkbar, wie die einer stärkeren Blutung in der Nähe des Krankheitsherdes, aber niemals ist aus einem solchen wirklichen oder scheinbaren Erfolg ein Schluss auf die rhinogene Natur der Erkrankung zulässig. Dass solche Eingriffe nicht notwendig sind, geht aus meinem Material hervor, da nur bei einem der 48 geheilten eine grössere Blutung absichtlich erzeugt wurde.

Ich komme zum Schluss: Ich behaupte nicht, dass es keine rhinogene Neuritis gibt, denn das kann ich nicht beweisen und

---

[1]) Nur von diesen beiden auswärts Operierten habe ich erfahren können, welcher rhinologischer Befund vorlag, muss also dahingestellt lassen, ob bei den andern der Befund positiv oder negativ war.

lasse es auch dahingestellt. Die Lehre aber von ihrer Häufigkeit und die daraus abgeleitete operative Behandlung mit Eröffnung und Ausräumung der Nebenhöhlen ist ein verhängnisvoller Irrtum und sollte aufgegeben werden. Die sogenannten operativen Erfolge können nichts beweisen, beweisend sind vielmehr nur die Erfolge, die ohne jede eingreifende Therapie erzielt werden. Wenn von Hirsch und Esch betont wird, dass bei guter Technik durch die Ausräumung kein Schaden gestiftet werden könne, so ist dazu zu sagen, dass sicher zahlreiche Ophthalmologen mit Rhinologen zusammenarbeiten müssen, die nicht von der Qualität eines Hirsch oder der Leipziger Klinik sind. Vor allen Dingen möchte ich aber den Arzt, sei er Rhinologe oder Ophthalmologe, sehen, der sich seine eigenen Nebenhöhlen ohne zwingende Indikation ausräumen liesse.

Wenn ein Patient an akuter retrobulbärer Neuritis teilweise oder gänzlich erblindet, dann ist es nicht unsere Aufgabe, nach dem Operateur zu rufen, sondern die Nerven zu behalten und uns darüber klar zu sein, dass hier eine Erkrankung vorliegt, über deren ungewöhnlich günstigen spontanen Verlauf man immer wieder erstaunt ist[1]).

Der einzige Einwand, den ich anerkennen könnte, wäre der, dass aus meiner Statistik noch nicht bindende allgemeine Schlüsse gezogen werden können. Ich halte allerdings mein Material für gross genug und besonders in bezug auf Einzelheiten (Männer, Frauen, doppelseitig, einseitig usw.) für so überzeugend, dass ich an Zufälligkeit nicht glauben kann, fordere aber selber zur Nachprüfung auf. Dazu gehören aber Statistiken, die nicht durch die Einschaltung zahlreicher operierter Fälle unkontrollierbar gemacht werden.

---

[1]) Nach Abschluss dieser Arbeit hatte ich noch folgenden Fall: 40 jährige Dame mit mult. Skler. erblindet am ersten Tage einer Erholungsreise am r. A. vollständig: negat. ophthalm. Befund, kein Lichtschein. Sie befürchtet, ihre Ferien in der Klinik zubringen zu müssen. Ich riet ihr, ruhig im Badeort zu bleiben, sich keinerlei Schonung aufzuerlegen und 2 mal täglich eine Tablette Aspirin zu nehmen und stellte eine günstige Prognose. Nach 10 Tagen Fingerzählen auf 5 M., nach weiteren 10 Tagen S = 1, kein Skotom.

XI.

Höhlenbildung im Sehnerven.

Von

O. Schnaudigel (Frankfurt a. M.).

Mit 8 Abbildungen im Text.

Wenn man sich in der sehr reichhaltigen Literatur über die kavernöse Sehnervenentartung umsieht, kann man im grossen und ganzen sagen: auf der einen Seite hält oder hielt man das Phänomen der Lückenbildung im Sehnerven für streng gebunden an die intraokulare Drucksteigerung, wobei man den Mechanismus des Vorgangs in mehr oder weniger komplizierter Weise deutete; andere Stimmen aber wurden laut, die die Hohlraumbildung im Optikus als Krankheit sui generis auffassen, die mit Glaukom kompliziert sein kann, aber nicht muss. Ich führe für die letztere Ansicht Kayser (1921) und Pickard (1925) an; wenn beispielsweise an einem Auge 15 Jahre hindurch niemals eine Drucksteigerung beobachtet worden ist, der Sehnerv aber maximal exkaviert und verfärbt wird bei einem relativ guten Sehvermögen, so fragt Kayser mit Recht: Primäre lakunäre Atrophie des Nervus opticus oder Glaukomexkavation? Der Axenfeldsche Fall bei exzessiver Myopie ist mit der Annahme der Drucksteigerung im hochgradig kurzsichtigen Auge wieder mehr unter das Glaukom eingereiht worden, und so bleiben eigentlich nur die hypothetischen Fälle von Sehnervenfaserzerreissung übrig und die Kavernenbildung bei Tumoren der Augenhöhle (Koyanagi 1927), die nichts mit Drucksteigerungen zu tun hatten. Kavernenbildungen durch Blutungen sind abzulehnen; ich selbst habe für meinen 1904 publizierten monströsen Fall die Blutung als ätiologisches Moment angeführt, diese Meinung aber wieder zurückgenommen. Elschnig hat ja im vorigen Jahr ein eingehendes Referat über diese Dinge hier gebracht.

Den Tierexperimenten dürfte eine sehr geringe Bedeutung zugemessen werden. Wer die Sehnervenverhältnisse einer sehr grossen Tierreihe durchgesehen hat, wird bei der Verschiedenheit des Sehnerveneintritts, der Laminastruktur, des Septumgerüstes (wenn überhaupt eines da ist) und des Gliaskeletts niemals ein halbwegs brauchbares Analogon mit dem Menschenauge schaffen können, ungerechnet das relativ grobe experimentelle Arbeiten in hochdifferenziertem Gewebe. Ich will im Vorbeigehen eine Darstellung zweier Sehnerven geben, die zeigen, wie die Sehnervenanatomie

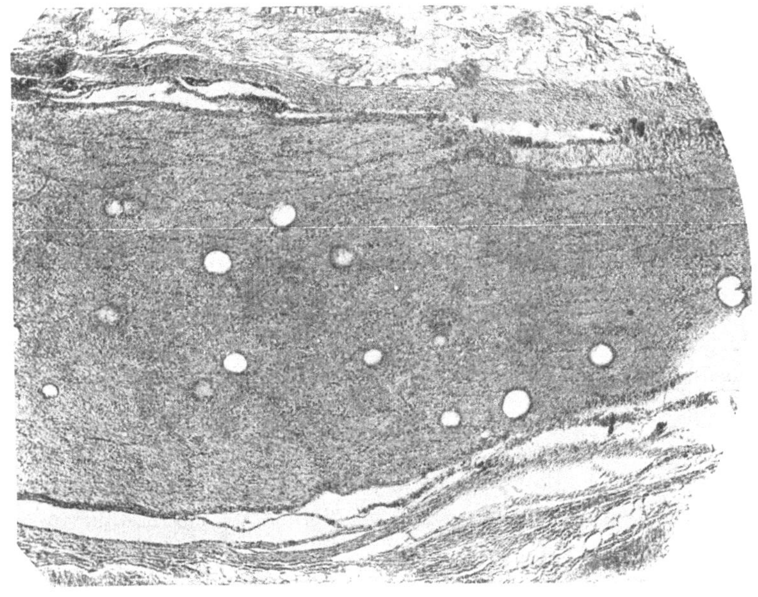

Abb. 1

schwankt, hier die Hyäne mit dem Netz weitröhriger Lymphgefässe im Sehnerven, und der Wels mit der Auflockerung seiner Sehnervenfasern und seinem 6—8fachen Eintritt in den Bulbus. Ich könnte die Beispiele beliebig vermehren, namentlich bei niederen

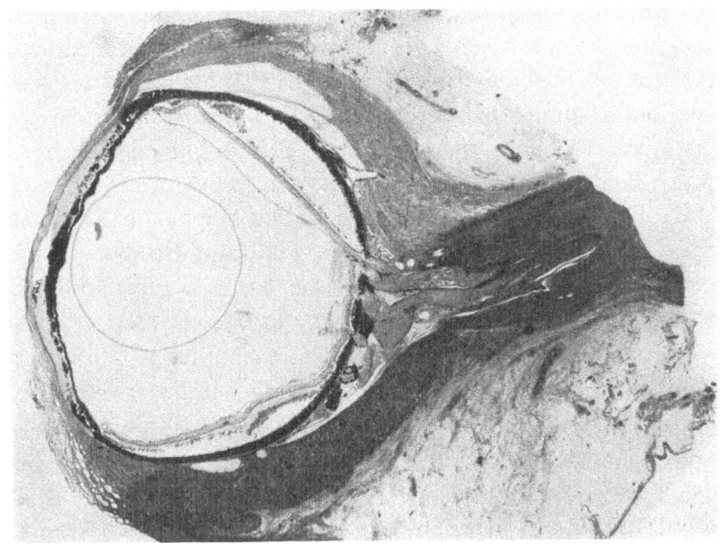

Abb. 2

Vertebraten, beim Schuppentier und Gürteltier ist die Lockerung eine sehr auffallende.

Auch mit der Syringomyelie hat die Erkrankung nichts zu tun, wohl aber kann man andere Erkrankungen des Zentralnervensystems mit der lakunären Sehnervenentartung in Vergleich bringen. In Spielmeyers „Histopathologie des Nervensystems" findet man gliöse Architektonik mit korbartigen Gebilden in der Kleinhirnrinde, ferner im Längsschnitt eines Rückenmarkherdes bei multipler Sklerose, auch bei funikulärer Spinalerkrankung Gliawucherung und Vakuolenbildung, den Status spongiosus, wie er für unsere Fälle geradezu typisch ist, wenigstens für die eine Art der Sehnervenhohlräume. Gerade die Gliakorbbildung ist genau so, wie bei unserer Erkrankung. Schliesslich weist auch die Grosshirnrinde ähnliche Veränderungen auf.

Wir könnten über den Prozess bessere Auskunft geben, wenn bei den Enukleationen immer ein grosses Stück des Sehnerven mitgenommen würde und wenn bei der Teilung des Bulbus nicht in der Regel die Hälfte mit dem Sehnerven für die Äther-Alkoholprozedur benutzt würde, während man die andere für die Fettfärbung präpariert. Daher können wir über den Abbau bei der Entmarkung der Sehnervenfasern nur sagen, dass die Fettkörnchenzellen da sein müssen, so lange Mark vorhanden ist und in der Tat haben wir sie gesehen; aber wir müssen noch bessere Präparate darstellen.

Ich will ein Bild geben, wie es bei Glaukom schon lange bekannt ist, des Vergleichs wegen, auch wegen seiner Eindringlichkeit. Dann aber möchte ich zweierlei zeigen: Sehnervenkavernen bei Phthisis bulbi ohne Drucksteigerung und schliesslich eine Reihe von intraokularen Tumoren. Hier ist der Befund so häufig, dass man bei allen Enukleationen derart den Sehnerven untersuchen sollte. Nur ein Präparat von sechs Fällen zeigt eine Exkavation; ich weiss natürlich, dass intraokulare Tumoren Drucksteigerungen machen können, jedenfalls habe ich sie bei den fünf Fällen nicht beobachtet und finde auch keine Exkavation. Das erste Präparat zeigt einen Hydrophthalmus mit tiefer Aushöhlung, der unter das Glaukom zu subsummieren ist, zwei Fälle sind schwere Granatsplitterverletzungen mit Phthisis bulbi und der letzte Fall ist der Ausgang einer tuberkulösen Iridozyklitis, die niemals eine Drucksteigerung aufwies. Bei den Tumoren mag es sich um toxische Stoffwechselprodukte handeln, die die Sehnervenfaser angreifen, das Mark zum Schwinden bringen und schliesslich die Axenzylinder zerstören, bei den entzündlichen Fällen andere chemotaktische Stoffe. Drei Arten der Höhlen kann man genetisch unterscheiden: entweder es entsteht erst die feine Durchlöcherung der Sehnerven, der Status spongiosus, den ich eingangs mit den analogen Hirnerkrankungen in Vergleich gebracht habe, weiterhin die Vergrösserung dieser Löcher, Schwund der Glia, die an die Wandungen gedrückt wird und die zierliche Korbbildung eingeht, oder die Fasern werden auseinandergerückt, so dass diffuse Rarefikationen des Nerven- und Gliagewebes entstehen, die sich weiterhin gleichfalls zu Körben abrunden, und schliesslich wird die Glia unter Beibehaltung ihrer Struktur ganz skelettiert, so dass der Sehnerv das Aussehen eines feinen Haargeflechts zeigt. Auch hier treten dann Gliawandungen auf, die schliesslich zu den Korbbildern führen. Das Bindegewebe hat geringen Anteil an der Metamorphose, jedenfalls keinen proliferierenden.

Reihenfolge der Projektionen (ausser den Sehnerven von Hyäne und Wels):

1. Buphthalmus mit tiefer Exkavation. Typ der gleichmäßigen Rarefikation des Nerven- und Stützgewebes.
2. Granatsplitterverletzung mit nachfolgender Phthisis bulbi. Status spongiosus.
3. Granatsplitterverletzung, Status spongiosus.
4. Weitgehende feinlochige Entartung.
5. Totale Skelettierung des Sehnerven, haarfeine Gliamaschen.
6. Ausgesprochenes Stadium spongiosum bei epipapillärem Tumor der Netzhaut. Abb. 3.
7. Choriodealsarkom. Laminare Rarefikation des Nervengewebes mit deutlicher spongiöser Atrophie des Nerven. Abb. 4.
8. Choriodealsarkom mit grossporiger Atrophie. Abb. 5.
9. Ebenfalls ein Choriodealsarkom mit Status spongiosus. Abb. 6.
10. Ölimmersion bei vollkommener Gliaskelettierung. Aderhautsarkom = Präparat 5. Abb. 7.
11. Vakuolisierung mit beginnender Korbbildung bei Iridozyklitis tuberkulosa. Abb. 8.

Zusammenfassung: Die vorgeführten Fälle von lakunärer Sehnervenentartung sind alle bestimmt durch pathologische Vorgänge im Bulbus. Es scheint so, dass die meisten derartigen Degenerationen auf Drucksteigerungen zurückzuführen sind. Aber sicher sind Vakuolenbildungen möglich bei intrabulbären Prozessen, die nicht mit Drucksteigerungen einhergehen müssen, bei Iridozyklitiden und Tumoren. Da die pathologischen Veränderungen

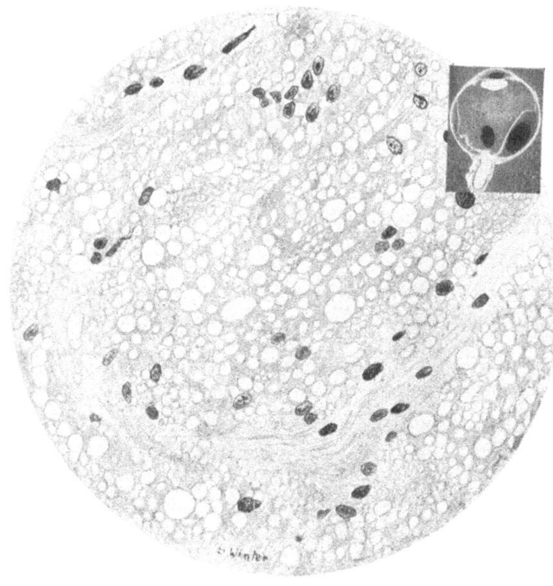

Abb. 3

ihren Ausgang nehmen von der Zerstörung der Ganglienzellen der Netzhaut, sind die vakuolären Veränderungen im Sehnerven immer abhängig von Erkrankungen im Bulbus selbst. Es gibt daher keine genuine vakuoläre Sehnervenerkrankung.

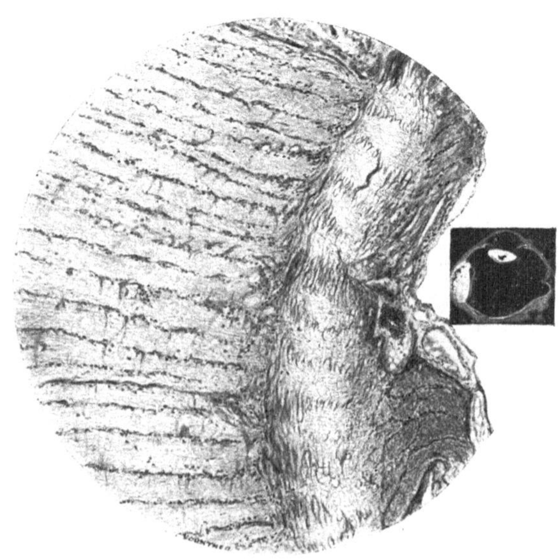

Abb. 4

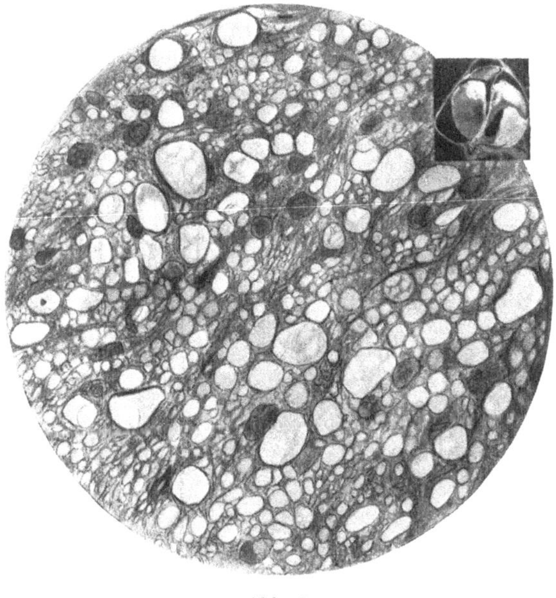

Abb. 5

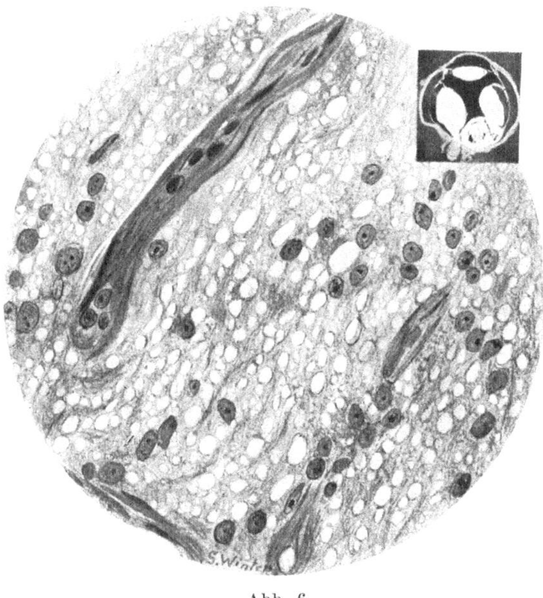

Abb. 6

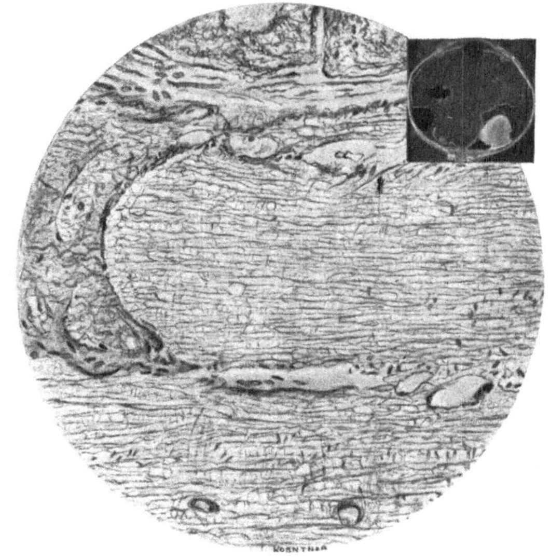

Abb. 7

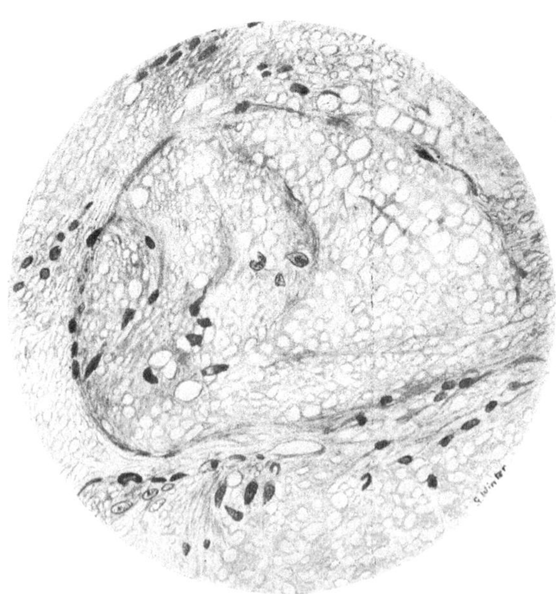

Abb. 8

Aussprache zu den Vorträgen X und XI.

Herr Scheerer:

Ich möchte hier nochmals betonen, dass wir zwar den hohen Satz von 15—20% Fällen von Neuritis retrobulbaris haben, in denen an die Möglichkeit rhinogener Ätiologie gedacht werden konnte, und zwar auf Grund des genauen rhinologischen Spezialbefundes, dass aber eine sichere Bestätigung des Verdachts fast immer ausgeblieben ist auch in den Fällen, in denen sich der Rhinologe zur Operation entschloss. Weiterhin möchte ich noch der Vermutung Ausdruck geben, dass sehr viele Menschen, besonders solche, die an häufigem Schnupfen leiden, geringfügige Veränderungen der Nebenhöhlenschleimhaut haben, die nie zu einer Neuritis retrobulbaris führen, oder aber fälschlicherweise als Ursache einer solchen angeschuldigt werden. Dafür dürften solche Veränderungen gegenüber der Zahl der Neuritiden viel zu häufig sein.

Herr Hertel:

Nach meinen Erfahrungen, die sich auf ein grosses Material aus der Strassburger und Leipziger Klinik stützen, müssen wir an der rhinogenen Entstehung der retrobulbären Neuritis festhalten. Wir verfahren so: zunächst wird nach allen anderen in Betracht kommenden Momenten sorgfältig mit Hinzuziehung der Inneren- und Nervenklinik gefahndet. Lässt sich damit ein ätiologisches Moment nicht finden, dann ist der Verdacht auf eine Nebenhöhlenerkrankung, besonders in solchen Fällen, in denen die Optikusaffektion akut aufgetreten ist, berechtigt und muss für therapeutisches Handeln stark in Betracht kommen. Wir operieren aber durchaus nicht sofort, sondern versuchen durch konservative Verfahren, Kopflichtbäder, Aspirin usw., dem Leiden beizukommen. Erzielen wir aber in derartigen Fällen keine Besserung, verschlechtert sich sogar der Visus oder der objektive Befund, dann halte ich die Operation für angezeigt, weil man durch sie doch noch mehr nützen wird, als durch weiteres Mitansehen des Verfalls des Visus.

Herr Seefelder:

Die von Herrn v. Hippel erwähnten subjektiven Störungen nach Daueranämisierung habe ich auch beobachtet und bereits auf der zweiten Tagung der Bayrischen Ophthalmologen darauf aufmerksam gemacht. Sie können sehr quälend sein, klingen aber einige Tage nach dem Aussetzen der Behandlung wieder ab und sind m. E. nicht ausreichend, um das ganze Verfahren in Misskredit zu bringen. Ich habe mit meinem Kollegen Herzog zusammen schöne und überzeugende Erfolge von Daueranämisierung gesehen und kann sie als Ersatz für die operative Eröffnung der Nebenhöhle nur empfehlen. Wenn andere Kliniken keine Erfolge von dieser Behandlung gesehen haben, so wird es eben daran liegen, dass sie keine rhinogene Neuritis vor sich gehabt haben. Versagt die Daueranämisierung, so verzichten wir in der Regel auf jeden weiteren Eingriff. Der Segen des Herzogschen Verfahrens besteht eben darin, dass es manche Operation überflüssig macht und den Kranken vor einem solchen auch nach unserer Ansicht keineswegs harmlosen Eingriff bewahrt.

Herr Fleischer

stimmt v. Hippel zu, dessen Standpunkt der von Fleischer seit 1906 vertretenen Auffassung entspricht, dass die akute Neuritis retrobulbaris bei jüngeren Leuten, wenn sonst eine Ursache sich nicht feststellen lässt, in der Mehrzahl der Beginn einer multiplen Sklerose ist. Ein schlagender Beweis für die geringe Rolle, die die Nasenerkrankungen bei der Entstehung der Neuritis retrobulbaris spielen, ist doch auch die Tatsache, dass die Rhinologen selbst bei Nebenhöhlenerkrankungen Fälle von Neuritis retrobulbaris kaum jemals sehen. Der Standpunkt v. Hippels ist auch besonders deswegen zu begrüssen, weil die operativen Eingriffe an den Nebenhöhlen doch keineswegs harmlos sind, unter Umständen auch zum Tod führen können.

Herr Stock:

Ich wollte genau dasselbe sagen, wie Herr Fleischer. Mir sind von der Nasenklinik noch keine Fälle von Neuritis retrobulbaris zugeschickt worden. Ich halte die rhinogene Neuritis retrobulbaris — wenn sie überhaupt vorkommt — für enorm selten.

Herr Best:

Ich möchte fragen, welche Nebenhöhlen machen die Befürworter der Operation bei „rhinogener" Neuritis in solchen Fällen auf, in denen der Nasenarzt, wie gewöhnlich, mit Durchleuchtung und Röntgenbild nichts findet? Alle Nebenhöhlen zu eröffnen ist technisch fast unmöglich, und gerade die Keilbeinhöhle, die wegen der Nähe der Sehnerven besonders verdächtig sein sollte, weigern sich die Nasenärzte meistens, auf ihre eigene Verantwortung ohne rhinogene Indikation zu eröffnen.

Herr Mayweg:

Dem Herrn Vorredner kann ich erwidern, dass es sich m. E. hauptsächlich um eine Affektion der Keilbeinhöhle handelt. Ich habe in den letzten Jahren bei nicht sehr reichlichem Material an Neuritiden zwei doppelseitige Fälle gehabt, bei denen die Neuritis unzweifelhaft durch Eiterungen der Keilbeinhöhle hervorgerufen wurde. Die Fälle waren schon längere Zeit anderweitig behandelt worden; der erste Fall heilte nach Eröffnung der Keilbeinhöhle mit voller Sehschärfe aus; im anderen Falle waren schon atrophische Veränderungen an den Sehnerven vorhanden. Hier stand die Keilbeinhöhle unmittelbar vor der Perforation. Nach der Operation stieg das Sehvermögen wieder auf $2/3$. Ich möchte daher dringend raten, in verdächtigen Fällen unbedingt die Keilbeinhöhle eröffnen zu lassen.

Herr v. Hippel (Schlusswort):

Wenn ein Auge auf dem Höhepunkt der Erkrankung erblindet, so ist es nicht mehr gefährdet als wenn das Sehvermögen nur auf Fingerzählen gesunken ist. In meinem Material findet sich eine ganze Reihe von Fällen, die von vollständiger Erblindung wieder auf normale Sehschärfe gekommen sind. Es ist anscheinend so verstanden worden, als wollte ich den Wert von anderen Statistiken herabsetzen, man kann aber doch nur ein brauchbares Vergleichsmaterial haben, wenn man eine Gruppe von nichtoperierten Fällen mit solchen vergleicht, bei denen zahlreiche Operationen unterlaufen. Im übrigen habe ich ausdrücklich betont, dass ich das Vorkommen einer rhinogenen Neuritis nicht bestreite, sondern nur für nicht genügend sicher erwiesen, zum mindesten für sehr selten halte.

Herr Schnaudigel (Schlusswort):

Man soll das Kind nicht mit dem Bad ausschütten! Die rhinogene Neuritis retrobulbaris existiert, wenn sie auch selten ist. Da hilft nur die beste Röntgenaufnahme. Schuld sein kann sowohl die Keilbeinhöhle wie die Siebbeinzellen, die bei der Asymmetrie des Schädels oft das topographische Verhalten zum Sehnerven ändern. Ich erinnere nur daran, dass der Sehnerv frei durch die hintere Siebbeinzelle ziehen kann.

Zweite wissenschaftliche Sitzung.

Dienstag, den 7. August 1928, vormittags 8½ Uhr.

Vorsitzender: Herr van der Hoeve (Leiden).

XII.

Zur entwicklungsgeschichtlichen Auffassung der Brechzustände des Auges.

Von

R. Scheerer (Tübingen).

Mit 7 Abbildungen im Text.

Wenn ich die Lehre Adolf Steigers von der biologischen Einheit der Brechzustände des Auges als bekannt voraussetze, so wissen Sie alle, dass nach der Forderung der Theorie die menschliche Refraktionskurve binominal verlaufen müsste, d. h. symmetrisch zur Achse des häufigsten Wertes. In Wirklichkeit verläuft sie nicht binominal, sondern auf der Seite der Kurzsichtigkeit lang ausgezogen und unregelmäßig. Das ist einer der Gründe, weshalb die Steigersche Auffassung sich gegen die mechanischen Theorien nicht hat durchsetzen können, und man wird zugeben müssen, dass die Darlegungen Steigers in dieser Beziehung nicht ganz glücklich sind.

Wir haben nun an einem sehr grossen Material eine Refraktionskurve aufgestellt, die etwa dem allgemeinen Bevölkerungsdurchschnitt entsprechen dürfte, und versucht, diese Kurve zu analysieren. Das Material bot die öffentliche Sprechstunde unserer Klinik in jeder beliebigen Menge, wir mussten nur gewisse Fehlerquellen vermeiden. Die Materialauslese im Sinne des zu untersuchenden Merkmals haben wir dadurch vermieden, dass wir nur solche Patienten berücksichtigten, die nicht wegen ihrer Refraktion zu uns kamen; auch alle Astigmatiker haben wir weggelassen. Da weiterhin die Änderung der Refraktion sich fast ausschliesslich während des Wachstumsalters vollzieht und die Kurve von dem fast rein hyperopischen Typus des Neugeborenen sich allmählich bedeutend nach der myopischen Seite hin verschiebt, so haben wir nur Erwachsene vom 25. Lebensjahr aufwärts gezählt.

Im übrigen haben wir stets ohne Akkommodationslähmung untersucht, denn es kam uns nur auf den tatsächlichen Gleichgewichts-
zustand der Augen an, auch spielt nach unseren Erfahrungen der
sogenannte Akkommodationskrampf an einem grossen Material
erwachsener Menschen keine nennenswerte Rolle. Mein Mitarbeiter,
Herr Dr. Betsch, Assistent der Klinik, hat sich der ausserordentlich
mühsamen Arbeit unterzogen, in dieser Weise drei Jahrgänge
mit zusammen 25000 Patienten zu verarbeiten, von denen über
12000 Augen unseren Forderungen entsprachen. Aus diesen
12000 Augen ist die Kurve entstanden, die ich Ihnen nun zunächst
zeige.

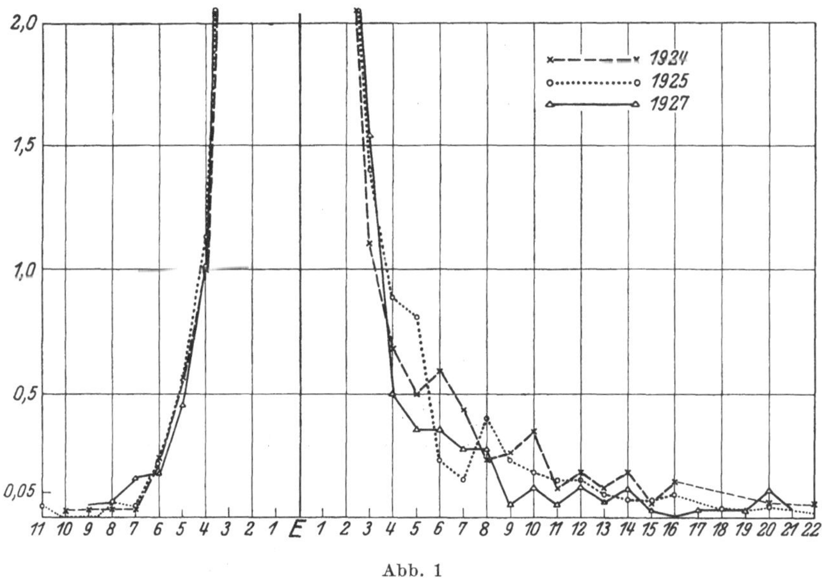

Abb. 1

Dieses Bild (Kurve 1) gibt die übereinander gelegten Kurven
der drei Jahrgänge 1924, 1925 und 1927 (auf den Jahrgang 1926
wurde verzichtet, als sich das Material der anderen Jahre gross
und gleichartig genug erwies). Der obere Teil der Kurve ist zunächst
weggelassen worden. Sie sehen, dass die positiven Schenkel sich
fast mathematisch genau decken und dass im negativen Schenkel
die zu erwartende Ausziehung und Unregelmäßigkeit auftritt, die
natürlch in den einzelnen Jahrgängen etwas verschieden ist,
aber immer denselben Grundtypus erkennen lässt.

Das zweite Bild (Kurve 2) zeigt Ihnen in der einfach ausgezogenen Linie die Gesamtkurve aller drei Jahrgänge. Ich habe
mich nun gefragt, wie müsste die Kurve aussehen, wenn

sie binominal sein sollte? Zunächst klappten wir einfach den positiven Schenkel spiegelbildlich nach der negativen Seite hinüber (strichpunktierte Linie) und bekamen so zwischen beiden Linien ein Gebiet (schraffiert), das die die Symmetrie störenden Fälle der Gesamtkurve enthält.

Die weitere Frage lautete jetzt, was für Fälle das wohl sein könnten?

Nun ist ja bekannt, dass es gar nicht wenige Fälle von Myopie bis etwa 10 dptr gibt, deren Augenhintergrund keinerlei Veränderungen zeigt, und dass andererseits bis zur Emmetropie und sogar Hyperopie nicht selten Sicheln u. dgl. vorkommen; die

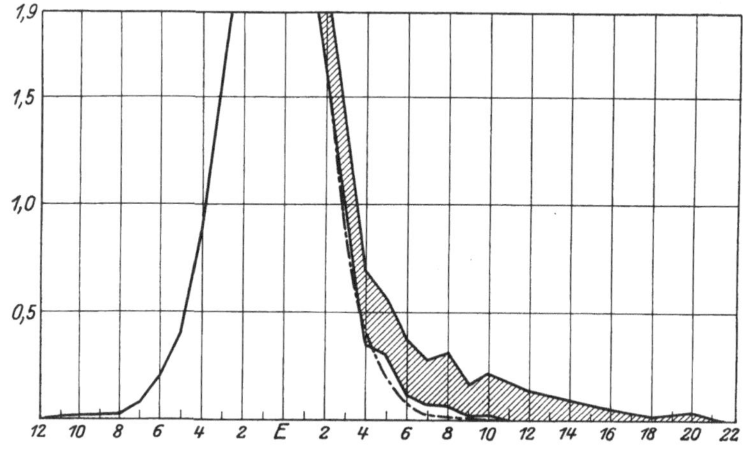

Abb. 2

Angaben der verschiedenen Untersucher, die z. T. ein sehr verschiedenartiges Material verarbeitet haben, gehen aber in dieser Hinsicht so weit auseinander, dass wir uns ein eigenes Material verschaffen mussten. Wir haben daher während des Jahres 1927, zu dessen Beginn die Arbeit in Angriff genommen wurde, regelmäßig den Augenhintergrundsbefund vermerkt und konnten so aus etwa 7200 Augen für jeden Refraktionsgrad den Anteil der Augen mit und ohne Hintergrundsveränderungen aller Grade errechnen. Die gefundenen Hundertsätze durften natürlich auf alle Jahrgänge übertragen werden und das Ergebnis sehen Sie in der stark ausgezogenen Linie unserer zweiten Kurve: die Zahl der Konusfälle, wie wir sie kurz nennen wollen, entspricht genau und an jeder Stelle der Kurve dem Betrag, der die Symmetrie stört!

Das heisst also: Man erhält eine der Theorie entsprechende binominale Kurve der Gesamtrefraktion,
wenn man nur Fälle berücksichtigt, die keinerlei
Augenhintergrundsveränderungen zeigen, ganz ähnlich,
wie bei der Kurve der physiologischen Hornhautkrümmungen,
die ich Ihnen hier nach der dem Steigerschen Buch entnommenen
Kurve (3) zeige. Die unsere Kurve bildenden Fälle entstehen
also aus der reinen Variabilität und den möglichen Kombinationen
der Hornhautkrümmung und
Achsenlänge, und man wird
alle diese Augen hin-
sichtlich dieses Merk-
mals als normale Augen
bezeichnen müssen, eben-
so wie z. B. entsprechend
vom Mittelwert abweichende
Körpergrössen. In einem noch
grösseren Material wird die
Kurve nach beiden Seiten
wohl noch etwas weiter
gehen, und ich lasse die
Frage offen, ob hier dann
wahre Riesen und Zwerge
vorkommen und wie diese
im einzelnen dann einzu-
schätzen sind.

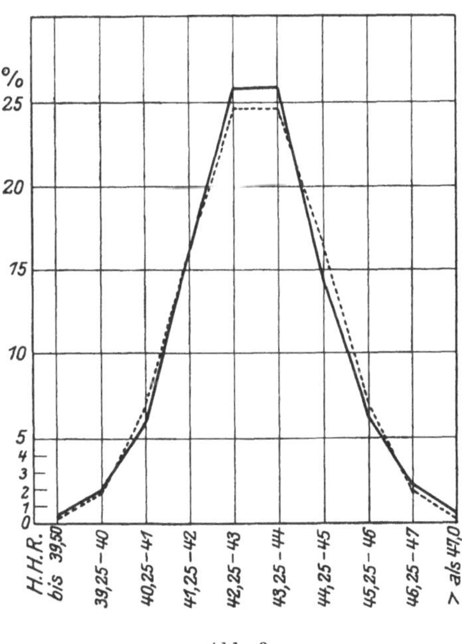

Abb. 3

Übrigens ist unsere Kurve
noch nicht ganz symmetrisch. Im unteren Teil (Kurve 4)
entsprechen sich die Zahl für plus 2 (zusammen mit plus 2,5)
dptr und für minus 1 (zusammen mit minus 0,5) dptr, weiterhin
plus 3 und minus 2 usw. in sehr guter Übereinstimmung
bis plus 10 und minus 9 dptr. Dies bedeutet aber keine wirkliche Asymmetrie, da nicht verlangt werden kann, dass sich
gerade die gleichzahligen Dioptrienwerte in ihrer Häufigkeit entsprechen. Dem Wert von plus 1 entspricht zunächst kein Gegen-
wert, dagegen bildet die Emmetropie zusammen mit plus 0,5
eine sehr hohe Spitze und die durch E gehende Ordinate ist nicht
die Symmetrieachse. Da E und plus 0,5 zusammengenommen
sind, können wir aber auch die durch plus 0,5 gehende Ordinate
benützen und diese stellt nun tatsächlich die Symmetrieachse
dar. Die genaue Berechnung, die Herr Dr. Betsch bald an anderer

Stelle veröffentlichen wird, zeigt denn auch wirklich, dass der häufigste, d. h. mittlere Wert der Refraktion bei plus 0,5 dptr liegt, und dass die Emmetropie in ihrer Häufigkeit ziemlich genau derjenigen von plus 1 dptr entspricht. Dass die Änderung berechtigt ist, geht übrigens ohne weiteres aus der Vergleichskurve der drei Jahrgänge hervor (Kurve 5). Wir haben im Jahr 1927 viel genauer auf die Trennung der Hyperopie von plus 0,5 dptr und der Emmetropie geachtet, als dies für gewöhnlich und wohl allgemein der

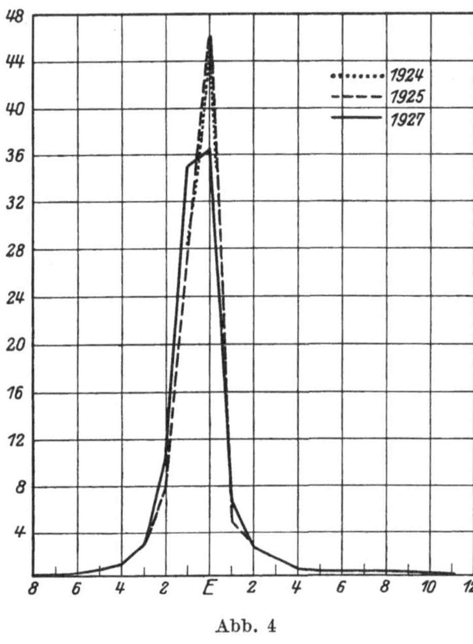

Abb. 4

Fall ist, und Sie sehen aus der Kurve für 1927 gegenüber derjenigen von 1924 und 1925 sowohl das Absinken des Spitzenwertes, als auch die Verschiebung der Achse nach links hin. Die endgültige Kurve wird also etwa so aussehen, wie es dieses Bild (Kurve 6) zeigt; sie hat eine grosse Ähnlichkeit mit der vorhin gezeigten Kurve der Hornhautkrümmung, sowie auch mit der kürzlich von Leibowitz (Zeitschr. f. ophth. Optik 16, 56, 1928) mitgeteilten Häufigkeitsverteilung der gesamten astigmatischen Augen.

Wir kommen also zu dem Ergebnis: Die normale Refraktionskurve des erwachsenen Menschen stellt eine reine Variabilitätskurve von binominalem Typus dar; sie reicht etwa von plus 10 bis minus 9 dptr und ihre Symmetrieachse geht durch plus 0,5 dptr.

Was ist es nun aber mit den „Konusaugen", die in unserem Bevölkerungsquerschnitt etwa 10% des Gesamtmaterials ausmachen?

Zunächst lässt sich sagen: sie sind etwas grundsätzlich anderes, etwas in irgend welcher Beziehung abnormes gegenüber den Normalaugen der Binominalkurve. Sie gehören nicht in die reine Variabilitätskurve hinein, so wenig wie Mikrophthalmen, Hydrophthalmen, Kolobomaugen usw., die nie jemand zum Aufbau einer

Refraktionskurve verwenden wird. Im Gesamtmaterial sehen wir
Konusaugen in durchaus regelmäßiger Steigerung und in folgenden
Häufigkeiten auftreten: von plus 3 dptr bis Emmetropie je etwa
1%, bei minus 1 dptr 3%, minus 2 dptr 16%, minus 3 dptr 30%,
minus 5 dptr 50%, minus 8 dptr 80% und von minus 12 dptr
an 100%.

Betrachten wir das reine Konusmaterial, so verteilen
sich die Koni usw. auf die einzelnen Refraktionsgrade nach folgender
Kurve (7): die meisten Fälle, etwa 50%, finden sich zwischen

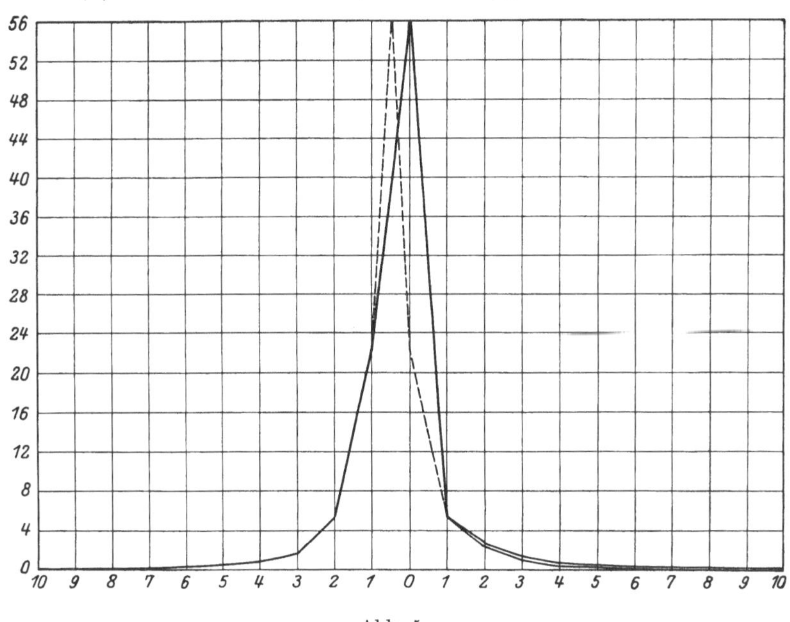

Abb. 5

Emmetropie und etwa minus 5 dptr Myopie, entsprechend der
Häufigkeit dieser Brechzustände überhaupt; im übrigen fällt die
Kurve auf der Seite der Hyperopie rasch, auf der Seite der mittleren
und höheren Myopie langsam ab. Da wir uns nur auf ein exakt
notiertes Material von 1245 Konusaugen stützen konnten, sind
die absoluten Zahlen etwas klein, wir haben daher in der Kurve
immer mehrere Dioptrien zusammengenommen, wodurch sich die
natürlichen Unregelmäßigkeiten ausglichen. In dieser Kurve
sind nun die Veränderungen aller Arten zusammengenommen,
also die Koni in typischer und heterotypischer Richtung nach
v. Szily, sowie auch die Fälle mit herdförmigen Veränderungen
bis zum ausgesprochenen Staphyloma posticum Scarpae. Es wird
nun eine unserer nächsten Aufgaben sein, die einzelnen Formen

von Veränderungen herauszuziehen, um zu sehen, ob und inwiefern
sie vielleicht auch gesetzmäßige Verteilungen zeigen, die einen
Schluss auf ihre Entstehung zulassen. Zunächst muss natürlich
ohne weiteres zugegeben werden, dass das Material als solches
jede Deutungsmöglichkeit hinsichtlich der Entstehung der einzelnen
Fälle offenlässt, also auch die mechanische, und ich betone ausdrücklich, dass wir vorerst keine Möglichkeit haben, für gewisse
Fälle die Mitwirkung mechanischer Umstände auszuschliessen.

Dass aber mechanische Einflüsse für eine grosse Zahl von
Fällen und Formen keine oder eine nur ganz sekundäre Rolle
spielen können, das zeigt uns schon heute teils die Statistik, teils

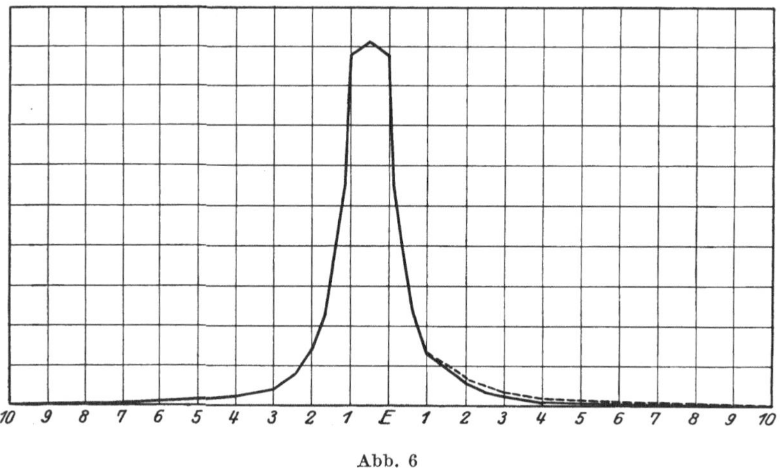

Abb. 6

die Vererbungslehre, teils und zwar besonders die anatomische
Forschung. Man findet in kurzsichtigen Augen mit schweren
Hintergrundsveränderungen ganz ausserordentlich häufig Taschen-
und Kissenbildungen, die nur als Störungen beim Verschluss
der Becherspalte, abirrende Nervenfasern usw. im Sinne von
v. Szily aufgefasst werden können. Ich erinnere hier nur an die
Befunde von Polatti, Stock, Plocher, Haist, Fuchs,
Hanssen, die ich kürzlich im Handbuch der allgemeinen Pathologie von Lubarsch-Ostertag zusammengetellt habe. Eine
Reihe solcher Präparate habe ich mitgebracht und bin gerne bereit,
sie Interessenten zu zeigen. Sodann ist es besonders durch die
Arbeiten von v. Szily ausserordentlich wahrscheinlich gemacht,
dass die Koni in heterotypischer Richtung ebenfalls auf Fehlbildungen im Bereich der Papille beruhen. Erinnern möchte
ich auch an die viel zu wenig gewürdigte Arbeit über den nor-

malen Sehnerveneintritt des Menschen von Elschnig,
der schon vor dreissig Jahren auf Grund der verschiedenen Typen
des Sehnerveneintritts alle Konustypen für wahrscheinlich angeboren
erklärte. Hätten wir es nur mit der Durchschnittskurve der Gesamt-
bevölkerung zu tun, so würde, davon bin ich überzeugt, schon
heute kaum mehr jemand an dem angeborenen Charakter aller
sogenannten myopischen Veränderungen zweifeln. Dies gilt sogar
für den gewöhnlichen Konus temporalis, bei dem man nicht ganz
selten zilioretinale Gefässe im Bereich des Konus oder andere
Anomalien findet, die auf angeborene Entstehung hinweisen.
Zuzugeben ist natürlich, dass Augen mit schweren Entwicklungs-
fehlern während des ganzen Lebens fortschreitender Entartung
ausgesetzt sein können.

Ihre stärkste Stütze haben die mechanischen Theorien von
Anfang an in der Häufung der Myopie bei gewissen Bevölkerungs-
schichten gefunden, und wenn auch ihre Stellung durch die Ver-

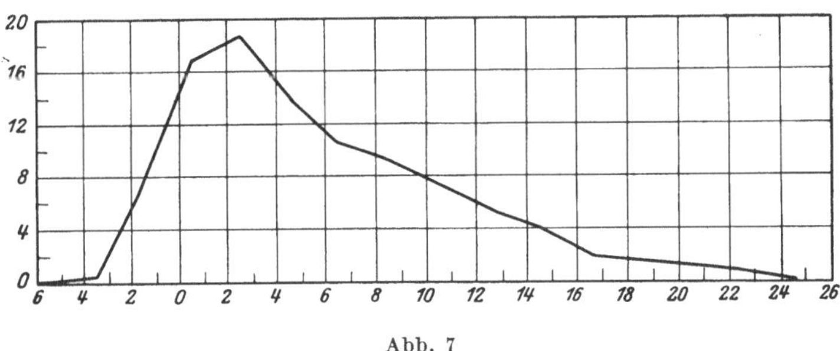

Abb. 7

erbungslehre, besonders durch die Zwillingsforschung, durch die
Häufigkeit der Anisometropie usw. erschüttert worden ist, so
sind wir doch zweifellos noch nicht so weit, die Dehnungsmyopie
kurzerhand ablehnen zu können, auch wenn wir persönlich überzeugt sind, dass sie in dem gewöhnlich mit diesem Begriff verknüpften Sinne nicht vorkommt.

Auf einen Punkt möchte ich noch kurz hinweisen: ich glaube,
dass die von Vogt vor einigen Jahren an dieser Stelle vertretene
Anschauung von der Achsenlänge als Funktion des Netzhaut-
wachstums durch unsere Untersuchungen gestützt wird, denn es
liegt nahe, dass durch Abnormitäten in der Papillenanlage auch
das Netzhaut- und Glaskörperwachstum beeinflusst wird und dass
sich dies, besonders solange es nicht zu einem Ausschluss von
Bildungsmaterial aus der Augenanlage kommt, in erster Linie
in einer Vergrösserung des Flächenwachstums und in einer Ver-

längerung der Achse äussert, die in einer gewissen Beziehung zur
Schwere der zugrunde liegenden Störung steht. Im einzelnen
hoffe ich darauf an anderer Stelle demnächst eingehen zu können.

Zusammengefasst lautet das bisherige Ergebnis unserer Untersuchungen also: Die Refraktionskurve des Bevölkerungsquer-
schnitts entsteht aus der Überlagerung zweier Kurven, von denen
die eine binominal verläuft und alle veränderungsfreien Augen
enthält; die andere Kurve ist wahrscheinlich ebenfalls zusammen-
gesetzt, sie enthält die verschiedenen Formen der Augenhintergrundsveränderungen, deren angeborener Charakter teils gesichert,
teils zu vermuten ist.

XIII.

Anatomische und experimentelle Untersuchungen über die mechanischen Faktoren der Myopiegenese.

Von

Wilhelm Comberg (Berlin).

Die Hauptfortschritte der letzten 20 Jahre Myopieforschung
beruhen zweifelsohne auch auf dem Nachweis der ausschlaggebenden
Bedeutung, welche die Vererbung für die Refraktionseinstellung
des Auges besitzt. Durch Untersuchungen an über 50 Zwillings-
paaren konnte Jablonski sogar mit einiger Genauigkeit messen,
dass die Modifikationsbreite der Gesamtrefraktion nicht grösser
als 2,5 D ist. Dennoch kann man sich des Gedankens nicht er-
wehren, dass die sehr häufigen pathologischen myopischen Hinter-
grundveränderungen nicht die ausschliessliche Folge eines reinen
erblich bedingten Wachstums sein können. Eine erbliche, ungewöhnliche Grösse der Extremitäten, der Nase oder eines anderen
Organs wird doch niemals derart häufig pathologische Veränderungen bedingen. Es ergibt sich mit ziemlich zwingender
Logik die Annahme, dass es sich mindestens in diesen Fällen
bei der Myopie um vererbte Anlagen handeln wird, die erst
unter der Einwirkung anderer, korrelativer oder rein mechanischer
Faktoren ihre Ausbildung erfahren. Man denke daran, dass das
erblich schwache Fussgewölbe auch nur unter der Wirkung der
Belastung zum Plattfuss deformiert wird und dass die erbliche
Anlage schwachen elastischen Lungengewebes bei den Mitgliedern
der Emphysematikerfamilien auch nur unter den schädlichen Ein-
wirkungen des Lebens zum Emphysem führt. Warum sollte man

Ähnliches nicht auch für die Kurzsichtigkeit annehmen?! Wegen der nachgewiesenen geringen Modifikationsbreite können die in Betracht kommenden mechanischen Faktoren m. E. allerdings im wesentlichen nur solche sein, die bei allen Menschen ungefähr mit gleicher Intensität einwirken. Von diesem für die weitere Entwickelung der Myopietheorie vielleicht nicht ganz unwichtigen Standpunkt aus habe ich die in Betracht kommenden mechanischen Verhältnisse geprüft. Ich konnte dabei alle die in früherer Zeit angeschuldigten Einflüsse unberücksichtigt lassen, die auf dem Wege über die Erhöhung des Augeninnendrucks eine Dehnung des hinteren Poles bewirken sollten, weil sich in den letzten Jahrzehnten wohl mit genügender Sicherheit gezeigt hat, dass durch eine Augeninnendrucksteigerung nur das klinisch gänzlich verschiedene Bild des Glaukoms hervorgerufen werden kann, aber niemals eine myopische Dehnung. Alsdann war die Zahl der zu prüfenden Faktoren nicht sehr gross.

1. Levinsohnscher Faktor: Einwirkung der Schwere beim nach vorn gebeugten Kopf. Nach den bekannten, neuerdings anscheinend bestätigten Versuchen scheint festzustehen, dass bei jungen Tieren durch exzessive Beeinflussung mechanischer Verhältnisse Myopie hervorgerufen werden kann. Ob diese Verhältnisse auch beim Menschen wirksam sind, erscheint trotzdem fraglich. Jedenfalls hat Levinsohn in seinen Experimenten die mechanischen Einflüsse in einer derartigen Weise gesteigert, dass eine Vergleichsmöglichkeit mit den natürlichen Verhältnissen während des Lesens kaum noch gegeben ist. Anatomische Messungen an der Affenorbita ergaben zudem stark abweichende Grössenverhältnisse des Bulbus, wie an der gezeigten Abbildung zu sehen ist; der Bulbus ist grösser, der Optikus ist viel kürzer als beim Menschen und gestattet keine gleich grossen seitlichen Exkursionen. Auch am Menschen habe ich eine Reihe von anatomischen Messungen ausgeführt. Vor der Leichenmessung des Sehnerven wurden die Bulbi auf das normale Volumen mit der Spritze aufgefüllt und an die Kante eines einfachen Hilfsinstruments herangezogen, um die normale Lage zu sichern. Es ergab sich ein durchschnittlicher Längenüberschuss von 6—7 mm und niemals ein geringerer als 5 mm.

Es wurde dann die Verschiebung des Bulbus bei den verschiedenen Kopf- und Körperhaltungen studiert, mit dem einfachen Gerät, welches ich hier demonstriere. Es zeigte sich, dass der Augapfel weder beim Normalen noch beim Myopen, weder bei

Schulmyopie noch bei exzessiver Myopie durch die Kopfbeugung in nennenswerter Weise nach vorne tritt. Es lässt sich mit voller Sicherheit feststellen, was schon Birch-Hirschfeld vermutete, dass nicht die Schwere, sondern ausschliesslich die venöse Blutfülle der Augenhöhle das Moment ist, welches den Augapfel nach vorne drängt. Der Augapfel des Sitzenden ist gegenüber dem Stehenden um ½ mm vorgerückt; eine Kopfbeugung ändert daran fast gar nichts. Dagegen tritt der Augapfel beim Liegenden stärker nach vorn und zwar etwa 1—1½ mm gegenüber dem Stehenden. Es ist aber meist fast einerlei, ob man in Bauch- oder in Rückenlage misst. Da in der Rückenlage die Schwere des Augapfels entgegengesetzt wirkt wie in der Bauchlage, so wird also geradezu bewiesen, dass die Schwere so gut wie gar keinen Einfluss hat. Dies Resultat erhielt ich auch bei Kindern, die erst während der Schulzeit kurzsichtig geworden waren.

2. Weißscher Faktor: W. hatte bekanntlich angenommen, dass bei relativ kurzen Optici in seitlichen Blickrichtungen eine Zerrung eintrete und entsprechende Verhältnisse an der Leiche konstatiert. Bei meinen daraufbezüglichen Nachprüfungen an der Leiche habe ich ebenfalls Wert darauf gelegt, die Augäpfel auf das normale Volumen aufzufüllen und durch meinen kleinen Hilfsapparat die mit einer gestielten Kontaktglasprothese an den Sehnen der Recti laterales angenähten Augäpfel in der richtigen Position zu halten. Es zeigte sich bei den (über 40) untersuchten Augen niemals eine funktionell unzureichende Kürze der Sehnerven. Es müsste auch eigenartig erscheinen, wenn eine relative Kürze die bei anderen exponierten Nerven, z. B. den Ulnares, soweit mir bekannt, niemals eine Rolle spielt, gerade am Auge eine so häufig in. Erscheinung tretende Bedeutung haben sollte.

3. Die Wirkung des seitlichen Anschlages am Fettpolster und an den Recti: Bei den Leichenuntersuchungen zeigte sich ein anderer Faktor, der mit aller Sicherheit im Laufe des ganzen Lebens täglich vieltausendfach eine mechanische Wirkung am hinteren Augenpol ausüben muss, das ist die Wirkung der Erschütterungen, die der Sehnerv bei den seitlichen Blickbewegungen jedesmal durch das (wenn auch meist zarte) Anstossen an das seitliche Fettpolster und die dahinterliegenden Muskeln erfährt. Diese Erschütterung muss sich jedesmal als kleiner Ruck auf die Ansatzstelle des Sehnerven fortpflanzen, sodass die anliegenden Gewebe, insbesondere die Sklera, dabei eine leichte Zerrung erfahren, die bei angeborener Disposition zur Dehnung doch die

Ursache einer pathologischen Veränderung sein könnte. Ich komme nachher darauf zurück, wie man diesen Faktor an sich selbst leicht feststellen kann und zeige Ihnen zunächst einige Farbenphotographien, welche die anatomischen Verhältnisse demonstrieren mögen. Sie sehen an den von oben freipräparierten Orbitae nach Wegnahme der oberen Muskeln und des Fettpolsters, dass die Optici bei 30⁰ seitlicher Blickrichtung schon ohne das dazwischen geschaltete Fett die seitlichen Muskeln berühren.

4. **Die Erschütterung des hinteren Augenpols durch den Lidschlag und das Blinzeln:** Schon Müller, Donders und Berlin hatten festgestellt, dass sich der Augapfel bei jedem Lidschlag in der Augenhöhle um einen halben Millimeter verschiebt, dass er bei Lidschluss nach hinten, bei Lidöffnung nach vorne tritt. Wegen der plötzlichen Umstellung muss dies natürlich mit einem kleinen Ruck geschehen. Dass aber der Lidschlag und sogar auch das Blinzeln jedesmal von einer beachtlichen Kraftauswirkung begleitet ist, konnte ich in genügend zahlreichen Versuchen mit Hilfe eines kleinen Apparates messen, den ich hier demonstrieren kann. Es wird eine gestielte Prothese vor das Auge gesetzt und unter Vermeidung jedes Herauszerrens der Lider durch einen Faden mit Hilfe eines zarten Federchens die Kraft gemessen, mit welcher sowohl das Blinzeln wie der kräftige Lidschlag gegen den Augapfel wirken. Es hat sich gezeigt, dass der Ruck beim Blinzeln eine Stärke hat, die dem Zug eines Gewichts von 15 g gleichkommt, während beim kräftigen Lidschlag erst ein Gegengewicht von 35 g der Stärke des Stosses entspricht. Da der Augapfel nur 8 g wiegt, muss er durch den Ruck jedesmal bis an den Sehnerven hinan erschüttert werden. Man kann sich über diese Kraftauswirkung schon leicht orientieren, wenn man den Finger über das Unterlid an der Stelle der Portio Riolani auflegt und nun einige Blinzelbewegungen macht. Der kleine Stoss kann sich am hinteren Augenpol in zweierlei Weise auswirken: Erstens als Contrecoup; aber nur falls der hintere Pol nicht fest anliegt und an weiche, elastische Schichten grenzt. Zweitens als Erschütterung des Sehnerven und seiner Ansatzstelle am Augapfel. Letztere Wirkung wird allemal eintreten; besonders stark aber bei seitlicher Blickrichtung.

Man kann die tatsächliche Existenz der beiden letzgenannten Faktoren (3,4) sehr leicht in einem Experiment feststellen, das jeder hier auf seinem Platze sofort ausführen kann, der in entoptischen Beobachtungen nicht ganz unbewandert ist. Nach Brückner

beruht die Sichtbarkeit des blinden Flecks bei Augenbewegungen
auf einer Zerrung der an die Sehnerveneintrittsstelle angrenzenden
Gewebe. Am besten sieht man die hierher gehörigen Erscheinungen
bei geschlossenen Lidern und beim Blick gegen ein mäßig starkes
Licht. Man sieht dann jedesmal ähnliche Ringe aufleuchten,
wie ich sie an der Abbildung hier zeige. Besonders deutlich sieht
man sie bei der Adduktion, die bekanntlich bei der Konvergenz-
einstellung des lesenden Auges eine grosse Rolle spielt. Auch die
Wirkung des Lidschlages lässt sich im entoptischen Bilde sehr
leicht nachprüfen. Selbst bei noch so leichtem Blinzeln sehe ich
die Eintrittsstelle des Optikus, wenn die Augäpfel in eine seitliche Blickrichtung gebracht sind. Eine Einwirkung der Schwere
resp. ihres Einflusses in verschiedenen Kopf- und Körperhaltungen
konnte ich dagegen bei mir nicht feststellen. Die entoptischen
Bilder sind unverändert, ob man im Stehen, im Sitzen, in
Bauch- oder Rückenlage prüft. Hält man den Blick geradeaus
gerichtet und versucht, durch ruckweises Bewegen des Kopfes
nach unten oder durch Aufspringen auf die Füsse bei gebeugtem
Kopf dem Einfluss der Schwere in exzessiver Weise nachzuhelfen,
so sieht man trotzdem überhaupt keine Lichterscheinung.

Zusammenfassung:

1. Wegen der Existenz pathologischer myopischer Fundus-
veränderungen (einerlei ob sie als Dehnungsherde oder degenerative
Abnutzungsherde aufzufassen sind) bleibt es wahrscheinlich, dass
ausser den Erbanlagen andere, wahrscheinlich mechanische Faktoren bei der Myopiegenese eine Rolle spielen können.

2. Es lassen sich tatsächlich Faktoren nachweisen, die ausschliesslich am hinteren Pol einen Einfluss im Sinne der Dehnung
ausüben müssen: Erstens die Erschütterung des Optikus durch
Anstossen an das Fettpolster und die dahinterliegenden Recti
bei allen seitlichen Bewegungen; zweitens der Stoss des Lidschlages und des Blinzelns und der Ruck der gleichzeitig erfolgenden
physiologischen Bulbusverschiebung.

3. Ein Einfluss der Schwere kann im allgemeinen nicht angenommen werden, da das Vortreten des Augapfels bei der Kopfbeugung zu gering und der Längenüberschuss des Sehnerven viel
zu gross ist. Abweichende Resultate bei Affenexperimenten erklären sich wohl aus den gänzlich abweichenden, anatomischen
und experimentellen Verhältnissen.

4. Da die Variationsbreite bei eineiigen Zwillingen gering ist, kommen nur Faktoren in Betracht, die bei jedermann im täglichen Leben ungefähr gleich stark wirken; auch das spricht gegen die Einwirkung der Schwere, da diese gerade individuell sehr verschieden ist.

XIV.

Neue histologische Untersuchungen kurzsichtig gemachter Affenaugen und ihre Bedeutung für die Myopiegenese.

Von

G. Levinsohn (Berlin).

Die Präparate, die ich mir heute zu demonstrieren erlaube, stammen von den Augen der Affen, welche die Herren Essed und Soewarno auf Java nach dem von mir angegebenen Verfahren behandelt und im Verlaufe von mehr als einem Jahre kurzsichtig gemacht haben. Es handelte sich um sieben Affen, von denen fünf kurzsichtig geworden sind, zwei ihre ursprüngliche Refraktion erhalten haben. Drei Kontrollaffen haben während der gleichen Versuchszeit ihre Refraktion nicht verändert. Die Augen der Tiere wurden mir zur mikroskopischen Verarbeitung zugeschickt und zwar vier Paar Augen der Versuchstiere, zwei Paar Augen der Kontrollaffen. Von den letzteren war ein Paar Augen durch ein Versehen verloren gegangen, so dass ich jetzt über vier Versuchs- und ein Kontrolltier berichten kann. Die beiden Augen je eines Tieres zeigten fast das gleiche histologische Verhalten, so dass ich mich im grossen und ganzen nur auf die Schilderung je eines Auges beschränken kann. Auch soll nur die Partie des Sehnerveneintritts in das Auge beschrieben werden, da die übrigen Abschnitte ein normales Verhalten darboten.

Es werden 14 Diapositive und 11 Zeichnungen demonstriert, die an den kurzsichtigen Augen folgendes Resultat ergeben:

1. Abschleifen der temporalen Sklerakante mit Retraktion der Lamina elastica, des Pigmentepithels, sowie Atrophie resp. vollkommenes Schwinden der Aderhaut in diesem Abschnitte.

2. Ausgesprochene Schleifenbildung der Sehnervenfasern im Konusgebiete, deren Spitze hinter die retrahierte und etwas nach innen aufgebogene Lamina elastica hinzieht. Die Lamina elastica ist an dieser Stelle ebenso wie das Pigmentepithel durch die straff gespannten Nervenfasern teilweise spitzwinklig umgeknickt.

9*

3. Supertraktion der Lamina elastica und des Pigmentepithels, die an einigen Stellen winklig umgebogen sind, auf der Nasenseite.

4. Teilweises Höherstehen der temporalen Endigung der Lamina cribrosa und Hineinzerren der Endbalken und des Grenzgewebes über den vorderen abgeschliffenen Rand der Sklera.

5. Stark winklige Abknickung der Endglieder der Stäbchen und Zapfen am temporalen Sehnerveneintritt in dem Sinne, dass die äusseren Partien temporalwärts, die Innenteile axialwärts gerichtet sind.

6. Bei dem Affen, bei dem trotz Retraktion der Lamina elastica und des Pigmentepithels ein Konus nicht sichtbar war, konnte als Grund für das Fehlen der Sichel die noch vorhandene kolbig verdickte, stark pigmentierte Aderhaut im Retraktionsgebiete festgestellt werden.

7. Bei dem Affen, zu dessen Lebzeiten venöse Hyperämie beobachtet worden war, wurde leichte Stauungspapille festgestellt.

Das Resultat meiner Untersuchungen ist also folgendes:

Bei vier Affen, deren Refraktion im Verlaufe von 6 bis 16 Monaten durch vorübergehende Horizontalstellung des Gesichtes aus einer Hypermetropie von etwa 2 D in eine leichte Myopie von 1—2 D übergegangen ist, haben sich anatomische Veränderungen eingestellt, wie sie bei der menschlichen Kurzsichtigkeit des öfteren zur Beobachtung gekommen sind. Insbesondere waren diese Veränderungen an den beiden Affen ersichtlich, bei denen zu Lebzeiten das Auftreten einer Sichel beobachtet worden war. Aber auch die beiden anderen Affenaugen wiesen die gleichen myopischen Veränderungen geringeren Grades auf. Zu den myopischen Veränderungen müssen in erster Linie die Abschleifung der temporalen Kante, die Schleifenbildung der Sehnervenfasern an dieser Stelle, die Retraktion der Lamina elastica und des Pigmentepithels, das Schwinden der Aderhaut am temporalen Sehnerveneintritt, die Höherstellung der Lamina cribrosa und die Hineinzerrung dieser Membran über die temporale Sklerakante gerechnet werden. In zweiter Linie kommen hinzu die Supertraktion der Glashaut und des Pigmentepithels auf der Nasenseite, die winklige Umknickung dieser Membranen auf beiden, insbesondere der Nasenseite durch die straff gespannten Sehnervenfasern und das Hineinzerren der letzteren hinter die Glashaut, die winkelförmige Abknickung der Endglieder bei den Stäbchen und Zapfen temporalwärts vom Sehnerveneintritt. Alle diese Veränderungen sind mehr oder weniger aus den anatomischen Untersuchungen menschlicher kurzsichtiger Augen bekannt.

Das Material, über das ich berichtet habe, ist zwar klein, aber äusserst wertvoll. Was den demonstrierten Präparaten eine besondere Bedeutung zukommen lässt, das ist die Tatsache, dass wir die Entstehung der Veränderungen, die ersteren zugrunde liegen, innerhalb eines kurzen Zeitraums, gewissermaßen unter unseren Augen sich haben entwickeln sehen. Die Umänderung der hypermetropischen in eine myopische Refraktion hat nach den Mitteilungen der Herren Essed und Soewarno sich innerhalb von 6 bis 16 Monaten vollzogen, während die Entwicklung der Koni höchstens vier Monate gebraucht hat. Wenn man berücksichtigt, dass es mir gelungen ist, in zwei Fällen durch vorübergehende Horizontalstellung bei Affen hochgradige Myopie zu erzielen, während die Herren Essed und Soewarno in sieben Fällen fünfmal bei dieser Versuchsanordnung ausgesprochene Myopie in 6 bis 16 Monaten erzeugt haben, wenn man ferner erwägt, dass in meinen beiden Fällen, sowie bei den Herren Essed und Soewarno zweimal innerhalb von höchstens vier Monaten sich ein deutlicher Konus ausgebildet hat, so kann ein Zweifel nicht möglich sein, dass hier kein zufälliger Befund vorliegt, sondern, dass die bestimmte Versuchsanordnung die Ursache für die Entstehung der Refraktionserhöhung und die ophthalmoskopisch sichtbaren Veränderungen gebildet hat. Mit dieser Tatsache hat die Feststellung, dass auch sonst in einem bestimmten Prozentsatz (etwa 16%) Myopie bei Affen gefunden wird, nicht das Geringste zu tun. Noch überzeugender aber für die Abhängigkeit der Refraktionserhöhung und der ophthalmoskopischen Veränderungen von der Versuchsanordnung sprechen die demonstrierten Präparate. Es ist ganz undenkbar, sich vorzustellen, dass die Retraktion der Lamina elastica und des Pigmentepithels, sowie die Atrophie der Aderhaut, die wir als die anatomische Basis der ophthalmoskopisch sichtbaren Veränderungen in den beiden Affenaugen kennen gelernt haben, ebenso die Schleifenbildung der Sehnervenfasern sich innerhalb von vier Monaten spontan entwickelt haben. Die rapide Entwicklung dieser eigenartigen Veränderungen schliesst ein spontanes Entstehen vollkommen aus, sie zwingt förmlich dazu, für die Entstehung der Veränderungen ein mechanisches Moment in Rechnung zu stellen. Ganz besonders wird diese Annahme zutreffen für die Hochzerrung der Lamina cribrosa am temporalen Sehnerveneintritt und die spitzwinklige Umknickung der

Lamina elastica und des Pigmentepithels durch die gespannten Nervenfasern.

Welche spontane Kraft sollte denn überhaupt in Frage kommen, welche in so kurzer Zeit derartig merkwürdige anatomische Veränderungen hervorruft? Ich gehe über die bisherigen Anschauungen, welche eine Deutung dieser Veränderungen versucht haben, hinweg, denn es handelt sich durchweg um vage Hypothesen, die vollständig in der Luft schweben und jedes tatsächlichen Beweises entbehren. Wir dürfen uns bei der Erklärung der sehr merkwürdigen Veränderungen, die ich Ihnen demonstriert habe, nur an Tatsachen halten, und eine Tatsache ist es, dass die Myopie und die anatomischen Veränderungen in unseren Fällen durch eine vorübergehende Horizontalstellung des Gesichts hervorgerufen sind. Welche Kraft aber wirkt auf das Auge in der Horizontalstellung ein? Nun, ich kenne keine andere Kraft, welche bei der Rumpf- und Kopfbeugung auf das Auge, insbesondere in der Gegend des Sehnerveneintritts, zerrend einwirkt, als die Schwerkraft. Schon die einfache Betrachtung eines horizontal gestellten Auges lässt erkennen, dass die Schwerkraft bei der Horizontalstellung den Bulbus nach abwärts und nach der Nasenseite zu verschieben sucht. Das sind aber die Momente, welche die Verlängerung der sagittalen Achse und die Ihnen eben demonstrierten höchst merkwürdigen anatomischen Veränderungen am Sehnerveneintritt recht plausibel machen. Ich bin mir wohl bewusst, dass die physikalische und anatomische Klärung dieser Frage noch nicht als völlig gelungen angesehen werden kann. Bei den ungeheuer komplizierten Kräftemomenten, die hier in Frage kommen, wird dies vielleicht auch kaum möglich sein. Immerhin muss der Versuch der Herren Essed und Kraßmöller, die Kräfte, die bei der Rumpf- und Kopfbeugung auf das Auge wirken, physikalisch und mathematisch zu erfassen und in bestimmte Formen zu bringen, durchaus begrüsst werden. Aber selbst, wenn meine Deutung der Versuche und die Berechnung des Herrn Kraßmöller irrig wären, an der Tatsache, dass es durch Horizontalstellung des Gesichts gelingt, in kurzer Zeit Myopie mit ihren charakteristischen anatomischen Veränderungen zu erzeugen, kann nicht mehr gezweifelt werden.

Nun noch ein Wort zur Erbfrage. Dass bei der Myopie das Moment der Heredität eine Rolle spielt und spielen muss, ist von vornherein selbstverständlich. Gesetzt aber den Fall, dass die Myopie sich in 100%, also immer nur auf dem Boden der Vererbung entwickelte, was bestimmt nicht der Fall ist, würde dem

Momente der Vererbung gegenüber dem ektogenen Momente, das die Myopie auslöst, nur eine ganz untergeordnete Bedeutung zukommen. Ich erinnere an die Tuberkulose. Diese war eine reine Vererbungskrankheit bis zur Entdeckung des Tuberkelbazillus. Heute steht in der Tuberkulosefrage nicht die Erforschung der hereditären Verhältnisse, sondern die Bekämpfung des Tuberkelbazillus im Vordergrunde. Und genau so ist es mit der Myopie. Die heutigen Demonstrationen haben gezeigt, dass durch Horizontalstellung des Gesichts nicht nur das klinische Bild der Myopie erzeugt wird, sondern, dass es in relativ kurzer Zeit gelingt, anatomische Veränderungen hervorzurufen, die bei der menschlichen Myopie sehr häufig und sehr exakt beobachtet worden sind. Wir müssen daher bei der Bekämpfung der Kurzsichtigkeit mit dieser Tatsache rechnen und uns nicht auf den schwankenden Boden vager Hypothesen und haltloser Theorien stellen. Nur so wird es gelingen, die Myopie wirksam zu bekämpfen.

Aussprache zu den Vorträgen XII—XIV.

Herr Clausen:

Die Untersuchungsergebnisse des Kollegen Scheerer könnten vielleicht in gewisser Hinsicht die Asymmetrie der Refraktionskurve, d. h. des ungleichen myopischen Schenkels, erklären. Es könnte mancherlei für sich haben, die Konusfälle als besondere Gruppe herauszunehmen. Von einem angeborenen Konus zu sprechen, halte ich nicht für ganz richtig, da bei Neugeborenen ein Konus für gewöhnlich nicht vorgefunden wird. So z. B. haben wir in Halle bei etwa 600 Neugeborenen, die aus anderen Gründen eingehend untersucht wurden, nicht ein einziges Mal einen Konus angetroffen. Ich würde vorschlagen, von einem hereditären Konus zu sprechen.

Zu den Ausführungen des Herrn Kollegen Comberg möchte ich nur so viel bemerken, dass die Untersuchungen am Leichenpräparat nicht so ohne weiteres verwertet werden dürfen, da hier ja der physiologische Tonus der Augenmuskeln und der Orbitalfaszien wegfällt, am Lebenden jedenfalls die Verhältnisse durchaus anders liegen. Ich kann mir nicht recht vorstellen, dass an gesunden Augen die seitlichen Ruck- oder Schleuderbewegungen eine Myopie oder einen Konus verursachen können; anders steht es mit jenen Augen, die eine hereditäre myopische Anlage in sich bergen. Hier können Umwelteinflüsse durchaus den zur Myopie führenden Prozess während der Wachstumsperiode modifizieren.

Herr Best:

Zwischen der Kurve der Myopie und dem Längenwachstum des Körpers besteht eine bemerkenswerte Analogie. Auch dort finden wir die Asymmetrie, steiler Anstieg der Kurve bei den Kleinen, langsame

Abfall bei den Grossen. Auch dort ist in dem abfallenden Teil des Schenkels ein pathologischer Einfluss enthalten, z. B. für den degenerativen Hochwuchs.

Herr Thorner:
Die Ausführungen von Herrn Comberg haben mich ganz besonders interessiert, weil sie ein Moment für die Entstehung der Myopie annehmen, auf das ich auch schon vor etwa 20 Jahren in den klinischen Monatsblättern hingewiesen habe. Ich habe damals die verschiedenen Augenbewegungen auf ihre Schleuderwirkung untersucht und festgestellt, dass bei keiner Betätigung das Auge auch nur annähernd so stark beansprucht wird wie beim Lesen. Das Lesen geschieht bekanntlich nicht so, dass das Auge gleichmäßig über die Zeile gleitet, sondern es wird diskontinuierlich bewegt, und zwar in der Sekunde etwa 7mal in schnelle Bewegung versetzt und wieder plötzlich gebremst. Wenn also das Schleudermoment für die Entstehung der Myopie in Betracht kommt, so wäre auch damit die alte Annahme erklärt, dass das Lesen eine besonders schädliche Wirkung ausübt.

Herr Rönne:
Ich möchte darauf aufmerksam machen, dass alle biologischen Verteilungskurven asymmetrisch zu sein scheinen und besser der Pearsonschen Formel als der Binomialformel entsprechen.

Herr Scheerer (Schlusswort):
Dass durch Zerrung am Sehnerven Veränderungen zustande kommen sollen, wie sie das kurzsichtige Menschenauge zeigt, erscheint mir vorerst noch ausserordentlich unwahrscheinlich. Ich vermag z. B. nicht einzusehen, wie es das eine Mal zu temporaler, ein anderes Mal zu nasaler Dehnung kommen soll (denn auch solche Fälle sind nicht ganz selten) und wie in letzteren Fällen immer das Bild der inversen Einpflanzung des Sehnerven entsteht, die man als angeborene Papillenform immer wieder beobachten kann. Der Dehnungsmechanismus müsste doch auch auf diese Fälle in derselben Weise einwirken, wie in den anderen, nämlich temporal.

Gegen eine Dehnung unter dem Einfluss des intraokularen Druckes sprechen die Befunde beim angeborenen Hydrophthalmus, beim sekundären Hydrophthalmus von Kindern und jungen Leuten und beim juvenilen Glaukom. Ich behalte mir vor, auf diese Dinge bald im einzelnen zurückzukommen und möchte hier nur kurz folgendes anführen: beim kindlichen Glaukom und sekundären Hydrophthalmus pflegt die Netzhaut beiderseits in normaler Weise am Papillenrand aufzuhören und nur die Papille exkaviert zu sein. Auch die Sklera bleibt meist etwa normal dick. In den wenigen Fällen, wo es anders ist, dürfte es sich um von Haus aus kurzsichtige Augen handeln. Auch beim angeborenen Hydrophthalmus sehen wir meist ein vollkommen normales Verhalten des Netzhautrandes. In anderen, nicht ganz seltenen Fällen aber finden wir Inversionen von Netzhautbestandteilen in Form von Kissenbildungen unter dem Pigmentepithel, die keinesfalls durch Dehnung entstanden sein können, sondern ebenso zu beurteilen sind, wie bei vielen Fällen von hoher Myopie und gewissen Kolobomformen; d. h. es handelt sich um angeborene Fehlbildungen der Papillenanlage, und wenn wir berücksichtigen, wie häufig das Glaukom bei exzessiver Myopie ist, so werden wir vielleicht dahin gelangen, diese Form des Hydrophthalmus als angeborene exzessive Myopie mit schon intrauterin einsetzendem Glaukom aufzufassen. Ich habe Präparate dieser verschiedenen Formen mitgebracht und werde sie Interessenten gerne zeigen. Die Tatsache, dass Säuglinge keine Koni haben, spricht nicht gegen dessen spätere Entstehung auf Grund entwicklungsgeschichtlicher Momente. Die Symmetrie biologischer Kurven wird desto grösser sein, je mehr es sich um einfach bedingte Merkmale im Sinne von Valentin Häcker handelt, und die verhältnismäßig einfache Bedingtheit trifft offenbar für Hornhautkrümmung und Achsenlänge des normalen Auges zu. Die Beweiskraft der von Herrn Levinsohn gezeigten Bilder bedaure ich anzweifeln zu müssen. Sowie es sich nicht um ganz zentrale Einpflanzung des Sehnerven handelt, findet man die sog. temporale Verquickung bei allen Refraktionsgraden und man kann aus dieser „Zwickelbildung" geradezu die temporale Seite erkennen, ohne die Netzhaut (Ganglienzellenschicht) gesehen zu haben. Ist es einmal nicht so, so handelt es sich sicher um eine inverse Papille.

Herr Comberg (Schlusswort)
betont zunächst zu den Bemerkungen des Herrn Clausen, dass er die Fälle von Myopie ohne pathologische Veränderungen ebenfalls ausschliesslich oder grösstenteils durch erbliche Refraktionseinstellung erklären möchte und nur für die übrigen Fälle die sichere Mitwirkung mechanischer Faktoren annimmt. Es handelt sich aber um Faktoren, die nicht etwa nur beim Lesen einwirken, sondern um mechanische Einflüsse, die an jedem Auge täglich wirksam sind; vielleicht sind sie bei der Naharbeit unter bestimmten Bedingungen gesteigert, jedoch kann nur das erblich disponierte Auge durch sie verändert werden.

Denkt man an die Wirkung der vielen Augenbewegungen, so könnte unter Umständen auch der Unterschied zwischen der Schädlichkeit verschiedener Berufe (z. B. Schriftsetzer und Uhrmacher) in anderer Weise erklärt werden, als das bis jetzt geschehen ist. Nicht das Fehlen der Kopfsenkung, sondern das Fehlen von starken Blickbewegungen würde dann z. B. bei den Uhrmachern die Seltenheit der Myopie bringen. C. erklärt sich bereit, bei den im Anschluss an den Vortrag im Vorzimmer erfolgenden Demonstrationen auch Messungen mit seinem Untersuchungsgerät vorzuführen. Die Affenorbita mit dem relativ sehr grossen Bulbus und kurzen Opticus wird in natura demonstriert.

Herr Levinsohn (Schlusswort):
Die Asymmetrie der Bionominalkurve ist ja ein sicherer Beweis dafür, dass bei der Entstehung der Myopie nicht nur Momente der Vererbung, sondern solche der Mitwelt eine wesentliche Rolle spielen müssen, und ich freue mich, dass Herr Comberg unter diesen mit Energie die Ausschaltung des muskulären Drucks betont hat. Wenn er aber zum Beweise

für die Unrichtigkeit meiner Auffassung sich auf den Überschuss des Sehnerven über die lineare Distanz vom hinteren Pol des Auges zum Foramen opticum bezieht, so möchte ich nur an die Untersuchungen von Leopold Weiss erinnern, welcher diese Tatsache sehr eingehend studiert und zugleich den Nachweis geführt hat, dass in der Konvergenzstellung der Überschuss in der Mehrzahl der Fälle ausgeglichen ist, so dass nunmehr die Schwerkraft voll und ganz auf das Auge einwirken kann. Dass in der Rückenlage das Auge stark nach vorne getrieben wird, habe ich bei meinen ersten Untersuchungen vor 20 Jahren schon festgestellt. Es handelt sich hier vorzugsweise um die stärkere Blutfülle der Orbita. Ich habe aber gleichfalls nachgewiesen, dass in der Bauchlage das Auge noch weiter durch die Schwerkraft nach abwärts getrieben wird. Wenn Herr Clausen bei 600 Säuglingen keinen Konus gefunden hat, und Herr Scheerer annimmt, dass durch das Wachstum der Konus noch immer sich entwickeln könnte, so beziehe ich mich auf meine Untersuchungen an Kindern von 4—6 Jahren, bei denen das Verhalten des Konus sich fast mit demjenigen bei Säuglingen deckt. Da das Auge im Alter von 4 Jahren fast ausgewachsen ist, so kann das Wachstum für die Entstehung des Konus nicht herangezogen werden. Wenn Herr Scheerer meine demonstrierten Präparate mit der Bemerkung zurückweist, dass Schleifenbildung der Sehnervenfasern am temporalen Sehnerveneintritt auch normalerweise vorkommt, so unterschätzt er die Bedeutung der demonstrierten Präparate. Derartige Veränderungen, wie ich sie hier demonstriert habe, werden in der Ausdehnung am normalen Auge niemals gefunden, und auch der Hinweis auf die Arbeit von Herrn Elschnig trifft m. E. nicht zu. Trotz der äusserst schätzenswerten objektiven Feststellungen des Herrn Elschnig glaube ich, dass die von ihm beschriebenen Sehnerveneintritte zum grossen Teil nicht als normale, sondern als solche bei gedehnten Augen angesehen werden müssen. Da die Augen nach der Geburt fast durchweg mehr oder weniger hypermetropisch sind, so kann es sehr gut vorkommen, dass trotz stärkerer Myopisierung das Auge zwar eine emmetropische oder hypermetropische Refraktion aufweist und trotzdem einen Konus besitzt. Die Tatsache, dass Uhrmacher weniger, Setzer häufiger eine Myopie acquirieren, habe ich schon früher dadurch geklärt, dass die Uhrmacher bei ihrer Tätigkeit eine geringe, die Setzer eine stärkere Rumpf- und Kopfbeugung bei ihrer Tätigkeit einnehmen. Die Wichtigkeit meiner Untersuchungen besteht darin, dass ich zum ersten Male mich auf Tatsachen stützen kann, während die Behauptungen aller bisherigen Theorien über das bei der Myopie wirksam werdende mechanische Moment vollständig in der Luft schweben und jedes exakten Beweises entbehren.

XV.

Versuche über den Einfluss psychologischer Momente auf die farbigen Schwellen der anomalen Trichromaten.

Von

Ernst Engelking (Freiburg i. Br.).

Die Farbenuntüchtigkeit der anomalen Trichromaten beruht, wie bekannt, auf sehr verschiedenartigen Eigenschaften der betr. Sehorgane: Herabgesetzte Unterschiedsempfindlichkeit für Farbentöne, hohe spezifische Schwelle, besonders für Grün und Rot, erhöhte Zeit — und Raumschwellen für Farben, gesteigerter Simultankontrast, Ermüdbarkeit des Farbensinnes, Abhängigkeit der Beurteilung der Farben von den Helligkeitsverhältnissen usw. Mannigfaltige verschiedene Kombinationen einzelner oder mehrerer dieser Erscheinungen bewirken den Reichtum der individuellen Bilder.

Das Interessante bei dieser Gruppe von Farbensinnstörungen liegt aber nicht nur darin, dass sie sich etwa dem Normalen gegenüber als unterwertig erweisen, wie sich das z. B. in einer Erhöhung der spezifischen Schwellen bekunden kann, sondern in der auffälligen Art ihres Verhaltens unter Bedingungen, die das Erkennen von Farben überhaupt erschweren. So steigen z. B. beim Normalen mit der Verkleinerung der Objektgrösse die spezifischen Schwellen, beim Anomalen aber unter gleichen Bedingungen unverhältnismäßig viel stärker. Die gleichen Verhältnisse zeigen sich bei der Verkürzung der Darbietungszeit eines farbigen Reizlichtes usw. Immer leidet unter solchen Erschwerungen die Erkennbarkeit der Farbe beim Anomalen in ungleich höherem Maße als beim Normalen.

Dies legt die Frage nahe, ob nicht auch psychologische Momente, die störend einwirken, den Farbensinn der Anomalen in besonderer Weise beeinträchtigen.

Man wird hier vielleicht in erster Linie an Schwankungen der Aufmerksamkeit und ähnliche Faktoren, die für die praktische Betätigung des Farbensinnes unter allen Umständen von hoher Bedeutung sind, zu denken geneigt sein. Aber es würde schwer sein, darüber Versuche anzustellen, die ohne all zu grosse Fehlerquellen eine quantitativ formulierbare Beurteilung derartiger Einflüsse auf die farbigen Schwellen einerseits der Normalen,

andererseits der Anomalen erlauben. Schon bei möglichster Ausschaltung aller solcher Momente leidet die Verwertbarkeit der
Angaben von Farbenblinden und Anomalen, ja selbst von Normalen
nur zu leicht durch in der „Stimmung" usw. gelegene, subjektive
Fehlerquellen, die wir nicht genügend kontrollieren können.
Andererseits haftet den Aussagen bei farbenpsychologischen Versuchen vielfach eine so grosse Unsicherheit oder gar scheinbare
Willkür an, dass sie für das Interesse des Physiologen und Klinikers
nur wenig ertragreich erscheinen.

Das gilt aber keineswegs für alle psychologischen Versuche.
Ein grosser Teil der Experimente, die von gestalttheoretischen
Gedanken ausgehen oder sich auf solche beziehen, stehen vielmehr
an Exaktheit physiologischen Versuchsanordnungen keineswegs
nach. Von gewissen farbenpsychologischen Arbeiten darf sogar
gesagt werden, dass sie fruchtbare Unterlagen auch für physiologische
Überlegungen bieten. So haben z. B. die Untersuchungen von
Gelb und Granit über die Bedeutung von „Figur" und „Grund"
für die Farbenschwelle gelehrt, dass wir bei Ermittelung farbiger
Schwellen den gestalttheoretischen Erwägungen nicht aus dem
Wege gehen können, ohne in bedenkliche Fehler zu verfallen.
Gelb und Granit konnten zeigen, dass unter sonst gleichen
Bedingungen eine Farbe schwerer erkannt wird, wenn sie innerhalb
einer zum Voraus bestehenden „Figur" zur Erscheinung gebracht
wird statt auf einem figürlich nicht differenzierten „Grunde",
z. B. in der Nachbarschaft einer Figur auf dem Grunde, auf dem
diese gesehen wird.

Der wesentliche Unterschied der beiden Versuche, von denen
hier die Rede ist, liegt in einem psychologischen Moment;
die „Figurfeldschwelle" steht unter dem Einfluss der Gestalt-
produktion eben der zum Voraus dargebotenen „Figur". Soll
die Farbe erkannt werden — was ja allemal nur in einer bestimmten
Form möglich ist — so muss das Erlebnis der ursprünglichen „Figur"
umgestossen oder doch durch das der neuen von der Farbe aus
bestimmten Figur verändert oder ersetzt werden.

Bei Bestimmung der „Grundfeldschwelle" dagegen
kommt es mit der Empfindung der Farbe zur freien Produktion
der farbig wahrgenommenen „Gestalt". Diese einfache Gestalt-
produktion setzt sich nach den Erfahrungen von Gelb, Granit
und vielen anderen Forschern leichter durch, als der bei der Figurfeldschwelle erforderliche Umbau der Gestaltwahrnehmung. Deshalb liegt, wie Gelb und Granit nachgewiesen haben, unter

sonst gleichen Bedingungen die Figurfeldschwelle stets höher als die Grundfeldschwelle.

Wir haben hier einen Versuch vor uns, der unter entsprechender Anpassung der Anordnung an die Bedürfnisse der pathologischen Farbensysteme durchaus einen Vergleich zwischen dem Verhalten normaler Trichromaten und Anomaler zulässt.

Für solche Untersuchungen eignen sich in erster Linie die Deuteranomalen, da nur sie eine mindestens annähernd gleiche Helligkeitsverteilung aufweisen wie die Normalen, so dass sie unter gleichen Bedingungen geprüft werden können.

Ausgehend von den soeben erwähnten Gedankengängen habe ich bei einer Reihe von normalen Trichromaten und Anomalen, vor allem Deuteranomalen, vergleichende Bestimmungen der Grundfeldschwelle und Figurfeldschwelle für Rot und Grün vorgenommen.

Die Versuchsanordnung war dabei folgende[1]):

Auf grauem Grunde war ein in feinen Tuschelinien gezeichnetes grosses B sichtbar, das als „Figur" zu wirken hatte. Für die Ermittelung der Grundfeldschwelle war in bestimmtem Abstande links vom Abstrich des Buchstabens ein Loch im Graukarton angebracht, durch das hindurch ein entsprechender Teil eines dahinter laufenden Kreisels sichtbar wurde, der ein Gemisch aus Rot und Grün lieferte.

Als Kreiselscheiben wurden invariable rote und grüne Scheiben benutzt, die für Normale und Deuteranomale untereinander und mit dem Grau des Kartons genau peripheriegleich waren. Das Sektorenverhältnis konnte bei laufendem Kreisel[2]) beliebig verändert werden, so dass während der Versuche nach Wunsch ein dem Umfelde genau gleiches Grau, oder auch Rot oder Grün in den verschiedensten Sättigungsgraden dargeboten werden konnte.

Das Loch im Karton war zu Beginn der Versuche bei entsprechender Mischung von Rot und Grün des Kreisels zu Grau meist ganz oder fast ganz unsichtbar. Im Verlaufe der Schwellenbestimmung, bei der die Versuchsperson eine vorbestimmte Blick-

---

[1]) Einzelheiten hinsichtlich der Anordnung der Felder, der dabei möglichen Fehlerquellen, der Feldgrössen, der Höhe der spezifischen Schwellen, der Fehlerbreite usw., sowie überhaupt hinsichtlich der Ergebnisse müssen in der in v. Graefe's Archiv erscheinenden grösseren Abhandlung nachgelesen werden.

[2]) Demonstration dieses auch für andere Schwellenbestimmungen sehr zweckmäßigen und empfehlenswerten Instrumentes.

richtung auf einen im Buchstaben gelegenen Fixierpunkt einzuhalten hatte, wurde je nachdem der Rot- oder Grünsektor allmählich vermehrt, bis die Farbe erkannt wurde. Der hierfür erforderliche Sektor bezeichnete die Höhe der „Grundfeldschwelle", z. B. für Rot oder Grün.

Zur Ermittelung der „Figurfeldschwelle" wurde auf einem genau gleichen Graukarton ein genau gleichgestaltetes B dargeboten. Jetzt aber befand sich das Loch des Kartons innerhalb des Abstriches des B. Selbstverständlich war es von genau der gleichen Grösse und Form wie bei der ersten Versuchsanordnung, und der Fixierpunkt wurde entsprechend nach rechts verlagert. Aber auch der Fixierpunkt lag noch innerhalb der Figur!

Die Bestimmung der spezifischen Schwelle geschah nun wiederum in der gleichen Weise wie im ersten Versuch, sie stellte jetzt die „Figurfeldschwelle" dar.

Es bedarf kaum der Erwähnung, dass in beiden Fällen Beleuchtung, Adaptationszustand, physiologische Stimmung des Sehorgans usw. für alle Versuchsgruppen tunlichst gleich gehalten wurden.

Grundfeldschwelle und Figurfeldschwelle konnten also unmittelbar miteinander verglichen werden.

Ohne hier auf die absoluten Zahlen und einige dabei beobachteten Besonderheiten einzugehen, seien hier nur die wichtigsten Ergebnisse unserer Untersuchungen mitgeteilt.

Ich habe zunächst drei normale Trichromaten untersucht und festgestellt, dass bei ihnen in Übereinstimmung mit den Angaben besonders von Gelb und Granit die Figurfeldschwelle ausnahmslos höher liegt als die Grundfeldschwelle.

Von besonderem Interesse waren aber dann für mich die Ermitelungen an 13 Deuteranomalen. Extremanomale wurden wegen der bekannten Unsicherheit ihrer Angaben und der Höhe ihrer spezifischen Schwellen von vornherein ausgeschlossen.

Auch bei den Deuteranomalen lag die Figurfeldschwelle stets höher als die Grundfeldschwelle.

Dennoch aber war das Verhalten der Deuteranomalen nicht das gleiche wie das der Normalen! Es zeigte sich nämlich bei allen von uns untersuchten Anomalen, dass der Einfluss einer eindringlichen Figur wie unseres B auf die Lage der spezifischen Schwelle unverhältnismäßig grösser ist als beim normalen Trichromaten.

Man kann dieses Ergebnis bei den verschiedenen Gruppen am besten vergleichen, wenn man den Quotienten aus den beiden bei jeder Versuchsperson ermittelten Schwellen, der Figurfeldschwelle und Grundfeldschwelle, bildet. Bei den normalen wie anomalen Trichromaten ist der Quotient F/Gr (Figurfeldschwelle durch Grundfeldschwelle) grösser als 1. Er ist aber für die beiden Gruppen wiederum sehr verschieden. Ich stelle hier in einer kurzen Tabelle die Mittelwerte aller Quotienten jeder Gruppe für die Rot- und Grünschwelle zusammen.

Mittelwerte der Quotienten F/Gr.

1. Normale Trichromaten	Grün	1,43
(3 Personen)	Rot	1,41
2. Deuteranomale	Grün	2,37
(13 Personen)	Rot	2,45
3. Protanomale	Grün	2,43
(2 Personen)	Rot	1,88

Diese Zahlen sind in folgender Weise gewonnen: Bei jeder Versuchsperson wurden in willkürlicher Reihenfolge etwa je zehn Ermittelungen der Grundfeldschwelle fur Rot und Grün vorgenommen und anschliessend daran etwa je zehn Ermittelungen der Figurfeldschwelle für Rot und Grün. Dann noch einmal zur Kontrolle einige Ermittelungen der Grundfeldschwellen.

Aus den zusammengehörigen Werten wurde das Mittel errechnet. Diese für jede Einzelperson gültigen Mittelwerte lassen bereits den grossen Unterschied in dem Verhalten der Normalen und Anomalen deutlich erkennen, denn der Quotient F/Gr ist bei allen Anomalen grösser als bei den Normalen. Es bedarf besonderer Erwähnung, dass auch innerhalb der Gruppe der Anomalen die Quotienten sehr ungleich gross waren. Das entspricht unseren sonstigen Erfahrungen an den Anomalen. In keinem Falle aber war der Quotient so gering wie bei den normalen Fällen. Gleichwohl halte ich es für möglich, dass sich auch mancher Anomale finden liesse, der einen den Normalen entsprechenden Quotienten zeigen würde. Bei meinem Material war aber zufällig kein solcher Fall.

Der Übersichtlichkeit wegen habe ich nun aus den Quotienten der Einzelpersonen jeder Gruppe noch einmal die Gesamtmittelwerte errechnet und in der Tabelle zusammengestellt.

Sowohl für Rot als auch für Grün sind danach die Quotienten der Deuteranomalen erheblich grösser als die der Normalen.

Der Vollständigkeit halber habe ich analoge Versuche auch bei zwei Protanomalen vorgenommen. Die Ergebnisse sind grundsätzlich die gleichen; aber sie sind nicht so einfach zu deuten, weil für den Protanomalen mit Änderung des Mischungsverhältnisses der Kreiselsektoren zugleich die Helligkeit sich ändert, so dass stets auch eine Helligkeitsdifferenz gegenüber dem Grau des Umfeldes entsteht, die natürlich bedingt, dass in die gefundenen Schwellenwerte unter Umständen auch Beurteilungen der Helligkeitsunterschiede eingehen, ohne dass dieses Moment im einzelnen abgeschätzt werden könnte. Wesentlich bleiben deshalb die Befunde an Deuteranomalen, bei denen dieser Einwand fortfällt.

Wir können die mitgeteilten Ergebnisse unserer Versuche zunächst in allgemeinster Form so ausdrücken, dass wir sagen: die Produktion einer eindringlichen Gestalt bewirkt eine Erhöhung der spezifischen Schwellen, wenn die Erkennung der Farbe einen Umbau derselben voraussetzt.

Eine derartige Schwellenerhöhung tritt zwar bei allen Versuchspersonen auf, Normalen wie Anomalen, sie ist aber bei den Letzteren unvergleichlich viel stärker als beim Normalen. Auch beim Normalen wird die Empfindung der Farbe, wo sie sich in Kollision mit einer zuvor bestehenden „Figur" durchzusetzen hat, in gewissem Umfange erschwert (F/Gr = 1,4). Die viel stärkere Erhöhung der spezifischen Schwellen unter den gleichen Bedingungen beim Anomalen (F/Gr = 2,4) besagt, dass für diese das vorliegende Gestalterlebnis gegenüber demjenigen der Farbe relativ prävaliert.

Wenn wir bedenken, dass sich unter den Bedingungen der Praxis das Erkennen der Farben vielfach, wenn nicht immer, gegenüber bereits vorliegenden Gestaltproduktionen der mannigfaltigsten Art — keineswegs etwa nur linearer Figuren! — zu vollziehen hat, so verstehen wir nach den mitgeteilten Versuchen, warum so viele Anomale sich trotz relativ hoher Unterschiedsempfindlichkeit für Farbentöne am Anomaloskop oder niedriger spezifischer Schwellen im täglichen Leben so unsicher bei der Erkennung der Farben zeigen. Wir sehen auch die Gründe ein, warum vielfach pseudoisochromatische Tafeln vom Typus der Ishiharaschen mit grösserer Leichtigkeit und Präzision die Anomalen herausfinden lassen als andere Proben: Bei den Ishiharaschen Tafeln entsteht für den Anomalen eine durch

Helligkeitsunterschiede hervorgehobene prägnante Figur, deren Gestalterlebnis, wie oben dargetan, ein starkes Hindernis für die nur durch ihre Farbigkeit zu gewinnende neue bedeutet, obwohl die pseudoisochromatische Zahl für uns auf diesen Tafeln leichter lesbar ist als manche Stillingschen Zahlen, die vom Anomalen schliesslich noch entziffert werden.

Wenn hier behauptet wird, dass für den Anomalen das Gestalterlebnis unter entsprechenden Bedingungen ein unverhältnismäßig grösseres Hindernis für die Erkennung der Farben darstellt als für Normale, so bezieht sich das freilich zunächst auf das Erlebnis einer prägnanten Flächenfigur des Sehfeldes. Der Begriff der Gestalt hat aber in psychologischer Hinsicht, wie bekannt, einen viel grösseren Umfang, denn er beschränkt sich keineswegs nur auf Erlebnisse, die durch das Sehorgan vermittelt werden. Unsere Versuche beweisen für den Einfluss derartiger Gestalten im weiteren Sinne auf die Erkennung der Farben nichts. Wenn wir aber nun erkennen, dass die hier zur Untersuchung herangezogenen psychologischen Momente für die Betätigung des Farbensinnes der Anomalen so bedeutungsvoll sind, so muss wenigstens mit der Möglichkeit gerechnet werden, dass auch andere psychologische Prozesse stärker den Farbensinn der Anomalen zu beeinträchtigen imstande sein werden, als den der normalen Trichromaten. Dieser Gedanke liegt um so näher, als wir, wie einleitend erwähnt, wissen, dass auch sonst Bedingungen, die allgemein das Farbensehen zu erschweren geeignet sind, den Farbensinn der Anomalen in erhöhtem Maße stören.

XVI.

Die Tonusvalenz der chromatischen Erregung bei der optomotorischen Reaktion.

(Mit Demonstrationen.)

Von

Ernst Metzger (Frankfurt a. M.).

Die optomotorische Reaktion prüfen wir heute zu diagnostischen Zwecken mit der Streifentrommel oder einer Streifen-
figur auf der Schleife. Bewegt sich diese einfache Figur mit einer
gewissen Geschwindigkeit gleichförmig nach einer Richtung im
Gesichtsfeld, so entsteht beim Normalen der optomotorische
Nystagmus. Der Drehrichtung des Objektes im Gesichtsfeld
entspricht die langsame Komponente dieses Rucknystagmus; als
Folgebewegung hat sie die Tendenz, das Netzhautbild bis zur
Grenze des Blickfeldes konstant zu erhalten. Ist diese Stellung
erreicht, so tritt eine kurze Zuckung entgegengesetzt der Drehrichtung auf, die als sogenannte Rückführungsbewegung oder
Spähreaktion dem neu auftauchenden Reiz noch über die ursprüngliche Ruhelage hinaus entgegen zu eilen scheint. Diese Verhältnisse
gelten für die Prüfung bei weissem Mischlicht. Es zeigt sich in der
Amplitude und Frequenz der rhythmisch wechselnden Phasen eine
gewisse Abhängigkeit von der Winkelgeschwindigkeit der Bewegung, bzw. von der Streifenbreite. Die untere und obere Schwelle,
innerhalb deren die Reaktion zustandekommt, entspricht bezüglich
der Geschwindigkeit, wie auch der Beleuchtungsintensität der
subjektiven Wahrnehmung der Figur und der an ihr sich voll-
ziehenden Änderungen.

Meine Untersuchungen über den Lichttonus im weiteren
Sinne haben mir Veranlassung gegeben, die Wirkung von Lichtern
verschiedener Wellenlänge auf allgemeinere Tonusvorgänge mit
einander zu vergleichen. Schon vor drei Jahren konnte ich an dieser
Stelle berichten, dass der Wechsel der chromatischen Komponente
für die Verschiebung des sensomotorischen Gleichgewichtes fast
von höherer Bedeutung ist als die einfache Variation der Intensität.
Als chromatische Valenz finden wir bei den Tonusvorgängen
ein paralleles Verhalten spektraler Lichter zu den schon bekannten
abgestuften Wirkungen innerhalb des Spektrums, die als elektromotorische Valenz (Fröhlich) oder pupillomotorische Valenz
(Hess) bezeichnet werden. Gegenüber einem Licht mittlerer

Wellenlänge oder einem entsprechenden Mischlicht wirken langwellige Strahlen bei gleicher Helligkeit lockernd, kurzwellige
dagegen tonusanspannend auf die gerade betroffene antagonistische
Funktion. Der Zuckungscharakter beim optomotorischen Nystagmus
lässt sehr deutlich bei rotem Licht sich mit einer tonisch-gleitenden
Bewegung, bei blauem Licht dagegen als klonisch-ruckende Aktion
voneinander trennen. Im Rhythmus tritt bei ausschliesslicher
Verwendung eines lang- oder kurzwelligen Lichtes gegenüber dem
Mischlicht insofern eine Änderung ein, als der Wechsel zwischen
langsamer und kurzer Komponente zurücktritt und ein entweder
gleitender (rot) oder ruckender (blau) Pendelnystagmus an seine
Stelle tritt.

Schon im subjektiven Bewegungseindruck treten diese
Valenzunterschiede klar zutage. Am auffälligsten erscheint die
Differenz, wenn man abwechselnd komplementäre Farben gleicher
Helligkeit zur Beleuchtung verwendet.

Die wichtigste von den physiologischen Reaktionen, die wir
zur Erklärung der Tonusvalenz heranziehen können, ist die Latenz-
zeitdifferenz, wie sie als subjektives Phänomen bereits aus den
Untersuchungen über das Stereozeitphänomen (Pulfrich) bekannt,
auch von ophthalmologischer Seite her (Engelking) eingehend
untersucht worden ist. Die Demonstration dieser chromatischen
Verschiebung innerhalb eines bewegten Feldes gelingt am besten
bei Verwendung einer zwischen rot und grün intermittierenden
Beleuchtung. Am stillstehenden Objekt tritt lediglich ein Flimmern
zutage; sobald die Streifentrommel sich bewegt, treten am voraus-
schreitenden Ende Farbsäume auf, die den kurzwelligen Komponenten entsprechen, während die langsamer anklingenden langwelligen Erregungen den nachrückenden Rand der bewegten Felder
umsäumen. So entsteht für die Dauer der Verschiebung innerhalb
des erregten Feldes ein chromatisches Gefälle, das durch Nach-
führung des Auges bis zur Objektgeschwindigkeit wieder paralysiert
wird. Zu diesen zeitlichen Wirkungsdifferenzen treten nun noch
weitere in der optischen Abbildung bedingten chromatischen
Abweichungen:

Je nachdem die Differenzen der physikalisch-chromatischen
Aberration mit der durch die Bewegung und Zeitdifferenz zu-
standegekommenen Sonderung der chromatischen Komponenten
gleichsinnig oder gegensinnig zusammentreffen, entsteht ein erhöhter oder durch Subtraktion herabgesetzter Tonuseffekt. So
lassen sich die Differenzen, wie sie bei Astigmatismus in der

Frequenz und Amplitude des optomotorischen Nystagmus bei Drehung in den verschiedenen Achsen sich herausstellen, bei isolierter monochromatischer Reizung weitgehend analysieren.

Die exzentrische Abbildung eines parafovealen Reizobjektes ist bei Rot stärker als z. B. für Blau. Wandert nun eine Blauerregung voraus, so sehen wir in der Richtung Peripherie-Macula gleichsinnige Dissoziation der Farbkomponente, in der Richtung Fovea-Peripherie dagegen Aufhebung der zeitlichen und örtlichen Differenz. Die Veränderung der Pupillenweite bei Anwendung verschiedenfarbiger Lichte mag auch durch ihre verschiedene Wirkung auf die Randschärfe der Abbildung an dem resultierenden Tonuseffekt ihren Anteil haben. Es würde zu weit führen, die nähere Analyse theoretischer Art, die sich aus den speziellen Versuchsanordnungen gewinnen lässt, über diese Angaben hinaus noch weiter anzuschneiden. Praktisch wird es wertvoll sein, die Tatsache der chromatischen Tonusvalenz wenigstens soweit in ihren verschiedenen Beziehungen zur Physiologie der sensorischen-chromatischen Erregungen und zu den bisher nur als optische Fehler geltenden chromatischen Abweichungen physikalischer Natur zu kennen, um für die Untersuchung pathologischer Augenzitterformen wirklich gleichbleibende Bedingungen zu erhalten. Es wird möglich sein, kompliziertere Vorgänge auf einfachere, schon physiologisch bekannte Tatsachen damit einheitlich zurückzuführen.

Zum Schluss möchte ich noch darauf hinweisen, dass die Erkenntnis der chromatischen Tonusvalenz vielleicht geeignet ist, die Vorstellungen Ohms über die harmonische Analyse der Nystagmuskurve von einem neuen Gesichtspunkt aus zu überprüfen. Hatte Ohm die rhythmische Augenmuskelaktion aus dem Phasenwechsel von zwei Pendelschwingungen zu erklären versucht, so liegt der Gedanke nahe, diese im Wechsel der lang- und kurzwelligen Erregung zu erblicken.

Aussprache zu den Vorträgen XV und XVI.

Herr Tschermak

weist darauf hin, dass bei Prüfung von Grundschwelle und Figurschwelle die physiologischen Verhältnisse im Prüffelde nicht identisch sind. Vielmehr besteht sowohl in dioptrischer Beziehung (Lichtaberration bei nichtstigmatischer Abbildung) als bezüglich der Kontraktwirkung ein erheblicher Unterschied, je nachdem das Prüffeld konturiert oder nichtkonturiert ist, ja auch nur zu gegebenen Konturen im Sehfelde verschieden gelegen ist. Diese Komplikation lässt sich überhaupt nicht ausschalten und sollte bei Versuchen über den Einfluss der Gestaltauffassung ständig berücksichtigt werden. Eine ähnliche Komplikation (teilweises Übereinanderfallen der Aberrationsflächen bei Darbietung einer Mehrzahl benachbarter Felder) hat schon bei älteren Versuchen zu der unhaltbaren These geführt, dass die einzelnen Sehfeldstellen einander in gleichsinnige Miterregung versetzen, einander unterstützen können.

Herr Engelking (Schlusswort):

Ich stimme mit Herrn Tschermak durchaus darin überein, dass man, wie bei farbenphysiologischen Versuchen die psychologischen Verhältnisse, so andererseits bei farbenpsychologischen die physiologischen Überlegungen nicht ausser acht lassen dürfe.

Selbstverständlich habe ich bei meinen Versuchen die von Herrn Tschermak berührten Fehlerquellen berücksichtigt.

Ich bin bei meinem Vortrage wegen der Kürze der zur Verfügung stehenden Zeit auf Einzelheiten der Methodik meiner Versuche nicht eingegangen.

Zunächst habe ich im Anschluss an die Versuchsanordnung von Gelb und Granit (Z. f. Ps., Bd. 93) wie diese völlig unkonturierte Felder benutzt.

Die Anstellung derartiger Experimente bei anomalen Trichromaten mit schwächerem Farbensinn erfordert aber wegen der eigentümlichen Sehweise solcher Organe in der Regel, und so auch hier, besondere Anordnungen, z. B. hinsichtlich der Grösse der Felder, die ihrerseits die erwähnte Anordnung wünschenswert erscheinen liess.

Bei diesem Vorgehen habe ich mich überzeugt, dass die von mir benutzten feinen Konturen, die stets nur einen kleinen Teil der Infelder berührten, bei dem grossen Fläscheninhalt der farbigen Felder nicht ins Gewicht fallen, sodass das Ergebnis meiner farbenpsychologischen Versuche von dieser Änderung der Versuchsanordnung unberührt blieb.

Wesentlich ist übrigens nicht so sehr die Erhöhung der Figurfeldschwelle gegenüber der Grundfeldschwelle, sondern die andere Grössenordnung der Erhöhung bei den Anomalen gegenüber der bei den Normalen.

XVII.

Untersuchungen über den Verlauf der Dunkeladaptation nach vorheriger Helladaptation an verschiedene spektrale Lichter.

Von

H. Gasteiger (Innsbruck).

M. D. u. H.! Es ist bekannt, dass der Verlauf der Dunkeladaptation weitgehend von der vorhergehenden Helladaptation abhängig ist. Zahlreiche klinische und physiologische Beobachtungen haben diese Tatsache ergeben und Rabinowitsch hat sie durch eingehende Untersuchungen erhärtet. Auf Grund dieser Erkenntnis lag nun der Gedanke nahe, der Frage nachzugehen, ob die spektrale Zusammensetzung des zur Helladaptation verwendeten Lichtes von Bedeutung für den Verlauf der Dunkelanpassung sei; dabei galt es zunächst, festzustellen, wie sich die Dunkeladaptation (D. A.) nach vorheriger Helladaptation (H. A.) an verschiedene spektrale Lichter verhält. Ich hatte im vergangenen Winter Gelegenheit, während meiner Tätigkeit in Königsberg derartige Untersuchungen anzustellen, über deren Resultate ich kurz berichten will.

Zur H. A. verwendeten wir vier verschiedene Lichter und zwar rot, orange, grün und blau. Hierbei diente eine Gleichstrombogenlampe von 30 Ampère mit Effektkohlen (301 „schneeweiss" von Gebrüder Siemens, Berlin-Lichtenberg), die sehr intensives sichtbares Licht aussenden, als Lichtquelle. Zur Erzielung des gewünschten spektralen Lichtes bedienten wir uns flüssiger Filter, deren Durchlässigkeit spektrographisch bestimmt wurde. Dabei ergaben sich folgende Werte: Für rot bis 670 $\mu\mu$, für orange von 750 bis 580, für grün von 560 bis 470, für blau von 471 abwärts. Die Abgrenzung der einzelnen Spektralbezirke war, wie wir thermoelektrisch feststellten, sehr scharf. Die Filterflüssigkeit befand sich in einer planparallelen Küvette, die vor der Öffnung des Kastens, der die Lampe enthielt, so angebracht war, dass kein Nebenlicht auftreten konnte. Zwischen dieser Glasküvette und der Lichtquelle befand sich eine Glimmerküvette, durch die ständig fliessendes Wasser geschickt wurde. Das Licht wurde nun auf einen 1,2 m² grossen weissen Schirm geworfen, der von der Versuchsperson jeweils durch 20 Minuten betrachtet wurde. Die Lichtintensität wurde thermoelektrisch bestimmt und durch Veränderung des

Abstandes zwischen Schirm und Versuchsperson dafür Sorge getragen, dass immer die gleichen Intensitäten zur Wirkung kamen. Es war also so sichergestellt, dass stets die gleichen Intensitäten des gleichen Spektralbezirkes verwendet wurden.

Die Versuche wurden an 10 Personen vorgenommen, die im Alter von 22—24 Jahren standen und normalen Farbensinn hatten; 9 dieser Personen waren emmetrop und nur in einem Falle bestand eine Myopie von 2½ Dioptrien. Nachdem sich die Versuchspersonen 20 Minuten an das betreffende Licht adaptiert hatten, wurde der Raum verdunkelt und sofort die erste Bestimmung der monokularen Schwellenwerte vorgenommen, die dann alle 6 Minuten bis zur 48. Minute wiederholt wurde. Diese Bestimmungen wurden mit dem Fünfpunktadaptometer nach Prof. Birch-Hirschfeld vorgenommen und die Kurven nach der von Wessely angegebenen Methode dargestellt.

Die so gewonnenen Kurven wiesen weitgehende Übereinstimmungen auf und gestatten so, bestimmte Schlüsse zu ziehen. Es zeigte sich, dass nach H. A. an rotes Licht geringere Reize zur Auslösung einer Empfindung genügen, als das nach H. A. an blaues Licht der Fall ist. Im Verlaufe der Kurven treten ebenfalls Unterschiede zutage, die darin bestehen, dass die Blaukurven — wie ich die Kurven, die nach H. A. mit blauem Lichte gewonnen wurden, kurz nennen will — eine raschere Empfindlichkeitszunahme anzeigen, als die Rotkurve. Im Verlaufe der Untersuchungen näherten sich die Kurven einander und nach Ablauf von längstens 42 Minuten — meist schon früher — wurden bei denselben Personen dieselben Werte erreicht. Nach Ablauf dieser Zeit ist also ein Einfluss der vorhergehenden H. A. auf die D. A. nicht mehr erkennbar. Dass der Verlauf der Adaptation bei einigen Personen rascher, bei anderen langsamer war, kann nicht verwundern, da es ja bekannt ist, dass in diesem Punkte mit grossen individuellen Unterschieden gerechnet werden muss. Die ihrer Wellenlänge nach zwischen den beiden genannten Farben liegenden grünen und orange Lichter stehen auch, was ihren Einfluss auf die Dunkelanpassung anlangt, zwischen rot und blau. Es muss aber betont werden, dass die Lage der einzelnen Kurven zueinander, was ihre Abstände anlangt, nicht immer vollkommen gleich war; bald lag die Orangekurve näher an rot, bald näher an grün; manchmal war die Grünkurve sehr nahe an blau, in anderen Fällen wieder war sie näher an orange und rot gelegen. Auch kam es in drei Fällen zu Kreuzungen der Kurven, d. h. bei der Blaukurve lag zwar der Anfangswert höher als bei der

Grünkurve, der Verlauf war aber bei der ersteren rascher als bei der letzteren, so dass z. B. die Blaukurve schon nach 12 Minuten an dem Punkte angekommen war, der von der Grünkurve erst nach 18 Minuten erreicht wurde.

Wenn man diese Ergebnisse zusammenfassend überblickt, so ergibt sich, dass

1. die Dunkeladaptation nach vorheriger Helladaptation an verschiedene spektrale Lichter, bei gleicher Intensität derselben, verschieden verläuft und dass hierbei

2. nach Helladaptation mit langwelligen Lichtern ein geringerer Reiz zur Auslösung einer Empfindung genügt, als das nach H. A. mit kurzwelligem Lichte der Fall ist,

3. der Anstieg der Empfindlichkeit bei der D. A. erfolgt nach H. A. an kurzwelliges Licht rasch, nach H. A. an langwelliges Licht langsamer. Die erreichten Endwerte sind unabhängig von der vorhergehenden H. A.

Aus diesen Tatsachen darf wohl der Schluss gezogen werden, dass der Einfluss der verschiedenen Helladaptation wenigstens zum Teile auf die spektrale Zusammensetzung des verwendeten Lichtes zurückzuführen ist, wobei nicht bestritten werden soll, dass noch andere Faktoren mit eine Rolle spielen können. Ferner scheinen mir die mitgeteilten Feststellungen auch dafür zu sprechen, dass wir es bei der Adaptation mit einem an die Netzhautelemente gebundenen Vorgange zu tun haben, wobei den Zapfen eine wesentliche Bedeutung zukommt, wie das von verschiedenen Autoren, vor allen von Carl v. Hess, wiederholt betont worden ist.

XVIII.

Über Flüssigkeitsbewegungen im Auge.

Von

E. Hertel (Leipzig).

Dass in der wichtigen Frage, ob das Kammerwasser normalerweise stagniert oder eine Strömung erkennen lässt, trotz zahlreicher mühevoller Arbeiten nicht die wünschenswerte Einheit der Auffassung erzielt werden konnte, dürfte darin mit begründet sein, dass die Beobachtung der Flüssigkeitsbewegung im uneröffneten Auge auf grosse Schwierigkeiten stösst. Alle Feststellungen aber, zu denen der Bulbus, unter welchen Kautelen auch immer, eröffnet werden muss, leiden an dem Nachteil, dass allein schon durch

die Eröffnung des Auges die physiologischen Verhältnisse, sowohl
was Zusammensetzung als auch Herkunft der Flüssigkeit angeht,
geändert werden. Diesen offenkundigen Nachteil habe ich bei
meinen Untersuchungen, über die ich jetzt kurz berichten möchte,
vermieden: Ich konnte im nichteröffneten Bulbus Aus- und Eingang
von Flüssigkeit feststellen, bis zu einem gewissen Grade sogar
messend erfassen, und Aufschluss gewinnen über den Weg, den
die Flüssigkeit genommen hat. Dabei hatte die angewendete
Methode den grossen Vorteil, dass sie Beobachtungen nicht nur
bei Tieren, sondern auch bei Menschen gestattete.

Ich darf zunächst daran erinnern, dass ich schon 1914[1])
mitteilen konnte, dass dem Körper zugeführte Salzlösungen, aber
auch, was bis dahin völlig unbeobachtet geblieben war, intravenös
applizierte kolloidale Stoffe, wie Eiweisslösung, Gelatine und
dergleichen, eine stark Wasser anziehende Wirkung auf die Gewebe
entfalten können, die sich im Auge durch Herabgehen des Augendruckes deutlich macht. Damit war bewiesen, welch grosse Bedeutung für die Höhe des Augendruckes dem onkotischen Druck
des Blutes zukommt, ein Gedankengang, der, freilich erst sehr
viel später, auch bei anderen Autoren Anklang gefunden hat, wie
z. B. in den Arbeiten von Seidel in den Jahren 1920 und 1924.

Wie gross die Flüssigkeitsmenge ist, die durch die experimentell
erhöhte wasseransaugende Kraft des Blutes aus dem Bulbus
entnommen wird, kann man durch vergleichsweise Wägungen des
erweichten Auges mit dem vor der Einsetzung des Versuches
enukleierten anderen, normalen Auge unschwer feststellen und
daraus berechtigte Schlüsse auf den Zusammenhang der Abnahme
des Augendruckes und der Stärke des Flüssigkeitsabflusses gewinnen. Andererseits geben Messungen des sich wiederherstellenden
Augendruckes Aufschluss über die Menge und die Einlaufszeit
der den Bulbus wieder füllenden Flüssigkeit, die aber, wie ausdrücklich betont sein möge, keineswegs mit dem stark eiweisshaltigen zweiten Kammerwasser nach einer Vorderkammer-
punktion identifiziert werden darf. Auf die Wiedergabe von Zahlen
möchte ich wegen der Kürze der zur Verfügung stehenden Zeit
verzichten. Sie werden in einer ausführlichen Arbeit im Archiv für
Augenheilkunde mitgeteilt werden.

Einfacher gestaltete sich der Nachweis der erzeugten Flüssigkeitsbewegung, wenn man die Experimente anstellte nach Anfärben

---

[1]) v. Graefe's Archiv Bd. 77.

des Kammerwassers, z. B. durch intravenöse Einspritzung von Fluoreszein. Gibt man einem Kaninchen eine Fluoreszeindosis, durch die sicher eine schön ausgeprägte Ehrlichsche Linie erzeugt wird, und spritzt dann eine Gelatine- oder auch Salzlösung in die Venen, so sieht man, dass fast gleichzeitig mit dem Sinken des Augendruckes die Ehrlichsche Linie in Unordnung gerät und bald nicht mehr nachweisbar ist. Kurze Zeit später ist die Fluoreszeinfärbung ganz undeutlich geworden, um schliesslich zu verschwinden. Aus dem Handinhandgehen des Flüssigkeitsaustrittes aus dem Auge, kenntlich durch das Weicherwerden desselben, und dem Verschwinden des Fluoreszeins, ergibt sich, dass die Bewegung des Fluoreszeins mit der Flüssigkeit in derselben Richtung erfolgte. Die ansaugende Wirkung der künstlich erhöhten Konzentration des Blutes bewirkte die Wanderung beider aus dem Bulbus in die Gefässe genau so wie aus anderen Teilen des Körpers. Damit stand im Einklang, dass der Fluoreszeingehalt in den Gefässen im Laufe der Versuche wesentlich zunahm.

Wurde zuerst die Blutkonzentrationserhöhung durch Einführung von Gelatine- oder Salzlösung hervorgerufen und dann das Fluoreszein nachgespritzt, so trat, falls die Verminderung des Augendruckes schon begonnen hatte, nur eine stark verzögerte und abgeschwächte Fluoreszeinfärbung des Kammerwassers auf, ja, sie konnte sogar so gut wie völlig ausbleiben. Hier wurde also das sonst so leicht in das Kammerwasser eintretende Fluoreszein durch die ansaugende Wirkung der erhöhten Blutkonzentration gewissermaßen auf dem Wege zum Bulbus abgefangen und, wie die gleichfalls aus dem Auge angesaugte Flüssigkeit, gefässwärts zurückgeleitet.

Dass durch die Gelatineinjektionen eine erhöhte Bindung des Fluoreszeins durch die Kolloide des Blutes im Sinne von de Haan und van Crefeld eintritt, konnte nachgewiesen werden. Die kolloidale Bindung konnte aber nicht den eben besprochenen starken Einfluss auf den Fluoreszeingehalt der vorderen Kammer erklären, denn die Verminderung des Fluoreszeingehaltes der vorderen Kammer trat deutlich erst dann hervor, wenn die Flüssigkeitsabfuhr, kenntlich an der Augendrucksenkung, eingesetzt hatte, während sich die erhöhte Bindung durch Vermehrung der Kolloide im Blute unmittelbar nach ihrer Einverleibung in das Blut geltend macht. Zudem wurde die Verringerung des Fluoreszeingehaltes der vorderen Kammer nicht nur nach intravenöser Applikation von Gelatine, sondern auch von Salzlösungen beobachtet.

Wir müssen also aus unseren Versuchen schliessen, dass der Weg für die Bewegung des Fluoreszeins und der Flüssigkeit sowohl aus den Gefässen nach dem Bulbus, wie auch aus dem Bulbus nach den Gefässen zurück, derselbe ist. Es konnte daher die genauere Verfolgung des Färbungsverlaufes über diesen Weg Aufschluss geben.

Am besten eignet sich zur Beobachtung in vivo am albinotischen Tier eine Beleuchtung mit kurzwelligem Licht von etwa $360\,\mu\mu$ bei einer Betrachtung des vorderen Augenabschnittes mit dem Hornhautmikroskope. Dann sieht man beim normalen Tier fast sofort nach Einspritzung des Fluoreszeins die Irisgefässe wie in einem Injektionspräparat gelblichgrün gefärbt hervortreten, am deutlichsten am Pupillenrand. Nach kurzer Zeit tritt der Farbstoff durch die gefärbte Gefässwandung in die vordere Kammer. Der gefärbte Ziliarkörper schimmert gelblichgrün durch die Iris hindurch. Bei Tieren, denen Gelatine- oder Salzlösungen appliziert waren, konnte man bei dieser makroskopischen Betrachtung die schon besprochene Verzögerung des Eintrittes der Fluoreszeinfärbung erkennen, ebenso war die Kontrolle über das Verschwinden des Fluoreszeins mit der geschilderten Beobachtungsweise besonders eindeutig. Am vorsichtig enukleierten und aufgeschnittenen Auge konnte man dann konstatieren, dass sowohl die Iris- wie die Ziliarkörpergefässe gefärbt waren, ungefärbt dagegen blieb das Ziliarepithel. Und zwar war dieser Unterschied in der Färbung sowohl an den Augen der normalen Tiere wie bei denen, deren Blutkonzentration in der besprochenen Weise erhöht worden war, mit Sicherheit festzustellen. Auch nach Einverleibung von Eosin, dessen Übertritt in die vordere Kammer ja auch sehr deutlich nachweisbar ist, trat der Unterschied zwischen dem farblos gebliebenen Ziliarepithel und den stark gefärbten Gefässen auf das prägnanteste hervor. Dagegen ergaben Versuche an Tieren, denen Brillantkresylblau, Isaminblau und ähnliches eingespritzt war, ganz andere Färbungsbilder. Hier zeigte gerade das Ziliarkörperepithel eine sehr schöne Färbung, die Irisgefässe aber blieben ungefärbt und, was besonders betont werden muss, ebenso auch das Kammerwasser. Es liessen sich diese Farbstoffe weder beim normalen Tier, noch bei solchen, deren Augendruck auf osmotischem Wege erniedrigt worden war, im Kammerwasser nachweisen. Mit diesem wichtigen färberischen Verhalten hat sich Herr Dr. Fischer in meiner Klinik eingehend beschäftigt, es sei daher auf seine ausführliche Arbeit im Archiv für Augenheilkunde, in der die in Betracht kommenden Fragen an der Hand von Abbildungen eingehend erörtert werden, verwiesen.

Auf die uns heute beschäftigenden Fragen können wir aber auch schon aus den angeführten Beispielen wertvolle Schlüsse ziehen. Zunächst ist festzuhalten, dass zum Aufschluss über die Wanderung von Farbstoffen in die bzw. aus den Augenflüssigkeiten nur die Stoffe sich eignen, deren Übertritt in die vordere Kammer nachgewiesen werden kann, also in unseren Beispielen das Fluoreszein und Eosin. Färbungen mit anderen Stoffen, die nicht in der vorderen Kammer erscheinen, wie das erwähnte Brillantkresylblau oder Isaminblau oder auch Neutralrot, sind für derartige Studien nicht geeignet.

In den Fluoreszein- und Eosinpräparaten blieb nun das Ziliarepithel ungefärbt, gleichgültig, ob das Präparat aus Augen stammte, aus denen Flüssigkeit und mit ihr der Farbstoff durch erhöhte Blutkonzentration abgesaugt wurde oder von Augen, in denen der wieder ansteigende Augendruck die Rückkehr der Flüssigkeit anzeigte. Es konnte also das Ziliarkörperepithel als Weg für die hin- und hergehenden Stoffe nicht in Betracht kommen, im Gegenteil, man muss aus unseren Präparaten schliessen, dass das Epithel nach beiden Richtungen hin für beide Stoffe impermeabel war. Die Färbbarkeit der Gefässwandungen im Einklang mit dem in vivo an der Iris zu beobachtenden Austritt des Farbstoffes aus den Gefässen, liess erkennen, dass diese direkt den Farbstoff für das Kammerwasser lieferten bzw. ihn aus dem Kammerwasser kommend wieder aufnahmen, und damit synchron ging, wie im Anfang meiner Ausführungen ja gezeigt wurde, die Flüssigkeitsbewegung.

Die Bewegung auch der gefärbten Flüssigkeit erfolgte in unseren Experimenten nach den Gesetzen des osmotischen Flüssigkeitsaustausches. Damit soll aber keineswegs gesagt sein, dass nach Ausgleich der osmotischen Kräftewirkung nicht doch ein Ein- bzw. Austritt von Farbstoff, speziell Fluoreszein und Eosin, erfolgen könnte, durch Diffusion des Farbstoffes; die Flüssigkeitsbewegung aber, soweit sie durch osmotische Kräfte bedingt ist, hört auf.

Für eine aktive Beteiligung des Ziliarkörperepithels an der Lieferung des zurückkehrenden Kammerwassers, etwa im Sinne einer Sekretion, konnten keinerlei Anhaltspunkte gewonnen werden.

XIX.

Vergleichende Messungen des Elektrolytgehaltes von Serum, Serumultrafiltrat und Kammerwasser.

Von

M. Baurmann (Göttingen).

Mit 10 Tabellen.

Vergleichende Bestimmungen des Elektrolytgehaltes von Blutserum und Kammerwasser aus den letzten Jahren haben zu der Auffassung geführt, dass das Kammerwasser jedenfalls bezüglich seiner Zusammensetzung identisch sei mit einem Ultrafiltrat des Blutplasmas. Diese Auffassung gründet sich auf der Erkenntnis, dass die Analysenresultate von Blutserum einerseits und Kammerwasser andererseits zu korrigieren seien nach Maßgabe des Eiweiss- resp. Wassergehaltes des Serums, und dass die Einstellung eines sogenannten Donnangleichgewichtes zu berücksichtigen sei. Es sind im In- und Auslande weitgehende Schlüsse aus diesen Befunden gezogen worden. Es lag nahe, sich aber mit einer solchen Umrechnung der Analysenresultate nicht zu begnügen, zumal die Umrechnungsfaktoren von den verschiedenen Autoren nicht ganz gleich angegeben werden und zudem auch von Individuum zu Individuum etwas schwanken dürften, sondern wirklich einmal die Probe aufs Exempel zu machen, durch Parallelanalysen nicht nur des Serums und des Kammerwassers, sondern vor allem auch des Serumultrafiltrates und Kammerwassers.

Wie sehr auseinandergehend ausserdem die Resultate der einzelnen Autoren sind, zeigt nachstehende Tabelle I, die sowohl in den Natrium- und Kalium-, wie in den Chlorwerten zum Teil ganz unverständliche Differenzen zwischen den einzelnen Autoren aufweist, Differenzen, die zum Teil noch grösser werden, wenn man auch die beiden ersten Gruppen auf den Serumwassergehalt korrigiert[1]).

Ich habe bei meinen Untersuchungen in einem Teil der Fälle angestrebt, die Natrium-, Kalium-, Kalzium- und Chlorbestimmung im Serum, Serumultrafiltrat und Kammerwasser des gleichen

---

[1]) Gaedertz und Wittgenstein weisen in ihrer Arbeit selbst darauf hin, dass bei einer Korrektur der gefundenen Werte auf den Serumwassergehalt die Kationendifferenz noch zunimmt, die Anionendifferenz aber fast völlig schwindet, — ein unerwartetes und schwer zu deutendes Resultat.

Tieres nebeneinander durchzuführen; nicht immer reichte dazu das vorhandene Kammerwassermaterial aus, in einer Reihe von Fällen aber gelang die Parallelbestimmung wohl[1]).

Tabelle I.

Autor	Untersuchte Tierart	Untersuchtes Material	Na mg %	K mg %	Ca mg %	Cl mg %	P mg %	
Lebermann	Kaninchen	Blutser.art.	470	22	10,4	—	—	Un-korrigierte Werte
		ven.	470	23	11,2	—	—	
		Kammerwasser	320	17,5	8,8	—	—	
Gaedertz und Wittgenstein	Hund	Blutserum	315-335	—	—	365-394	—	Un-korrigierte Werte
		Kammerwasser	300-320	—	—	387-424	—	
Tron	Rind	Blutserum	360	31,0	11,2	398	5,1	Werte auf 100 g Lösungsmittel korrigiert
		Kammerwasser	339	19,0	6,2	437	2,8	
Duke Elder	Kaninchen	Blutserum	358,5	21,5	10,8	392	4,3	Werte auf 100 g Lösungsmittel korrigiert
		Kammerwasser	279,5	19,0	6,3	438,4	4,4	

Das Material wurde zunächst vom Rind, später vom Kaninchen entnommen, die nachfolgenden Resultate sind für Na und K in drei Gruppen eingeteilt und zwar betrifft die erste Gruppe Untersuchungen, bei denen das Blut bei der Schlachtung in einem Glaszylinder aufgefangen und das Absetzen des Blutkuchens zur Serumgewinnung abgewartet wurde, die zweite Gruppe betrifft Analysen, wobei das Blut zur Vermeidung der Gerinnung in paraffiniertem Gefäss aufgefangen wurde, um möglichst bald durch Zentrifugieren die Trennung von Blutkörperchen und Serum bewerkstelligen zu können. Die letzte Gruppe betrifft Untersuchungen an Kaninchen, dabei wurde aus den Ohrgefässen des Tieres arterielles und venöses Blut getrennt unter Paraffin aufgefangen und sofort zentrifugiert. Die

---

[1]) Die Na-, K-, Ca- und Cl-Bestimmungen wurden ausgeführt nach den Angaben von Ludw. Pincussen „Mikromethodik Leipzig 1925“, die P-Bestimmungen wurden gravimetrisch nach Preyl ausgeführt.

Ultrafiltration erfolgte mit eiweissdichten Zsigmondyfiltern, anfangs
unter einem Druck von 3—4 Atm., ab 29. 6. 27 wandte ich nur noch
einen Druck von 2 Atm. an, dabei habe ich, um die physiologischen

Tabelle II.

Natrium mg %

Nr.	Datum	Serum	Serum-ultrafiltrat	Kammer-wasser	Tierart
1	2. II.	300	300	296	Rind
2	18. II.	300	299,5	301	,,
3	23. II.	306	308	310	,,
4	26. II.	·309	330	335	,,
5	28. II.	304	314	304	,,
6	7. III.	314	325	338	,,
7	10. III.	322	340	346	,,
8	19. III.	318	327	331	,,
9	17. III.	322	338	340	,,
10	21. III.	320	337	327	,,
11	25. III.	313	334	336	,,
12	28. III.	315	334	331	,,
Mittel		312	324	324,6	
1	1. IV.	314	338	338	Rind
2	4. IV.	332	331	340	,,
3	7. IV.	326	350	344	,,
4	12. IV.	330	354	357	,,
5	19. IV.	334	337	338	,,
6	3. V.	331	349	356	,,
7	16. VI.	315	325	321	,,
8	20. VI.	—	326	326	,,
9	24. VI.	—	335	333	,,
10	28. VI.	—	321	334	,,
11	4. VII.	—	335	332	,,
12	8. VII.	—	319	332	,,
13	12. VII.	—	340	333	,,
Mittel		326	335,4	337,2	

Nr.	Datum	arter.	venös	arter.	venös		Tierart
1	7. XI.	294	303	303	296	305,5	Kaninchen
2	15. XI.	292	298	312	316	309	,,
3	29. XI.	310	305,5	309	315	315	,,
4	18. I.	330	328	335	338	342,5	,,
5	29. VI.	304	300,5	307	308,5	307	,,
6	11. VII.	272	278,5	317,5	321	322	,,
Mittel		300,3	302,2	313,9	315,7	316,9	

Verhältnisse möglichst zu wahren, seit dieser Zeit zu der zur Ultrafiltration verwandten Pressluft 2% Kohlensäure zugesetzt, da mir Ph-Messungen des Serums am Schluss der Ultrafiltration, die sich gewöhnlich über rund 12 Stunden ausdehnte, eine Zunahme der Alkaleszenz gezeigt hatte. Es ist in Abhängigkeit davon eine Vergrösserung der Donnanverschiebung zu erwarten, ein Fehler, der meines Erachtens allerdings nur sehr klein sein wird. Immerhin schien es mir ratsam, auch diesen Fehler auszuschalten.

Die sämtlichen Resultate beziehen sich auf Volumprozente, wobei für die Natrium- und Chlorbestimmungen die Ausgangsmenge für die Analyse stets 0,1 ccm betrug, während für die Kaliumbestimmung je nach der zur Verfügung stehenden Menge 0,1 bis 1,0 ccm, für die Ca-Bestimmung 0,2—1,0 ccm und für die P-Bestimmung 0,3—0,5 ccm genommen wurden. Ein Teil der für Serum- und Serumultrafiltrat angegebenen Werte beruht auf Doppelbestimmungen, während für das Kammerwasser immer nur eine Einzelbestimmung wegen der geringen Substanzmenge ausführbar war. Der Eiweissgehalt des Ultrafiltrates wurde nach Wessely mit Essbachreagenz bestimmt, er betrug meist 0,01% oder weniger. Der Kammerwassereiweissgehalt lag meistens bei 0,02%.

Ich möchte die Untersuchungsresultate zunächst nach den verschiedenen Ionen getrennt besprechen.

Relativ einfach sind die Verhältnisse bei der Natriumbestimmung (Tabelle II). Mit fast absoluter Konstanz findet sich der Natriumgehalt des Serums geringer als der des Serumultrafiltrates (die vorhandenen Schwankungen in den Einzelbestimmungen entsprechen im ganzen der Fehlerbreite der Bestimmungsmethode, die etwa 2,5% beträgt).

Dieser Befund dürfte, wie längst bekannt, zu beziehen sein auf den Gehalt an Serumeiweisskörpern, die einen Teil des Gesamtvolumens einnehmen. Er findet sich übereinstimmend in allen drei Gruppen. Viel mehr interessiert uns der Vergleich zwischen Serumultrafiltrat und Kammerwasser. Die gefundenen Werte liegen in allen Gruppen ausserordentlich nahe beieinander, doch findet sich übereinstimmend ein geringes Defizit bei dem Ultrafiltrat gegenüber dem Kammerwasser, ein Befund, auf den ich nachher zu sprechen komme.

Viel komplizierter gestalten sich die Kaliumbestimmungen (Tabelle III). In allen Gruppen findet sich der Kaliumgehalt des Ultrafiltrates um ein Geringes niedriger als der des Serums, ein

Tabelle III.

Kalium mg %

Nr.	Datum	Serum		Serum-ultrafiltrat		Kammer-wasser	Tierart
1	29. I.	23,3		22,8		25,0	Rind
2	2. II.	19,3		17,3		17,9	,,
3	18. II.	27,7		23,7		24,5	,,
4	23. II.	21,3		20,3		19,2	,,
5	26. II.	25,4		25,7		25,4	,,
6	28. II.	21,9		20,9		17,4	,,
7	7. III.	19,5		16,9		17,0	,,
8	10. III.	24,1		23,9		18,0	,,
9	14. III.	21,9		22,6		20,4	,,
10	17. III.	22,7		21,8		18,6	,,
11	21. III.	22,5		23,2		16,2	,,
12	25. III.	22,6		23,3		17,1	,,
13	28. III.	—		20,3		15,9	,,
Mittel		22,65		21,74		19,43	
1	1. IV.	21,8		18,9		16,4	Rind
2	4. IV.	16,7		17,1		14,7	,,
3	7. IV.	15,6		15,1		14,0	,,
4	12. IV.	25,7		23,3		15,6	,,
5	19. IV.	17,5		17,4		11,3	,,
6	25. IV.	26,3		25,7		15,4	,,
7	3. V.	31,7		30,3		16,3	,,
8	16. VI.	22,7		21,6		22,7	,,
9	20. VI.	—		30,6		23,0	,,
10	24. VI.	—		20,3		19,9	,,
11	28. VI.	24,3		23,2		—	,,
12	4. VII.	—		23,0		15,1	,,
13	12. VII.	19,6		19,7		13,2	,,
Mittel		22,2		22,0		16,47	

Nr.	Datum	arter.	venös	arter.	venös	Kammer-wasser	Tierart
1	2. X.	26,2	29,9	25,2	29,6	25,4	Kaninchen
2	7. X.	24,0	24,8	22,7	24,0	23,0	,,
3	13. X.	28,2	17,8	24,7	18,2	25,7	,,
4	17. X.	23,9	21,1	23,4	19,1	21,1	,,
5	22. X.	28,9	24,9	28,4	25,6	28,4	,,
6	15. XI.	23,4	19,9	23,0	18,5	23,4	,,
7	29. VI.	16,5	16,2	15,0	15,1	16,2	,,
Mittel		24,44	22,1	23,2	21,44	23,3	
	7. XI.	22,0	22,0	21,1	21,9	26,3	,, Nr. 123
	22. XI.	—	—	—	—	26,7	,,
	29. XI.	13,1	13,9	14,2	13,6	—	,,
	18. I.	17,4	16,2	—	—	23,4	,,

Befund, der zweifellos durch eine geringe Kaliumretention auf dem
Filter zustandekommt und den aus dem verschiedenen Wassergehalt
von Serum und Serumultrafiltrat resultierenden Fehler überkompensiert. Die Differenz beträgt etwa 5%. Der Befund zeigt,
dass die Annahme von Tron Kalium sei zu etwa 32% nicht dia-
lysabel, nicht haltbar ist, jedenfalls bezüglich der Höhe des Prozent-
satzes. Ich finde übereinstimmend mit allen anderen Autoren

Tabelle IV.

	Material	Kalium
Kaninchen, hat 20' ruhig gesessen	Serum venös	$\frac{18,32}{18,18}{>}18,25$ mg%
Tier aufgespannt wehrt sich	Serum venös	$\frac{14,70}{14,70}{>}14,70$ mg%
	Kammerwasser	18,62 mg%
Kaninchen, hat 20' ruhig gesessen	Serum venös	$\frac{23,00}{21,87}{>}22,44$ mg%
Tier aufgespannt wehrt sich	Serum venös	$\frac{20,1}{21,9}{>}21,0$ mg%
Kaninchen, hat 30' ruhig gesessen	Serum venös	11,8 mg%
Tier aufgespannt	Serum venös	9,9 mg%
	Kammerwasser	15,7 mg%

im Serum erheblich mehr Kalium als im Kammerwasser und
zwar bleibt eine erhebliche Differenz auch bei Vergleich von Ultrafiltrat und Kammerwasser bestehen. Ich habe nun in der Annahme, dass der Kaliumüberschuss im Blut durch einen Kaliumaustritt aus den Erythrozyten während des Abstehens des Blutes
bedingt sein könne, versucht, die Abtrennung zu beschleunigen.
Eben zu diesem Zweck wurde das Blut, wie vorher bemerkt, in
paraffinierten Gefässen aufgefangen und so vor der Koagulation
bewahrt. Immerhin vergingen auch hierbei bis zur Serumgewinnung
noch 1½—2 Stunden.

Dass meine Vermutung eines sekundären Kaliumaustrittes
zu Recht bestand, zeigten mir einige Analysen von Serum, das
verschieden lange Zeit mit den Erythrozyten in Berührung gewesen
war. Ich fand bei einem Serum

$$1\tfrac{1}{2}\ \text{Std. nach der Blutentnahme}\quad K = 19,9\ \text{mg\%}$$
$$10\quad ,,\quad\quad ,,\quad\quad ,,\quad\quad\quad ,,\quad\quad K = 21,7\ \text{mg\%}$$
$$34\quad ,,\quad\quad ,,\quad\quad ,,\quad\quad\quad ,,\quad\quad K = 24,2\ \text{mg\%}$$

bei einem zweiten Serum

$1\frac{1}{2}$ Std. nach der Blutentnahme $K = 17,5$ mg$\%$

35 ,,　　　,,　　　,,　　　　　,,　　　$K = 21,1$ mg$\%$.

Betrachten wir nun die Analysen, die mit dem so gewonnenen Serum ausgeführt wurden (Tabelle III Gruppe 2) und vergleichen die Resultate mit den Ergebnissen der Kammerwasseruntersuchung, so findet sich auch hier keine bessere Übereinstimmung, im Gegenteil, die Differenz ist hier noch grösser.

Tabelle V.

Kalzium mg $\%$

Nr.	Datum	Serum	Serum-ultrafiltrat	Kammer-wasser	Tierart
1	25. IV.	15,5	8,5	8,6	Rind
2	3. V.	14,0	8,6	8,6	,,
3	16. VI.	13,8	7,8	7,4	,,
4	20. VI.	—	8,4	8,8	,,
5	24. VI.	—	8,0	7,8	,,
6	28. VI.	—	8,5	9,5	,,
7	4. VII.	—	8,1	8,3	,,
8	8. VII.	—	8,0	8,2	,,
9	12. VII.	—	7,0	7,4	,,
Mittel		14,4	8,1	8,3	

		arter.	venös	arter.	venös		Kaninchen
1	29. XI.	16,2	15,6	8,6	8,4	9,3	,,
2	18. I.	15,6	15,2	11,0	11,2	11,5	,,
3	29. IV.	17,0	16,4	11,8	12,0	11,0	,,
Mittel		16,2	15,7	10,5	10,5	10,6	

Ich ging daher noch einen Schritt weiter und entnahm das arterielle und das venöse Blut getrennt und zwar nun unter Luftabschluss aus den Ohrgefässen vom Kaninchen; das so gewonnene Blut wurde jeweils sofort nach der Entnahme zentrifugiert. Die Resultate finden sich in Tabelle III Gruppe 3 zusammengestellt, hier findet sich eine wirklich gute Übereinstimmung der Werte zwischen Serum, Serumultrafiltrat und Kammerwasser bis auf eine Ausnahme: Bei diesem Tier (123) fand sich bei wiederholten Untersuchungen eine erhebliche Differenz zwischen den Kammerwasser- und Blutwerten und zwar wies hier das Kammerwasser einen Überschuss an K auf. Nun ist bekannt, dass sympathische wie parasympathische Erregungen ein Absinken des Blutkalium-wertes durch Abwanderung von Kalium-Ionen aus dem Blut bewirken kann (Handbuch der normalen und pathologischen Pharmakologie Bd. 6, 1, S. 246, 1928). Es lag daher die Vermutung nahe, dass hier eine durch die Erregung des Tieres bei der Blutentnahme bedingte Senkung des Blutkaliumspiegels vorliegen könne. Ich habe in Verfolg dieser Vorstellungen einige Kontrolluntersuchungen vorgenommen, die zum Teil negativ ausfielen, zum Teil aber eine deutliche Änderung des Blutkaliumgehaltes zeigten (Tabelle IV).

Ich glaube, aus diesen Untersuchungen schliessen zu dürfen, dass der Blutkaliumspiegel jedenfalls bei gewissen Tieren ziemlich

Tabelle VI.

		Chlor mg %				
Nr.	Datum	Serum		Serum-ultrafiltrat	Kammer-wasser	Tierart
1	28. VI.	—		426	443	Rind
2	8. VII.	460		469	490	,,
3	12. VII.	458		465	483	,,
4	19. VII.	472		486	483	,,
Mittel*		463		473	485	*ohne Best. Nr. 1
		arter.	venös	arter.	venös		Kaninchen

		arter.	venös	arter.	venös		
1	17. X.	422	415	437	437	438	,,
2	22. X.	405	412	444	447	458	,,
3	7. XI.	383,4	386,9	411,8	418,9	417	,,
4	15. XI.	408,2	403	435	421	440	,,
5	18. I.	394	394	422	420	429	,,
6	29. VI.	403	401	436	419	426	,,
Mittel		402,6	401,9	431	427,1	434,6	

labil und durch den Erregungszustand des Tieres zu beeinflussen ist, ausserdem mögen aber noch andere Umstände, wie z. B. die Nahrungsaufnahme, hier mitsprechen können. Man wird daher bei einer Beurteilung gelegentlich auftretender Differenzen im Kaliumgehalt zwischen Serum und Kammerwasser sehr vorsichtig sein müssen. Es bedarf kaum einer Betonung, dass der Ionengehalt des Kammerwassers einer derartig schnell auftretenden Schwankung nicht folgen kann.

Es ergibt sich also, dass bei vergleichenden Kaliumuntersuchungen diese beiden Faktoren zu beachten sind, nämlich erstens der Kaliumaustritt aus den Erythrozyten ins Serum, der schon nach kurzer Zeit erfolgt, und zweitens die Vermeidung jeder Erregung des Tieres. Die unter solchen Voraussetzungen gefundenen Zahlen zeigen eine gute Übereinstimmung zwischen Serumultrafiltrat und Kammerwasser, wie die dritte Gruppe der Tabelle III zeigt.

Als weitere Komponente von Blut und Kammerwasser habe ich den Kalziumgehalt bestimmt (Tabelle V). Hier gestalten sich die Verhältnisse wieder relativ einfach. Aus den eingangs erwähnten Untersuchungen anderer Autoren ist bekannt, dass eine erhebliche

Tabelle VII.

			Na	K	Ca	Cl
Kaninchen 29. VI.	Serum	arter.	304,0 mg %	16,5 mg %	17,0 mg %	402,9 mg %
		venös	300,5 ,, ,,	16,2 ,, ,,	16,4 ,, ,,	401,1 ,, ,,
	Serumultrafiltr.	arter.	307 ,, ,,	15,0 ,, ,,	12,8 ,, ,,	436,7 ,, ,,
		venös	308,5 ,, ,,	15,1 ,, ,,	12,0 ,, ,,	419,0 ,, ,,
	Kammerwasser		307,0 ,, ,,	16,2 ,, ,,	11,0 ,, ,,	426,0 ,, ,,
Kaninchen 18. I.	Serum	arter.	330,2 mg %	17,0 mg %	15,6 mg %	394,0 mg %
		venös	328 ,, ,,	16,2 ,, ,,	15,2 ,, ,,	394,0 ,, ,,
	Serumultrafiltr.	arter.	335 ,, ,,	19,9 ,, ,,	11,5 ,, ,,	422,5 ,, ,,
		venös	338 ,, ,,	—	11,0 ,, ,,	420,5 ,, ,,
	Kammerwasser		342,7 ,, ,,	23,4 ,, ,,	11,2 ,, ,,	429,5 ,, ,,
Kaninchen 29. XI.	Serum	arter.	310 mg %	—	16,2 mg %	—
		venös	305,5 ,, ,,	—	15,6 ,, ,,	—
	Serumultrafiltr.	arter.	309 ,, ,,	—	8,6 ,, ,,	—
		venös	315 ,, ,,	—	8,4 ,, ,,	—
	Kammerwasser		315 ,, ,,	—	9,3 ,, ,,	—
Kaninchen 15. XI.	Serum	arter.	292 mg %	23,4 mg %	—	408 mg %
		venös	298 ,, ,,	19,9 ,, ,,	—	403 ,, ,,
	Serumultrafiltr.	arter.	312 ,, ,,	23,0 ,, ,,	—	435 ,, ,,
		venös	316 ,, ,,	18,5 ,, ,,	—	421 ,, ,,
	Kammerwasser		309 ,, ,,	23,4 ,, ,,	—	440 ,, ,,
Kaninchen 17. X.	Serum	arter.		23,9 mg %	—	422 mg %
		venös	308 mg %	21,1 ,, ,,	—	415 ,, ,,
	Serumultrafiltr.	arter.		23,4 ,, ,,	—	437 ,, ,,
		venös	324,8 ,, ,,	19,1 ,, ,,	—	437 ,, ,,
	Kammerwasser		322 ,, ,,	21,1 ,, ,,	—	438 ,, ,,

Differenz im Kalziumgehalt zwischen Serum und Kammerwasser besteht. Diese Differenz finde auch ich im gleichen Ausmaß und zwar beträgt bei meinen Messungen der Kalziumgehalt des Kammerwassers beim Rind im Mittel 58%, beim Kaninchen 66% des Serumkalziumgehaltes. Vergleicht man aber das Serumultrafiltrat und das Kammerwasser, so tritt die Übereinstimmung sofort eindringlich hervor, die hier restierende Differenz ist minimal.

Während also nach meinen Untersuchungen die Ansicht von Tron, dass das Kalium zu einem erheblichen Teil nicht filtrierbar, an Eiweiss gebunden sei, wohl nicht zu Recht besteht, kann ich diese Auffassung für das Kalzium nur bestätigen; es ist ja eine

Tabelle VIII.

			Phosphor mg %			
Nr.	Datum	Serum	Serum-ultrafiltrat		Kammer-wasser	Tierart
			arter.	venös		
1	11. VII.	—	2,09	2,10	2,90	Kaninchen
2	14. VII.	—	—	2,30	2,82	,,
3	19. VII.	—	—	2,00	2,36	,,
4	24. VII.	—	—	2,20	3,73	,,
,,	,,	3,40	—	1,60	1,64	Mit Trichloressigsäure enteiweisst

bekannte Tatsache, dass der Kalziumgehalt des Blutes höher ist als dem Löslichkeitsprodukt für das vorhandene Kalzium und Bikarbonat entspricht. Zur Erklärung muss man annehmen, dass ein erheblicher Teil des Kalziums als Bikarbonat in feinster Suspension oder als undissoziierte Eiweissverbindung in kolloider Form im Serum enthalten ist. Dieser nicht ultrafiltrierbare Teil beträgt nach Rona und Takahashi 31—39%.

Weiter wurden Bestimmungen des Chlorgehaltes ausgeführt, zunächst wieder an Material, das dem Rind entnommen und vom Schlachthof geholt war (Tabelle VI Gruppe 1). Ich habe hier nur einige wenige Bestimmungen ausgeführt, da aus theoretischen Erwägungen schon Bedenken gegen die Brauchbarkeit solcher Bestimmungen bestanden. Jede Änderung der H-Ionenkonzentration führt zu einem Austausch von Cl-Ionen zwischen roten Blutkörperchen und Serum nach den Prinzipien des Donnangleichgewichtes, wobei mit abnehmender H-Ionenkonzentration ein Austritt von Chlor-Ionen aus den Blutkörperchen zum Serum einsetzt. Es war gerade bei diesen Untersuchungen notwendig,

das Blut unter Vermeidung von CO_2-Verlust zu entnehmen und
sofort zu zentrifugieren. Das Ergebnis solcher am Kaninchen
ausgeführten Messungen gibt die Tabelle (Tabelle VI Gruppe 2)
wieder. Aus den gleichen Gründen wie bei der Natriumbestimmung
finden wir auch hier gegenüber Ultrafiltrat und Kammerwasser
im Serum einen geringeren Cl-Ionengehalt. Dagegen liegen die
Werte für Serumultrafiltrat und Kammerwasser wieder eng beieinander, wobei die Berechnung des Mittelwertes wiederum ein
geringes Defizit des Ultrafiltrates zeigt.

Tabelle IX.

	Serumultrafiltrat	Kammerwasser
Natrium	324 335,4 313,9 — 315,7	324,6 337,2 316,9
Kalium	23,2 — 21,4	23,3
Kalzium	8,1 10,5	8,3 10,6
Chlor	473 431 — 427	485 434,6

Es seien aus den vorausgehenden Tabellen nun noch einige
Reihenuntersuchungen zusammengestellt, bei denen die Bestimmung
mehrerer Ionenarten in Serum, Serumultrafiltrat und Kammerwasser
gleichzeitig nebeneinander ausgeführt worden war (Tabelle VII).

Es bleiben als letztes noch einige Analysen über den Phosphor-
gehalt des Serumultrafiltrates und des Kammerwassers zu erwähnen
(Tabelle VIII). Ich habe bisher nur wenige Analysen, so dass ein
voller Abschluss hier vielleicht noch nicht erzielt ist. Bei einem
Vergleich von Serumultrafiltrat und Kammerwasser zeigt sich das
Kammerwasser regelmäßig reicher an Phosphor als das Ultrafiltrat.
Soweit ich sehe, beruht dieser Überschuss auf dem Gehalt des
Kammerwassers an organischem Phosphor, der von den von mir
benutzten Ultrafiltern zwar nicht absolut, aber jedenfalls stärker
zurückgehalten wird, als von der Serum-Kammerwasserscheide im
Auge. Enteiweisst man nämlich das Serumultrafiltrat wie auch das

Kammerwasser durch Trichloressigsäure, so ergibt die Analyse
eine deutliche Verminderung des Phosphorgehaltes beider Flüssigkeiten und zwar stimmen nunmehr die Werte miteinander überein.

Stellen wir die vergleichbaren Mittelwerte für Serumultrafiltrat und Kammerwasser noch einmal nebeneinander (Tabelle IX),
so ergibt sich in allen Gruppen, dass das Ultrafiltrat stets eine Spur
ärmer an den jeweils bestimmten Ionen sich zeigte, als das Kammerwasser. Eine Kontrolle meiner Filter durch Parallelanalysen
bekannter wässeriger Salzlösungen, die ich vor und nach der Ultrafiltration ausführte, zeigte mir nun, dass die Filter trotz der Durchlässigkeit der Kristalloide Spuren des jeweils gelösten Salzes zurück-

Tabelle X.

	Nicht filtriert	Ultrafiltriert unter 2—3 Atm.	Ultrafiltriert unter $^1/_2$ Atm.	
Natr.	0,237 mg	0,233 mg	0,238 mg	gefunden in jeweils 0,1 ccm 0,1 n Na Cl-Lösung
Kal.	0,391 mg	0,380 mg	0,389 mg	gefunden in jeweils 1 ccm 0,01 n K Cl-Lösung
Cl.	0,355 mg	0,347 mg	0,355 mg	gefunden in jeweils 0,1 ccm 0,1 n Na Cl-Lösung

hielten. Diese Retention war erheblich bei schnellem Filtrieren
unter relativ hohem Druck (3—4 Atm.). Sie wird geringer bei
langsamem Ablauf der Filtration unter geringem Druck. Einige
Zahlen mögen das belegen (Tabelle X).

Ich glaube nicht fehl zu gehen, wenn ich die bei meinen Ver-
gleichsmessungen zwischen Serumultrafiltrat und Kammerwasser
noch bestehende geringe Differenz in den Resultaten auf diese
Eigenschaft der verwendeten Filter beziehe. Dabei ist natürlich
zu beachten, dass die Resultate für die Salzretention bei der
Filtration dieser bekannten Salzlösungen nicht quantitativ, sondern
nur qualitativ auf die Serumultrafiltration übertragbar sind, da
ja die Ultrafiltration des Serums wegen der grösseren Viskosität
trotz gleichen Druckes erheblich langsamer verläuft.

Als wesentlichstes Ergebnis dieser Untersuchungsreihe darf ich die Behauptung aussprechen, dass die exakte Messung die Auffassung bestätigt hat, dass Kammerwasser und Serumultrafiltrat bezüglich ihres Elektrolytgehaltes identisch sind, vorausgesetzt, dass die Ultrafiltration langsam verläuft. Dabei ist hervorzuheben, dass durch den direkten Vergleich von Serumultrafiltrat und K. W. jede spekulative Umrechnung entbehrlich wurde. Bezüglich der in den Einzelbestimmungen vorhandenen geringen Differenzen ist hervorzuheben, dass sie zum weitaus grössten Teil innerhalb der Fehlergrenzen dieser Mikrobestimmungen liegen, ausserdem ist aber zu bedenken, dass der Elektrolytgehalt des Blutes, wie ich es für Kalium direkt nachweisen konnte, keine absolut konstante Grösse ist, dass er vielmehr unter den Lebensäusserungen schwankt, wenn auch dem Organismus die Fähigkeit zukommt, diese Schwankungen relativ schnell durch seine Regulationsmechanismen wieder auszugleichen. Es ist daher wohl berechtigt, grösseren Wert auf die Durchschnittszahlen als auf die Einzelbestimmungen zu legen.

XX.

Über den Vorgang der Kammerwasserbildung.

Von

H. Serr (Heidelberg).

Wir sind uns wohl alle darüber einig, dass die Verwendung kolloid-chemischer Forschungsergebnisse und Arbeitsmethoden unsere Kenntnisse vom Vorgang der Kammerwasserbildung wesentlich gefördert hat. Andererseits ist jedoch nicht zu verkennen, dass gerade in den letzten Jahren durch unrichtige Anwendung kolloid-chemischer Begriffe oder zu starke Betonung an sich zutreffender chemischer Befunde eine gewisse Verwirrung in manche bereits geklärte Frage künstlich hineingetragen wurde, zumal manche Autoren, die sich einer kolloid-chemischen Betrachtung der betreffenden Vorgänge bedient haben, geneigt sind, das fragliche Problem zu einseitig von ihrem physikalisch-chemischen Standpunkte aus zu bearbeiten, ein Problem, das ja doch bekanntlich dadurch von jeher als besonders schwierig gilt, weil es darauf ankommt, gleichzeitig neben physikalisch-chemischen Gesichtspunkten auch anatomische, physiologische und klinische Tatsachen in gleicher Weise zu berücksichtigen.

Von diesem Gesichtspunkt ausgehend möchte ich mir erlauben, heute in grossen Linien den Vorgang der Kammerwasserneubildung kurz zu besprechen.

Da der Inhalt der Vorderkammer physiologischer Weise zu etwa 99% aus Wasser besteht und nur zu ca. 1% aus festen Bestandteilen, so kommt es bei der Frage über den Vorgang des stetigen Neuersatzes des Kammerwassers in der Hauptsache darauf an, den Flüssigkeitsübertritt aus der Blutbahn in die Vorderkammer zu erklären. Wir haben uns daher zunächst die Frage vorzulegen: Durch welche Vorgänge kann überhaupt im tierischen Körper eine Flüssigkeitsbewegung aus der Blutbahn durch die Kapillarwände hindurch ins Gewebe bzw. ins Augeninnere hervorgerufen werden? Die Antwort lautet folgendermaßen: Eine solche Bewegung kann an sich sowohl durch physiko-chemische als auch durch vitale Kräfte erfolgen.

Betrachten wir zunächst die in Frage kommenden physikochemischen Kräfte, die zu einem Flüssigkeitsaustritt aus der Blutbahn führen können, so müssen wir zwei verschiedene Möglichkeiten unterscheiden.

Die erste Möglichkeit besteht darin, dass der Flüssigkeitsaustritt aus der Blutbahn durch einen hydrostatischen Druckunterschied zwischen Kapillarinhalt und Gewebe bzw. Augenkammern bewirkt werden könnte, was man kurz als Filtration bezeichnet bzw. als Ultrafiltration, wenn die übertretende Flüssigkeit im Vergleich zu ihrer Mutterflüssigkeit einen wesentlich geringeren Eiweissgehalt aufweist, wie das beim Kammerwasser der Fall ist.

Die zweite Möglichkeit besteht darin, dass trotz Fehlens eines hydrostatischen Druckunterschiedes eine stetige Flüssigkeitsbewegung stattfinden könnte auf Grund eines osmotischen Druckunterschiedes zwischen Blutbahn und Kammerwasser, falls der osmotische Druck des Kammerwassers dem des Blutes dauernd überlegen wäre.

Es gibt also nur zwei physikalisch-chemische Kräfte, welche im Tierkörper zu einer Wasserbewegung führen können, nämlich der hydrostatische Druck durch den bewirkten Vorgang der Ultrafiltration und der osmotische Druck durch Osmose.

Ich möchte das besonders betonen, da in den letzten Jahren auch in der ausländischen Literatur diese Tatsache nicht genügend beachtet wurde. So hat man z. B. von einer Kammerwasserbewegung oder Entstehung des Kammerwassers durch „Diffusion" oder durch

„Dialyse" gesprochen, zwei Vorgänge, die niemals zu einer Flüssigkeitsbewegung bzw. Neubildung führen können, da man damit ganz allgemein die Verbreitung gelöster Stoffe (nicht aber Flüssigkeiten) in einem Lösungsmittel bezeichnet, bis an allen Stellen dieselbe Konzentration herrscht.

Durch Diffusion kann also eine Bewegung von Salzen oder von Ionen in einer bereits vorhandenen Flüssigkeit erklärt werden evtl. ein Salz- bzw. Ionendurchtritt durch Membranen hindurch — in welchem besonderen Fall man von Dialyse spricht — niemals aber eine Flüssigkeitsneubildung oder Flüssigkeitsbewegung.

Wenn man also, um auf den Vorgang der Kammerwasserbildung zurückzukommen, den Nachweis führen kann, dass die Vorbedingungen für eine Ultrafiltration oder Osmose im Auge nicht vorhanden sind, so ist damit der Beweis erbracht, dass rein physikochemische Kräfte bei dem Vorgang der Kammerwasserneubildung nicht ausreichen. Wir hätten uns dann umzusehen nach physiologischen Triebkräften, wie sie bekanntlich für den Zweck der Flüssigkeitsbewegung durch Drüsenzellen entwickelt werden, die dann hierfür in bestimmter Weise anatomisch differenziert sind.

Welche der drei Möglichkeiten — Ultrafiltration, Osmose oder Sekretion — sind nun beim Vorgang der Kammerwasserneubildung im Spiele?

Die Vorbedingungen für eine Ultrafiltration des Kammerwassers ist, wie wir heute, wo wir die Bedeutung des kolloidosmotischen Druckes des Blutes im Vergleich zu dem des Kammerwassers und die vollkommene Permeabilität der Kapillarwände für Salze richtig erkannt haben, mit Bestimmtheit sagen können, nur dann gegeben, wenn sich der Nachweis führen liesse, dass der Blutdruck in den Kapillaren des Ziliarkörpers über 55 mm Hg beträgt. Diese Vorbedingung ist jedoch nicht erfüllt, wie sich durch Blutdruckmessungen in den vorderen Ziliararterien vor ihrem Eintritt ins Auge ergeben hat, da die hierbei erhaltenen Werte obere Grenzwerte darstellen, die der intraokulare Kapillardruck keinesfalls überschreiten kann, und die so niedrig gefunden werden, dass wir einen Ultrafiltrationsvorgang bei der physiologischen Kammerwasserneubildung hiermit ausschliessen können.

Die zweite Möglichkeit, einen Flüssigkeitsübertritt aus der Blutbahn infolge Überwiegens des osmotischen Druckes des Kammerwassers gegenüber demjenigen des Blutes können wir ebenfalls ausschliessen. Denn die vergleichenden Bestimmungen vom osmotischen Druck des Kammerwassers und des Blutes haben ergeben, dass nicht das Kammerwasser einen höheren osmotischen Druck aufweist, wie das ein durch osmotische Kräfte bedingter Flüssigkeitsübergang aus der Blutbahn ins Auge erfordern würde, sondern im Gegenteil das Blut und zwar infolge seines höheren Eiweissgehaltes, der sich dadurch als dauernder osmotischer Überdruck äussern kann, weil die für Salze vollkommen durchlässigen Kapillarwände für Eiweiss undurchlässig sind.

Die einzig übrig bleibende Möglichkeit zur Erklärung für die stetige Kammerwasserneubildung aus dem Blute würde somit darin bestehen, physiologische Kräfte in Anspruch zu nehmen, mit anderen Worten eine Art Sekretion. Da das Kammerwasser jedoch nur solche Stoffe enthält, die im Blute in fast gleicher Konzentration bereits vorhanden sind — das Kammerwasser stellt ja im wesentlichen ein kolloidfreies Blutserum dar — so hätten die das Kammerwasser produzierenden Zellen im Vergleich zu echten Drüsenzellen nur eine verhältnismäßig einfache, rein physikalische Arbeit zu leisten, die nur in der Ansaugung von eiweissfreier Blutflüssigkeit besteht, während der zweite in echten Drüsenzellen vor sich gehende chemische Vorgang — die Synthese blutfremder Produkte — hier in Wegfall kommt.

Es sei bei dieser Gelegenheit kurz darauf hingewiesen, dass die chemische Zusammensetzung des Kammerwassers, im besonderen die Abwesenheit blutfremder Stoffe durchaus nicht genügt — wie manche glauben — um hierauf die Entstehung durch Filtration zu gründen, da für diesen Schluss ausserdem unbedingt der Nachweis einer genügenden hydrostatischen Druckdifferenz gehört, die — wie bereits gesagt — auf Grund der Resultate der Blutdruckmessung ausgeschlossen ist.

Es fragt sich, ob sich ausser den Resultaten der besprochenen Blutdruckmessungen noch andere Beweise oder Hinweise beibringen lassen, dass im Auge bei der Kammerwasserneubildung derartige sekretorische Zellprozesse Platz greifen. Das ist nun bekanntlich der Fall, denn wir finden in den unpigmentierten Ziliarepithelien eine komplizierte zelluläre Struktur, die in vieler Beziehung, was Mitochondrienreichtum und Aktivitätsbilder anbetrifft, an echte Drüsenzellen erinnert, in weitgehendem Maße aber den Bildern gleicht, die man im Plexus chorioideus des Gehirns antrifft, den man heute als die „Gehirnwasserdrüse" erkannt hat. Die Arbeitsleistung der Ziliarepithelien wird fernerhin durch den mittels der Oxydasereaktion (Indophenolblau-Synthese) nachweisbaren Sauerstoffverbrauch dokumentiert. Die Resultate mit Vitalfärbung, sowie der Nachweis für Drüsenzellen charakteristischer elektrischer Potentialdifferenzen sprechen in demselben Sinne, so dass wir heute den Ziliarkörper bzw. sein Epithel als die „Kammerwasserdrüse" bezeichnen müssen.

Stimmen nun mit dieser Auffassung alle bekannten physiologischen und klinischen Tatsachen überein oder ergeben sich irgendwelche Widersprüche?

Man hat in den letzten Jahren wiederholt aus dem geringen Überschuss an negativ geladenen Ionen (z. B. von Chlor) im Kammerwasser im Vergleich zum Blute geglaubt, schliessen zu dürfen, dass das Kammerwasser durch rein physikalische Vorgänge gebildet werde, da eine solche Ionenverteilung sich auch dann einstellt, wenn man Blutserum in einen eiweissdichten Kollodiumsack füllt und diesen in physiologische Kochsalzlösung hängt. Da wir aus zahlreichen Beobachtungen wissen, dass die im normalen Auge vorhandene Kammerwasserneubildung und seine Bewegung bis zum Abfluss ins venöse System nur ausserordentlich langsam vor sich geht, so wird natürlich — ganz einerlei, auf welche Weise der Flüssigkeitstransport ins Auge bewerkstelligt wird — während des auf alle Fälle langdauernden Verweilens der neugebildeten Kammerwasserflüssigkeit in den Augenkammern Zeit genug sein für das Platzgreifen der erwähnten charakteristischen Ionenverteilung durch die Kapillarwände hindurch, die auf dem grösseren Eiweissgehalt des Blutes gegenüber dem des Kammerwassers beruht. Es können daher aus dieser ganz und gar sekundären, auf Diffusion und Dialyse beruhenden Erscheinung niemals Schlüsse auf den Vorgang der Neubildung des Kammerwassers, d. h. auf die Kräfte, die den Eintritt ins Augeninnere bewerkstelligen, gezogen werden, da bei der ungemeinen Langsamkeit der Kammerwasserbewegung die besprochene Ionenverteilung aus physikalischen Gründen sich einstellen müsste, auch wenn das Kammerwasser im Moment seines Eintrittes ins Augeninnere eine etwas andere Zusammensetzung haben sollte.

Was die klinische Seite der Frage anbetrifft, so sei besonders auf eine jetzt allgemein bekannte, gelegentlich in der Glaukomtherapie angewandte Tatsache hingewiesen, die ohne die Annahme vitaler Kräfte im Sinne einer Sekretion des Kammerwassers überhaupt nicht erklärlich ist: Es handelt sich um die als Spätwirkung nach intensiver Adrenalinanwendung am gesunden und glaukomatösen Auge — sozusagen nach lokaler Adrenalinvergiftung des Auges — auftretende, bis zu mehreren Tagen anhaltende Augendrucksenkung bei weiter Pupille und starker Hyperämie der inneren Augengefässe. Dass diese als Spätwirkung auftretende reversible Drucksenkung als eine Giftwirkung bzw. als ein Narkoseeffekt des Adrenalins auf die Ziliarepithelien aufzufassen ist, die vorübergehend in ihrer Vitalität geschädigt werden und ihre sekretorische Arbeit einstellen, wird besonders klar bewiesen durch die Tatsache, dass auch an solchen Glaukomaugen, bei denen in intaktem Zustande jede Pupillenerweiterung über einen bestimmten Schwellenwert durch Beschattung regelmäßig eine beträchtliche Augendrucksteigerung durch Verlegung der Abflusswege im Kammerwinkel herbeiführt, ein solcher Druckanstieg nach Adrenalinanwendung trotz entsprechender Pupillenerweiterung für einige Tage ausbleibt, um sich dann wieder wie früher einzustellen, was nur durch eine vorübergehende Sekretionslähmung zu erklären ist.

Endlich sei noch darauf hingewiesen, dass die Erkenntnis von der sekretorischen Neubildung des Kammerwassers eine Reihe früherer Beobachtungen erst verständlich macht, die bisher nicht befriedigend zu deuten waren. So z. B. die bekannten Tuscheversuche von Nuel und Benoit[1] am menschlichen Auge. Die in minimalen Mengen in den Glaskörper injizierte Tusche wurde bei der mikroskopischen Untersuchung des zwei Stunden später enukleierten Auges in der Vorderkammer und zwar im Kammerwinkel und in der Iris gefunden und war — was wichtig ist — vom Kammerwinkel aus bis tief hinein in den Ziliarkörper gesaugt worden, bis fast an die Basis der Ziliarepithelien, wo sie sich um die Kapillaren und Venen herum angehäuft fand, während in der Hinterkammer an der freien Oberfläche der Ziliarepithelien, wo doch die gesamte Tuschemenge, um in die Vorderkammer zu gelangen, vorbeigeflossen sein musste, kein einziges Tuschekorn gefunden wurde, wie alle Autoren, welche diese wichtigen Befunde nachgeprüft haben, übereinstimmend angeben (Demonstration)[2].

Ich möchte besonders darauf hinweisen, dass die Tusche als kolloidaler Farbstoff, der nur passiv fortbewegt wird, ausgezeichnet imstande ist, uns über eine im Auge vorhandene Flüssigkeitsströmung und deren Weg Aufschluss zu geben, während hochdiffusible Farbstoffe — wie Fluoreszein — hierzu bekanntlich nicht geeignet sind, da ihre durch Diffusionsvorgänge bewirkte Verbreitung unabhängig von Flüssigkeitsströmungen erfolgt und daher für solche nicht beweisend ist.

Die Tatsache, dass im Tuscheversuch von Nuel und Benoit und anderen die hintere Kammer bzw. die freie Oberfläche der Ziliar-

---

[1] Nuel und Benoit, Arch. d'opht. 20, S. 161 (1900); vergl. auch Benoit, Arch. d'opht. 43, S. 352 (1926).
[2] Fig. 1. Arch. d'opht. 20, S. 166.

epithelien regelmäßig frei von Tusche gefunden wird, beweist uns, dass
von den Ziliarepithelien ein nach der Hinterkammer gerichteter Flüssigkeitsstrom ausgehen muss. Denn wenn das nicht der Fall wäre und die
Ziliarepithelien — wie manche behaupten — nur eine für die Kammerwasserneubildung bedeutungslose Zellschicht darstellten, so müsste sich
die ansaugende Wirkung der Ziliarkörpergefässe, welche die Tusche auf
dem Umwege über die Vorderkammer und den Kammerwinkel in die
Tiefe des Ziliarkörpers bis nahezu zu der Basis der Ziliarepithelien zieht,
doch auch durch die Ziliarepithelien hindurch auf die in der Hinterkammer vorhandene Augenflüssigkeit bzw. die von ihr vorbeigetragene
Tusche geltend machen. Das Kammerwasser könnte unter solchen
Bedingungen auf viel kürzerem Wege — durch das Ziliarepithel hindurch
— zu den basalen Ziliarkörpergefässen gelangen und die Tusche müsste
sich in erster Linie in der hinteren Kammer in bzw. über den Ziliarepithelien anhäufen, was jedoch nicht der Fall ist.

Ich komme also zu dem Schluss, dass es heute keinem Zweifel
mehr unterliegen kann, dass der stetige Ersatz des Kammerwassers
durch einen Vorgang erfolgt, den man als primitive Sekretion
bezeichnen kann, und der in der Hauptsache darin besteht, dass
durch lebhafte, unter Sauerstoffverbrauch vor sich gehende Stoffwechselvorgänge im Ziliarepithel intrazellulär lokalisiert bleibende
osmotische Saugkräfte entstehen, die eiweissfreies Blutwasser ins
Augeninnere saugen, das hier zum Kammerwasser wird.

XXI.

Die Blut-Kammerwasserschranke in ihren Beziehungen zur autonomen Innervation des Auges, insbesondere zum Gefäßsympathikus.

Von

F. Poos (Münster i. W.).

Mit 4 Abbildungen im Text.

Wir nehmen heute an, dass nicht nur die Gefässweite, sondern
auch die Gefässwand in ihrer Funktion als semipermeable Membran,
die Gefässwanddurchlässigkeit unter der regulierenden Herrschaft
des Gefäßsympathikus steht. Es bestehen unter sonst normalen
Bedingungen regelmäßige Beziehungen zwischen der Gefässweite
und ihrer Wanddurchlässigkeit in dem Sinne, dass mit zunehmender
Paralyse eines Kapillargebietes die Resorptionsgrösse ansteigt.
Intraperitoneal injiziertes Fluoreszein erscheint auch beim intakten
Augensympathikus eher und vermehrt in der Vorderkammer,
wenn die Splanchnici durchschnitten sind (Stahnke). Die Ge-

schwindigkeit und Menge des Durchtrittes diffusibler Substanzen durch die Kapillarwände des Peritoneums ist also nach Splanchnikusdurchschneidung wesentlich erhöht.

Nach den Untersuchungen von Wessely und anderen Autoren wissen wir, dass nach Schädigungen des Augensympathikus gleichzeitig mit der Paralyse der intraokularen Gefässe eine erhöhte Wanddurchlässigkeit für Eiweisskörper und Farbstofflösungen verbunden ist, so dass intraperitoneal, intravenös oder per os gegebenes Fluoreszein auf der Seite der Sympathikusparese schneller und in grösseren Mengen in das Kammerwasser übertritt.

Die Zustandsbedingungen der Kapillarwand als trennende Membran zwischen Blut und Kammerwasser interessieren uns im Hinblick auf den physiologischen und pathologischen Flüssigkeitswechsel, aber auch im Hinblick auf die konservativen und therapeutischen Maßnahmen bei Glaukom und intraokularer Entzündung.

Soweit es sich bei diesen um Installationen von pharmakologisch wirksamen Substanzen in den Bindehautsack handelt, wird die Menge der übergetretenen Agentien ferner vom Funktionszustand des Tränen- und Lidapparates und vor allen Dingen auch von den Resorptionsbedingungen der Schleimhautoberfläche abhängen. Die Geschwindigkeit und der Umfang des Übertrittes von Substanzen in das Blut wird an der Konjunktiva ähnlich wie am Peritoneum wesentlich von der Funktion des Gefäßsympathikus mitbestimmt sein und zwar dürfen wir in Analogie zu anderen Organen annehmen, dass auch der Resorptionsvorgang auf der Schleimhaut des Auges und damit der Übertritt von Substanzen in das Auge begünstigt wird durch die sympathisch bedingte Vasodilatation.

Um quantitative Anhaltspunkte für den Übertritt bestimmter Substanzen bei relativ aufgehobener Schranke zwischen Blut und Augenflüssigkeit, resp. fehlender Abdichtungsfunktion des Sympathikus zu gewinnen, habe ich zunächst in grösseren Versuchsreihen die zeitlichen Vergleichswerte der pupillomotorischen Wirksamkeit der gebräuchlichen Substanzen bei einseitig zervikalganglion-exstirpierten Kaninchen zu ermitteln versucht. In einer zweiten Versuchsreihe wurde auf biologischem Wege der Konzentrationsunterschied des Kammerwassers an übergetretenen Giftstoffen zwischen rechts und links bestimmt.

Was die zeitlichen Verhältnisse der pupillomotorischen Skopolaminwirkung am normalen und sympathikusgelähmten

Auge anbelangt, so ersieht man aus den Kurven, dass die mydriatische Bewegung auf dem sympathikusgelähmten Auge schneller fortschreitet als auf dem normalen. Aus einer Kurve liess sich z. B. berechnen, dass nach 20 Minuten die engere rechte Pupille sich um 3½ mm, die der normalen Seite um 2 mm erweitert hatte. Die Anisokorie bleibt bekanntlich während der Dauer der maximalen Skopolaminwirkung bestehen. Dieses Verhältnis kehrt sich aber nachher in das Gegenteil um. Es muss, da, wie sich aus dem weiteren

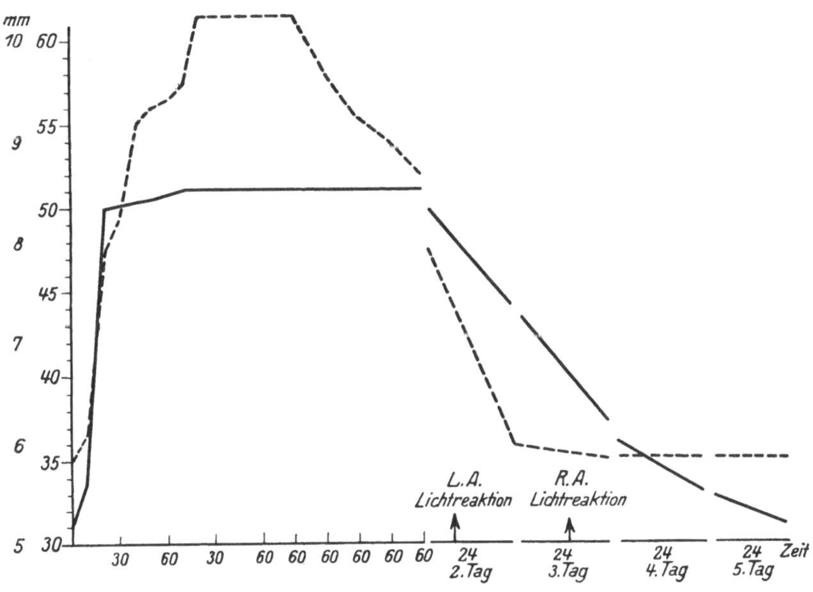

Abb. 1
Atropinversuch.
Kaninchen Nr. 30: R. A. ▬ ▬ ▬ ▬; L. A. . . . .;
Exstirpation des Gangl. cerv. supr. rechts.

Verlaufe der Kurven ergibt, die Skopolaminwirkung auf der normalen Seite schneller abklingt, ein Zeitpunkt kommen, in dem beide Pupillen gleich mydriatisch sind und eine Zeitspanne sein, in der die normale Seite enger ist als die sympathikusgelähmte rechte (im demonstrierten Versuch der 4.—5. Tag). Während der Anfangswert für die normale Pupille am Ende des 4. Tages wieder erreicht ist, hat die Pupille auf der sympathikusgelähmten Seite ihren Ausgangswert noch nicht am Ende des 6. Tages erreicht.

Aus sämtlichen, pupillomotorischen Vergleichskurven ergab sich bei Anwendung von Skopolamin oder Atropin das unterschiedliche Verhalten des normalen und sympathikusgelähmten

Auges: Nach Installation einer 1%igen Atropinlösung (s. Kurve Abb. 1): Vorübergehende Umkehrung des Anisokorieverhältnisses durch schnelleres Fortschreiten der mydriatischen Bewegung auf der gelähmten Seite, Bestehenbleiben der Anisokorie nur während der maximalen Atropinwirkung, bei Abklingen der Wirkung vorübergehende Pupillengleichheit, Umkehrung des Anisokorieverhältnisses für längere Zeit, frühere Wiederkehr der Lichtreaktion auf dem normalen Auge und wesentlich früheres Abklingen der Atropinwirkung auf dem normalen Auge mit einer Differenz von 2—3 Tagen zwischen rechts und links. Sowohl beim Skopolamin, als auch beim Atropin überschneiden sich die Kurven viermal. An diesen Punkten ist jeweils Pupillengleichheit vorhanden.

Zur Erklärung der beschleunigten und verlängerten Wirkung von Atropin und Skopolamin auf dem sympathikusgelähmten Auge können wir nicht, wie man es bisher für die Adrenalinwirkung getan hat, annehmen, dass eine Sensibilisierung der parasympathischen Substanz durch Ausfall der Sympathikusfunktion eingetreten sei, sondern die ungleichen zeitlichen Verhältnisse im pupillomotorischen Ablauf scheinen anzuzeigen, dass Atropin und Skopolamin auf der sympathikusgelähmten Seite schneller resorbiert werden und in grösseren Mengen in das Kammerwasser übertreten.

Liegt das aber tatsächlich vor, so muss sich erstens, ähnlich wie beim Adrenalin, ein Schwellenwert ermitteln lassen, bei dem Atropin auf der sympathikusgelähmten Seite schon wirksam, auf der normalen dagegen noch nicht wirksam ist und zweitens müsste sich ein Konzentrationsunterschied von Atropin und Skopolamin im Kammerwasser nachweisen lassen. Beides gelingt.

Die Atropinempfindlichkeit ist bekanntlich bei Kaninchen sehr verschieden. In einem Falle blieb Atropin in Verdünnung von 1:1000000 zunächst auf beiden Seiten unwirksam. Nach weiteren Installationen führte die summierte Wirkung auf der gelähmten Seite zu einer die Anisokorie ausgleichenden mydriatischen Bewegung, während auf der normalen Seite nur geringfügige Schwankungen auftreten.

Punktiert man auf dem Höhepunkt der Skopolaminwirkung oder 1 Stunde später, die rechte und linke Vorderkammer und wirft in die Punktate je einen frisch enukleierten Froschbulbus, so tritt in dem Froschbulbus im Kammerwasser, das dem sympathikusgelähmten Kaninchenauge entstammt, die Mydriasis früher und stärker auf als auf der anderen Seite (Abb. 2).

Für Eserin und Pilokarpin liegen die Verhältnisse ganz ähnlich. Schon 1910 beobachtete Straub, dass sich nach Eserininstillation die sympathikusgelähmte Katzenpupille zu einem Zeitpunkt schon linear verengt hat, zu welchem die normale Seite kaum eine Verengerungsbewegung zeigt, also noch weit ist.

Straubs Versuch: 3. Mai 1910. Der rechte Sympathikus wird am Halse durchschnitten; elektrische Reizung desselben hat die gewöhnlichen Folgen am Auge. Das rechte Gang. cerv. supr. wird entfernt. Reizung des Halssympathikus ist nunmehr wirkungslos. Beide Pupillen mittelweit, rechte enger; rechte Nickhaut stärker vorstehend.

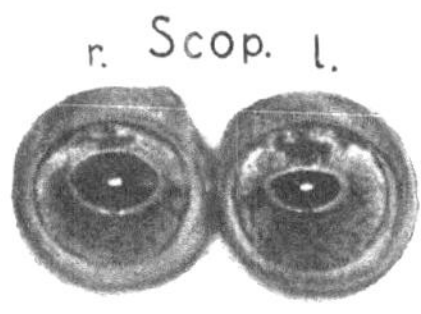

Abb. 2

Wirkung des nach Skopolamininstillation punktierten Kammerwassers vom Kaninchen auf den Froschbulbus in vitro.

R: Kammerwasser d. rechten, sympathikusgelähmten Seite.

L: Kammerwasser der linken, normalen Seite.

10^{h}17′. Einträufelung von drei Tropfen Eserin in jedes Auge (konzentrierte wässerige Lösung des Alkaloids, also sehr schwache Lösung!).

10^{h}40′. Die rechte Pupille verengert sich.

10^{h}42′. Rechte Pupille sehr eng, linke weit.

10^{h}45′2. Rechte Pupille schlitzförmig, linke weit.

10^{h}48′. Linke Pupille verengert sich langsam.

11^{h}00′. Linke Pupille sehr eng.

11^{h}18′. Linke Pupille schlitzförmig. Die Wirkung war also rechts nach 28′, links nach 60′ maximal.

Zu diesem Versuch sagt Straub: „Der Versuch zeigt, dass auch die der Adrenalinwirkung entgegengesetzte miotische Eserinwirkung auf der ganglionlosen Seite stärker ist als auf der gesunden. Die Annahme, dass dies durch Wegfall der Hemmungen des Halssympathikus bedingt sei, bedarf wohl keiner Widerlegung. Es bleibt kaum eine andere Erklärung als die, dass es sich in beiden Fällen um verstärkte Resorption handelt". Auch im Pilokarpinversuch am Kaninchen sah ich eine etwas beschleunigt auftretende und erheblich verlängerte Pilokarpinwirkung auf der sympathikusgelähmten Seite. Straub deutet seine Beobachtung dahin, dass auf der sympathikusgelähmten Seite mehr Eserin zur Resorption gelange und zieht diesen Faktor der veränderten Resorptionsverhältnisse auch zur Erklärung des Wesens der Adrenalinmydriasis mit heran.

Bei der Prüfung der Sympathikusreizmittel ergaben sich im Prinzip ganz ähnliche Unterschiede zwischen rechts und links

wie bei Atropin und Skopolamin, nur mit dem Unterschiede, dass
Adrenalin und Ergotamin, von denen wir eine direkte Einwirkung
auf die Zellen der Irismuskeln annehmen müssen, auf Grund dieser
Eigenschaft auch bei maximaler Wirkung die sympathisch bedingte
Anisokorie auszugleichen vermögen.

Nach einem Tropfen Glaukosan beiderseits (s. Kurve Abb. 3)
sehen wir wiederum ein schnelleres Fortschreiten der Mydriasis auf
der gelähmten Seite, die Aufhebung der Anisokorie trotz Degeneration

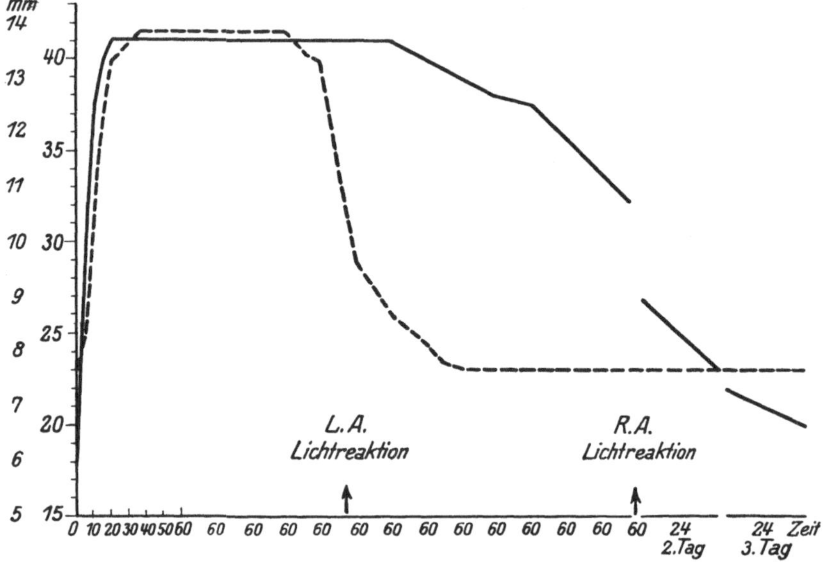

Abb. 3
Adrenalin (Glaukosan)-Versuch.
Kaninchen Nr. 28: R. A. ------; L. A. . . . .;
Exstirpation des Gangl. cerv. supr. rechts.

der sympathischen Nervenfasern, da Adrenalin am Muskel direkt
oder an Gebilden angreift, die nicht in trophischer Abhängigkeit
vom Sympathikus stehen. Am auffallendsten aber ist wiederum
der Unterschied in der Dauer der Wirkung. Die normale Pupille
hat ihren Ausgangswert noch im Verlaufe des ersten Tages erreicht,
während die Pupille der gelähmten Seite erst im Verlaufe des
3. Tages zu ihm zurückkehrt.

Nach subkonjunktiver Injektion von 0,5 ccm Gynergen sehen
wir im Ablauf der Wirkung zwischen rechts und links dieselben
Unterschiede wie beim Adrenalin: eine schneller fortschreitende
stärkere und länger anhaltende Ergotaminmydriasis auf der
sympathikusgelähmten Seite.

Dass es sich bei der beschleunigten und verlängerten Wirkung des Adrenalins auf der gelähmten Seite gleich wie beim Atropin um einen Konzentrationsunterschied im Kammerwasser handelt, d. h. dass Adrenalin nach Degeneration der Sympathikusfasern beschleunigt und in grösseren Mengen in das Kammerwasser übertritt, lässt sich wiederum leicht nachweisen. Das nach beiderseitiger Glaukosaninstillation punktierte Kammerwasser der gelähmten Seite wirkt auf dem enukleierten Froschbulbus viel stärker mydriatisch als das der normalen Seite (s. Abb. 4).

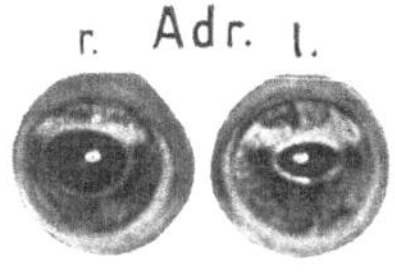

Abb. 4

Wirkung des nach Adrenalin (Glaukosan)-Instillation punktierten Kammerwassers vom Kaninchen auf den Froschbulbus in vitro. R: Kammerwasser d. rechten, sympathikusgelähmten Seite. L: Kammerwasser der linken, normalen Seite.

M. D. u. H.! Meine Untersuchungen über die unterschiedliche Wirksamkeit verschiedener Substanzen vor und nach Degeneration der sympathischen Nervenfasern gemessen an der pupillomotorischen Wirksamkeit unter besonderer Berücksichtigung der zeitlichen Verhältnisse, sowie die Untersuchungen über den Unterschiedsgehalt des Kammerwassers an Atropin und Adrenalin, führten zu dem Ergebnis, dass wir uns die beschleunigte und verlängerte Wirkung auf der sympathikusgelähmten Seite nur durch einen beschleunigten und vermehrten Übertritt der Substanzen in das Kammerwasser erklären können.

Das in das Kammerwasser übergetretene Quantum der zur konservativen Glaukomtherapie und zur Therapie der intraokularen Entzündung angewandten, gleichzeitig pupillomotorisch wirksamen Substanzen ist eine Grösse, die ausser von der Dosis, dem Applikationsmodus und besonderen Veränderungen des Auges auch vom Funktionszustand des Sympathikus abhängt und zwar in dem Sinne, dass mit Einschränkung der Sympathikusfunktion die Blutkammerwasserschranke für die untersuchten Substanzen relativ aufgehoben ist.

Zur Erklärung des Wesens der Adrenalinmydriasis können wir die Annahme einer Sensibilisierung der sympathisch innervierten intraokularen Muskeln nach Degeneration des Augensympathikus entbehren.

XXII.

Zur Frage der Glaskörperquellung.

Von

E. Lobeck (Heidelberg).

Mit 2 Abbildungen im Text.

Von jeher hat in der Glaukomforschung die Frage eine grosse Rolle gespielt nach dem Zustandekommen der flachen Vorderkammer, die man bei vielen Glaukomaugen antrifft. Man hat wiederholt die Ansicht geäussert, dass durch Vermehrung des Volumens des hinteren Augenabschnittes die Iris und Linse nach vorn gedrückt würden, wodurch eine Abflachung der Vorderkammer sich einstelle. Eine Volumenvermehrung im hinteren Augenabschnitt könnte durch vermehrte Blutfülle der Aderhautgefässe, durch Volumenzunahme des Glaskörpers oder durch eine solche der Linse hervorgerufen werden. Seit langem ist bekannt, dass tatsächlich im späteren Lebensalter der Linsendurchmesser zunimmt, wie auch die Spaltlampenuntersuchungen der letzten Jahre von neuem gezeigt haben. Noch ungeklärt ist die Frage, ob auch das Glaskörpervolumen unter bestimmten Umständen anwachsen kann, wofür vielleicht gewisse klinische Anhaltspunkte vorhanden sind, die zu der Annahme des sog. Glaucoma posterius führten. Ich habe deshalb auf Veranlassung von Professor Seidel versucht, durch möglichst exakte physikalische Experimente die Frage, ob unter gewissen Umständen eine Volumenvermehrung des Glaskörpers eintreten kann, einer experimentellen Prüfung zu unterziehen, und möchte im folgenden kurz über diese Versuche berichten.

Da der Glaskörper, wie wir jetzt wissen, im kolloidchemischen Sinne eine Gallerte oder ein sog. Gel ist, und derartige Gele meist die Eigenschaft haben, auf Veränderungen der aktuellen Reaktion der sie durchsetzenden Flüssigkeit mit Volumenänderungen zu antworten, so versuchte ich zunächst, zumal bestimmte experimentelle Ergebnisse über das Wasserbindungsvermögen des Glaskörpers bei verschiedener aktueller Reaktion schon vorlagen, durch Einbringen eines bestimmten Volumens Glaskörper in eine Pfeffersche Tonzelle, die unter entsprechenden Kautelen in eine Aussenflüssigkeit mit verschiedener aktueller Reaktion eintauchte, festzustellen, ob hierdurch Volumenänderung des im Innern der

Tonzelle befindlichen Glaskörpers einträte, was durch Wiegen auf
der chemischen Wage in der dabei erhaltenen Gewichtszunahme
oder -abnahme zum Ausdruck kommen musste. Diese Versuche
ergaben in ihrer Gesamtheit, dass in der Regel eine Gewichtszunahme des Glaskörpers bei Eintauchen der Tonzelle in alkalisch
gemachte Ringerlösung und in angesäuerte Ringerlösung festzustellen
war; doch waren die Resultate aus verschiedenen Gründen, die ich
hier nicht ausführen möchte, nicht einheitlich genug, so dass wir uns
nach einer anderen exakteren Methode zur Prüfung der genannten
Frage umschauten.   Nach einer Reihe von Vorversuchen gelang

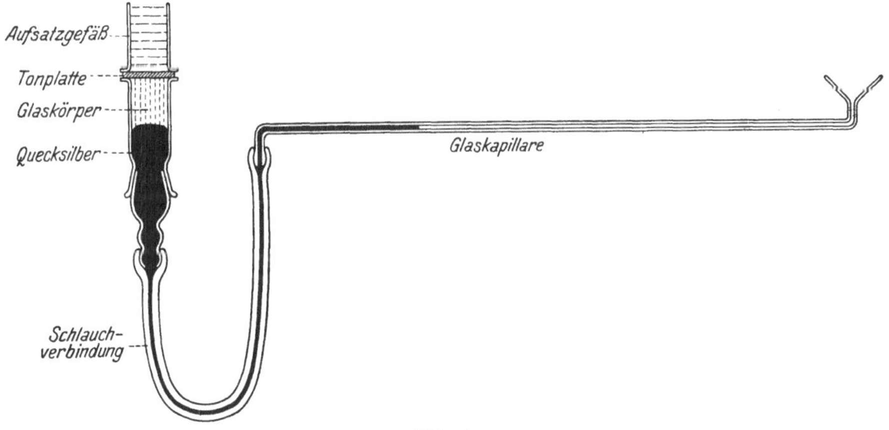

Abb. 1

Schematische Darstellung der Apparatur zur Untersuchung der Glaskörperquellung
(ca. $^1/_3$ der normalen Grösse.)

es, eine Methode zu finden, die mit grosser Regelmäßigkeit vollkommen eindeutige und klare Resultate lieferte, und die ich daher
hier kurz schildern möchte.

Der Glaskörper lebensfrisch, manchmal noch blutwarm aus
dem Schlachthaus bezogener Schweinsaugen wurde nach vorheriger
Entleerung der Vorderkammer unter möglichster Schonung in
toto in einen kleinen Glaszylinder von 14 mm Durchmesser gefüllt,
der nach oben mit einer porösen wasserdicht aufgekitteten Tonplatte verschlossen war (Abb. 1).   Gegen diese Tonplatte wurde der
Glaskörper mittels Quecksilber von unten her sanft angedrückt, so
dass sich zwischen Quecksilberspiegel und Tonplatte nur normaler
Glaskörper befand.   Durch eine Schlauchverbindung kommunizierte
das unterhalb des Glaskörpers befindliche Quecksilber mit einem
horizontal liegenden Kapillarrohr aus Glas — einem sog. Thermometerrohr — von 1,35 mm Durchmesser, das sich in genau derselben

Höhe wie der Quecksilberspiegel, bzw. die aneinandergrenzenden Flächen von Glaskörper und Quecksilber, befand. Bei dieser Versuchsanordnung musste jede Volumenänderung des Glaskörpers sich in einer Bewegung des Quecksilberfadens im horizontalen Kapillarrohr äussern; rückte dieser vorwärts, so handelte es sich um eine Volumenzunahme, rückte er rückwärts, um eine Volumenabnahme. Da der Rauminhalt der Glaskapillare bekannt war und ebenso die verwendete Menge des vorher gewogenen Glaskörpers, so konnte leicht bei eintretender Volumenänderung des Glaskörpers die prozentuale Volumenzunahme oder -abnahme aus dem beobachteten Vorrücken oder Zurückweichen des Quecksilberfadens im Kapillarrohr erhalten werden. Infolge des relativ grossen Durchmessers des im unteren Teile mit Quecksilber angefüllten Glaszylinders gegenüber der engen Kapillare konnte bei Volumenänderung des Glaskörpers kein nennenswerter hydrostatischer Druckunterschied entstehen. Die Versuche wurden bei einer konstanten Temperatur von 25° C ausgeführt, die durch elektrische Heizapparate hergestellt war, und zwar wurden zu gleicher Zeit stets vier solche Versuche angesetzt.

Um die aktuelle Reaktion des Glaskörpers künstlich zu verändern, wurde auf die den Glaskörper nach oben bedeckende Tonplatte ein kleiner Glaszylinder gekittet (Abb. 1), in den bis zu etwa 25 mm Höhe alkalische oder saure Flüssigkeit von bestimmtem bekannten p_H-Gehalt eingefüllt wurde, aus der während der Versuchsdauer von 24 Stunden eine Ionendiffusion durch die Tonplatte in den darunter befindlichen Glaskörper eintreten konnte. Bei jeder Versuchsserie wurde als Kontrolle in einem Versuch reine Ringerlösung zur Füllung des Aufsatzgefässes verwendet, das übrigens stets vor Verdunstung durch loses Überstülpen eines Glasglöckchens geschützt wurde.

Wie zahlreiche Vorversuche mit Ringerlösung an Stelle des Glaskörpers und als Füllungsflüssigkeit des Aufsatzgefässes ergeben hatten, ist 10 Minuten nach Beschickung des Apparates im System wieder Gleichgewicht vorhanden. Daher wurde in allen Versuchen die Stellung des Quecksilberfadens im Kapillarrohr 10 Minuten nach Beschickung des Apparates markiert und von hier aus, gleichsam als Nullpunkt, die in den nächsten 24 Stunden auftretende Verschiebung festgestellt und registriert.

Das Resultat der so angestellten Versuche war folgendes: Füllte man das Aufsatzgefäss mit Ringerlösung, deren p_H (7,2) sich von dem des Glaskörpers (7,5) nur relativ wenig unterscheidet, so bewegte sich der Quecksilberfaden so gut wie nicht. Er blieb bei 24stündiger Beobachtung fast unverändert stehen, bezw. zeigte nur geringe Verschiebungen nach vor- und rückwärts von etwa 1—5 mm, d. h. das Glaskörpervolumen blieb so gut wie völlig konstant, da der Durchmesser der Glaskapillare nur etwa 1,35 mm betrug und das verwendete Glaskörpervolumen ungefähr 3—4 g wog.

Ganz anders waren die Ergebnisse bei Verwendung einer stärker alkalischen oder einer sauren Lösung als Füllungsmittel für das Aufsatzgefäss. Es trat nämlich dann im Verlauf von 24 Stunden bei den, wie nochmals bemerkt sei, stets gleichzeitig als Kontrollen mit den Ringerversuchen angestellten Experimenten eine erhebliche Vorwärtsbewegung des Quecksilberfadens im Thermometerrohr ein, ein Zeichen, dass der Glaskörper durch Veränderung seiner aktuellen Reaktion an Volumen zugenommen hatte. Diese Volumenzunahme war bei Verwendung alkalischer Lösung erheblich grösser als bei saurer. Sie betrug bei alkalischer Lösung bis zu 112,6 mm, d. h. 4,835% des Glaskörpervolumens; bei saurer Lösung nur bis zu 56,7 mm, d. h. 1,986% des Glaskörpervolumens.

Bemerkt sei noch, dass ich als Füllungsflüssigkeit für das Aufsatzgefäss Ringerlösung benutzte, entweder rein oder nach Zusatz von Säure bezw. Lauge, so dass ein p_H von 5,4, 7,2 oder 9,0 in der Füllungsflüssigkeit vorhanden war. Der p_H-Gehalt dieser Füllungsflüssigkeit wurde bestimmt mit der kolorimetrischen Methode von Michaelis, bezw. mit dem Doppelkeilkolorimeter nach Bjerrum-Arrhenius. Mit letzterem Apparat wurde am Schluss jedes Versuches im verwendeten Glaskörper die aktuelle Reaktion bestimmt. Diese war bei Füllung des Aufsatzgefässes mit alkalischer Lösung am Ende des Versuches stets etwas alkalischer, bei Füllung des Aufsatzgefässes mit saurer Lösung stets etwas saurer als die aktuelle Reaktion im Glaskörper der gleichzeitig angestellten Versuche mit reiner Ringerlösung, ein Zeichen, dass eine Ionendiffusion durch die Tonplatte hindurch tatsächlich stattgefunden hatte, und zwar war die Änderung der aktuellen Reaktion nur so gering, wie sie vielleicht intra vitam vorkommen könnte.

Durch die geschilderten orientierenden Versuche, die nach verschiedenen Seiten noch weiter ausgebaut werden sollen, ist somit festgestellt, dass der Glaskörper frischer Schweinsaugen durch geringe Veränderung seiner aktuellen Reaktion nach der sauren, besonders aber nach der alkalischen Seite in geringem Umfang an Volumen zunimmt.

Ob solche Veränderungen der aktuellen Reaktion auch intra vitam und beim Menschen unter bestimmten Umständen im Auge tatsächlich auftreten, und ob sie dann dieselben Wirkungen auf das Glaskörpervolumen ausüben wie im Experiment, und ob, falls dies der Fall sein sollte, sich daraus Beziehungen zum Augendruck herleiten, darüber geben die geschilderten Versuche keine Auskunft.

Auf Grund der vorliegenden Erfahrungstatsachen ist es jedoch klar, dass eine länger dauernde Augendrucksteigerung, die uns

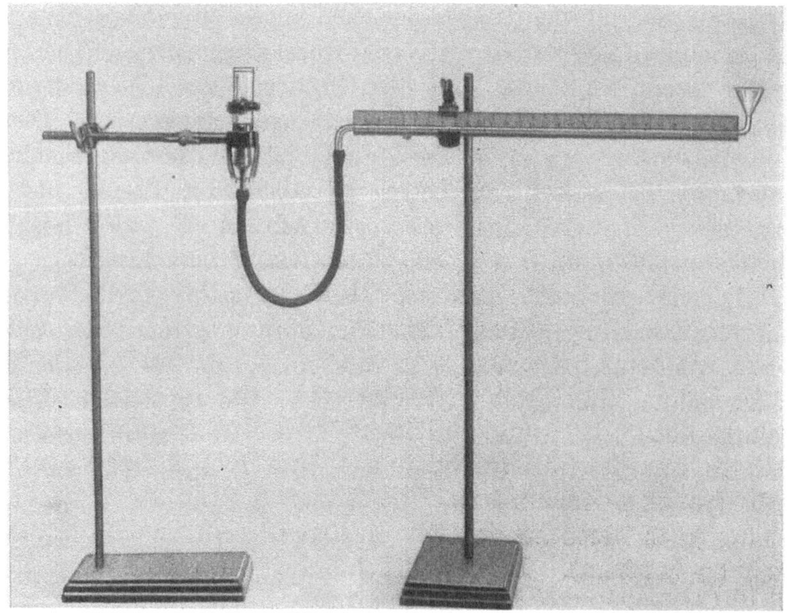

Abb. 2
Photographie der Apparatur zur Untersuchung der Glaskörperquellung.

im Hinblick auf das Glaukomproblem allein interessiert, nur dann auftreten könnte, wenn durch das Anwachsen des Glaskörpervolumens die Iris soweit nach vorn gedrückt würde, dass es zu einer Abflachung der Vorderkammer und zu einer Verlegung der Hauptabflusswege im Kammerwinkel kommt, da ohne dieses Ereignis — für das Augen mit angeborener seichter Vorderkammer ganz besonders disponiert sind — jede Volumenzunahme des Glaskörpers einfach durch vermehrten Kammerwasserabfluss nach dem Schlemmschen Kanal sofort ausgeglichen wird, so dass eine Augendrucksteigerung hierdurch nicht eintreten kann. Sollte es möglich sein, den Nachweis zu erbringen, dass im glaukomatösen

Auge mit gesteigertem Augendruck tatsächlich eine zur Glaskörperquellung führende abnorme aktuelle Reaktion vorhanden ist, so müssen wir uns von vornherein darüber klar sein, dass wir aus diesem Befund erst dann auf die Ursache der glaukomatösen Augendruckssteigerung — d. h. auf Vorgänge, die zu einer Abdichtung des Auges durch Verlegung seiner Abflussporen führen — schliessen dürfen, wenn der Beweis erbracht ist, dass diese Glaskörperquellung, bzw. die Veränderung der aktuellen Reaktion im Auge, nicht etwa sekundär eine Folge der vorausgegangenen Drucksteigerung darstellt, sondern primär aufgetreten ist, welch letzteres nach den bisher vorliegenden Untersuchungen vom Blute Glaukomkranker bezüglich seiner aktuellen Reaktion durchaus unwahrscheinlich, wenn nicht gänzlich ausgeschlossen ist.

Zum Schluss erlaube ich mir eine Photographie der Apparatur sowie in Tabellenform die erhaltenen Resultate, die an anderer Stelle noch ausführlich mitgeteilt werden sollen, kurz zu projizieren.

XXIII.

Neue klinische und physiologisch-chemische Befunde bei Glaukomkranken.

Von

A. Passow (München).

Mit 1 Abbildung im Text.

M. H.! In sicher fundierten Experimenten konnte Wessely bekanntlich den grundlegenden Befund erheben, dass der Augendruck unter gewissen Umständen weitgehend abhängig ist nicht nur vom Tonuszustand des ganzen Gefäßsystems, sondern auch von körpereigenen Reizstoffen und Nerveneinflüssen. Es ist weiterhin aus vielen Erfahrungen der Experimentalpathologie bekannt, dass Verschiebungen in der Hormon- und Elektrolytkonstellation für die Entstehung krankhafter Reaktionsweise an peripheren Erfolgsorganen, z. B. an den Gefässen, von Bedeutung sind. Wir haben daher keinen Grund, anzunehmen, dass die Verhältnisse nicht auch bei Glaukomkranken ähnlich liegen. Auf Grund solcher Erwägungen haben schon früher Hertel und Jmre auf einen Zusammenhang zwischen polyglandulärer Dysfunktion und Glaukom hingewiesen und für ihre Auffassung durch objektive therapeutische Erfolge eine Stütze erbracht. Auch von Hippel u. a. haben später in gleicher Weise erfolgreich diese Problemstellung gefördert.

Tabelle I.
Grundumsatz.

— erniedrigt, n normal, + leicht erhöht, ++ erhöht, +++ stark erhöht.

Nr.	Name	Alter	Blutdruck	Grundumsatz		Nr.	Name	Alter	Blutdruck	Grundumsatz	
1	Wendolin E.	63	150:80	— 21,73 %	—	25	Jakob W.	75	150:80	+ 24,3 %	++
2	Elise M.	64	135:85	—10,6 „	n	26	Franz B.	57	145:70	+ 24,5 „	++
3	Eugenie H.	68		— 4,97 „	n	27	Julie K.	64	165:80	+ 24,9 „	++
4	Veronika D.	52	125:75	— 4,4 „	n	28	Anton D.	54	150:95	+ 25,1 „	++
5	Piachus B.	37	135:75	— 0,86 „	n	29	Walburga W.	75	150:85	+ 27 „	++
6	Jakob K.	43	160:90	+ 6,3 „	n	30	Philippine B.	42	125:85	+ 27,4 „	++
7	Michael B.	63	175:85	+ 6,8 „	n	31	Willy S.	68	160:90	+ 27,7 „	++
8	Marie Mi.	75	140:60	+ 7,4 „	n	32	Anna F.	68	210:100	+ 28,3 „	++
9	Alois B.	58	135:80	+ 11,3 „	+	33	Anna St.	40	195:100	+ 28,5 „	++
10	Johann H.	69	120:80	+ 11,9 „	+	34	Ludwig A.	56	145:80	+ 30 „	+++
11	Sebastian L.	73	115:80	+ 13,2 „	+	35	Johann O.	78	145:105	+ 30,2 „	+++
12	Marie My.	44	130:75	+ 13,2 „	+	36	Jakob Sch.	43	140:95	+ 31,2 „	+++
13	Alois M.	66	155:90	+ 15,3 „	+	37	Karl B.	62	150:70	+ 33,7 „	+++
14	Marie R.	57	180:95	+ 16,6 „	+	38	Ehrhard R.	50	165:100	+ 37,1 „	+++
15	Peter H.	76	135:65	+ 17,2 „	+	39	Amalie K.	54	145:70	+ 38 „	+++
16	Alex W.	28	135:85	+ 17,2 „	+	40	Fanny P.	43	130:70	+ 41,8 „	+++
17	Michael T.	61	145:75	+ 18,7 „	+	41	Creszens S.	59	140:70	+ 42,2 „	+++
18	Johanna W.	63	170:90	+ 20,4 „	++	42	Fanny W.	74	165:85	+ 42,6 „	+++
19	Ignaz B.	70	160:80	+ 20,9 „	++	43	Rosa H.	62	160:80	+ 42,8 „	+++
20	Katharine Z.	66	150:80	+ 21,7 „	++	44	Sebastian T.	74	150:70	+ 53,1 „	+++
21	Alban B.	68	170:95	+ 21,8 „	++	45	Margarethe F.	72	170:90	+ 53,3 „	+++
22	Magdalene N.	68	110:75	+ 23,2 „	++	46	Otto St.	56	135:90	+ 54 „	+++
23	Anna K.	61	150:65	+ 23,3 „	++	47	Josef St.	68	130:80	+ 124,3 „	+++
24	Franziska S.	64	165:75	+ 23,6 „	++	48	Johann S.	67	165:90	+ 141,5 „	+++

Es ist heute sichergestellt, dass die Erkrankung eines Drüsen-organs eine Dysfunktion im ganzen Hormonsystem herbeiführen kann. Ebenso wissen wir, dass diese Inkorrelation mit einer Ver-schiebung der allgemeinen Elektrolytenkonstellation verbunden ist. Um daher das Glaukomproblem, insofern es überhaupt ein Hormon- oder Neuroseproblem ist, auf eine breitere Basis zu stellen, mussten diese Funktionen bei Glaukomkranken systematisch untersucht werden, soweit dies unsere modernen Methoden zuliessen.

Es war sehr naheliegend, zunächst zu untersuchen, inwieweit das primäre Glaukom als Teilerscheinung einer innersekretorischen Erkrankung aufgefasst werden kann. Als eindrucksvolles und beweisendes Merkmal einer solchen Störung wird mit Recht eine grössere Veränderung des Grundumsatzes aufgefasst. Wir mussten also zunächst an unseren Glaukomkranken den Grund-umsatz bestimmen und zwar wurden diese Untersuchungen an 48 Kranken mit primärem Glaukom von Herrn Dr. Baur in der Klinik von Müller angestellt (Tabelle I).

Aus der Tabelle ersieht man die ermittelten Werte. Rechnet man etwa eine je 10%ige Erniedrigung und Erhöhung noch als Normalwerte, so ergibt sich nur bei einem Patienten eine Er-niedrigung des Umsatzes; in 7 Fällen waren die Werte normal, in allen anderen, d. h. in 83%, erhöht. In einer Serie untersuchter Patienten war auch stets der Eiweissumsatz entsprechend gesteigert. Beziehungen zum Blutdruck ergaben sich nicht. Wir haben mit diesem Ergebnis bei Glaukomkranken nicht nur die erwartete Erhöhung des Grundumsatzes gegenüber der Norm gefunden, sondern stehen hier zum Teil vor so hochgradigen Steigerungen des Gesamtstoffwechsels und des Sauerstoffverbrauches, wie sie die klinische Medizin, abgesehen von schweren Allgemein-erkrankungen, nur beim ausgesprochenen Basedow und bei Thyreo-toxikosen kennt. Eine derartige Erhöhung des Grundumsatzes legt die Annahme einer Hyperfunktion der stoffwechselsteigernden Blutdrüsen nahe; es sind dies in erster Linie die Schilddrüse und das chromaffine System des Nebennierenmarks mit ihren Sekreten, dem Thyroxin und Adrenalin.

Zur näheren Kennzeichnung der nach den Grundumsatz-bestimmungen mutmaßlichen Beziehungen zwischen Glaukom und Schilddrüse wurde an 51 Glaukompatienten der Jodstoff-wechsel verfolgt; wissen wir doch, dass eine Hyperfunktion der Schilddrüse und die dadurch klinisch bedingte Thyreotoxikose häufig mit einer Erhöhung des Jodspiegels einhergeht (Tabelle II).

Tabelle II.
Jodspiegel.

					normal 8—9 $\gamma\,^0/_0$							normal 12 $\gamma\,^0/_0$	
Nr.	Name	Alter	Blut-druck	Jod $\gamma\,^0/_0$	Grundumsatz	Vergleichsweise	Nr.	Name	Alter	Blut-druck	Jod $\gamma\,^0/_0$	Grundumsatz	Vergleichsweise
1	Johann H.	69	120:80	7,42	−	+	28	Anna K.	61	150:65	10,94	−	
2	Marie M.	44	130:75	7,5	−	+	29	Margarethe F.	72	170:90	11,92	n	+++
3	Jgnaz B.	70	160:80	8	n	++	30	Michael T.	61	145:75	12,32	+	+
4	Veronika D.	52	125:75	8,55	n	n	31	Jakob K.	43	160:90	12,8	+	n
5	Alex. W.	28	135:85	9	n	+	32	Marie M.	75	140:60	12,84	+	n
6	Sebastian L.	73	115:80	9,01	n	+	33	Anna F.	68	210:100	12,91	+	++
7	Rosa H.	62	160:80	9,3	+	+++	34	Walburga W.	75	150:85	12,98	+	++
8	Jakob W.	75	150:80	9,3	+	++	35	Johann O.	78	145:105	13,2	++	+++
9	Creszens S.	59	140:70	9,4	+	+++	36	Anna St.	40	195:100	13,45	++	++
10	Katharine Z.	66	150:80	9,54	+	++	37	Anton D.	54	150:95	13,5	++	++
11	Fanny P.	43	130:70	9,9	++	+++	38	Sebastian T.	74	150:70	13,85	++	+++
12	Michael B.	63	175:85	10,08	++	n	39	Elise M.	64	135:85	13,91	++	n
13	Anna H.	69	170:90	10,5	++		40	Anna H.	59	155:75	13,92	++	
14	Wendolin E.	63	150:80	10,83	++	−	41	Ehrhard R.	56	165:100	14,45	++	+++
15	Alban B.	68	170:95	11,2	++	++	42	Franz B.	57	145:70	14,52	++	++
16	Ludwig A.	56	145:80	11,5	++	+++	43	Johann S.	67	165:90	14,72	++	+++
17	Jakob Sch.	43	140:95	11,78	++	+++	44	Magdalene N.	68	110:75	14,73	++	++
18	Josefa F.	65	155:80	11,97	++		45	Eugenie H.	68		14,92	++	n
19	Karl B.	62	150:70	12,32	+++	+++	46	Josef St.	68	130:80	15	+++	+++
20	Franziska S.	64	165:75	12,8	+++	++	47	Peter H.	76	135:65	15,2	+++	+
21	Willy S.	68	160:90	12,8	+++	++	48	Otto St.	56	135:90	15,6	+++	+++
22	Piachus B.	37	135:75	13,2	+++	n	49	Marie R.	57	180:95	15,91	+++	+
23	Philippine B.	42	125:85	13,2	+++	++	50	Julie K.	64	165:80	16,09	+++	++
24	Alois M.	66	155:90	14	+++	+	51	Johanna W.	63	170:90	16,32	+++	++
25	Amalie K.	54	145:70	16,1	+++	+++							
26	Alois B.	58	135:80	16,4	+++	+							
27	Fanny W.	74	165:85	16,8	+++	+++							

In der ersten Reihe liegen den gefundenen Jodwerten Normalwerte von 8—9 γ %, in der zweiten Reihe Normalwerte von 12 γ %
zugrunde, wobei γ $^1/_{1000}$ mg bedeutet. Insgesamt ergibt sich bei
drei Sera eine Erniedrigung des Jodspiegels; fünfmal war er normal,
dagegen bei 43 Sera erhöht, und zwar meist beträchtlich. Insgesamt
lag eine Hyperjodämie in 84% der untersuchten Kranken vor. Auch
bei diesen Resultaten bestand keine Analogie zwischen Höhe des Jodspiegels und des Blutdrucks. Vergleichsweise finden sich in der Tabelle
die entsprechenden Bezeichnungen für die Grundumsatzwerte bei den
gleichen Patienten. Bei niedrigem Jodspiegel ist meist auch ein geringer, bei hohem Jodspiegel meist ein erhöhter Umsatz festzustellen.

Wir stehen hier vor zwei sehr wichtigen Feststellungen — Erhöhung des Grundumsatzes und des Jodspiegels — Befunden, die
mit grossem Nachdruck auf Beziehungen des primären Glaukoms
zur Thyreotoxikose hinweisen. Es muss jedoch erwähnt werden,
dass auch Gegenargumente gegen die Deutung der Befunde als einfache Thyreotoxikose vorgebracht werden müssen, und zwar ist
hier als wichtigstes anzuführen, dass das bei der Thyreotoxikose
fast regelmäßig festzustellende Untergewicht bei den Glaukomkranken nicht nachgewiesen werden konnte, vielmehr zeigten die
meisten Patienten ein relatives Übergewicht. Dieser Befund
schliesst aber keinesfalls das Vorhandensein einer thyreotoxischen
Komponente aus; vielleicht könnte man an Retention von Gewebs-
wasser denken, wie man es bei gewissen polyglandulären Erkrankungen mit Störungen des Wasserhaushalts kennt.

Es wurde schon erwähnt, dass als weiterer bedeutsamer stoff-
wechselsteigernder Faktor das Hormon des Nebennierenmarks, das
Adrenalin, in Betracht kommt. Eine Hyperfunktion dieser
Blutdrüse und eine hierdurch bedingte Adrenalinämie wurde schon
von früheren Autoren, hauptsächlich von Löhlein, zur Klärung
der Pathogenese des Glaukoms in Erwägung gezogen. Der experimentelle Nachweis einer Adrenalinämie konnte jedoch bisher
wegen ungenügender Methodik des Adrenalinnachweises im Blut
nicht erbracht werden. In Bestätigung meiner früheren Untersuchungen mit Hilfe des Froschgefässpräparates (Trendelenburg)
und des Kaninchendarms (Magnus) konnte nunmehr mit einer
neuen, besonders von Schlossmann geübten Methode der pharmakologisch einwandfreie Nachweis des Vorhandenseins vasokonstrik-
torischer Stoffe im Blute Glaukomkranker geführt werden, wobei
alles dafür und nichts dagegen spricht, dass es sich hierbei in der
Tat um Adrenalin handelt (Tabelle III).

Tabelle III.

Nr.	Name	Alter	Blut-druck	Abnahme der Tropfenzahl in % der Ausgangs-tropfenzahl		Grundumsatz Vergleichsweise	Jodspiegel Vergleichsweise
1	Sebastian L....	73	115:80	— 5,5	n	+	n
2	Fanny P.	43	130:70	— 5,6	n	+++	+
3	Michael T.	56	165:100	— 6,5	n	+	+
4	Walburga W. .	75	150:85	— 8,2	n	+	++
5	Katharine Z. ..	66	150:80	— 8,3	n	+	++
6	Elise M........	64	135:85	— 9	n	n	++
7	Karl B.	62	150:70	— 9,5	n	+++	+++
8	Otto St........	56	135:90	—10	n	+++	+++
9	Fanny W......	74	165:85	—10,2	n	+++	+++
10	Josefa F.	65	155:80	—11,3	n		++
11	Ignaz B.	70	160:80	—11,6	n	++	n
12	Peter H.	76	135:65	—12	n	+	+++
13	Ehrhard R. ...	56	165:100	—12,5	n	+++	++
14	Veronika D....	52	125:75	—12,8	n	n	n
15	Jakob K.	43	160:90	—14	n	n	+
16	Franz B.......	57	145:70	—14,2	n	++	++
17	Michael B.	63	175:85	—14,3	n	n	++
18	Rosa H.	62	160:80	—15	+	+++	+
19	Wendolin E....	63	150:80	—15,6	+	—	++
20	Willy S........	68	160:90	—16	+	++	+++
21	Magdalene N...	57	110:75	—16	+	++	++
22	Creszens S.....	59	140:70	—17,4	+	+++	+
23	Anna H.	69	170:90	—17,8	+		++
24	Johann S......	78	165:90	—18	+	+++	++
25	Anna St.......	40	195:100	—19	+	++	+
26	Jakob Sch.....	43	140:95	—19,1	+	+++	++
27	Johann H.	69	120:80	—21,7	++	+	+
28	Alex W.	28	135:85	—21,8	++	+	n
29	Ludwig A.	56	145:80	—22	++	+++	++
30	Anton D.	54	150:95	—29,8	+++	++	+
31	Alois B.	58	135:80	—29,8	+++	+	+++
32	Franziska S....	64	165:75	— 33	+++	++	+++
33	Piachus B.	37	135:75	— 37,5	+++	n	+++

In dieser Tabelle sind die entsprechenden Werte notiert, wobei diese der Abnahme der Tropfenzahl in Prozent der Ausgangs-tropfenzahl am Kaninchenohr entsprechen. Da sich bei Normalen die Werte stets unter 15% bewegten, ergibt sich aus der Tabelle, dass 16 unter 33, d. h. 48% der untersuchten Glaukom-

kranken von diesen vasokonstriktorischen Stoffen viel mehr im
Blute aufweisen als Gesunde. Wir dürfen mit grösster Wahrscheinlichkeit in diesem Ausmaß auf das Bestehen einer Adrenalinämie schliessen. Eine Abhängigkeit des Adrenalingehalts des
Blutes vom Blutdruck scheint (bei Durchsicht der Tabelle) ebensowenig zu bestehen, wie vom Grundumsatz, der aus Tabelle I ein-
registriert wurde. Auch Adrenalin und Jod, dessen Wert-
bezeichnungen sich ebenso in Tabelle III finden, scheinen nicht
Hand in Hand zu gehen, wenn auch auffallen muss, dass den drei
niedrigsten Werten für Adrenalin auch niedrige Jodspiegel, den
drei höchsten Adrenalinwerten höchste Jodwerte entsprechen.

Die Annahme einer Adrenalinämie bei Glaukompatienten
lenkt unsere Aufmerksamkeit auf den Zuckerstoffwechsel,
wissen wir doch, dass jede künstlich erzeugte Adrenalinämie zur
Zuckerausschwemmung aus der Leber führt mit der Auswirkung
einer Erhöhung des Zuckerspiegels im Blut. Wir konnten auch
tatsächlich bei der Untersuchung von 22 Glaukomkranken feststellen, dass die Werte erhöht oder zum mindesten an der
obersten Grenze der Norm waren.

Neben der oft gefundenen Hyperglykämie konnten wir auch
weitere Anhaltspunkte für das tatsächliche Bestehen einer Adrenalinämie finden und zwar im Verhalten des Blutbildes. Genau wie bei
der künstlich erzeugten Adrenalinämie fanden wir in vielen Fällen
eine Erhöhung der Erythrozyten und der mononukleären Leukozyten.

Es sei an dieser Stelle erwähnt, dass nach früheren Untersuchungen, die Kahlson auf meine Veranlassung anstellte, das
dem Adrenalin antagonistisch wirkende Cholin bei Glaukomkranken vielfach erniedrigt ist. Cholin ist bekanntlich ein körper-
eigener Stoff mit parasympathisch gerichtetem Angriffspunkt, der
nach heutiger Auffassung als Zwischenprodukt des intermediären
Lezithinstoffwechsels zu bezeichnen ist. Auch diese Befunde
sprechen für das relative Überwiegen der Adrenalinkomponente
im Blut Glaukomkranker.

Nach den Arbeiten von Eppinger und Hess über Vagotonie
und Sympathikotonie könnte man nun bei den vorliegenden
Resultaten an das Zustandsbild einer Sympathikotonie denken.
So einfach liegen die Dinge jedoch nicht, denn nach Bergmann
finden sich die Symptome der Vagotonie und Sympathikotonie
bei einem Kranken niemals in voller Eindeutigkeit; vielmehr
können die beiden grossen Teile des vegetativen Nervensystems

offenbar gleichzeitig und kreuzweise übererregbar sein; wir dürfen daher höchstens von einem Überwiegen sympathikotoner und vagotoner Merkmale sprechen. Eine gewisse Bedeutung für die nähere Kennzeichnung sympathikotoner oder vagotoner Stigmata haben viele Autoren der sogenannten Adrenalin-Funktionsprüfung zugesprochen, die darin besteht, dass eine geringe Menge Adrenalin injiziert und die darauffolgende Blutdruckveränderung verfolgt wird. Diese Untersuchung wurde von uns an 18 Glaukomkranken ausgeführt. In Anlehnung an die Interpretation einiger der Kenner dieser Funktionsprüfung kann aus ihrem Ausfall auf das Vorliegen sympathikotoner Stigmata geschlossen werden. Auch Thiel berichtet in einigen Fällen über derartige Untersuchungen, die das gleiche Resultat ergaben.

Von Bedeutung ist hier der Hinweis auf die Befunde Jürgensens, der auf meine Veranlassung bei 14 Glaukomkranken die Innervations- und Reaktionsverhältnisse der Haut untersuchte, die bekanntlich vagotonen und sympathikotonen Einflüssen unterliegt. Von den bisher untersuchten Patienten zeigten 12 eine Reaktionsweise ihrer Hautdrüsen, wie man sie nur bei Menschen mit ausgesprochen sympathikotonen Merkmalen vorfindet[1]).

Um noch eine weitere Stütze für das Bestehen einer Allgemeinstörung zu erhalten, wurde in Fortsetzung früherer Bestimmungen der Kalium-Kalzium-Stoffwechsel bei Glaukomkranken verfolgt und erneut festgestellt, dass das Kalzium vielfach leicht erhöht ist, und, was wichtiger, dass das Kalium dem Blute in so geringer Menge zur Verfügung steht, wie wir es heute bei keinem Krankheitsbilde kennen (Tabelle IV).

Die Normalwerte für Kalium betrugen 17,8—22,6 mg% (im Mittel 20,1 mg%), für Kalzium 9,4—10,4 mg% (im Mittel 10,25mg%), die sich hieraus errechnende Quote K/Ca 1,96. Bei den 50 untersuchten Sera der Glaukompatienten betrugen die Werte für Kalium 12,73—21,45 mg% (im Mittel 16,95 mg%), für Kalzium 8,63 bis 14,52 mg% (im Mittel 11 mg%), die Quote K/Ca 1,57. Wir wollen uns der Auffassung Zondeks durchaus nicht anschliessen, wonach das Kalzium der Sympathikus = das Kalium der Vagusreizung gleichkommt. Mit einigem Vorbehalt können wir jedoch sagen, dass der Befund dieser ungemein niedrigen Kalium-Kalziumquote bei Glaukomkranken nach der Vorstellung zahlreicher

---

[1]) Die daraufbezüglichen Untersuchungen sind noch nicht abgeschlossen und sollen weiter verfolgt werden.

Tabelle IV.
Kalium — Kalzium.

Nr.	Name	Alter	Blutdruck	mg% K	mg% Ca	K/C	Nr.	Name	Alter	Blutdruck	mg% K	mg% Ca	K/C
1	Michael B.	63	175 : 85	12,73	12,29	1,04	26	Ernst H.	60	—	17,27	10,25	1,68
2	Anna F.	68	210 : 100	13,04	12,22	1,07	27	Sebastian T.	74	150 : 70	17,34	12,29	1,41
3	Anna L.	49	140 : 90	13,11	9,88	1,33	28	Franz B.	57	145 : 70	17,43	12,04	1,45
4	Elise M.	64	135 : 85	13,90	13,17	1,06	29	Margarethe F.	72	170 : 90	17,45	10,30	1,69
5	Mathilde Z.	56	220 : 140	14,04	10,36	1,36	30	Ignaz G.	59	130 : 65	17,54	12,10	1,45
6	Alex W.	28	135 : 85	14,04	13,00	1,08	31	Franziska S.	64	165 : 75	17,55	11,20	1,57
7	Otto St.	56	135 : 90	14,08	11,77	1,20	32	Creszens H.	57	135 : 85	17,56	9,39	1,87
8	Johann O.	78	145 : 105	14,64	10,50	1,39	33	Johann H.	69	120 : 80	17,94	10,90	1,65
9	Jakob Sch.	43	140 : 95	15,12	10,55	1,43	34	Michael T.	61	145 : 75	17,95	9,89	1,81
10	Fanny W.	74	165 : 85	15,18	10,04	1,51	35	Egidius M.	64	145 : 100	18,03	11,40	1,58
11	Ignaz B.	70	160 : 80	15,47	9,40	1,65	36	Johann S.	67	165 : 90	18,14	14,52	1,25
12	Therese X.	42	125 : 70	15,43	10,10	1,53	37	Alois B.	58	135 : 80	18,34	13,20	1,39
13	Anton D.	54	150 : 95	15,76	9,48	1,66	38	Ehrhard R.	56	165 : 100	18,40	10,05	1,83
14	Johanna W.	63	170 : 90	16,04	10,20	1,57	39	Amalie K.	54	145 : 70	18,59	11,00	1,69
15	Magdalene N.	68	110 : 75	16,2	12,30	1,32	40	Piachus B.	37	135 : 75	18,60	10,24	1,82
16	Walburga W.	75	150 : 85	16,25	11,20	1,45	41	Johann He.	60	135 : 85	18,74	11,00	1,70
17	Julie K.	64	165 : 80	16,38	10,50	1,56	42	Josef St.	68	130 : 80	18,83	10,40	1,81
18	Jakob K.	43	160 : 90	16,38	13,20	1,24	43	Anna H.	59	155 : 75	18,85	10,03	1,88
19	Jakob W.	75	150 : 80	16,42	11,00	1,49	44	Elise B.	73	185 : 90	18,88	11,20	1,69
20	Marie R.	57	180 : 95	16,64	10,20	1,63	45	Johann Pf.	68	130 : 80	19,02	10,40	1,83
21	Ludwig A.	56	145 : 80	16,72	10,89	1,54	46	Eugenie H.	68	—	19,11	10,60	1,80
22	Marie M.	75	140 : 60	17,03	10,30	1,65	47	Katharine Z.	66	150 : 80	19,75	9,52	2,08
23	Anna St.	40	195 : 100	17,15	13 00	1,32	48	Karl B.	62	150 : 70	20 15	10,20	1,98
24	Bruno B.	73	155 : 80	17,18	10,70	1,60	49	Fanny P.	43	130 : 70	20,32	8,63	2,35
25	Karl F.	61	150 : 85	17,25	10,00	1,73	50	Anna K.	61	150 : 65	21,45	13,30	1,61
								im Mittel:		Glaukom	16,95	11,00	1,57
										Normal	20,1	10,25	1,96

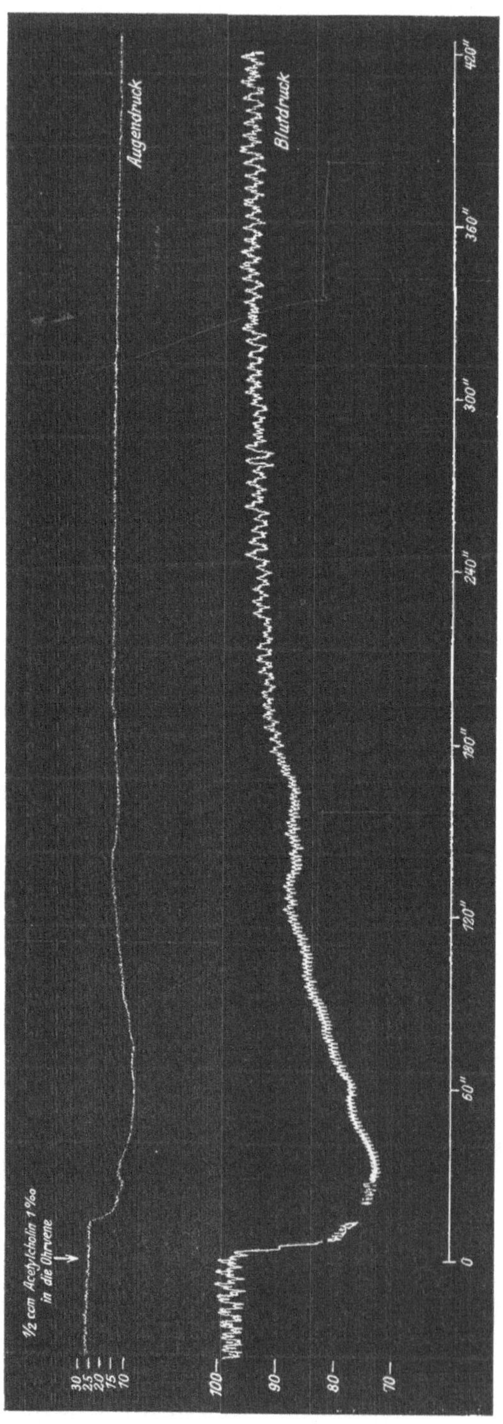

Autoren das Auswirken sympathikotoner Stigmata begünstigt. Wenn wir heute überhaupt berechtigt sind, bei irgendeinem von der Norm abweichenden Allgemeinzustand von einer sympathikotonen Stigmatisierung zu sprechen, so dürfen wir dieses Schlagwort nach den vorgebrachten Befunden wohl mit einigem Recht für das Glaukom in Anspruch nehmen.

Mit der hier vertretenen Auffassung ist zu den schon bekannten Faktoren der Glaukompathogenese eine gewisse Bereicherung gebracht worden, aus der sich zwangsläufige Folgerungen für die Glaukom-Behandlung ziehen lassen. Zunächst eine Folgerung negativer Art: Darreichung von Schilddrüsenpräparaten und Jod muss verurteilt werden, ebenso die Darreichung aller Hormonpräparate und Pharmaka, die die schon bestehende Steigerung der Stoffwechselvorgänge noch weiter in die Höhe treiben. Auf Grund der vorgebrachten Ergebnisse müssen wir an der

Hoffnung festhalten, neben den schon bekannten allgemein geübten operativen und sonstigen lokalen Behandlungsarten des Glaukoms auch durch günstige Beeinflussung der sicher vorhandenen Allgemeinstörung therapeutisch wirken zu können. Wir müssen bestrebt sein, nach Möglichkeit das gestörte Gleichgewicht im Mineral- und Hormon-Stoffwechsel wieder auszugleichen und zwar durch diätische und kompensierende Additions-Therapie. So könnte z. B. der körpereigene Antagonist des Adrenalins, das vagomimetrisch wirkende Cholin, Anwendung finden, das nach meinen experimentellen Befunden ausser den Blutdruck auch den Augendruck stark zu senken imstande ist.

Die nach Wesselys Methode gleichzeitig aufgenommenen Kurven veranschaulichen die Blut- und Augendruckschwankungen des Kaninchens nach Injektion von $\frac{1}{2}$ ccm Azetylcholin einer Lösung 1 : 1000 in die Ohrvene. Sogleich nach der Injektion sehen wir nicht nur den Blutdruck stark absinken, sondern synchron auch den Augendruck und zwar von 25 auf unter 10 mm Hg. Während aber der Blutdruck schon nach wenigen Minuten wieder bis fast zum Ausgangspunkt steigt, erholt sich der Augendruck nur sehr langsam und erreicht erst nach vielen Stunden wieder seine normale Höhe. Es ist mir bisher mit keinem anderen Mittel gelungen, bei intravenöser Injektion eine so spontan einsetzende, starke und nachhaltige augendrucksenkende Wirkung ohne Schädigung des Tieres zu erzielen.

Auf Grund der physiologisch-chemischen, klinischen und experimentellen Befunde wurden Behandlungsversuche mit einem Cholinpräparat, dem Pacyl, eingeleitet, das im Gegensatz zu dem körpereigenen Cholin vom Magen aus gut resorbiert wird und somit per os verabreicht werden kann. Die bis jetzt vorliegenden Resultate der Pacylbehandlung einer grossen Anzahl von Patienten mit primärem Glaukom sind (mit allem Vorbehalt) ermutigend; schon nach kurzer Darreichung des Mittels — ich verordne es in Tabletten à 5 mg bis zu 40 mg pro die — war vielfach eine Senkung des Augendrucks festzustellen und gleichzeitig eine Besserung des subjektiven Befindens. Versuche mit dem Pacyl möchte ich besonders bei gleichzeitig bestehendem hohem Blutdruck empfehlen. Den Vorteil dieser therapeutischen Bestrebungen sehe ich darin, dass es gelingt, mit einem intern gegebenen Mittel in logischer Anlehnung an die daraufbezügliche Auffassung für die Glaukompathogenese eine günstige Einwirkung auf das Auge der Glaukomkranken zu erzielen.

XXIV.

Hornhautpulsation, Blutdruck und Augendruck.

Nach gemeinsamen Versuchen mit Reg.-Rat Dr. Carl Müller
(Phys.-Techn. Reichsanstalt Berlin) und Oberingenieur
Dr. Wilhelm Müller, Berlin.

Von

Rudolf Thiel (Berlin).

Mit 6 Abbildungen im Text.

Pulsatorische Bewegungen der Hornhaut wurden bisher beim Menschen nur dann beobachtet, wenn die Hornhaut im ganzen oder teilweise verdünnt war.

Javal, Gullstrand, Wagenmann u. a. sahen rhythmische Pulsbewegungen der Hornhaut beim Keratokonus, die synchron mit dem Pulsschlag verliefen. Von Förster, v. Michel, Schneider und Meyerbach stammen Mitteilungen über Pulsbewegungen verdünnter Hornhautnarben, Deszemetozelen und Flüssigkeitstropfen in Perforationsstellen von Hornhautgeschwüren.

Am intakten Menschenauge wurde ein Hornhautpuls bisher nicht gesehen und gemessen.

Dagegen gelang es v. Bonsdorff und Räihä im Tierexperiment mit Hilfe einer sehr exakten Methode einen Hornhautpuls des gesunden Kaninchenauges zu beobachten und zu registrieren. Sie erklären seine Entstehung durch pulsatorische Blutfüllung der Orbita, des Augeninnern und durch Atemschwankungen.

Durch den Nachweis eines Hornhautpulses am unversehrten Menschenauge würde eine Frage von allgemeiner Bedeutung für die Physiologie des Auges beantwortet werden. Die Entscheidung, welches der beiden intraokularen Blutgefäßsysteme an dem Entstehen des Hornhautpulses überwiegend beteiligt ist und welchen Faktoren ein maßgebender Einfluss auf den Ablauf dieser Pulswelle zukommt, kann wichtige Aufschlüsse über die Veränderungen des intraokularen Blutgefäßsystems bei allgemeinen Kreislaufstörungen und pathologischen Drucksteigerungen bringen.

Während die Pulswelle in den Netzhautgefässen direkt wahrgenommen und der intravaskuläre Druck mit dem Dynamometer von Bailliart annähernd genau gemessen werden kann, ist die Bestimmung der Pulswelle und des Blutdruckes in den Aderhautgefässen mit den genannten Untersuchungsmethoden nur in Ausnahmefällen durchführbar. Nach den Beobachtungen von Bailliart,

Samojloff und den experimentellen Studien Seidels soll der Druck in den Aderhaut- und Netzhautgefässen gleich hoch sein.

Wenn man mit Wessely, Bailliart, Magitot und Hamburger annehmen will, dass der Aderhaut als Blutspeicher die grösste Bedeutung für die Regulierung des Augeninnendruckes zukommt, so erkennt man, wie wichtig es für den Physiologen und Kliniker ist, ein Urteil über die Funktion speziell der Aderhautgefässe gewinnen zu können.

Die Anforderungen, die an eine Apparatur zur Messung des Hornhautpulses gestellt werden müssen, ergeben sich aus folgenden Überlegungen:

Die Hornhautpulsationen können als Folge einer rhythmischen Volumenänderung des Augapfels durch die ins Augeninnere mit dem Herzschlag einströmende Blutwelle aufgefasst werden. Die Messung dieser Pulswelle ist auf zweierlei Art möglich:

a) durch die Bestimmung des Volumenpulses (Plethysmographie),

b) durch die Bestimmung des Druckpulses (Sphygmographie).

ad. a) Die elastische Augapfelhülle selbst kann als Plethysmograph dienen. Die Bestimmung des Volumenpulses kann daher am Auge durch Messung der linearen Verschiebung eines kleinen Abschnittes seiner elastischen Wand erfolgen.

ad. b) Bei der Bestimmung des Druckpulses dagegen muss die Gefässwand durch einen Druck von aussen entspannt werden. Die mit dem Pulsschlag einströmende Blutwelle überträgt sich dann direkt auf das aufgesetzte druckausübende Instrument. Dasselbe Prinzip ist auch am Auge anwendbar. Wird nämlich durch Belastung der Hornhaut der Druck im Augeninnern so erhöht, dass er der Wandspannung der intraokularen Gefässe entspricht, so wird die Pulswelle durch den Augapfelinhalt auf das der Hornhaut aufsitzende Messinstrument fortgeleitet.

Zur Bestimmung des Volumenpulses und des Druckpulses wurde je ein besonderer Apparat konstruiert. Sie sollen im folgenden besprochen werden.

I. Der Apparat zur Bestimmung des Volumenpulses muss folgende Bedingungen erfüllen:

1. Der Apparat muss so leicht sein, dass durch ihn kein Druck auf die Augeninnengefässe ausgeübt wird.

2. Die pulsatorischen Bewegungen des Augapfels durch die Blutfüllung der Orbita dürfen durch ihn nicht mitgezeichnet werden.

3. Kleine seitliche Bewegungen des Augapfels infolge Blick-
   wendung des Kranken sollen keinen Einfluss haben.
4. Die Funktion des Apparates muss unabhängig vom Untersucher sein.

Ein Apparat, der den genannten Anforderungen im wesentlichen entspricht, wurde nach gemeinsamen Versuchen von Reg.-Rat
Dr. C. Müller konstruiert und von seinen technischen Assistenten
in der Phys.-Techn. Reichsanstalt hergestellt.

Angewandt wurde das Prinzip des Parallel-Doppelspiegels.

Trifft ein Lichtstrahl den einen der beiden parallelen Spiegel
unter einem bestimmten Winkel, so wird er durch den zweiten
unter dem gleichen Winkel reflektiert.

Verschiebungen des Spiegelsystems, bei denen der Einfalls-
winkel nicht geändert wird, z. B. nach oben oder unten, bewirken
keine Veränderung des Strahlenganges. Beim liegenden Patienten
werden daher die pulsatorischen Bewegungen des Augapfels in
der Orbita nicht gemessen.

Werden beide Spiegel um den gleichen Winkel gedreht, so
wird der reflektierte Strahl um einen sehr geringen Betrag parallel
zu sich verschoben. Eine solche Neigung des Parallelspiegelsystems
können Blickwendungen des Patienten erzeugen. Infolge der
geringen Parallelverschiebung des reflektierten Lichtstrahls ist
sie aber praktisch bedeutungslos. In der geschriebenen Kurve ist
sie sofort erkennbar, da derartige Augenbewegungen nicht rhythmisch verlaufen.

Wenn dagegen die Parallelstellung der beiden Spiegel dadurch
aufgehoben wird, dass sich einer von ihnen, z. B. der untere, um
einen kleinen Winkel dreht, so erfährt der reflektierte Strahl eine
sehr beträchtliche Ablenkung. Sitzt nun der untere Spiegel der
Hornhaut beweglich auf, so müssen rhythmische Lageverschiebungen
der letzteren sich in entsprechenden rhythmischen Ablenkungen
des reflektierten Strahles auswirken.

Der nach dem Parallel-Doppelspiegelsystem konstruierte, 97 cg
schwere Apparat steht mit einem schmalen Ringe, dessen Öffnung
dem Hornhautdurchmesser entspricht, auf der Sklera (Abb. 1).
Der untere Spiegel ist an einer feinen Metallsaite leicht beweglich
aufgehängt und berührt mit einer kleinen Kuppe den Hornhautscheitel. Der obere Spiegel wird unbeweglich parallel zum unteren
eingestellt.

Als Lichtquelle dient ein kleines 4-Voltlämpchen mit ge-
spanntem Faden. Ein strichförmiges Bild dieses Fadens wird

mittels einer Sammellinse auf der Zylinderlinse eines Kymographions entworfen, durch die es zu einem leuchtenden Punkt auf dem lichtempfindlichen Papier vereinigt wird.

Auf dem Wege zum Kymographion passiert der Lichtstrahl zunächst das Doppelspiegelsystem auf dem Auge, wird durch zwei Hilfsprismen über dem Kopf des Patienten um 180 Grad und durch ein weiteres Prisma senkrecht zur Achse der Kymographiontrommel abgelenkt.

Drei Mareysche Kapseln mit kleinen Konkavspiegeln dienen zum Registrieren des Karotispulses, der Atemschwankungen und eines Zeitschreibers ($^1/_5$ Sek.). Ihre Kurven liegen in der genannten Reihenfolge unter der des Hornhautpulses.

Der Hornhautpuls konnte mit der beschriebenen Apparatur als gleichmäßige wellenförmige Linie registriert werden

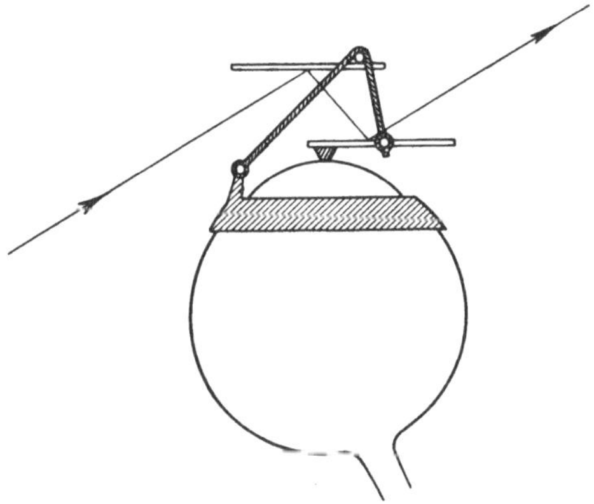

Abb. 1

Schematische Darstellung des Apparates zur Bestimmung des Volumenpulses nach dem Parallel-Doppelspiegelsystem.

(Abb. 2)[1]. Die Hornhautbewegungen verlaufen im Rhythmus des Pulsschlages, wie die mitgezeichnete Kurve des Karotispulses beweist. Der ansteigende und der abfallende Schenkel des Hornhautpulses sind fast gradlinig. Im abfallenden Schenkel ist zuweilen ein kleiner Absatz erkennbar (Abb. 4). Ob dieser mit der bekannten dikroten Erhebung gleichzusetzen ist, möchte ich dahingestellt sein lassen. Mit zunehmender Einengung des Strombettes wird die dikrote Zacke kleiner, um in den Kapillaren vollständig aufzuhören. Im Auge haben wir es wohl vor allem mit dem Puls in kleinsten Arterien und Kapillaren zu tun, der erst durch die Vermittlung des Augeninhaltes auf die Hornhaut, eine relativ unelastische Membran, übertragen wird.

Respiratorische Schwankungen des Blutdruckes konnten gelegentlich auch in der Hornhautpulskurve gesehen werden. Mit dem Sinken des Blutdruckes beim Einatmen und dem Anstieg

---

[1] Die Abbildungen (2—4) sind photographische Wiedergaben der Originalkurven in $^3/_5$ der natürlichen Grösse und von rechts nach links zu lesen.

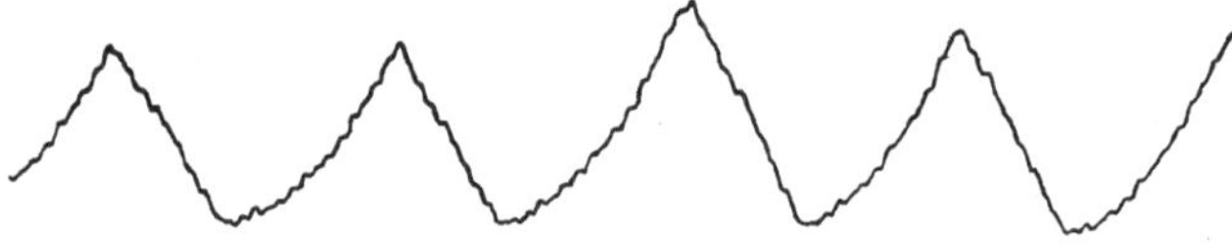

Abb. 2

Hornhautpulskurve eines normalen Auges (18 mm Hg). Darunter Kurve
des Karotispulses, der Atembewegungen und eines Zeitschreibers (¹/₅ Sek.).

Ohne Pilokarpin (48 mm Hg)   Mit Pilokarpin (12 mm Hg)

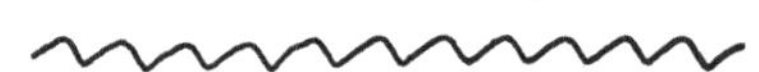

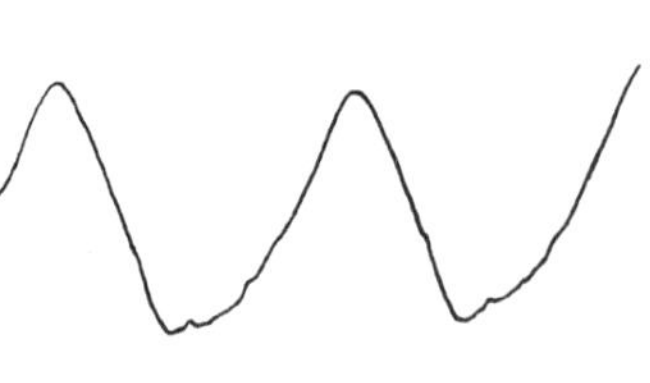

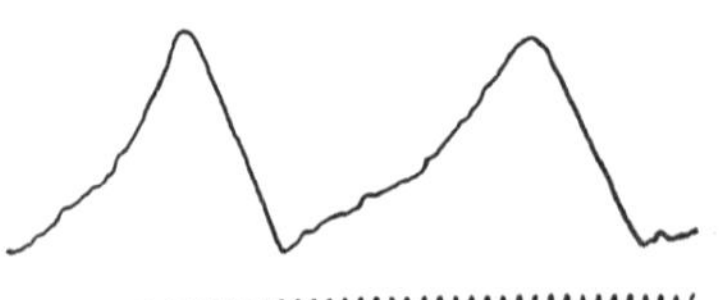

Abb. 3

Kleine Amplitude des Hornhautpulses bei hohem Augeninnendruck, grosse Amplitude
nach Druckabfall durch Pilokarpin. (Untersuchung desselben Auges.)

beim Ausatmen ging auch eine geringe Niveauverschiebung der Hornhautpulskurve einher.

Viel ausgeprägter war aber der Einfluss des intraokularen Druckes auf die Gestaltung der Hornhautpulskurve. Die Amplitude der Hornhautkurve war am grössten an Augen mit niedrigem Druck und wurde mit steigendem Innendruck immer flacher. In einem Fall von absolutem Glaukom (75 mm Hg) konnte eine Pulsation nicht mehr nachgewiesen werden. Sank nach Einträufeln

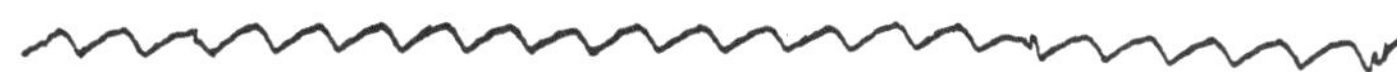

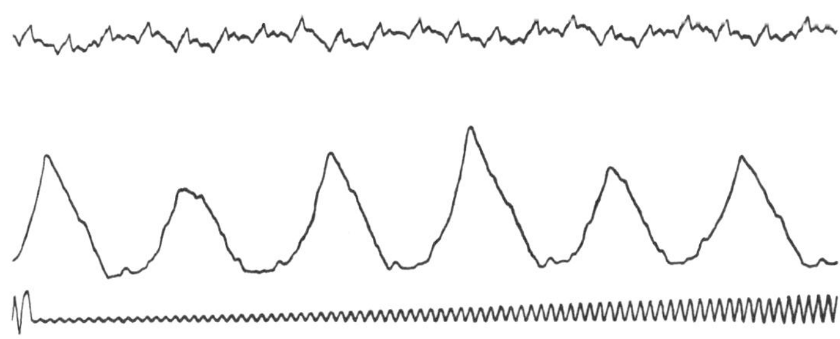

Abb. 4
Mitralinsuffizienz.   Embolie der A. centr. ret.
Trotz der Unterbrechung des Kreislaufes in der Retina ist ein Hornhautpuls nachweisbar.
Im abfallenden Schenkel ist ein Absatz erkennbar (dikrote Zacke?).

von Pilokarpin der intraokulare Druck, so wurde auch die Pulsamplitude wiederum grösser (Abb. 3).

Erkrankungen der Netzhautgefässe hatten nach den bisherigen Beobachtungen keinen Einfluss auf den Ablauf und die Amplitude des Hornhautpulses. Sowohl nach Embolie der Zentralarterie (33jähriger Patient mit Mitralinsuffizienz), die zu einer vollständigen Sperre des arteriellen Kreislaufes in der Retina geführt hatte (Abb. 4), wie auch bei einer ausgedehnten Astthrombose der V. centr. ret. (72jährige Patientin mit Hypertonie und Myodegeneratio cordis) konnte der Hornhautpuls einwandfrei bestimmt werden. Man darf daher wohl annehmen, dass der Hornhautpuls vorwiegend durch die rhythmische Füllung der Aderhautgefässe entsteht.

Meine Beobachtungen widerlegen die Annahme Mazzeis, dass das Auge kein arterieller Plethysmograph sei und stärkste arterielle Pulsationen nicht anzeige. Sie stimmen vielmehr im wesentlichen mit den bisherigen Untersuchungsergebnissen überein, die von v. Bonsdorff und Räihä am unversehrten Tierauge, Wessely manometrisch beim Tier und menschlichen Tumorauge und Lullies und Gulkowitsch nach Einführung einer Nadel in die Vorderkammer des Kaninchens fanden.

II. Die Bestimmung des Druckpulses unterscheidet sich prinzipiell von der eben beschriebenen Methode zur Bestimmung des Volumenpulses. Bei der Messung des Druckpulses muss, wie vorher erwähnt, ein konstanter Druck auf die Hornhaut und damit indirekt auf die intraokularen Gefässwände ausgeübt werden.

Diese Belastung wird durch den Apparat, der die Einrichtung zur Messung der Hornhautbewegung enthält, bedingt. Er ist aus gemeinsamen Versuchen mit Oberingenieur Dr. W. Müller entstanden. Als Vorbild diente das erste Modell des Schiötzschen Tonometers, dessen Gewicht und Maß annähernd von uns eingehalten wurde.

Die eigentliche Messung des Hornhautpulses geschieht nach dem Prinzip der Wheatstoneschen Brücke.

Der von einer Akkumulatorenbatterie gelieferte Strom durchläuft vier feine Nickeldrähte, die die Zweige der Brücke bilden. Die Drähte werden infolge ihres inneren Widerstandes erwärmt. Eine Abkühlung der Drähte bewirkt eine Verminderung ihres Widerstandes, die mit Hilfe eines Saitengalvanometers im Brückenzweig sehr genau gemessen und registriert werden kann. Die Abkühlung erfolgt in dem von uns entworfenen Versuchsmodell durch eine Metallplatte, die der Stempel trägt (Abb. 5). Bewegungen der Hornhaut übertragen sich auf den in sie eingesunkenen Stempel und mithin auf die Metallscheibe. Diese wird also bei rhythmischen Stössen bald dem einen Paar der gegenüberliegenden Drähte genähert, bald von ihm entfernt. Der Widerstand in dem anderen Paar der Drähte bleibt konstant, da sie ausserhalb des Abkühlungsbereichs der bewegten Metallscheibe liegen.

Die Bewegungen des Augapfels in der Orbita und kleinere Blickwendungen des Untersuchten haben auch bei diesem Modell keinen Einfluss.

Die Kurve, die auf diese Weise vom Hornhautpuls gewonnen wird, stellt ebenfalls eine wellenförmige Linie dar, die synchron mit der Kurve des Karotispulses verläuft. Der ansteigende Schenkel ist steiler, der abfallende flacher. Damit ist der Einwand von Krämer widerlegt, der die Pulsbewegungen des Tonometerzeigers als Kunstprodukte durch die Hand des Untersuchers auffasste.

Respiratorische Schwankungen können ebenso beobachtet werden, wie bei der Bestimmung des Volumenpulses.

Interessant ist die Abhängigkeit des Hornhautpulses vom Augendruck.

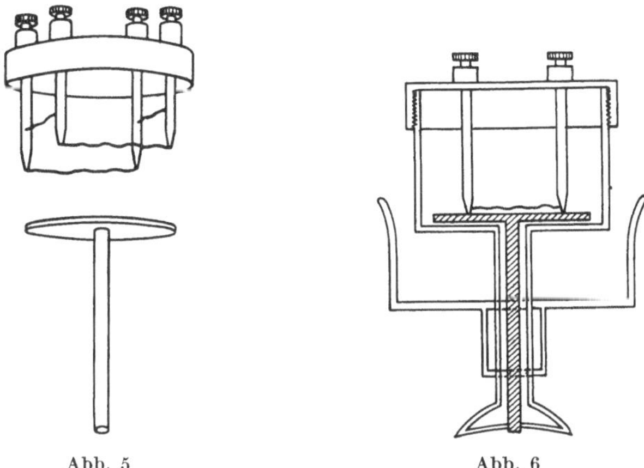

Abb. 5   Abb. 6

Schematische Darstellung des Apparates zur Bestimmung des Druckpulses. Rechts: Längsschnitt; links: Innenansicht (schräg von unten), zwei Paar paralle Drähte, von denen nur das untere Paar im Abkühlungsbereich der unter ihnen befindlichen Metallscheibe steht.

Bei der Messung des Volumenpulses ist die Amplitude des Hornhautpulses bei niedrigem Augendruck am grössten, bei hohem Augendruck gleich Null. Die Amplitude des Druckpulses dagegen hat ihr Optimum, wenn der auf die intraokularen Gefässe ausgeübte Druck den diastolischen Druck in ihnen übersteigt.

Die Messung des Hornhautpulses nach der eben beschriebenen Methode ist geeignet, die von Bailliart, Duverger und Barré empfohlene Oszillometrie, d. h. die Beobachtung der Pulsation des Tonometerzeigers zur Bestimmung des Druckes in den Arterien der Netzhaut und Aderhaut zu ersetzen. Bei der Oszillometrie ist der Untersucher auf eine ungefähre Schätzung angewiesen, bei der Hornhautpulsbestimmung kann die Bewegung direkt gemessen und mit einer anderen Pulskurve verglichen werden.

An der technischen Verbesserung der Apparate zur Bestimmung des Volumenpulses wie auch des Druckpulses wird noch gearbeitet.

Es ist zu hoffen, dass durch den Ausbau beider Methoden die schwierige Beurteilung der Funktion der intraokularen Blutgefässe erleichtert wird.

Ich möchte nicht schliessen, ohne in Dankbarkeit meiner beiden Mitarbeiter, Herrn Dr. C. Müller und Herrn Dr. W. Müller, zu gedenken. Gleichzeitig möchte ich danken Herrn Prof. Dr. v. Baeyer, Direktor des Physikalischen Institutes der Landwirtschaftlichen Hochschule Berlin, für seine ständige Hilfsbereitschaft und die Erlaubnis, in seinem Institut die mir nur dort zur Verfügung stehenden Instrumente zu benutzen, sowie Herrn Prof. Dr. Paschen, Präsident der Phys.-Techn. Reichsanstalt Berlin, mit dessen Einverständnis der Bau der Apparate in der von ihm geleiteten Anstalt ausgeführt wurde.

Dritte wissenschaftliche Sitzung.

Dienstag, den 7. August 1928, nachmittags 3 Uhr.

Vorsitzender: Herr v. Szily (Münster i. W.).

XXV.

Langdauernde Herabsetzung des Augendrucks durch ein Anästhetikum.

Von

K. Ascher (Prag).

Mit 6 Abbildungen im Text.

Den Literaturangaben, welche einer $1^0/_{00}$igen Lösung eines Anästhetikums tagelange Aufhebung der Hornhautempfindlichkeit zuschrieben, standen wir etwas misstrauisch gegenüber, bis wir diese Angaben von Hesse aus dem Pohlschen pharmakologischen Institut in Breslau bestätigt fanden, welcher dem interessanten Stoff, einem Pflanzenalkaloid aus einer hinterindischen Droge namens Gasubasu, eine ausführliche Untersuchung gewidmet hat. Dieses Alkaloid wurde unter dem Namen Nervocidin im Jahre 1900 von Dalma in Fiume in die Zahnheilkunde eingeführt und zwar ursprünglich in der Annahme, dass es eine Pulpanekrose herbeiführe und dadurch eine dauernde Unempfindlichkeit des Zahnes bewirke; es stellte sich aber heraus, dass es sich nicht um eine Abtötung, sondern nur um eine mehrtägige Anästhesierung der Pulpa handle, deren Empfindlichkeit nach mehreren Tagen wieder zurückkehrte.

Hesse hat nun feststellen können, dass dieses Nervocidin genannte Alkaloid bei parenteraler Einverleibung in kleinen Mengen (weniger als 1 mg pro Kilogramm Hund, weniger als 2 mg pro Kilogramm Kaninchen subkutan) eine allgemeine Unempfindlichkeit gegen grobe periphere Insulte hervorruft; höhere Dosen führen unter Krämpfen und Nystagmus zum Tode. Lokal fand Hesse noch Konzentrationen von 1:6000 wirksam: sie bewirkten eine Empfindungslosigkeit der Kaninchenkornea von mehrstündiger Dauer, woraus er auf eine mindestens dreissigmal stärkere anästhesierende Wirkung des Nervocidins im Vergleich zum Kokain schliesst.

Die Angaben über die mächtige anästhesierende Wirkung des Nervocidins veranlassten mich zunächst zu Versuchen an Kaninchen und Hunden, wobei ich (im exper.-pathol. Inst. d. deutsch. Univ. Prag, Vorst. Prof. B i e d l .) bestätigen konnte, dass Lösungen von 1:1000 tatsächlich eine v i e l e S t u n d e n , j a t a g e l a n g d a u e r n d e An ä s t h e s i e hervorrufen, während selbst $10^0/_0$ige und noch stärkere Kokainlösungen höchstens stundenlang wirken.   Die Anästhesie durch Nervocidin tritt nicht erst nach einer halben Stunde auf, wie Literaturangaben besagen, sondern schon nach wenigen Sekunden, man kann fast sagen, unmittelbar nach der Einträufelung, und ist in ihrer Dauer etwa der angewandten Tropfenzahl entsprechend.   Ein Tropfen der $1^0/_{00}$igen Lösung setzt die Sensibilität der Kaninchenhornhaut soweit herab, dass etwa zwei Stunden lang auf Berührungen mit einer Metallsonde kein Hornhautreflex erfolgt.   Nach dem Eintropfen zeigt das Tier durch kurzdauerndes Zukneifen beider Lider (bei stärkeren Konzentrationen auch durch gelegentliches Wischen mit der Pfote) eine mäßige Abwehrreaktion.   Die Reizerscheinungen sind sehr gering, bei grösserer Tropfenzahl allerdings kommt es bald nach der Instillation zu deutlicher Gefässinjektion in der Bindehaut. Wenn gröbere Berührungen der anästhesierten Hornhaut vermieden werden, so kommt es nicht zur Bildung von Erosionen, die sonst gelegentlich auftreten.

Fünf Tropfen der $1^0/_{00}$igen Lösung setzten beim Kaninchen die Hornhautempfindlichkeit bis zu vier Tagen soweit herab, dass auf Berührung mit einer Sondenspitze kein Lidschlag erfolgte. Der Periode der vollkommenen Anästhesie folgte eine mehrere Tage bis zu drei Wochen andauernde Hypästhesie, wobei zwar Berührung mit der Sonde schon Reaktionen hervorrief, aber auf Berührung mit Tupfern keine Reaktion auftrat. (Das unbehandelte Auge wurde immer als Kontrolle benützt.) Die Pupille des getropften Auges wird $1/_2$—2 Stunden nach der Eintropfung enger und bleibt einen bis mehrere Tage enger.   Ausser mäßiger schleimiger Konjunktivitis, die auch nicht immer auftritt, keine Komplikationen.

Auch beim Hunde bewirkt ein Tropfen der $1^0/_{00}$igen Lösung eine mehrtägige Hypästhesie, mäßige Gefässerweiterung, Pupillenverengerung und, falls das Auge nicht geschützt wird, gelegentlich Erosionen.

Schon bei diesen orientierenden Tierversuchen konnte ich fast regelmäßig, d. h., wenn die Tropfenzahl zwei oder drei Tropfen überstieg, eine l a n g d a u e r n d e H e r a b s e t z u n g d e s i n t r a -

okularen Druckes feststellen. Schon fünf Tropfen 1⁰/₀₀iger Nervocidinlösung z. B. bewirken unter Pupillenverengerung und mäßiger Injektion bereits drei Stunden nach Verabreichung einen Abfall des Augendruckes von $^1/_5$ auf $^1/_7$ (Schiötz), welcher zwei Tage andauerte. Nach neun Tropfen (Abb. 1a) sank der Augendruck für mehr als eine Woche, wobei bereits am ersten Tage das Maximum des Abfalls erreicht wurde, von dem aus ein langsamer Anstieg bis zum Normalen in den nächsten Tagen stattfindet. Die Tension des nichtbehandelten Kontrollauges blieb unverändert.

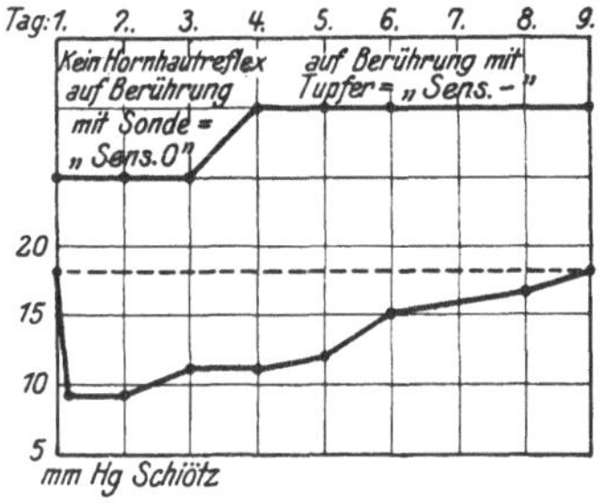

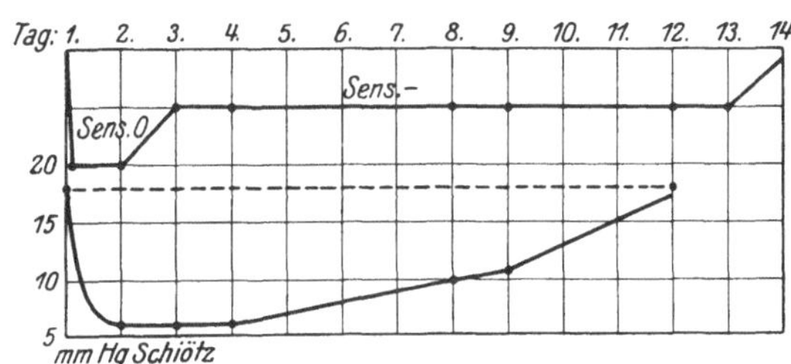

Abb. 1a.
Kaninchen, 9 Tropfen 1⁰/₀₀ Nervocidin. Die gestrichelte Linie betrifft das unbehandelte Auge.

Subkonjunktivale Verabreichung 1⁰/₀₀iger oder 2⁰/₀₀iger Nervocidinlösung bewirkte bei Kaninchen und Hunden ein Bindehautödem, welches ähnlich wie bei subkonjunktivalen Kochsalzinjektionen den Bereich der von der Einspritzung direkt abgehobenen Bindehaut rasch überschreitet und den ganzen oder fast den

Abb. 1b.
Hund, 4 Tropfen 1⁰/₀₀ Nervocidin.

ganzen Limbus umgreift. Am zweiten, seltener erst am dritten Tage ist dieses Ödem verschwunden, die Bindehaut zeigt eine auf die Injektionsstelle beschränkte Injektion, gelegentlich etwas — aber viel weniger als bei Instillation — schleimige Absonderung und die Hornhaut ist wiederum an- bzw. hypästhetisch, besonders in der Umgebung der Injektionsstelle. Bei grösseren Mengen als 0,4 ccm der 1⁰/₀₀igen Nervocidinlösung zeigte die der Injektionsstelle benachbarte Hornhaut gelegentlich — meist ohne Veränderung des darüber liegenden Epithels — zarte parenchymatöse Trübungen, ähnlich den postoperativen Streifentrübungen der Hornhaut, welche aber nach zwei bis vier Tagen restlos verschwanden. Die vollkommene Unempfindlichkeit dauert nach Einspritzung von 0,2 ccm $1^0/_{00}$iger Nervocidinlösung subkonjunktival beim Kaninchen etwa drei Tage; weiterhin ist noch mindestens eine Woche lang die Empfindlichkeit stark herabgesetzt. Auch hier kommt es zu einer Pupillenverengerung und, was uns besonders interessierte, auch hier zu einer mehr oder minder lang dauernden Herabsetzung des intraokularen Druckes, deren Dauer durch Hinzufügen von Adrenalin verlängert werden konnte (Abb. 2, 3 und 4).

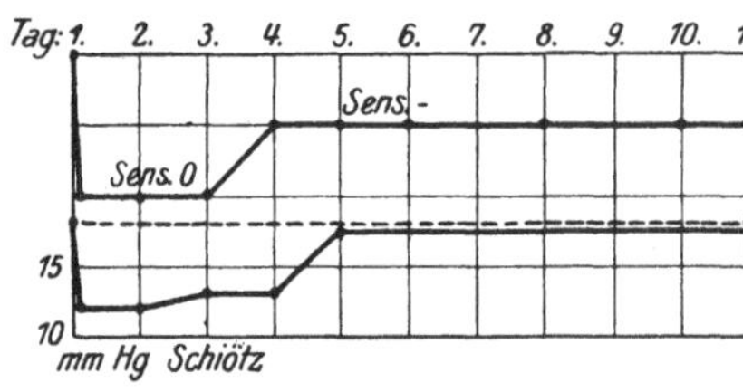

Abb. 2.
Kaninchen, 0,2 ccm $1^0/_{00}$ Nervocidin subkonjunkt.
Die gestrichelte Linie betrifft das unbehandelte Auge.

Ich verglich weiterhin die Wirkung subkonjunktival verabreichter $1^0/_{00}$iger Nervocidinlösung mit (am andern Auge desselben Tieres) ebenfalls subkonjunktival injizierter $1^0/_{00}$iger Adrenalinlösung, wobei sich das Nervocidin überlegen zeigte.

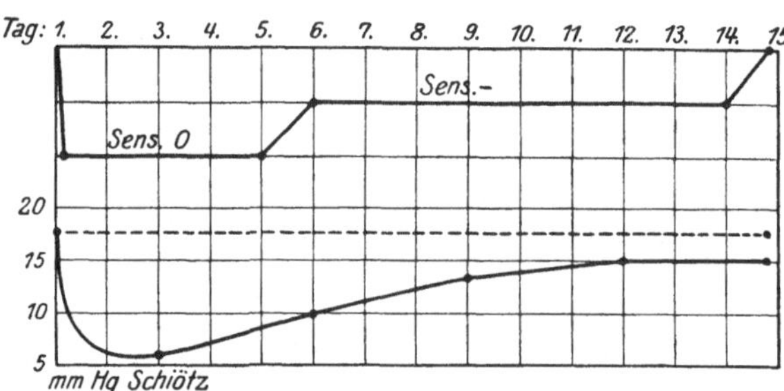

Abb. 3.
Kaninchen, 0,25 ccm $1^0/_{00}$ Nervocidin mit 0,25 ccm $1^0/_{00}$ Adrenalin subkonjunkt.

Ausgesprochene Druckherabsetzungen am unbehandelten Auge traten nicht auf, eher gelegentlich geringe Hypästhesie am nichtgespritzten Auge, welche nach den Hesseschen Befunden offenbar als Teilerscheinung der allgemeinen Analgesie zu deuten ist.

Über die noch nicht abgeschlossenen Versuche am menschlichen Auge soll später berichtet werden. Hier sei nur soviel bemerkt: $1^0/_{00}$iges Nervocidin bewirkt unmittelbar nach dem Eintropfen mäßiges Brennen, etwa wie Holokain, ausgesprochene, je nach der Tropfenzahl verschieden lang dauernde Anästhesie und mäßige Bindehautinjektion. Wird nach dem Eintropfen das Auge ge-

schlossen gehalten, so gibt es keine Epithelveränderungen. Die
Pupille bleibt unverändert oder wird etwas enger. Die völlige
Anästhesie dauert Stunden bis Tage, ihr folgt für einen oder mehrere
Tage eine langsam abklingende Hypästhesie.

Subkonjunktivale Injektion $1^0/_{00}$ und $2^0/_{00}$iger Nervocidin-
lösungen beim Menschen (unter Kokainanästhesie) führen zu
vorübergehender Bindehautchemose, mäßigen individuell wechselnden Schmerzen, die nach Angabe der Versuchspersonen nicht so
stark sind wie die Schmerzen bei subkonjunktivaler hypertonischer
Kochsalzinjektion, Anästhesie bzw. Hypästhesie von ein- bis
mehrtägiger Dauer, gelegentlich entsprechend der Injektionsstelle
zu minimaler rasch rückgängiger Hornhauttrübung, ferner wiederum
zu Druckherabsetzung, welche
zwar erst am zweiten oder dritten
Tage deutlich werden kann, aber
tage-, ja wochenlang anhält
(Abb. 5). (Diese Versuche wurden
in der Klinik Prof. Elschnigs
ausgeführt).

Die Erklärung dieser interessanten Druckherabsetzung durch
Nervocidin ist nicht leicht. Betrachten wir zunächst, um das

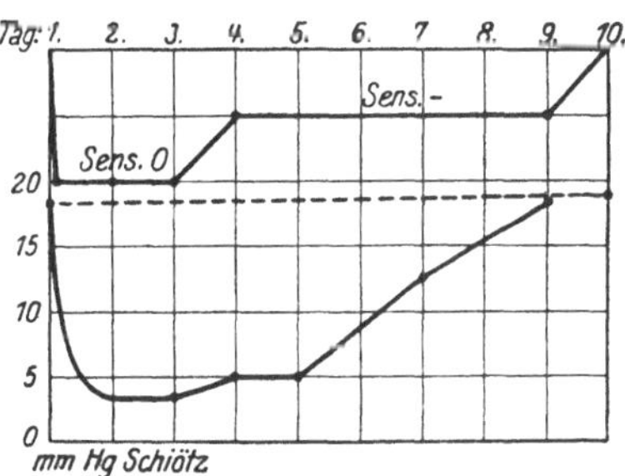

Abb. 4.

Hund, 0,5 ccm $1^0/_{00}$ Nervocidin subkonjunkt.

Alkaloid näher kennen zu lernen, seine sonstigen pharmakologischen
Eigenschaften, über welche Hesse aus dem Breslauer Institut
berichtete. Am Herzen der Versuchstiere wurde eine langdauernde
digitalisähnliche Wirkung mit starker Erhöhung des allgemeinen
Blutdruckes beobachtet, ohne dass eine gefässverengernde Wirkung
in der Peripherie nachweisbar gewesen wäre. An isolierten Darm-
stücken bewirkte das Mittel noch in Verdünnungen von $1:1,200,000$
ausserordentliche Tonuserhöhungen. In vitro, aber nicht in vivo,
bewirkte es Hämolyse, bei intravenöser Injektion deutliche, bei
oraler Verabreichung mächtige Diurese. Der Vergleich der pharmakologischen und chemischen Eigenschaften des Präparates führte
Hesse, welcher auch die Elementaranalyse bringt, zu der Annahme,
dass es einer der Gattung Erythrophleum nahestehenden
Pflanze entstammen dürfte und hochgradige Ähnlichkeit mit
dem afrikanischen Pfeilgifte Erythrophlein und dem Alkaloid
Muavin habe.

Ich habe deshalb auch das Erythrophlein in ähnlicher Weise
wie das Nervocidin bezüglich seiner Wirkung aufs Auge von

Kaninchen und Hunden geprüft und ganz ähnliche Wirkungen
wie beim Nervocidin gefunden, auf welche hier der Kürze halber
nicht im einzelnen eingegangen werden soll.

Offenbar ist die Wirkung des Nervocidins bzw. des
Erythrophleins auf den intraokularen Druck eine rein lokale,
denn sie beschränkt sich auf das getropfte bzw. injizierte Auge.
Gegen eine adrenalinähnliche Wirkung spricht die der Adrenalinwirkung entgegengesetzte Pupillenbeeinflussung und die gefässerweiternde Wirkung des Nervocidins.

Die Lüftung des Kammerwinkels kommt zur Erklärung des
Druckabfalles wohl auch nicht, zumindest nicht vorwiegend, in
Betracht, weil die Druckherabsetzung in einem Falle von beiderseitigem Glaucoma compensatum an dem mit Nervocidin behandelten

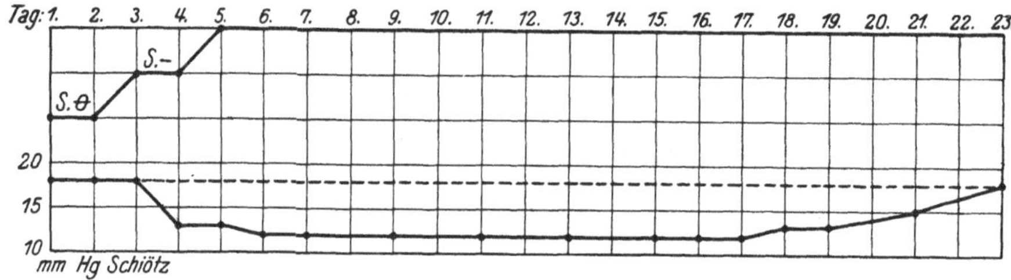

Abb. 5.
Mensch (Atr. n. opt. tab., Amaurose) 0,2 ccm 1⁰/₀₀ Nervocidin subkonjunkt.
Die Tension des unbehandelten Auges gestrichelt.

Auge, dessen Pupille auf 3 mm verengert wurde, stärker war als
auf dem anderen pilokarpinisierten Auge mit ganz enger Pupille.
Die übrigens bei subkonjunktivaler Verabreichung nur geringe
Gefässerweiterung und ein dadurch vielleicht bedingter rascherer
Flüssigkeitswechsel ist auch nicht die Ursache der Druckherabsetzung, welche ja gerade am menschlichen Auge (Abb. 5) die
Gefässerweiterung um Tage, ja Wochen überdauert und auch
bei Kombination mit dem anämisierenden Adrenalin eintritt.

Ohne einstweilen dafür Beweise erbringen zu können, vermute
ich die Ursache der langdauernden Druckherabsetzung durch
Nervocidin in einer reversiblen Vergiftung der Teile des Auges,
in welche wir die Produktion der Augenflüssigkeit lokalisieren.
Ebenso wie die Sensibilität der Hornhaut nach mehrtägiger, ja
wochenlanger Aufhebung wiederkehrt, dürfte sich diese in die Tiefe
dringende Giftwirkung auf die erwähnten Zellkomplexe im Laufe
der Zeit erschöpfen, wodurch mit dem Wiedereinsetzen normaler
Kammerwasserproduktion die Druckherabsetzung ein Ende findet.

Dies ist aber nicht nur theoretisch äusserst interessant, sondern könnte auch praktisch-therapeutische Bedeutung erlangen. Es ist zweifellos nicht unwichtig, ein viele Tage wirkendes Anästhetikum zu besitzen, welches mit dieser für oberflächliche Augenerkrankungen bedeutsamen Eigenschaft den Vorteil verbindet, den Augendruck nicht zu steigern, sondern, wenn überhaupt, so im Sinne einer Herabsetzung zu beeinflussen. Dass die subkonjunktivale Injektion eines solchen Stoffes für die Glaukombehandlung in Betracht kommt, braucht wohl nicht besonders betont zu werden; ich habe noch zu wenig Erfahrungen, um über die Eignung des Nervocidins oder Erythrophleins zur Glaukombehandlung ein abschliessendes Urteil abgeben zu können.

XXVI.

Zur Wirkung von Miotika auf das Glaukomauge.

Von

Karl Schmidt (Bonn).

Mit 1 Abbildung im Text.

Kürzlich habe ich an anderer Stelle über Trinkversuche bei Glaukomatösen berichtet. Diese Versuche sind an der Bonner Klinik fortgesetzt worden. Die Ergebnisse der weiteren Versuche sind eine Bestätigung der ersten Veröffentlichung. Wir haben bei fast allen körperlich gesunden Patienten mit Glaucoma simplex einen atypischen Verlauf des Trinkversuches feststellen können, entweder wich der Verlauf der Diurese von der Norm ab, oder aber es zeigte sich ein mehr oder weniger atypischer Verlauf der Plasmabewegung. Wir haben daraus geschlossen, dass beim Glaukomkranken eine allgemeine Kapillarendothelstörung vorliegt, denn wir prüfen mit der Methode des Trinkversuches, die in der inneren Klinik allgemein anerkannt ist, vor allem die Funktion des Kapillarendothels. Diese Annahme steht im Einklang mit den Ergebnissen von Parrisius, der bekanntlich bei kapillarmikroskopischen Untersuchungen Glaukomatöser in 100% seiner Fälle pathologische Veränderungen der Kapillarbewegungen feststellen konnte. Wir haben dann weiterhin untersucht, ob sich die allgemeine Kapillarstörung im Trinkversuch am Auge äussert. Ich habe über diese Untersuchungen an anderer Stelle kurz berichtet.

Wir fanden bei sämtlichen Fällen von Glaucoma simplex, die wir dem Trinkversuch unterwarfen, ein deutliches Ansteigen des Augendruckes während des Trinkversuches und zwar immer gleichzeitig mit der ersten Plasmavermehrung. Wir konnten dann weiter nachweisen, dass es die Plasmavermehrung allein nicht ist, die diesen Druckanstieg im Glaukomauge hervorruft, denn wenn man eine Plasmavermehrung auf anderem Wege herbeiführt, kommt es nicht zu einem Anstieg des Augendruckes, der Anstieg erfolgt eben nur im Trinkversuch. Daraus glauben wir schliessen zu können, dass im Glaukomauge eine Kapillarendothelstörung sicher besteht, denn die Vorgänge der Plasmaschwankung, die ja im Trinkversuch zum Druckanstieg des Glaukomauges führen, spielen sich fast nur am Kapillarendothel ab.

Es erschien uns nun reizvoll, auf Grund dieser letzten Untersuchungsergebnisse einen Einblick in die Wirkungsweise von Miotika auf das Glaukomauge zu tun. Frühere experimentelle Untersuchungen über die Wirkungsweise von Arzneimitteln auf Tier- und Menschenauge hatten uns zu der Überzeugung gebracht, dass alle uns bekannten Miotika lediglich auf dem Umweg über die Gefässe ihre druckherabsetzende Wirkung am Auge hervorrufen und zwar haben wir auf Grund unserer Untersuchungen eine Veränderung des Gefässtonus durch die Arzneimittel angenommen, eine Anschauung, die z. B. für das Suprarenin nach uns auch von Hamburger geteilt wird. Besteht diese Anschauung zu Recht, so war zu erwarten, dass der Druckanstieg beim Glaukomauge im Trinkversuch nach Anwendung von Miotika anders verlaufen würde. Bei diesen Versuchen sind wir grundsätzlich folgendermaßen vorgegangen:

Zweimal 24 Stunden vor dem Trinkversuch erhielt der Patient bei gewöhnlicher nicht zu salzreicher Anstaltskost 1000 g Flüssigkeit. In diesen beiden Tagen haben wir die Normaldruckkurve des Glaukoms nach der Löhleinschen Vorschrift aufgenommen. Wir haben allerdings morgens in der Zeit zwischen 8 und 12 Uhr wesentlich häufiger gemessen, um uns nicht eine spontane Druckerhöhung in dieser Zeit entgehen zu lassen. Am dritten Tage haben wir dann morgens um 8 Uhr nüchtern einen Trinkversuch gemacht und während dieses Trinkversuches den Augendruck halbstündlich gemessen. Bei einem Teil der Untersuchten haben wir 1000 g Wasser trinken lassen, bei einem anderen nur 500 g. Ein Unterschied im Druckanstieg ergibt sich, wie wir schon früher betont haben, trotz der verschieden grossen Mengen nicht. Dabei fanden wir ausnahmslos einen ausgesprochenen Druckanstieg, der meistens in den ersten anderthalb Stunden vorüber war und unter Umständen gegen Ende des Versuches einen zweiten meist geringeren Druckanstieg. Am Nachmittag nach der Beendigung des Versuches erhielt dann der Patient auf einem Auge dreimal einen Tropfen einer 2%igen Pilokarpinlösung. An diesem Tage wurden im Laufe des Nachmittags noch etwa 500 g Flüssigkeit gestattet. Am andern Morgen um 8 Uhr wurde nun wiederum nüchtern ein Trinkversuch gemacht. Bei diesem zweiten Trinkversuch verzichteten wir in den meisten Fällen auf eine erneute Untersuchung der Blutbewegung, da diese ja auch für unsere jetzige Fragestellung belanglos war. Eine halbe Stunde vor Beginn des Trinkversuches erhielt der Patient noch einmal 1—2 Tropfen einer 2%igen Pilokarpinlösung in das eine Auge. Wir haben zu diesen Trinkversuchen mit gleichzeitiger Prüfung der Pilokarpinwirkung nur doppelseitige, bisher völlig unbehandelte Fälle von Glaucoma simplex genommen, deshalb ist unser Material verhältnismäßig klein. Wir haben z. Z. erst neun derartige Fälle genau untersuchen können. Selbstverständlich haben wir alle zu Trinkversuchen verwandte Glaukomatöse vorher von interner Seite untersuchen lassen und nur körperlich gesunde den Versuchen unterworfen. Die Ergebnisse dieser Versuche darf ich Ihnen nun kurz an einer Kurve demonstrieren.

In der ersten Spalte sehen Sie die Druckwerte an einem Normaltag und zwar nur in der uns interessierenden Zeit zwischen 8 und 12 Uhr. In der zweiten Spalte sehen Sie den Ablauf der Drucksteigerung während des Trinkversuches ohne irgend eine medikamentöse Beeinflussung des Augendruckes. Ich habe in dieser Kurve bewusst auf eine Darstellung der Blutbewegung und der Diurese im Trinkversuch verzichtet, weil die Erörterung dieser Frage in diesem Zusammenhang schon aus zeitlichen Gründen unmöglich ist. In der dritten Spalte sind die Augendruckwerte des zweiten Trinkversuches wiedergegeben. Sie sehen, dass das rechte Auge unter Pilokarpin fast normale Druckwerte erreicht hat und dass es diese Druckwerte während des Trinkversuches beibehält, ganz im Gegensatz zum nichtbehandelten linken Auge, das wiederum eine deutliche Steigerung des Augendruckes während des Trinkversuches zeigt. Von den neun in dieser Weise untersuchten Glaukompatienten zeigen acht ein völlig gleiches Verhalten, d. h. das Auge, das unter Pilokarpin steht, zeigt keine Steigerung des Augeninnendruckes während des Trinkversuches, während das nichtbehandelte Auge die uns bekannte Drucksteigerung aufweist. Bei einem Fall liegen die Verhältnisse anders.

Hier zeigt das Pilokarpinauge trotz völlig gleicher Versuchsanordnung doch noch einen allerdings etwas geringeren Druckanstieg als am Vortage. Ob in diesem Falle der Glaukomprozess bereits
zu weit fortgeschritten ist oder eine ungenügende Aufnahme des
Pilokarpins in das Auge vorliegt, soll hier nicht erörtert werden.
Was dürfen wir nun aus den anderen absolut eindeutigen Untersuchungsergebnissen schlussfolgern? Wir haben durch die Pilo-
karpingabe auf dem einen Auge den Druckanstieg während des

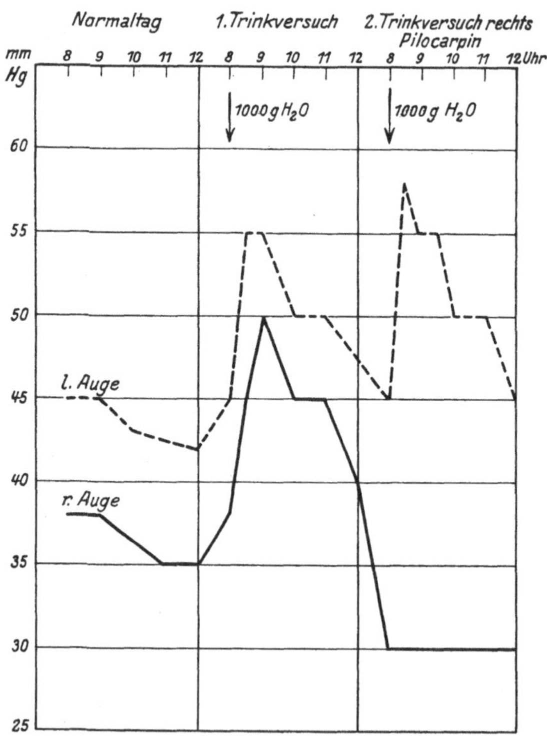

Trinkversuches verhindert. Es leuchtet ja wohl ohne weiteres
ein, dass wir durch die geringen einseitig gegebenen Pilokarpin-
mengen keine Beeinflussung der allgemeinen Kapillarendothel-
funktion haben hervorrufen können, der Beweis dafür ist ja auch
das Verhalten des zweiten Auges. Das Pilokarpin hat zweifellos
nur eine örtliche Wirkung und der Ausdruck dieser örtlichen
Wirkung ist eben das Ausbleiben der Drucksteigerung. Wie ich
eingangs schon betonte, ist die Drucksteigerung im Glaukomauge
während des Trinkversuches der Ausdruck einer Kapillarendothelstörung am Auge, denn nur das Kapillarendothel kommt für die
Austauschvorgänge zwischen Blut und Gewebe in Frage. Wenn

wir nun durch Pilokarpin örtlich eine Änderung dieser Austausch-
vorgänge herbeigeführt haben, was wir ja an dem Verhalten des
Augendruckes erkennen können, dann ist das nur möglich auf
Grund einer direkten Wirkung des Pilokarpins auf die Kapillaren.
Welcher Art diese Wirkung auf die Gefässe ist, wissen wir z. Z.
noch nicht sicher. Mit Sicherheit ergeben aber nach unserer Auf-
fassung diese Versuche eine Bestätigung unserer bisher vertretenen
Ansicht, dass das Pilokarpin als Miotikum seine druckherabsetzende
Wirkung auf dem Umwege über die Gefässe erzielt. Uns wenigstens
erscheint bei dieser völlig klaren Versuchsanordnung eine andere
Deutung unmöglich.

<h1 style="text-align:center">XXVII.</h1>

<h2 style="text-align:center">Trepanation oder Zyklodialyse?</h2>

Von
E. v. Grósz (Budapest).
Mit 2 Tabellen.

Die Bestrebungen, die Indikationen der einzelnen Glaukomoperationen einheitlich festzustellen, haben bis jetzt keinen Erfolg
gehabt.

Dieser Umstand diene zu meiner Entschuldigung, dass ich
dieses Thema wieder zur Sprache bringe und mich bemühe, einen
kleinen Baustein zu v. Graefes stolzem Glaukomgebäude zu liefern.
Die Hauptschwierigkeit besteht in der Entscheidung, welches ist
gegen das Glaucoma inflammatorium chronicum die beste, ver-
lässlichste Operation?

Die Indikation der Iridektomie gegen das Glaucoma inflammatorium in stadio prodromorum und gegen das Glaucoma inflammatorium acutum steht ja unerschütterlich fest, um so mehr teilen
sich die Ansichten, welche Ersatzoperation hat sich gegen das
Glaucoma inflammatorium chronicum bewährt?

Diese Divergenz der Meinungen wird durch zwei Umstände
verursacht. Erstens ist die Auffassung über die Diagnose nicht
einheitlich. Ich habe bereits öfters betont, dass in den verschiedenen
Mitteilungen die Fälle von Glaucoma simplex von den Fällen von
Glaucoma inflammatorium chronicum nicht scharf genug abgegrenzt sind, obwohl es von kompetenter Seite sehr energisch
auseinandergesetzt wurde, dass bei Glaucoma simplex objektiv
äusserlich gar keine Veränderungen vorhanden sind, und dass die
Diagnose auf dem ophthalmoskopischen und perimetrischen Befund

beruht. Die tonometrische Messung zeigt grosse Schwankungen. Es ist wirklich die Zeit vorhanden, dass die Führer der Ophthalmologie diese Frage endgültig entscheiden. Es klingt vielleicht antediluvianisch — um ein Wort Billroths zu benützen — dass ich die alte Nomenklatur benütze, ich fürchte dadurch die Kritik meines sehr geehrten Kollegen Elschnig zu provozieren. Dies ist gewiss nicht meine Absicht! Unser Altmeister Fuchs hat ja so oft mit Recht gesagt, dass die Hauptsache ist, dass ein jeder Fachmann weiss, was er unter dem oft falsch gewählten Ausdruck oder Namen verstehen soll. Wir können also ganz getrost v. Graefes Nomenklatur weiter benützen.

Der zweite Grund der grossen Meinungsverschiedenheit besteht darin, dass die Glaukomkranken zur Behandlung meistens zu spät kommen. Dieser Umstand beeinflusst die Wirksamkeit der Operation in hohem Maße. Eine kleine Statistik beweist diese meine Behauptung.

Tabelle I.

Angaben über 4310 glaukomatöse Augen der in der Kgl. Ungarischen Universitäts-Augenklinik Nr. I zu Budapest in den Jahren 1904—1927 verpflegten 3056 Glaukomkranken.

Die Art des Glaukoms	Zeitdauer der Krankheit					Zusammen	%	Sehschärfe				Wurde schon operiert
	1 Woche	1 Monat	½ Jahr	1 Jahr	Mehrere Jahre			5/5—5/15	5/20—5/50	5/70—1 m Fingerzählen	Lichtsinn Gut	
G. Infl. in Stad. Prodrom	95	103	82	32	13	325	7,5	278	39	2	2	2
G. Inflam. acutum.	230	221	63	22	18	554	12,9	109	125	136	195	8
G. Inflam. chronicum.	27	178	492	341	707	1745	40,5	484	521	382	360	379
G. Inflam. absolutum.	8	45	139	172	644	1008	23,4	—	—	—	824	45
G. Simplex.	2	26	167	176	262	633	14,6	241	175	113	103	84
G. Juvenile.	1	3	5	7	29	45	1,1	10	16	5	8	16
Zusammen	363	576	948	750	1673	4310	100,0	1122	876	638	1492	534
%	8,4	13,4	21,9	17,4	38,9	100	—	—	—	—	—	—

In den letzten 24 Jahren wurden in der unter meiner Leitung stehenden Universitäts-Augenklinik Nr. I, 3056 Glaukomkranke mit 4310 glaukomatösen Augen aufgenommen. Diese grosse Zahl der absoluten Glaukome: 23%, ferner der Umstand, dass nur 8% in der ersten Woche sich meldeten, beweist genügend, wie spät die Kranken Hilfe suchen.

Die Situation ist aber noch schlimmer, da die Statistik sich nur auf die stationär behandelten Patienten bezieht. Die grosse Zahl der unheilbar erblindeten und nicht in die Klinik aufgenommenen Patienten, die sich in der Poliklinik meldeten, sind ausser acht gelassen.

Ich habe bloss als Beispiel sämtliche Glaukomfälle, die sich im Jahre 1927 in der Augenklinik meldeten, zählen lassen, aus dieser Statistik ist zu ersehen, dass unter 26668 neuen Augenkranken 350 Glaukomkranke mit 554 Glaukomaugen waren.

Die Tabelle beansprucht noch eine zweite Korrektur. In der Rubrik Glaucoma simplex sind noch immer mehrere Fälle von Glaucoma inflammatorium chronicum verborgen.

Trotz meiner Bemühung war dieser Fehler nicht vollkommen auszumerzen. Ich schätze den Prozent der chronischen Glaukomfälle auf 70%, das Glaucom juvenile kommt in einem Prozent vor, das Glaucoma inflammatorium in stadio prodromorum und acutum in 20%, das Glaucoma simplex verum streng geprüft in 10%. Die Wahl der besten Operationsmethode ist also für 70% der Fälle nicht endgültig und einheitlich entschieden.

In der letzten Zeit sind mehrere sehr interessante Mitteilungen über diese Frage erschienen. Ich möchte nur die Vorträge von Wessely und Fleischer und das Referat von Wilmer in Oxford, ferner die Mitteilungen von Pillat und Schmelzer erwähnen.

Tabelle II.

I. Clinica oculistica Universitatis Regiae Hungaricae Budapestini.

Anno	Iridectom. A.v. Graefe	Trepanat. Elliot	Sclerectom. Lagrange	Cyclodialys Heine	Sklerotomia Wecker	Summa
1918	126	54	—	1	12	193
1919	119	74	1	3	2	199
1920	95	34	3	27	5	164
1921	96	68	1	26	11	202
1922	93	42	10	20	24	189
1923	111	17	8	58	28	222
1924	122	1	—	84	11	218
1925	124	2	18	96	12	252
1926	151	1	54	107	13	326
1927	144	2	5	115	10	276
Summa	1181	295	100	537	128	2241

Ich selbst habe gegen das Glaucoma inflammatorium chronicum bis jetzt zwei Iridektomie-Ersatzoperationen geprüft und zwar die Trepanation und die Zyklodialyse. Die Trepanation in den Jahren von 1914 bis 1923 in 570 Fällen, und die Zyklodialyse von 1917 bis 1927 in 450 Fällen. Die kleine Tabelle zeigt die Verteilung der Glaukomoperationen in den letzten zehn Jahren. Die Iridektomie behauptet ihre Stelle, die Trepanation wurde von der Zyklodialyse verdrängt. Nun ist die Frage zu beantworten, welche Methode hat sich besser bewährt?

Soviel kann ich sagen, dass die unmittelbaren Erfolge der Trepanation besser sind als diejenigen der Zyklodialyse.

Das Damoklesschwert der Spätinfektion schwebt aber über den trepanierten Augen. Es ist gewiss kein Märchen, wie dies behauptet wird. Wie oft dieselbe tatsächlich vorkommt, ist ungemein schwer zu bestimmen, da die Misserfolge nicht immer zum ersten Operateur zurückkehren. Mit einer richtigen Technik ist die Zahl der Spätinfektionen zu vermindern, aber nicht ganz zu vermeiden.

Die Zyklodialyse ist ungefährlicher, der unmittelbare Erfolg aber geringer wie bei der Trepanation, die Dauererfolge noch ungünstiger. Der Prozentsatz der 68% unmittelbaren Erfolge nimmt sukzessive ab und senkt sich nach drei Jahren auf 50%. Allerdings war die Möglichkeit vorhanden, die Zyklodialyse auch öfters zu wiederholen, in einem Falle sogar viermal. Es ist auch möglich, die Zyklodialyse mit anderen Operationen zu kombinieren, auch mit der Trepanation. Ganz ungefährlich ist die Zyklodialyse nicht, es gibt überhaupt keine ungefährliche Operation. Als schwerste Komplikation kann eine schwere Blutung eintreten. Ich habe einen Fall von Glaucoma juvenile an dieser Komplikation verloren. Die Prognose der Glaukomoperationen könnte bedeutend gebessert werden, wenn dieselben in einem früheren Zeitpunkt ausgeführt werden könnten. Dies ist eine kulturelle und soziale Frage, die ich jetzt nicht erörtern möchte.

Die Erfahrungen der ca. 1000 Ersatzoperationen haben mich in meiner Überzeugung gestärkt, dass die Zyklodialyse unter den Ersatzoperationen in erster Reihe steht, die Trepanation in gewissen Fällen aber unentbehrlich ist.

Der Operationsplan in der Königl. Ungar. Universitäts-Augenklinik Nr. I ist derzeit der folgende:

1. Glaucoma inflammatorium in stadio prodromorum und inflammatorium acutum: Iridektomie.

2. Glaucoma inflammatorium chronicum zuerst Zyklodialyse, eventuell Wiederholung; in refraktären Fällen: Trepanation.

3. Glaucoma simplex verum: wenn die Tension mit Miotizis und mit allgemeiner Behandlung nicht normalisiert werden kann: Iridosklerektomie nach Lagrange.

4. Glaucoma juvenile: Sclerotomia anterior.

Ich bin bewusst, dass alle, alle unsere Bestrebungen nur eine bescheidene Detailarbeit sind.

Leitmotiv bleibt auch weiter v. Graefes Lehre.

Aussprache zu den Vorträgen XVIII—XXVII.

Herr vom Hofe:

Die Hypotonie bei langdauernder Adrenalinwirkung kann wohl nicht als eine Folge der „Narkose" des von Seidel u. a. als Drüse aufgefassten Ziliarkörpers ausgelegt werden. Die zweite Phase der Adrenalinwirkung besteht in einer Gefässerweiterung, die bei einer Drüse gewöhnlich eine vermehrte Tätigkeit zur Folge hat. Ich erinnere ausserdem an die Versuche von Römer und Schmidt, die durch Wägung einen vermehrten Flüssigkeitsgehalt des Bulbus im zweiten Stadium der Adrenalinwirkung nachgewiesen haben. Man geht wohl nicht fehl in der Annahme, dass durch die vermehrteDurchblutung auch eineVeränderung der Bulbushüllen hinsichtlich ihrer Elastizität usw. verursacht wird. Was den Dunkelversuch anbetrifft, so ist er auch bei uns an einer Anzahl Glaukomkranker durchgeführt worden. Zweifellos zeigt sich nach der Verdunkelung in gewissen Fällen ein Druckanstieg. Dieser ist aber in unseren Fällen geringer und zeigt bei weitem nicht die Ausmaße wie in den von Seidel demonstrierten Kurven. Er ist auch kein absoluter Beweis für die Bedeutung des Kammerwinkels, sondern kann sehr wohl eine Gefässwirkung darstellen. Es wäre ja z. B. denkbar, dass durch die Erweiterung der Pupille infolge der vermehrten Gefäßschlängelung ein erhöhter Widerstand im Kreislauf entsteht und dass dann in den weiter rückwärts gelegenen Gebieten, zumal bei Versagen des Regulationsmechanismus, eine vermehrte Ausscheidung von Flüssigkeit durch die beim Glaukom an sich schon gestörte Gefässwand stattfindet.

Herr Fischer (Leipzig):

Herr Serr hat unter den Gründen, die ihn nach Seidel bestimmen, dem Ziliarepithel sekretorische Funktionen zuzusprechen, die gute Vitalfärbbarkeit des Ziliarepithels angeführt. Wir wissen aus den ausgezeichneten Untersuchungen von Wittgenstein und Gädertz, dass nur die sauren Farbstoffe aus dem Blut in das Kammerwasser und den Liquor übergehen, wenn sie genug feinteilig sind, die basischen dagegen nicht. Alle Farbstoffe, die in das Kammerwasser und den Liquor gehen, färben die Irisgefässe und die Meningealgefässe, nicht aber das Plexus- und Ziliarepithel. Alle Farbstoffe, die nicht in das Kammerwasser und den Liquor übertreten, färben nur das Ziliarepithel und Plexusepithel, nicht aber die Gefässe. Dieses färberische Verhalten spricht gegen eine sekretorische Funktion der Plexus- und Ziliarepithelien. Herr Serr hat nach dem Ausfall der Indophenolblausynthese den Ziliarepithelien einen Sauerstoffüberschuss zugesprochen. In der Tat vermögen die Ziliarepithelien sogar nach intravenöser Injektion von Rongalitweiss dieses infolge ihres lose gebundenen Sauerstoffes zu Methylenblau zu dehydrieren. Die Ziliarepithelien müssen nach dem Ausfall dieser Reaktion als Sauerstoffspeicher bezeichnet werden. Im allgemeinen werden Gewebe mit einem grossen Sauerstoffverbrauch eine ständige Sauerstoffunterbilanz haben und sich färberisch als Reduktionsorte darstellen. Man kann die Ziliarepithelien ebensowenig als Stätte besonderen Sauerstoffverbrauchs betrachten, weil sie Sauerstoff speichern, wie man z. B. auch die Leber nicht als Hauptstätte des Zuckerverbrauchs ansehen kann, weil sie Glykogen speichert. Peroxydase besitzen im vorderen Bulbusabschnitt vor allem die Linsenepithelien und die Rinde. Die Iris hat ein ausserordentliches Reduktionsvermögen, wahrscheinlich, weil sie ständig mit der ausserordentlich sauerstoffbedürftigen Linse um den Sauerstoff konkurrieren muss. So kann vielleicht eher der Unterschied im Sauerstoffbedürfnis zwischen Ziliarepithelien und Iris erklärt werden.

Herr Scheerer:

Herr v. Grósz hat gegen die Trepanation die Spätinfektion geltend gemacht und ihre vermeintliche Seltenheit als einen Irrtum bezeichnet, weil die Patienten dann zu anderen Ärzten gehen. Wir verfügen in Tübingen über ein sehr treues Patientenmaterial und haben bei einer neuerlichen Zusammenstellung von denen, die längere Zeit nicht bei uns gewesen waren, schriftliche Nachrichten eingeholt. Es handelte sich dabei um etwa 240 Fälle, von denen die meisten trepaniert waren und von denen nur ein einziger eine Spätinfektion hatte. Dieser war aber nicht von Herrn Prof. Stock persönlich operiert worden. Man muss eben unbedingt darauf sehen, dass mit wenigen Scherenschlägen das subkonjunktivale Gewebe von der Sklera abpräpariert wird, so dass die Bindehaut an keiner Stelle verletzt wird und keine Fistulation eintritt. Der einzige Fall von Spätinfektion hatte aber eine fistulierende Narbe.

Herr Cords
trat schon 1924 für die Zyklodialyse ein (American Journ. of Ophthalm., Mai 1924). Die Erfahrungen der letzten Jahre bestärkten seinen Standpunkt. Die Operation ist relativ ungefährlich. Ein Fall von Spätinfektion nach Elliot ist dagegen ein furchtbares Ereignis. Cords hält die Zyklodialyse für die Operation der Wahl beim Glaucoma simplex und beim Glaucoma inflammatorium chronicum als ersten Eingriff. Fälle, wo der Druck durch eine Operation von 61 auf 25 normalisiert wurde und über 5 Jahre so blieb, müssen einen zum warmen Anhänger der Methode machen.

Herr Hildesheimer:
Im Anschluss an die Worte des Herrn Scheerer möchte auch ich die Bedenken des Herrn von Grósz gegen die Trepanation als zu erheblich bezeichnen. Ich verfüge über ein Material von etwa 20 Augen, die von mir selbst trepaniert und nunmehr etwa 10—12 Jahre beobachtet

worden sind. In keinem einzigen Falle habe ich eine Spätinfektion beobachten können. Was mich besonders veranlasst, hier das Wort zu nehmen, ist die Beobachtung eines von mir trepanierten Glaukomauges mit gut filtrierendem Bindehautkissen, welches etwa 10 Jahre nach der Operation eine schwere Kontusion durch eine Eisenstange erlitten hatte. Trotz einer sehr erheblichen subkonjunktivalen Bindehautblutung und Ektasie des Narbengewebes trat keine infektiöse Entzündung auf. Ich bin der Meinung, dass man den Lappen ganz peripher anlegen muss, so dass auch die oft eintretenden Bindehautnarbenzüge weit ausserhalb des Trepanloches zu liegen kommen.

Zu dem Vortrag des Herrn Passow möchte ich noch einige Bemerkungen machen. Es ist sehr zu begrüssen, dass die Untersuchung des Grundumsatzes bei Glaukomkranken und auch bei anderen Augenerkrankungen in den Vordergrund gestellt wird. Seit etwa $1\frac{1}{2}$ Jahren lasse ich jeden Glaukomkranken von dem durchaus zuverlässigen Inkretologen Boenheim auf endokrine Störungen untersuchen und bin bezüglich des Glaukoms zu ähnlichen Resultaten gekommen wie Herr Passow. Es scheint in der Tat sich beim Glaukom um das Mitspielen thyreotoxischer Veränderungen zu handeln. Wir dürfen jedoch, wenigstens vorläufig, noch nicht so weit gehen, dass wir das Glaukom als eine Thyreotoxose auffassen, sondern können nur sagen, dass die thyreotoxisch Stigmatisierten zu Drucksteigerungen des Auges neigen. — In diesem Zusammenhange darf ich, wenn es auch nicht ganz hierhergehört, erwähnen, dass ich bei der Untersuchung von Patienten, die an Retinitis pigmentosa leiden, in endokriner Hinsicht bemerkenswerte Resultate im Sinne einer hypophysären Störung erzielt habe. Ich werde demnächst über die von mir in dieser Beziehung untersuchten Fälle berichten. Schon hier darf ich sagen, dass in zwei Fällen, bei denen die Sehschärfe rapide sank, ich den Eindruck hatte, als wenn die therapeutische Darreichung von Hypophysenpräparaten das Herabgehen der Sehkraft aufzuhalten vermochte. Bei der Aussichtslosigkeit der bisherigen Therapie dieser Erkrankung dürfte jeder neue Versuch willkommen erscheinen. Ich glaube, dass wir auch bei vielen anderen Augenerkrankungen auf dem Wege über die inkretologische Untersuchung, den ich seit zwei Jahren systematisch beschritten habe, zu anderen Auffassungen und vielleicht auch neuen Erfolgen kommen werden.

Zum Schluss möchte ich noch Herrn Ascher anfragen, ob die Instillation des neuen Anästhetikums etwa auch allgemeine Störungen (Wirkung auf Herz und Darm) hervorgerufen hat.

Herr v. Imre jun.:

Zum Vortrage von Serr möchte ich bemerken, dass die Adrenalinwirkung, insbesondere die Spätwirkung, nicht ohne weiteres als eine lokale betrachtet werden kann. So wäre die Wirkung auf das nicht mit Adrenalin behandelte Auge nicht so ausgeprägt, wie wir doch nicht selten sehen. Wie ich vor zwei Jahren hier erwähnt habe, wirkt Adrenalin subkutan oder intravenös gegeben ähnlicherweise, wenn auch schwächer. Es liegt sehr nahe, anzunehmen, dass die Wirkung zum Teil durch die anderen endokrinen Organe bedingt ist.

Wenn ich Herrn Passow richtig verstanden habe, meint er, dass die hormonale Behandlung zu verwerfen ist. Ich kann ihm nur soweit zustimmen, dass die meisten bekannten Präparate nicht haltbar und nicht immer zuverlässig sind. In vielen Fällen wirken doch frische und im gegebenen Falle entsprechende Extrakte ausgezeichnet. Besonders möchte ich die Fälle von Glaukom erwähnen, die nach Kastration (Operation oder Röntgenbehandlung) auftreten. In diesen Fällen konnte ich einen Dauererfolg nur mit Ovarialextrakten erreichen. In anderen Fällen sehen wir eine gesteigerte Pilokarpinwirkung nach Hormonbehandlung. Mit grösster Freude begrüsse ich seine überzeugenden Untersuchungen, die mit meinen vor acht Jahren ausgesprochenen Behauptungen über den Zusammenhang zwischen Glaukom und hormonalen Gleichgewichtsstörungen in vollem Einklang sind. Herrn Ascher möchte ich fragen, ob die langdauernde Unempfindlichkeit nach Neurozidin nicht trophische Störungen hervorrufen könne.

Herr Schmelzer:

Mit Herrn Fischer gehe ich dahin einig, dass die bei der Indophenolblaureaktion sich blau färbenden Gewebe Sauerstofforte darstellen und die von Farbstoff freibleibenden Gewebe Reduktionsorte. Ich muss jedoch in der Deutung des Ausfalls der Reaktion Herrn Fischer darin widersprechen, dass die Blaufärbung von Gewebe nur den Schluss zulasse, dass an diesen Orten Sauerstoff gespeichert werde und daher nicht die blaugefärbten Stellen im Gewebe, vielmehr die nicht gefärbten Reduktionsorte mit ihrem erhöhten Sauerstoffhunger als Orte mit besonders hohem Stoffwechsel angesehen werden müssten. Denn nur an Orten, wo sich Sauerstoff in statu nascendi befindet, also aktivierter Sauerstoff, nur dort tritt eine Oxydation des Indophenolweiss zu Indophenolblau ein, d. h. eine Blaufärbung dieser betreffenden Gewebe. Wir sehen auch in Analogie dazu eine ganz besonders tiefe Blaufärbung der Netzhaut am Auge, der Drüsenzellen, der Nierenrinde, der Muskeln usw. im übrigen Körper, während Linse, Sklera, Kornea und auch das übrige Bindegewebe und Stützgewebe des Körpers so gut wie frei von einer Blaufärbung bleibt.

Die Indophenolblaureaktion stellt also sehr wohl eine brauchbare Reaktion am überlebenden Gewebe dar, um Orte mit besonders starkem Stoffwechsel zu markieren; wir dürfen also aus dem stark positiven Ausfall dieser Reaktion am Ziliarepithel auf eine besondere Tätigkeit (Sekretion!) desselben schliessen.

Herr Grüter:

Herr Professor Römer in Bonn, in dessen Klinik die Untersuchungen von Herrn Schmidt ausgeführt wurden und der zu dem Schmidtschen Vortrag hier das Wort ergreifen wollte, hat, da er leider an der Teilnahme verhindert wurde, mich gebeten, folgendes für ihn hier zu verlesen:

Die in meiner Klinik von Schmidt gemachten Beobachtungen, dass bei der Anwendung der klinischen Untersuchungsmethode des Trinkversuches der intraokulare Druck bei Glaucoma simplex in gesetzmäßiger

Weise ansteigt, halte ich für eine wichtige Entdeckung. Denn diese in der inneren Medizin allgemein anerkannte Untersuchungsmethode ergibt mit Sicherheit, dass das Glaucoma simplex eine bis in die Gefässe des Auges ausgedehnte Kapillarendothelstörung des gesamten Organismus ist. Dieselbe äussert sich bei jedem Glaucoma simplex in Störungen der Diurese und Schwankungen der Plasmabewegung. Hieraus müssen wir den Schluss ziehen, dass jede Betrachtungsweise des Glaucoma simplex, die sich auf das Auge allein beschränken möchte, und diese Störungen des Gesamtorganismus ignorieren will, in die Irre führen muss. Was die Hypotonie angeht, die wir bei der konservativen Behandlung erzielen, so ergibt sich folgende Erkenntnis: Wir machen mit unseren Arzneimitteln am Glaukomauge nur vorübergehende Giftlähmungen der Kapillaren. Das Sinken des Gefässtonus hat die Drucksenkung zur Folge, bedeutet aber, wie unsere Wägungen des Auges gezeigt haben, noch keine Volumenentlastung des Auges. Eine wahrhaft ätiologische Behandlung des Glaucoma simplex wird erst dann kommen, wenn wir gelernt haben, in das Wesen der von Schmidt nachgewiesenen Störung des gesamten Organismus tiefer einzudringen und in diese Störung der Kapillarendothelfunktionen therapeutisch einzugreifen.

Herr Wessely:

Nur zu der Frage der Spätinfektion nach Trepanation möchte ich mit ein paar Worten Stellung nehmen. Wir haben unser grosses Glaukommaterial in München unter sehr sorgfältiger ständiger Kontrolle, und da kann ich berichten, dass ich in den ganzen letzten Jahren eine eigentliche Spätinfektion nicht mehr gesehen habe. Es kommen wohl gelegentlich Fälle von leichter Kisseninfiltration vor, aber wenn man diese Patienten gleich aufnimmt, so geht unter Verband die Affektion schnell wieder zurück. Ich glaube aber, dass für das seltene Vorkommen von Spätinfektion nicht allein die Technik bei der Bindehautlappenbildung entscheidend ist, so wichtig sie an sich ist, denn wir achten wohl alle gleichermaßen darauf, dass der Lappen in möglichster Dicke unverletzt zurückpräpariert wird; sondern maßgebend dürfte daneben die Beschaffenheit des Materials und der Umstand sein, wie sich draussen die entlassenen Patienten zu halten vermögen. Kranke mit chronischer Diplobazillenkonjunktivitis, Blepharitis, Ektropium oder sonst unsauberer Bindehaut schalte ich denn auch möglichst von der Trepanation aus. Auch mache ich überhaupt nicht durchwegs die Trepanation, sondern führe in ziemlich grossem Umfang auch die Zyklodialyse durch. Ich muss aber sagen, dass ich viel häufiger nach der Zyklodialyse den Effekt wieder zurückgehen und den alten Druck nach einiger Zeit wiederkehren sehe, als nach der Trepanation. Doch nachdem ich mich mein ganzes Leben so viel mit dem Augendruck beschäftigt habe, darf ich wohl auch einmal etwas gegen den Augendruck sagen, und möchte warnen, dass wir allzu fasziniert nur auf dieses eine, wenn auch wichtigste Symptom des Glaukoms schauen. Denn was den Effekt bezüglich des Sehvermögens anbetrifft, und das ist für unsere therapeutischen Maßnahmen doch das Wichtigste, so kennen wir doch alle die Fälle, wo trotz bester und dauernder postoperativer Druckregulierung das Sehvermögen im Laufe der Jahre weiter verfällt, und umgekehrt Fälle, wo trotz relativ hoch bleibenden Druckes das Auge hinsichtlich seiner Funktion diesen Zustand gut verträgt. Doch es würde zu weit führen, auf die sich hieran anschliessenden, wenn auch sehr wichtigen klinischen Probleme des Glaukoms weiter einzugehen.

Herr Comberg
weist darauf hin, dass auch an der Berliner Universitätsklinik die Spätinfektionen keine besondere Rolle spielen. Es handelt sich bestimmt unter 1%; nimmt man an, dass etwa 20—30% der nach strengen Indikationen Elliotoperierten durch diese Operation Vorteile haben, die ihnen durch keine andere Operation verschafft werden können, so spielt ein solch geringer Prozentsatz von Spätinfektionen keine Rolle. Ausserdem gelingt es fast jedesmal, diese Infektionen abzufangen, bevor sie die Vorderkammer erreichen, wenn nur der Patient rechtzeitig sich meldet und eine Behandlung mit parenteralen Mitteln sofort durchgeführt werden kann.

Herr Baurmann (Schlusswort):
Zu dem Vortrag von Herrn Lobeck möchte ich hervorheben, dass in der Beurteilung der mit seinem Apparat gemessenen Volumänderungen grösste Vorsicht angezeigt ist. Der Quellungsdruck des normalen Glaskörpers ist so gering (0,5—1 mm Wasserdruck), dass ich es für unmöglich halte, den Glaskörper ohne Flüssigkeitsentziehung aus dem Auge zu entnehmen, und einen entsprechenden Teil in den Apparat hineinzubringen. Auch ich habe bei früher durchgeführten ähnlich angestellten Experimenten häufig geringe Volumenvermehrung gesehen, habe aber eine Deutung im Sinne einer Quellung über das Ausgangsvolumen hinaus nicht gewagt, weil ich mir über die bei der Präparation mechanisch bedingte Volumabnahme klar war.

Weiterhin sind osmotische Effekte durchaus möglich — nicht durch die trennende Tonmembran, sondern durch den Bau des Glaskörpers selbst bedingt. Dabei wirken die äusseren Teile der Glaskörpergallerte als kolloide Membran gegenüber den zentralen Teilen. Derartige osmotische Effekte sieht man, wenn man den Glaskörper einfach in eine anisotonische Lösung wirft. Dabei tritt zunächst eine Volumverminderung resp. eine Volumvermehrung auf, die erst nach vielen Stunden wieder zurückgeht. Das sind aber keine Quellungseffekte, sondern zweifellos osmotische Effekte.

Weiter besteht bei der von L. gewählten Versuchsanordnung kein vollkommenes hydrostatisches Gleichgewicht, sondern nach Einstellung des Gleichgewichtes erfolgt die Überschichtung mit der jeweils gewählten Lösung. Schliesslich macht mich noch sehr skeptisch der Befund von L., wonach eine Quellung eintreten soll nicht nur im stärker alkalischen, sondern auch im sauren Milieu. Bei einer Lösung von $p_H = 5{,}4$, wie sie L. anwandte, haben wir schon eine ganz erhebliche Annäherung an den isoelektrischen Punkt und es ist zweifellos, dass nahe dem isoelektrischen Gebiet eine ausgesprochene Entquellung eintritt. Von dem zweiten Quellungsgebiet im stark sauren Milieu ist L. sicher weit entfernt gewesen, so dass es sich um einen solchen Quellungseffekt nicht handeln kann.

Herr Serr (Schlusswort). (Mit 2 Abbildungen im Text).

Eine von Herrn vom Hofe angeführte bessere Durchblutung von Drüsenzellen kann selbstverständlich nur dann zu einer vermehrten Sekretion führen, wenn die betreffenden spezifischen Zellen funktionsfähig sind, aber nicht dann, wenn sie (die Ziliarepithelien) — wie ich ausdrücklich betonte — durch das Adrenalin vergiftet, d. h. in ihrer Fähigkeit der zur Sekretionsleistung erforderlichen Sauerstoffverarbeitung gehemmt sind. Meine Ausführungen bezogen sich ausdrücklich auf die als Spätwirkung des Adrenalins auftretende langdauernde Augendrucksenkung. Die augendrucksenkende Wirkung einer primären Vasokonstriktion — die sich in gewissem Maße auch bei subkutaner Adrenalinapplikation (auf beiden Augen) geltend machen kann — ist ja ohne weiteres verständlich. Die Spätwirkung auf den Augendruck beginnt aber zu einer Zeit, zu der eine starke Hyperämie der intraokularen Gefässe einsetzt, die zu einer Kapillardrucksteigerung und zu vermehrtem Eiweissübertritt in die Vorderkammer führt, zwei Faktoren, welche bei der Annahme eines Ultrafiltrationsvorganges bei der Kammerwasserbildung doch drucksteigernd wirken müssten. Die als Spätwirkung nach intensiver Adrenalinanwendung am gesunden und glaukomatösen Auge auftretende, viele Tage lang anhaltende Augendrucksenkung kann durch eine einfache Gefässwirkung unmöglich erklärt werden. Dass dagegen die Einwirkung gewisser Gifte (Zyankali, Kokain und auch Adrenalin) auf die Ziliarepithelien eine langdauernde reversible Hypotonie hervorruft, konnte von Seidel und mir auf Grund von ausgedehnten experimentellen Untersuchungen nachgewiesen werden, worüber wir vor drei Jahren (Heidelberger Kongressbericht 1925, S. 14 bzw. 251) an dieser Stelle berichtet haben. Die Ergebnisse von Herrn Ascher, die heute Vormittag mitgeteilt wurden, sprechen ganz in demselben Sinne und bestätigen in vollem Umfange unsere damaligen Beobachtungen. Die von Herrn Ascher mit seinem Anästhetikum erzielte langdauernde reversible Augendrucksenkung entspricht unseren mit Zyankali und Kokain hervorgerufenen Hypotonien vollkommen.

Übrigens stellt diese von uns zur vorübergehenden Ausschaltung der Ziliarepithelfunktion angewandte Methode durchaus nichts prinzipiell Besonderes dar. Denn es ist eine bekannte und anerkannte Tatsache, dass die Zyanverbindungen in ganz geringen Konzentrationen und die Hypnotika bzw. Anästhetika die Oxydationsprozesse in den Zellen hemmen bzw. anhalten, ohne die Zellen dauernd zu schädigen.

Die Antwort auf die Einwände von Herrn Fischer hat Herr Schmelzer, der seiner Zeit die Untersuchungen mit der Indophenolblaureaktion hier angestellt hat, bereits vorweggenommen. Bezüglich der Wertung dieser Reaktion für den Nachweis von intrazellulären Oxydationsvorgängen müssen wir uns wohl auf das Urteil der maßgebenden Forscher, welche diese Methode an anderen Geweben — über deren lebhaften Sauerstoffverbrauch kein Zweifel bestehen kann — geprüft haben, verlassen. Ich möchte nur noch betonen, dass von den Augengeweben die Netzhaut beim Anstellen der Indophenolblaureaktion an den überlebenden Geweben (es handelt sich nicht um eine vitale Färbung, wie Herr Fischer meint) am intensivsten gefärbt wird,

15*

und es wird wohl niemand die Netzhaut nur als einen „Sauerstoffspeicher" ansehen wollen.

Zu den Bemerkungen von Herrn vom Hofe über die Belichtungs- und Beschattungsreaktion des Augendruckes bei manchen Glaukomkranken muss immer wieder ausdrücklich betont werden, dass man nicht einfach verallgemeinern darf. Es handelt sich lediglich um eine ganz bestimmte Gruppe von Glaukomaugen, welche diese Reaktion aufweisen, deren gemeinsames Merkmal eine deutlich abgeflachte Vorderkammer darstellt. Unsere Schlussfolgerungen sind ausschliesslich solchen Glaukomaugen zugrunde gelegt, welche in unbeeinflusstem Zustande eine gesetzmäßige und absolut typische Reaktion aufwiesen, d. h., die auf etwa einstündige Beschattung mit einem beträchtlichen Druckanstieg (der mindestens 20 mm Hg, meist jedoch erheblich mehr, bis zu 60 mm Hg betrug) und auf ½ bis einstündige Belichtung mit einem entsprechenden Druckabfall (der bis zur Norm ging) antworteten. Bei diesen Fällen kann ein Zweifel über den ursächlichen Mechanismus der durch die Belichtung und Beschattung ausgelösten Augendruckschwankungen nicht bestehen.

Aus der Tatsache, dass wir bei diesen Augen einen individuellen charakteristischen Schwellenwert der Pupillenweite nachweisen konnten, bei dessen Überschreiten u. U. schon eine ½ mm betragende Pupillenerweiterung durch Beschattung zu einem maximalen Druckanstieg führte, ohne dass eine grössere oder maximale Pupillenerweiterung den Augendruck noch weiter zu steigern vermochte, geht hervor, dass eine von Herrn vom Hofe vermutete augendrucksteigernde Wirkung einer mit der Pupillenerweiterung einhergehenden Behinderung der Blutzirkulation in der Iris ausgeschlossen ist. Dasselbe zeigt uns die Iridektomie, welche die an solchen Augen mit dem Überschreiten des Schwellenwertes der Pupillenweite auftretende Verlegung des Kammerwinkelzuganges durchbricht, wonach der vor der Operation durch Pupillenerweiterung (Beschattung usw.) regelmäßig auftretende erhebliche Druckanstieg dauernd beseitigt wird.

Dass bei diesen Fällen der Druckanstieg durch die Pupillenerweiterung bzw. die hierdurch bewirkte Verlegung der im Kammerwinkel gelegenen Hauptabflusswege ursächlich bedingt ist, und dass andererseits die reine Pupillenverengerung als solche (durch Wiederfreimachung des Kammerwinkelzuganges) und nicht die Lichtwirkung die Herabsetzung des gesteigerten Augendruckes ursächlich hervorruft, beweisen verschiedene Versuchsanordnungen, welche wir bei solchen typischen Fällen vorgenommen haben. So vermag — wie wir wiederholt gezeigt haben — auch eine durch Belichtung des anderen Auges bewirkte konsensuelle Pupillenverengerung am lichtdicht abgeschlossenen Glaukomauge eine prompte Drucksenkung zur Norm herbeizuführen, während diese ausbleibt, wenn es sich bei dem zweiten belichteten Auge um ein blindes Auge handelt, bei welcher Versuchsanordnung selbstverständlich eine konsensuelle Pupillenverengerung am verbundenen Auge nicht auftreten kann. Dass auch die Schlafmiosis den gesteigerten Augendruck senkt bzw. das Auftreten eines Druckanstieges im Dunkeln verhindert, haben wir am letzten Kongress hier gezeigt. Heute kann ich Ihnen demonstrieren, dass an solchen unberührten Glaukomaugen auch eine **zentral bedingte Pupillenverengerung**, wie sie nach subkutaner **Morphiuminjektion** auftritt, dieselbe Wirkung, wie jede entsprechende Pupillenverengerung auf den Augendruck ausübt. Es handelt sich um einen Fall, bei dem wir den Belichtungs- und Beschattungsversuch ca. 50mal angestellt haben, wobei wir stets dasselbe gesetzmäßige Verhalten fanden. Sie sehen zunächst (Abb. 1) auf der Kurve

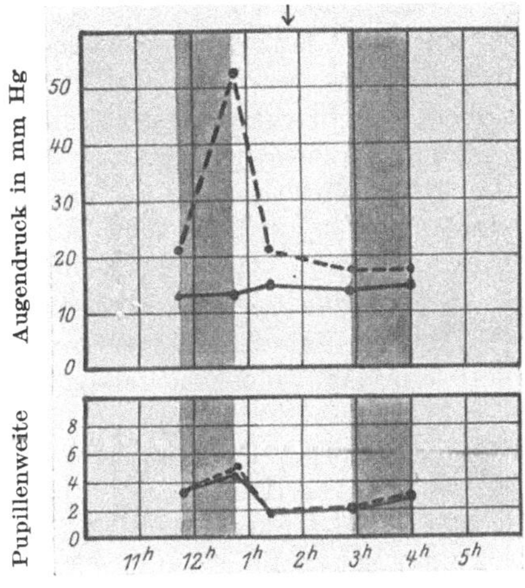

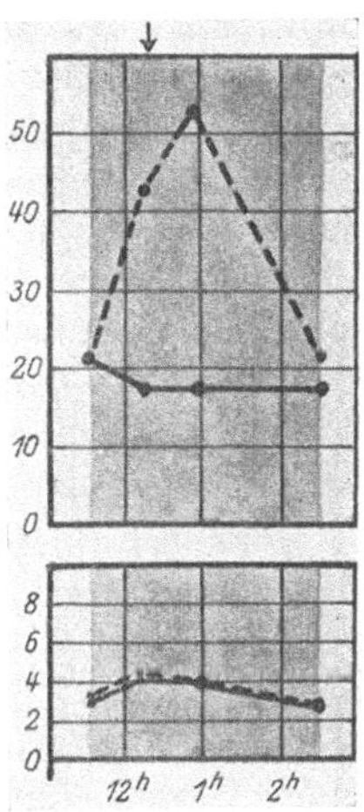

Abb. 1   Abb. 2

Abb. 1. Der am intakten Auge regelmäßig im Dunkeln auftretende Druckanstieg bleibt nach vorheriger subkutaner Morphiuminjektion aus (Morphiummmiosis).

Abb. 2. Der am intakten Auge im Dunkeln regelmäßig auftretende Druckaufstieg kann durch subkutane Morphiuminjektion **trotz weiteren Aufenthaltes im Dunkeln** beseitigt werden (Morphiummmiosis).

einen solchen Versuch am unbeeinflussten Auge. Der Augendruck steigt unter entsprechender Pupillenerweiterung im Dunkeln innerhalb einer Stunde von 21 mm Hg auf 52 mm Hg an, um bei anschliessender ½stündiger Belichtung prompt wieder auf 21 mm Hg abzufallen. Dann wurde Morphium gegeben und nach Eintreten der Morphiumwirkung auf die Pupillen der Beschattungsversuch in derselben Weise wie vorher wiederholt. Da die Pupille sich jetzt im Dunkeln nicht mehr über den Schwellenwert zu erweitern vermochte, blieb nunmehr der Augendruck während des einstündigen Dunkelaufenthaltes unverändert auf seiner Höhe von 18 mm Hg. In einem zweiten, mit demselben Auge acht Tage später angestellten Versuch (Abb. 2) wurde der Augendruck zunächst durch Dunkelaufenthalt in ¾ Stunden von 21 auf 42 mm Hg gesteigert. Hierauf wurde Morphium verabreicht und die Versuchsperson **weiter im Dunkelzimmer belassen**. Da die Morphiummiosis erst nach einiger Zeit auftritt, stieg der Augendruck zunächst noch weiter an auf 52 mm Hg, um dann bei dauernd fortgesetztem Dunkelzimmeraufenthalt (während dem eine Begleitperson ein evtl. Einschlafen verhinderte) nach Eintreten der durch das Morphium bedingten Pupillenverengerung wieder auf seinen Ausgangswert von 21 mm Hg zurückzugehen.

Dass durch die Pupillenverengerung eine Verbesserung der Abflussverhältnisse für das Kammerwasser gegenüber den bei weiter Pupille vorhandenen bewirkt wird, geht ferner auch aus den von uns an solchen Glaukomaugen vorgenommenen Belastungsversuchen hervor, bei denen eine unter denselben Bedingungen bei enger Pupille angestellte Belastung an demselben Auge eine mehrfach grössere Inhaltsverminderung bewirkte als bei weiter Pupille.

Unter Berücksichtigung der bei solchen Glaukomaugen absolut klaren und eindeutigen Verhältnisse, die beweisen, dass bei diesen Fällen die Pupillenverengerung zweifellos das allein ausschlaggebende ursächliche Moment für die jeweils auftretende prompte Augendrucksenkung darstellt, geht es nicht an, bei der Frage über den Mechanismus der drucksenkenden Wirkung der Miotika bei Glaukomaugen die durch diese Mittel bewirkte Pupillenverengerung einfach zu ignorieren. Die Beobachtungen von Herrn Schmidt lassen sich sehr wohl auch ohne die Hypothese einer durch die Miotika ausgelösten Kapillarreaktion zwanglos erklären.

Zunächst dürfte es kaum zweifelhaft sein, dass bei seinen Versuchen, bei denen er den Patienten in kürzester Zeit (2—4 Minuten) einen Liter hypotonische Flüssigkeit per os einverleibt, osmotische Vorgänge im Spiele sind. Das haben uns die vor vielen Jahren von Hertel angestellten experimentellen Untersuchungen gelehrt, wobei Hertel auch am gesunden Tierauge durch intravenöse Injektion von hypotonischen Lösungen eine Augendrucksteigerung erzielen konnte. Es ist jedoch klar, dass der im Trinkversuch auftretende osmotische Flüssigkeitsübertritt aus der Blutbahn ins Auge bzw. die hierdurch bewirkte Volumenzunahme sich hinsichtlich des Augendruckes verschieden äussern muss, je nachdem es sich um ein gesundes Auge mit freien Abflusswegen („poröses Auge") oder um ein glaukomatöses d. h. ein solches mit verlegten Abflusswegen („abgedichtetes Auge") handelt. Im ersteren Falle wird die auftretende Volumenzunahme durch vermehrten Kammerwasserabfluss kompensiert, so dass kein nachweisbarer Druckanstieg resultiert. In letzterem Falle ist jedoch ein kompensatorischer Kammerwasserabfluss bei den verlegten Abflusswegen nicht möglich, weshalb eine Augendrucksteigerung die Folge sein muss. Hierdurch ist zwanglos erklärt, warum der Trinkversuch bei nichtglaukomkranken Augen zu keiner tonometrisch nachweisbaren Augendrucksteigerung führt und weshalb der am unbeeinflussten Glaukomauge (verlegte Abflusswege) im Trinkversuch auftretende Druckanstieg nach vorausgeschickter Einträufelung von Miotika, welche mit der bewirkten Pupillenverengerung den verlegten Kammerwinkelzugang und damit die Hauptabflusswege freimachen, nunmehr ausbleibt. Die Annahme einer geheimnisvollen, auch von Herrn Schmidt nicht näher erklärten Kapillarwirkung zur Deutung seiner Beobachtungen ist dabei durchaus entbehrlich.

Im übrigen zeigen die von Herrn Schmidt erhobenen Befunde, wonach er bei Glaukompatienten mit normalem internem Befund einen gestörten Ablauf des Trinkversuches (atypische Blutverdünnung und Wasserausscheidung) fand, dass die Anschauung, nach welcher bei allen Individuen jeden Alters mit normalem internem Befund stets ein normaler Ablauf des Trinkversuches gefunden würde, keine allgemeine Gültigkeit besitzen kann. Man wird deshalb auf Grund des Ablaufes des Trinkversuches hinsichtlich Blutverdünnung und Wasserausscheidung nicht auf das Vorliegen einer allgemeinen Störung der Kapillarfunktion bei Glaukomkranken ohne zahlreiche Kontrollversuche an Nichtglaukomatösen entsprechenden Alters schliessen können. Auf letztere hat Herr Schmidt jedoch verzichtet und sich mit einem Kontrollversuch bei einem 23jährigen gesunden Patienten begnügt (Vgl. Schmidt: Arch. f. Augenheilkunde Bd. 98, S. 574; 1928).

Herr Lobeck (Schlusswort):

Auf die Ausführungen von Herrn Baurmann möchte ich kurz folgendes antworten:

Dass es sich bei meinen Versuchen über Glaskörperquellung nicht um Osmose handelte, wurde durch Kontrollversuche mit Ringerlösung an Stelle des Glaskörpers und mit Ringerlösung, alkalischer oder saurer Lösung zur Füllung des Aufsatzgefässes bewiesen. Hierbei trat nämlich nur die schon erwähnte Vorwärtsbewegung des Quecksilberfadens innerhalb der ersten zehn Minuten ein. Auch bei den Glaskörperversuchen musste sich also eine etwaige initiale Osmose innerhalb der ersten zehn Minuten ausgleichen. Die dann folgende Verschiebung des Quecksilberfadens, die wir allein berücksichtigten, konnte somit nicht mehr Osmose sein.

Auch die Möglichkeit, dass es sich bei der Volumenzunahme nur um eine Wiederaufnahme des bei der Präparation und Einbringung des Glaskörpers etwa verlorengegangenen Wassers handelte, erscheint ausgeschlossen, da dann auch eine Wasseraufnahme bei den Kontrollversuchen mit Ringerlösung und Glaskörper hätte eintreten müssen. Diese Kontrollversuche bewiesen zugleich, dass der bei der Auffüllung der Flüssigkeit ins Aufsatzgefäss eintretende geringe hydrostatische Druckunterschied nicht ausschlaggebend ist für den verschiedenen Ausfall der Glaskörperversuche bei alkalischer und saurer Lösung gegenüber den Glaskörperversuchen mit Ringerlösung.

Entgegen den uns bekannten Versuchen Baurmanns konnte ich bei meinen Versuchen eine Entquellung des Glaskörpers bei Änderung seiner aktuellen Reaktion nach der sauren Seite hin nicht feststellen. Im übrigen haben wir uns dem isoelektrischen Punkt nie so stark genähert, wie Baurmann annimmt: Das p_H 5,4 fand sich zwar in der Füllungsflüssigkeit des Aufsatzgefässes, im Glaskörper wurde aber dadurch bei den Versuchen mit saurer Lösung nur ein p_H von 6,6—6,9 erzeugt, wie am Ende des Versuches festgestellt wurde.

Herr Passow (Schlusswort):

Die Anfrage Imres möchte ich dahin beantworten, dass ich mich nicht prinzipiell gegen Hormonpräparate ausgesprochen habe, sondern nur gegen solche, die geeignet sind, die schon gesteigerten Stoffwechselvorgänge noch weiter in die Höhe zu treiben.

Herr Thiel (Schlusswort):

Bei dem von mir beschriebenen vermehrten und frühzeitigen Übertritt von Fluoreszeinnatrium ins Kammerwasser des Glaukomauges gegenüber dem eines normalen Auges hatte ich in erster Linie eine Filtration des Farbstoffes durch die Gefässwände angenommen. Die experimentellen Untersuchungen Hertels bestätigen nunmehr meine damalige Annahme. Mit der gleichen Methode (Untersuchung im U-V-Licht) konnte ich auch eine Verzögerung des Farbstoffübertritts ins Kammerwasser beim Glaukom beobachten, wenn das Auge vorher mit dem bekannten Miotizis behandelt war. Die Wahrscheinlichkeit einer Veränderung der Kapillarwand durch die Miotika und die Möglichkeit einer besseren Blutzirkulation (Aufhebung der Stase [kapillar-mikroskopische Beobachtung]) finden jetzt eine Bestätigung durch die Mitteilung Schmidts. Der Trinkversuch ist eine wesentliche Bereicherung der bisher bekannten Formen der Belastungsproben (Kopfstauung, Kaffee) zur Funktionsprüfung des glaukomkranken und glaukomverdächtigen Auges. Nach der Untersuchung von Feigenbaum ist im Dunkel-Hellversuch eine Drucksteigerung auch im drucknormalen Auge zu beobachten. Im glaukomkranken Auge ist sie nur infolge einer minderwertigen Funktion der intraokularen Gefässe ins Pathologische gesteigert. Dass es sich im Dunkel-Hellversuch höchstwahrscheinlich um einen über die Gefässnerven fortgeleiteten Reflex handelt, beweisen die Beobachtungen Feigenbaums an blinden Augen.

Herr Ascher (Schlusswort):

Zur Anfrage des Herrn Hildesheimer: Toxische Schädigungen durch Nervozidin wurden nicht beobachtet; sind auch nicht zu erwarten, da die angewandten Mengen $^1/_{100}$ bis $^1/_{500}$ der beim Versuchstier toxisch wirkenden Dosen betragen.

Zur Anfrage des Herrn von Imre: Beim Tierversuch kann man die langen Brauenhaare vom Ober- und Unterlid des Kaninchens miteinander verknoten, um Erosionen der unempfindlichen Hornhaut zu verhüten. Beim Menschen muss man Verband geben.

Zum Schlusswort des Herrn Serr: Die Versuche Seidels und Serrs sind mir bekannt, ich habe, weil mir Zyankali zu gefährlich schien, Injektionsversuche mit dem organischen Zyanderivat Azetonitril gemacht und damit ebenfalls Drucksenkungen erhalten, doch nie so langdauernde wie beim „Nervozidin". Selbst 20%iges Kokain wirkt nur kurze Zeit drucksenkend.

Zum Vortrag des Herrn Baurmann: Als ich vor sieben Jahren die seit den Arbeiten Jaegers jahrzehntelang brachliegenden Untersuchungen über den Mineralbestand des menschlichen Kammerwassers wieder aufnahm und die Vermutung aussprach, dass ein Absinken des Kristalloidbestandes im Blute ebenso wie ein Ansteigen desselben im Kammerwasser zu Drucksteigerungen Veranlassung geben könne, wurde mir entgegengehalten, dass derartige Differenzen praktisch bedeutungslos wären, da sie sich durch Diffusion sofort ausgleichen müssten, bevor sie noch eine osmotische Wirkung entwickeln könnten. Deswegen begrüsse ich unter den hochinteressanten Ergebnissen des Herrn Baur-

mann besonders die Tatsache des temporären Abfalls der Kalium-
konzentration, welche ein Beispiel für die Möglichkeit bietet, dass,
wenigstens für gewisse Zeit, merkliche Unterschiede in der osmotischen
Konzentration zwischen Blut und Kammerwasser auftreten können.
Mögen sie sich auch bald wieder ausgleichen — sie können es doch nur
durch Einströmen von Wasser in den Bulbus, wodurch es zu Dehnung der
Bulbuswand, Verschluss der Vortexvenen, Blutstauung u. s. f. kommen
kann, mit anderen Worten, es kann eine zeitweilige Veränderung in der
Konzentration des Blutes trotz der Ausgleichsmöglichkeit doch als auslösendes Moment für einen Glaukomanfall in Betracht kommen.

Zum Vortrag des Herrn v. Grósz: So vortrefflich sich die Zügelnaht
bei der Staroperation bewährt, halte ich sie bei der Zyklodialyse nicht für
so gut wie die Fixationspinzette meines Lehrers Elschnig. Man kann
mit ihr die Sklera so fest fassen, dass sie eine kleine seichte Falte bildet,
welche eine gefahrlose Eröffnung der Sklera auf kleinem Gebiete ohne
Verletzung von Aderhaut und Glaskörper erlaubt, und man kann den
derart fest gefassten Bulbus beim Einführen des Spatels diesem Instrument gewissermaßen entgegenführen, um so sicherer, je näher der
Wunde man fasst, was natürlich bei der an einen Rektus gebundenen
Zügelnaht ausgeschlossen ist.

Herr Schmidt (Schlusswort):
Herrn Serr wird erwidert, dass selbstverständlich auch zahlreiche
Trinkkontrollversuche bei Personen jeden Alters gemacht sind. Der
Ablauf des Trinkversuches ist, völlig unabhängig vom Alter des Betreffenden, ein ganz typischer. Änderungen des Augendrucks kommen
im Trinkversuch bei Personen mit normalen Augen, ganz gleichgültig,
welches Alter sie haben, nicht vor. Weiter wird darauf hingewiesen, dass
es keineswegs die Plasmavermehrung als solche ist, die einen Druckanstieg im Glaukomauge herbeiführt. Schmidt hat schon an anderer
Stelle darüber berichtet, dass er sehr viele Möglichkeiten der Plasmavermehrung (intravenöse Injektion von destilliertem Wasser, Lichtbäder,
kalte Bäder, Trinken von physiologischer Kochsalzlösung) bei Glaukomatösen ausprobiert hat, dass es aber niemals bei dieser Plasmavermehrung zu einem Druckanstieg im Glaukomauge gekommen ist. Es
kommt eben nur zu einem Druckanstieg im Glaukomauge unter den
Bedingungen des Trinkversuchs.

Herr v. Grósz (Schlusswort)
verwirft nicht die Trepanation, die Indikation wird aber eingeschränkt.
In seinem letzten Berichte hat er 1,5% Spätinfektion ausgewiesen, aber
es ist nicht sicher, ob alle Fälle zurückgekehrt sind. Teilt vollkommen die
Meinung des Kollegen Wessely. Der Zustand der Konjunktiva spielt
gewiss eine Rolle. Die Zügelnaht fixiert sicherer als die Pinzette. Die
Idee Angeluccis hat ja nur durch die Zügelnaht allgemeine Anerkennung gefunden.

XXVIII.

Untersuchungen über die anatomische Grundlage von Pupillenstörungen, insbesondere der reflektorischen Pupillenstarre.

Von

Georg Lenz (Breslau).

Bei meinen im Jahre 1927 an dieser Stelle vorgetragenen Untersuchungen über die Pupillarreflexbahn hatte sich mir die Serienuntersuchung im Fibrillenbild ganz ausserordentlich bewährt. Es lag deshalb nahe, diese Methodik auch auf das Gebiet der Pathologie zu übertragen, um so meine früher am Nisslbild gewonnenen Befunde zu ergänzen und weiter zu klären. Durch das Entgegenkommen von Herrn Geheimrat Bielschowsky konnte ich diese Untersuchungen im Laboratorium der Breslauer Universitäts-Augenklinik durchführen.

Ganz besonders interessierte mich naturgemäß die reflektorische Pupillenstarre, von der Behr in seiner neuesten zusammenfassenden Darstellung schreibt: „Über die Anatomie der reflektorischen Pupillenstarre liegen so widersprechende Befunde vor, dass man heute nur sagen kann, dass wir über sie so gut wie nichts wissen". Wir wären deshalb nach wie vor darauf angewiesen, die Erklärung in der Theorie zu suchen.

Zum Verständnis des Folgenden ist eine Kenntnis der normalanatomischen Verhältnisse in dem vorderen Abschnitt des Okulomotoriuskerngebietes unerlässlich. Da gerade über dieses Gebiet in der Literatur sehr wenig Übereinstimmung besteht, beschränke ich mich auf eine Darstellung nach eigenen Präparaten.

Im hintersten Abschnitt des dritten Ventrikels, an dessen Boden, gruppiert sich aus erst ziemlich regellos angeordneten Zellen beiderseits neben der Mittellinie ein schmaler Kern mit erheblicher Vertikalausdehnung, bestehend aus ziemlich kleinen, meist ovalen Ganglienzellen. Weiter nach hinten zu nimmt die Längsausdehnung ab, dagegen im oberen Abschnitt die Breitenausdehnung erheblich zu. Aus diesem „Polkern" entwickeln sich so ohne scharfe Grenze die analoge Zellen enthaltenden „Kopfteile" des Edinger-Westphalschen Kernes in ihrer charakteristischen Schmetterlingsfigur.

Schon vor dieser Übergangsgegend treten im Polkern auf der Grenze vom mittleren und unteren Drittel Zellen auf, die vom bisherigen kleinzelligen, meist ovalen Typus im Zellenbild meist ziemlich sicher unterschieden werden können. Diese Zellen sind etwas grösser, vielfach eckig und gleichen mehr den Zellen der Seitenhauptkerne, ohne indessen deren Grösse zu erreichen. Das Auftreten dieser Zellen sprengt vom Polkern, bzw. weiter hinten von den Kopfteilen des Edinger-Westphalschen Kernes unten ein kleines Teilstück ab (meist Nucleus med. ant. genannt), das nach hinten zu ziemlich schnell aufhört und das in Ausnahmefällen einmal fehlen kann.

Die das kleinzellige Gebiet sprengende Kerngruppe bezeichne ich als „Frontalspitze der Seitenhauptkerne", da sie ohne scharfe Grenze in diese übergeht. Das Eindringen dieser Spitze habe ich 1925 an dieser Stelle demonstriert. Indessen nahm ich damals noch keine funktionelle Trennung der kleinen Zellen des Polkernes und der eingedrungenen Frontalspitze des Hauptkernes vor. Die weiteren, unten dargestellten Erfahrungen am normalen und pathologischen Fibrillenbild zwingen jedoch zu einer solchen Trennung.

Eine ähnliche, wenn auch recht wenig übersichtliche Beschreibung der Zellgruppierung dieses Gebietes gibt in der Literatur nur Tsuchida, der von einem „frontalen Rest des Hauptkerns" in der Gegend der „vergrösserten Edinger-Westphalschen Zellengruppe" spricht.

Die jederseitige Kerngruppe entfernt sich nun distalwärts mehr und mehr von der Mittellinie und lässt jetzt hier Raum für das Auftreten einer nicht immer scharf begrenzten Ansammlung ziemlich grosser Zellen, dem Zentralkern Perlias oder unpaaren grosszelligen Mediankern Bernheimers. Die „Frontalspitze" vergrössert sich zu den voluminösen Seitenhauptkernen. Die Edinger-Westphalschen Kerne verkleinern sich dagegen in bekannter Weise zu einem kleinen, im oberen Abschnitt an der Mittellinie gelegenen Längsoval (= Schwanzteil).

Von ausschlaggebender Bedeutung für die Funktion der einzelnen Kerngruppen ist naturgemäß die Frage, welche derselben peripherwärts Fasern in die Okulomotoriusstämme aussenden. Das Fibrillenbild zeigt diese Verhältnisse besonders instruktiv. Sehr umstritten sind die zarten Fibrae rectae, die das ganze Kerngebiet in vertikaler Richtung durchsetzen. Nach Bernheimer sollen sie, wenigstens zum grossen Teil, aus dem Medialteil der Edinger-Westphalschen Kerne (seinem kleinzelligen paarigen Medialkern, den er als Sphinkterzentrum anspricht) stammen und

in den Okulomotoriusstamm eintreten, also Pupillarfasern darstellen. Der Ursprungsort ist sicher richtig, allerdings kommen
auch Zellen im zentralen Höhlengrau in Betracht. Jedoch konnte
ich selbst im Fibrillenbild nirgends einen Übertritt von Fibrae
rectae in die austretenden Okulomotoriusbündel konstatieren.

Letztere stammen vielmehr in dem hier interessierenden
vorderen Kernabschnitt ausschliesslich aus der Frontalspitze der
Hauptkerne, und auch aus dem Zentralkern.

Daraus ergibt sich bereits, dass das kleinzellige Gebiet nicht
mit dem Sphinkterkern identifiziert werden kann. Andererseits
zeigt das Fibrillenbild, dass die afferenten Pupillarfasern, die, wie
ich 1927 zeigte, am inneren Rand des absteigenden Schenkels
der Commissura post., bzw. weiter hinten des tiefen Markes verlaufen und durch den Kern von Darkschewitsch dem vorderen
Kerngebiet zustreben, das kleinzellige Kerngebiet mit einem
dichten Netz umspinnen und zwar zusammen mit der Frontalspitze der Hauptkerne. Nach vorn davon, in dem Gebiet des
noch nicht gesprengten kleinzelligen Polkerns sieht man derartige
Fasern nur spärlich; wenn die Seitenhauptkerne ihrer vollen Ausbildung entgegengehen, fallen, wie ich früher zeigte, die kern-
afferenten Fasern des tiefen Markes mehr und mehr fort. Zwischen
den beiderseitigen Frontalspitzen und dem in der Hauptmasse
dorsal davon anliegenden kleinzelligen Gebiet besteht über die
Mittellinie hinweg eine dichte netzartige Faserverbindung.

Nach dem bisher bekannten und nach dem, was ich früher hier
vorgetragen habe, muss der Sphinkterkern im frontalen Abschnitt
des Okulomotoriuskerngebietes gelegen sein. Entsprechend dem
oben geschilderten normalen Fibrillenbild kommt nur die Frontalspitze des Hauptkernes in Betracht, da nur sie peripherwärts
Okulomotoriusfasern aussendet. Die innige Umspinnung dieses
Gebietes gleichzeitig mit dem kleinzelligen Kerngebiet (speziell
dem dorsal gelegenen) durch afferente Fasern weist aber schon
darauf hin, dass letzteres Kerngebiet doch auch in wichtiger Beziehung zum Pupillarreflex stehen muss, etwa als Schalt- oder
Steuerungsmechanismus.

Einen Beweis für diese Anschauung erbringt die Untersuchung
pathologischer Fälle. Aber nicht nur das kleinzellige Gebiet in
der Nachbarschaft der Frontalspitze hat etwas mit dem Pupillarreflex zu tun, sondern vielleicht auch die weit nach hinten reichenden
Schwanzteile der Edinger-Westphalschen Kerne. Wenigstens
dürfte der Befund bei dem unten erwähnten Fall von 30 Jahre

bestehender Erblindung hierfür sprechen, bei dem auch diese ohne besondere lokale Ursache sich im Zustande der Degeneration befanden. Indessen ist der hier eventuell in Frage kommende Mechanismus zur Zeit noch nicht zu übersehen.

In lückenloser Fibrillenserie wurden fünf Fälle von Pupillenstörungen untersucht:

1. 56jähriger Mann E. B. Lues. Aorteninsuffizienz. Pupillen eng, leicht entrundet. Lichtreaktion sehr träge, Konvergenzreaktion völlig prompt. Hintergrund normal.

2. 54jähriger Mann F. P. Tabes. Lues. Bds. Miosis. Linke Pupille etwas weiter als die rechte. Beide lichtstarr. Konvergenzreaktion prompt. Hintergrund normal.

3. 61jähriger Mann H. Sch. Tabes. Lues. Seit 30 Jahren blind durch Optikusatrophie. Unsicherer Lichtschein. Links Miosis, rechte Pupille etwas weiter, stark entrundet. Beide lichtstarr. Eine ausgiebige Konvergenz ist schwer zu erzielen, wohl infolge der langen Erblindungsdauer, vielleicht auch infolge einer geringen nicht ganz sicheren Parese des rechten Internus. Doppeltsehen hat niemals bestanden. Mitunter gelingt jedoch eine ziemlich gute Konvergenz und dann erfolgt bds. eine annähernd normale Pupillenverengerung.

4. 75jährige Frau J. Sch. Tabes. Lues. Arteriosklerose. Pupillen mittelweit, entrundet. Beide lichtstarr. Konvergenzreaktion nur angedeutet. Hintergrund normal.

5. 37jährige Frau V. B. Tabes. Lues. Schwere sekundäre Anämie infolge Gumma des Uterus. Linke Pupille 5 mm weit, völlig starr für Licht und Konvergenz, keine Lidschlussreaktion, Akkommodation gelähmt (Ophthalmoplegia interna). Rechte Pupille $2\frac{1}{2}$ mm weit. Lichtreaktion nur angedeutet; Konvergenzreaktion fast normal, etwas verlangsamter Ablauf; Akkommodation normal. Hintergrund normal.

Bemerkenswert ist, dass bis auf die nicht ganz sichere Internusparese beim Fall 3 die äussere Augenmuskulatur immer völlig intakt war, was bei den Fällen der Literatur kaum einmal der Fall ist. Dadurch sind meine anatomischen Bilder naturgemäß viel eindeutiger.

Eine eingehende Beschreibung der einzelnen anatomischen Befunde hätte nur einen Zweck, wenn die zahlreich demonstrierten Mikrophotographien beigegeben werden könnten, was an dieser Stelle jedoch nicht möglich ist. Ich beschränke mich deshalb auf eine zusammenfassende Darstellung der Ergebnisse.

Dass die reflektorische Pupillenstarre bedingt ist durch eine Erkrankung des afferenten Reflexschenkels bei normal funktionierendem Sphinkterkern, steht ausser Zweifel. Eine einigermaßen lokalisierte Läsion wurde jedoch bisher nicht gefunden und hätte auch kaum verwertet werden können, weil der Verlauf der Bahn nicht bekannt war.

Einigermaßen übereinstimmend wird in der Literatur nur über eine mehr diffuse Erkrankung des zentralen Höhlengraus berichtet. Infolge der unklaren, lokalisatorisch nicht verwertbaren Befunde nahm Bumke bekanntlich eine Läsion der Endaufsplitterungen der zentripetalen Reflexfasern um den Sphinkterkern an; der Möglichkeit des anatomischen Nachweises dieser feinsten Ausfälle steht er jedoch ziemlich skeptisch gegenüber.

Tatsächlich sind nun aber nach meinen Befunden die Läsionen recht grobe. Sie werden in allen obigen Fällen (wie auch in den früher von mir im reinen Zellenbild beschriebenen) durch teilweise sehr schwere Gefässveränderungen verursacht. Das Fibrillenbild zeigt den Ausfall der Faserverbindungen in ausgezeichneter Weise, in genügender Deutlichkeit auch die Zellveränderungen.

Nur im ersten Fall fand sich eine Alteration des langen Abschnittes der Reflexbahn durch Blutaustritte, einmal nahe der Abzweigung vom Traktus und zweitens in der Commissura post. Die Hauptveränderungen fanden sich aber auch hier, wie in den anderen Fällen ausschliesslich, im vordersten Kerngebiet. Ganz auffällig ist das schnelle Abklingen der Gefässveränderungen nach dem Gebiet der Seitenhauptkerne hin.

In einigen Fällen entwickelte sich im zentralen Höhlengrau um schwer erkrankte Gefässe (einmal mit frischer Scheidenblutung) eine sich dunkel imprägnierende gliöse Narbe. Ein völlig konstanter Befund in allen Fällen war eine meist schwere Schädigung des kleinzelligen Polkerns bzw. der Köpfe der Edinger-Westphalschen Kerne; mitunter waren überhaupt keine Zellen mehr nachweisbar, manchmal sieht man ein spongiöses Gewebe mit Zellresten. Charakteristisch ist, dass sich oft in den schmalen Raum zwischen dem unversehrten Längsbündel und der Frontalspitze des Hauptkerns schwerkranke Gefässe mit enorm erweitertem Scheidenraum eindrängen.

Dadurch und durch die Läsion des besonders dorsal gelegenen kleinzelligen Kerngebietes, womit naturgemäß die oben erwähnten umspinnenden Fasern mitbetroffen werden, kommt es zu einer mehr oder weniger vollständigen Absperrung der von der Seite herkommenden afferenten Pupillarreflexbahn vom Sphinkterkern, d. h. klinisch zur reflektorischen Pupillenstarre bzw. Pupillenträgheit. Der innerhalb der Reflexbahn gelegene Kern von Darkschewitsch war wohl mitunter, aber niemals sehr wesentlich in Mitleidenschaft gezogen.

In allen Fällen, wo die Konvergenzreaktion normal war, erwies sich die Frontalspitze des Hauptkernes mit den austretenden Okulomotoriusfasern als intakt. War aber die Konvergenzreaktion mitbetroffen, dann drang immer die Läsion in instruktiver Weise mehr oder weniger hochgradig auch in diesen ein. Es stimmt dies durchaus zu meinem früher hier vorgetragenen Ergebnis am Nisslbild, dass eine Läsion des vorderen Abschnittes des Polkernes (d. h. des rein kleinzelligen Gebietes) reflektorische Pupillenstarre bedingt und dass die Konvergenzreaktion dann leidet, wenn der Herd weiter nach hinten dringt.

Besondere Besprechung erfordert der Fall von Ophthalmoplegia interna (Fall 5, linke Seite), wohl der erste exakt beschriebene der Literatur. Auf der rechten Seite mit der fast aufgehobenen Licht- und nur unwesentlich geschädigten Konvergenzreaktion findet sich in der eben beschriebenen charakteristischen Art in der Gegend der Frontalspitze der kleinzellige Kern fast völlig zerstört, während erstere annähernd intakt ist. Auf der linken Seite, der der Ophthalmoplegia int., ist jedoch das kleinzellige Kerngebiet nur unwesentlich betroffen. Dagegen ist die Frontalspitze, durch die gerade ein krankes Gefäss zieht, in eine dichte gliöse Narbe verwandelt, in der Zellreste eingebettet sind. Die noch restierenden Fasern besonders der nächsten Umgebung zeigen die charakteristische dichtere Lagerung. Der ganze Herd hebt sich auffallend dunkel ab, besonders beim Vergleich mit der gegenüberliegenden Seite, die ebenfalls ein nicht gesundes Gefäss einschliesst.

Ein Ast des linksseitigen Gefässes zieht medialwärts nach dem Gebiet des Zentralkernes, dessen Zellen hauptsächlich auf der linken Seite degenerative Veränderungen aufweisen, vielleicht der Ausdruck der linksseitigen Akkommodationslähmung.

Da die äusseren Augenmuskeln völlig intakt waren, dürfte die beschriebene Narbe annähernd der Ausdehnung des Sphinkterkerns entsprechen. Ihre Längsausdehnung beträgt im vorliegenden Falle 50 Schnitte zu 6μ. Betont sei jedoch, dass die Konfiguration gerade des vorderen Kerngebietes erheblichen individuellen Schwankungen unterliegt.

Schlussfolgerungen.

1. Der Kern für den Sphinkter pupillae ist die in den kleinzelligen Polkern bzw. in die Kopfteile der Edinger-Westphalschen Kerne eindringende Frontalspitze des Hauptkerns.

2. Das kleinzellige Kerngebiet, jedenfalls das vordere, vielleicht aber auch das hintere, steht in enger Beziehung zur Lichtreaktion der Pupille.

3. Bei der reflektorischen Pupillenstarre wird durch Läsion des vorderen kleinzelligen Gebietes mit gleichzeitigem Untergang der afferenten Pupillarreflexfasern der Übergang des Lichtreflexes auf den Sphinkterkern ausgeschaltet. Dieser selbst bleibt intakt.

4. Greift die Läsion auf den Sphinkterkern selbst über, dann leidet auch die Konvergenzreaktion.

5. Bei der typischen Ophthalmoplegia interna beschränkt sich die Läsion im wesentlichen auf den Sphinkterkern selbst, der völlig ausgeschaltet wird, unter Mitbeteiligung der anliegenden Seite des Zentralkernes.

Aussprache.

Herr Igersheimer:

Die Untersuchungen des Vortragenden sind für die Lokalisation der reflektorischen Pupillenstarre von grösster Wichtigkeit. Sie bestätigen das in schönster Weise, was man klinisch vermutet hatte. Sehr merkwürdig ist es, dass sich bei Tabikern nahe dem Sphinkterkern so starke Gefässveränderungen fanden, während Gefässveränderungen am tabischen Sehnerven oder in der Nähe des Chiasma nicht besonders häufig sind. Es wäre mir von grossem Interesse zu erfahren, ob Herr Lenz annimmt, dass der Zelldefekt, der zur reflektorischen Pupillenstarre führt, auf diese Gefässveränderungen zurückzuführen ist, und ob er evtl. etwas aussagen kann über Beziehungen dieses Defektes zu Spirochäten.

Herr Lenz (Schlusswort):

Spirochäten lassen sich bei der Art der Behandlung der Schnitte nicht nachweisen. Die Gefässveränderungen sind die für Lues charakteristischen. Sie bedingen einen Untergang des spezifischen Gewebes der Umgebung und damit auch der afferenten Pupillenfasern.

XXIX.

Zur Diagnostik der chorioidealen Melanosarkome.

Von

Henning Rönne (Kopenhagen).

Mit 8 Abbildungen im Text.

Die Frage, die ich behandeln möchte, ist die Diagnose von Melanosarkomen in der Chorioidea. Ich gehe von einer Reihe selbst beobachteter Fälle aus, die mir auf verschiedene Weise die diagnostischen Schwierigkeiten dieser Krankheit zu beleuchten scheinen.

Ich werde zunächst auf die Anwendung von diaskleraler Durchleuchtung durch eine Konjunktivalinzision aufmerksam machen und dieses durch ein konkretes Beispiel illustrieren.

Bei einer Dame mittleren Alters mit normaler Sehschärfe und Gesichtsfeld beobachtete ich eine grosse Netzhautablösung von gelblich-grauer Farbe, die sich von einem Punkte in der Nähe des Zentrums ganz bis in die Netzhautperipherie erstreckte. Sowohl die regelmäßig gerundete Abgrenzung der Ablösung wie auch ihre gekuppelte Form und ihre gelbliche Farbe imponierten beim ersten Blicke als eine Chorioideageschwulst; aber trotzdem ergab eine vielmals wiederholte Durchleuchtung der Sklera ein vollkommen negatives Resultat, obwohl, wie schon erwähnt, die Netzhautablösung zweifellos ganz bis zum Corpus ciliare reichte. Um zu einer Entscheidung zu kommen, verwandte ich die von Dr. Lancaster, Boston, vorgeschlagene Durchleuchtung der Sklera durch konjunktivale Inzision.

Eine gebogene Durchleuchtungslampe wurde in den Tenonschen Raum eingeführt, ohne dass man doch hierbei eine ersichtliche Verdunkelung der leuchtenden Pupille erreichte. Indessen war das Durchleuchtungslicht so kräftig, dass es selbst in dem halbdunklen Operationszimmer möglich war, eine direkte ophthalmoskopische Untersuchung des Auges in aufrechtem Bilde vorzunehmen, und bei dieser sah man mit grösster Leichtigkeit durch die abgelöste Netzhaut eine dunkle, geschwulstartige Schattenbildung, die nur teilweise die Netzhautablösung ausfüllte. Die unmittelbar darauf vorgenommene Entfernung des Auges erwies das Vorhandensein eines Melanosarkoms von mäßiger Grösse. Es fand sich ein Tumor, der bis in die Gegend der Fovea reicht, aber dessen vorderste

Grenze den Äquator nicht überschreitet, eine genügende Erklärung dafür, dass die gewöhnliche diasklerale Durchleuchtung versagte.

Auf Grund der Fehlquellen, die eine operative Blutung darstellen kann und wegen des kräftigen Lichtes, das die Durchleuchtung gibt, glaube ich, dass diese Methode ausschliesslich als ophthalmoskopische Methode angewandt werden sollte, während das Leuchten oder Nichtleuchten der Pupille unzureichend ist, um eine zuverlässige Diagnose zu stellen.

Der nächste Fall, den ich anführen will, bot ein in mancher Hinsicht ähnliches klinisches Bild dar. Der Patient hatte erst vor kurzem eine angeblich plötzlich entstandene Sehschwäche auf dem einen Auge bemerkt. Ophthalmoskopisch fand man eine buckelförmige, gelbliche Netzhautablösung mit einer scharf begrenzten, regelmäßig abgerundeten Abgrenzung in unmittelbarer Nähe der Fovea. Das Bild war ausserordentlich suspekt für Chorioidealsarkom, aber wiederholte diasklerale Durchleuchtung gab ein absolut negatives Resultat. Die Durchleuchtungsverhältnisse waren ausserordentlich günstig, so dass es möglich war, bei dem Durchleuchtungslicht durch die Pupille im aufrechten Bild zu ophthalmoskopieren, und es gelang, nachzuweisen, dass der ganze gegen das Zentrum gerichtete Rand der Netzhautablösung durchleuchtbar war. Es waren also sehr gewichtige Argumente, die gegen die Annahme einer malignen Geschwulst im Auge sprachen, indem eigentlich nur die charakteristische gelbliche Farbe der Ablösung als Tumorsymptom übrigblieb. Ich hielt mich deshalb nicht für berechtigt, das Auge zu entfernen, sondern vollzog eine prääquatoriale Skleraltrepanation nach Holth. Das Resultat dieses Eingriffes bestätigte scheinbar die Diagnose, indem das Gesichtsfeld nach und nach wieder normal wurde, und die Sehschärfe von $^6/_{60}$ auf $^6/_9$ stieg.

Ophthalmoskopisch war der gegen den hinteren Pol gewandte Teil der Netzhaut deutlich abgeflacht, aber die Netzhautablösung legte sich nicht vollständig an. Im Laufe eines Monats hatte die Netzhautablösung sich indessen bis zu ihrer ursprünglichen Grösse zurückgebildet, und die Sehschärfe hatte wieder stark abgenommen. Da ich bei erneuter Durchleuchtung den Eindruck hatte, dass das Durchleuchtungslicht vom affizierten Quadranten eine Kleinigkeit minder kräftig war als von den übrigen Quadranten, und da die Farbe der Netzhautablösung andauernd ausgesprochen gelblich war, entschloss ich mich trotz allem dazu, eine endgültige Entfernung des Auges vorzunehmen. Vor der Operation nahm ich

eine Durchleuchtung des Auges durch konjunktivale Inzision vor
mit Einführung der Lampe in die Tenonsche Kapsel. Es zeigte
sich hierbei, dass die Netzhautablösung durchleuchtbar war in
dem ganzen Gebiete, das für die Ophthalmoskopie in aufrechtem
Bilde zugänglich war. Auch in diesem Falle war die Lichtstärke
so gut, dass die ophthalmoskopische Untersuchung ohne Schwierigkeit vor sich ging. Unmittelbar im Anschluss hieran wurde die
Enukleation vollzogen. Die mikroskopische Untersuchung ergab
das Vorhandensein eines ausgeprägten Flächensarkoms von ca. 2 cm
Länge und einer Maximalhöhe von $1\frac{1}{2}$ mm, gegen die Ränder von
einer Höhe, welche die der normalen Chorioidea nicht wesentlich
überstieg. Die Geschwulst war sehr spärlich pigmentiert, aber im
übrigen von unzweifelhaft sarkomatöser Struktur. Dieser Fall
ist in mancher Hinsicht interessant.

Ich werde zunächst auf das einzige klinische positive Ge-
schwulstsymptom eingehen: die gelbliche Farbe der Netzhautablösung. Die dänische ophthalmologische Schule, in der ich
erzogen bin, hat stets eine gelbliche Farbe der Netzhautablösung
als ein gewichtiges Tumorsymptom betrachtet, obwohl wir darüber
klar gewesen sind, dass auch andere Zustände, speziell Blutungen
hinter der Netzhaut, ein ähnliches Aussehen hervorrufen können.
Ich will davon ausgehen, dass dieses Symptom an den meisten
Orten auf dieselbe Weise bewertet wird, aber eigenartiger Weise
legt man in zahlreichen Handbüchern und Monographien verhältnismäßig wenig Wert darauf, ja an manchen Stellen wird nur
eben erwähnt, dass die Farbe der Netzhautablösung bei Chorioideageschwulst grau oder bräunlich ist. Ich habe deshalb die Gelegenheit
benutzen wollen, zu unterstreichen, dass eine Verfärbung in gelb-
licher Richtung bei einer Netzhautablösung ein meiner Meinung
nach praktisch genommen konstantes Symptom ist bei Melanosarkomen und ein Symptom, das bei anderen Zuständen nur sehr
selten auftritt. Es ist indessen eine zweifelhafte Frage, was die
Ursache dieser Verfärbung ist. Meiner Meinung nach ist es nicht
die Geschwulst, die hindurchscheint. Dafür spricht auch der hier
angeführte Fall von Flächensarkom, dessen Farbe und Abstand
von der Netzhaut sich ja kaum von der normalen Chorioidea
unterscheidet. Dagegen bin ich dazu geneigt, dies Verhältnis durch
die Farbe des subretinalen Flüssigkeitsexsudates zu erklären, das
so oft die Chorioideageschwülste begleitet. Sie kennen sicherlich
alle von der mikroskopischen Untersuchung von Geschwulstaugen
her die eigenartige subretinale Flüssigkeit, die so eiweissreich ist,

dass sie unter der mikroskopischen Präparation zu einer massiven, nahezu hornartigen Masse koaguliert, eine Form von Exsudat, die jedenfalls innerhalb meines Erfahrungsgebietes nicht bei Netzhautablösungen aus anderer Ursache vorkommt.

Die hier besprochene Geschwulst ist ein ausgeprägter Fall von den sogenannten Flächensarkomen. Diese Geschwülste, die zwar ungewöhnlich, aber doch nicht ausserordentlich selten sind, geben stets Anlass zu bedeutenden diagnostischen Schwierigkeiten. So berichtet Sattler in seiner neuen Monographie von 1926, dass die ihm bekannten Fälle erst zur Enukleation gekommen sind, nachdem der glaukomatöse Zustand eingetreten ist. Demnach scheint es nahezu einzig dastehend zu sein, wie in dem hier angeführten Falle, Gelegenheit zu bekommen, die Geschwulst im präglaukomatösen Stadium zu untersuchen. Und Sie werden auch nach der gegebenen klinischen Beschreibung verstehen können, dass ich mich erst nach vielem Zweifeln und Zögern dazu entschloss, das Auge zu entfernen. Es ist in dieser Hinsicht von nicht geringer diagnostischer Bedeutung, ob man berechtigt ist, auf die gelbliche Farbe der Netzhaut so viel Wert zu legen, dass dieses Symptom allein zur Entfernung des Auges berechtigt. Es würde an Wahrscheinlichkeit gewinnen, wenn sich die Anschauung bekräftigt, die ich hier vertreten habe, dass die Ursache der Verfärbung ein für die Geschwulstbildung spezifisches subretinales Exsudat ist.

Ich komme jetzt zu einer kleinen Gruppe von Fällen, in der gesamten mir bekannten Literatur kaum mehr als fünf, von denen ich selbst sogar Gelegenheit hatte, zwei zu sehen und zu diagnostizieren.

Dieses letztere kann natürlich ein Zufall sein, aber es macht mich doch dazu geneigt, zu glauben, dass dieses Krankheitsbild häufiger ist, als man nach der spärlichen Literatur vermuten sollte.

Unter gewissen Umständen geschieht es, dass ein Melanosarkom in der Chorioidea an der Rückfläche der Netzhaut adhäriert, die Netzhaut durchdringt und frei in das Corpus vitreum hineinwächst. Die frei in den Glaskörper hineinwachsende Geschwulst führt besondere klinische Symptome mit sich, und darunter besonders die Glaskörperblutung. Es scheint für diese Fälle charakteristisch zu sein, dass plötzliche Blindheit auf einem Auge das Symptom ist, das den Patienten zum Arzte führt. Bei der ersten Untersuchung hindert natürlich die Glaskörperblutung stets die ophthalmoskopische Untersuchung, aber unter der sukzessiven

Resorption des Blutes entschleiert sich ein sehr charakteristisches ophthalmoskopisches Bild. Man sieht eine kugelförmige Intumeszenz,

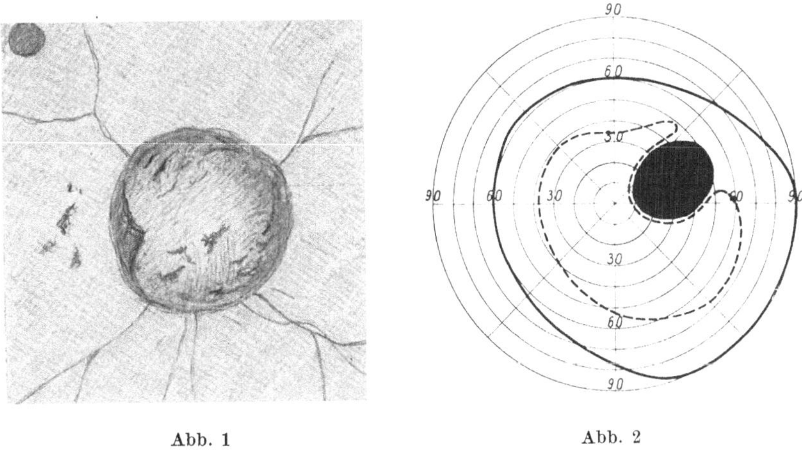

Abb. 1   Abb. 2

die oft weit in den Glaskörper hineinragt, mit einer grau-bräunlichen, gefleckten Oberfläche, die keiner anderen Augenhintergrundstruktur ähnelt.

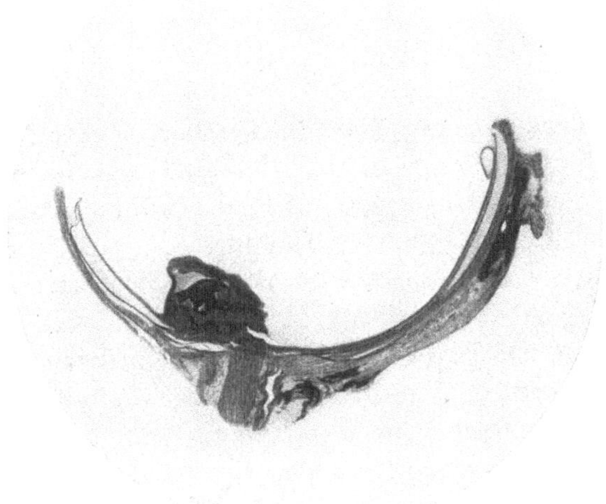

Abb. 3

Der älteste beobachtete Fall dieser Art ist von H. Knapp beschrieben, ein anderer kurz erwähnt von Th. Leber. Der erste von den Fällen, die ich selbst zu sehen Gelegenheit hatte, und

den ich Ihnen hier zeigen werde, begann, wie angeführt, mit Glaskörperblutungen, und die spätere ophthalmoskopische Untersuchung ergab eine pilzförmige Geschwulst, welche die Papille
deckte, so dass die Netzhautgefässe an den Rändern der Geschwulst
zum Vorschein kamen. Die Geschwulst war wohl ca. sechs Papillen-
breiten im Diameter und gab einen dementsprechenden Defekt im
Gesichtsfeld. Eine Netzhautablösung wurde in diesem Falle nicht
beobachtet. Die mikroskopische Untersuchung des enukleierten
Auges zeigte ein gut erbsengrosses Sarkom, das von der Chorioidea
aus die Netzhaut durchdrungen hatte, so dass bei weitem der grösste

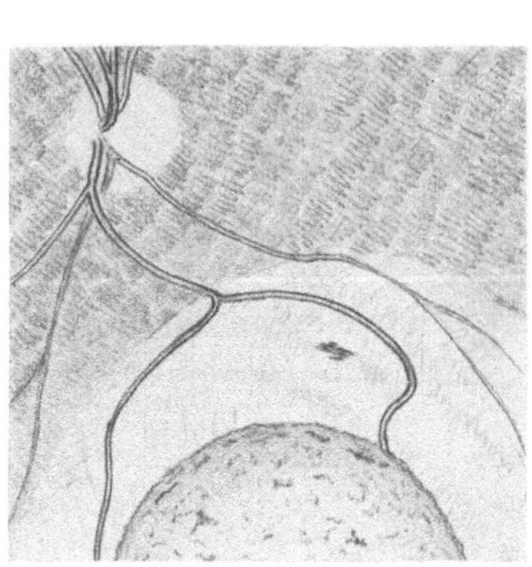

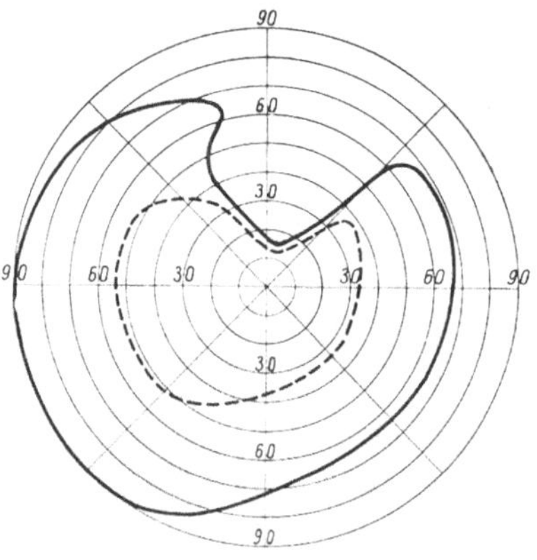

Abb. 4   Abb. 5

Teil der Geschwulst seinen Platz im Glaskörper hatte. Die eigentliche Durchbruchsöffnung in der Netzhaut war nicht besonders
gross. Das Gesichtsfeld zeigte, wie ich erwähnte, ein der Grösse
der Geschwulst entsprechendes Skotom.

So natürlich dieser Gesichtsfeldtypus beim ersten Blick erscheinen mag, so überraschend ist er bei genauerer Überlegung.
Die Geschwulst hat ja die Netzhaut und auch deren Nervenfaserschicht durchdrungen, und man müsste deshalb unmittelbar
erwarten, dass infolge von Destruktion von Nervenfasern ein
Gesichtsfelddefekt peripher von der Geschwulst auftreten würde.
Dies ist indessen nicht der Fall, und es ist deshalb einleuchtend,
dass die Geschwulst unter ihrem Wachstum die Nervenfasern
nicht zerstört, sondern nur zur Seite geschoben hat. Wie Sie
auf dem Bilde sehen, ist der mikroskopische Bau der Geschwulst
ein kavernöses Sarkom. (Dieser Fall ist von C. V. Lodberg veröffentlicht worden.)

Der andere Fall, den ich zu beobachten Gelegenheit gehabt habe, begann ebenfalls mit plötzlicher, nahezu totaler Blindheit infolge einer Glaskörperblutung.   Nach deren schneller Resorption stieg die Sehschärfe auf $^6/_6$. Wie Sie auf dem Bilde (Abb. 4) sehen, fand sich eine flache Netzhautablösung eine Strecke weit von der Papille, und auf deren Fläche sah man ein kugelrundes prominierendes Gebilde von ganz anderem Aussehen als die Oberfläche der Netzhautablösung.   Der besondere Charakter zeigte sich auch darin, dass Netzhautgefässe darunter verschwanden.   Das Gesichtsfeld wies allerdings in diesem Falle einen Defekt auf, der bis in die

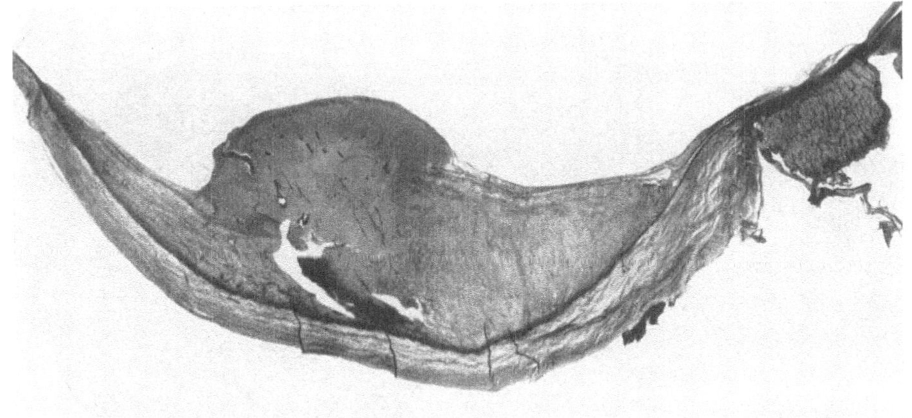

Abb. 6

Gesichtsfeldperipherie reichte, aber bei unserer Kenntnis der Verlaufsrichtung der Nervenfasern an dieser Stelle ist es klar, dass auch hier kein Nervenfasernbündel durch die Geschwulst an der Durchbruchstelle zerstört worden ist; sondern die Nervenfasernbündel sind augenscheinlich durch die Geschwulst nur zur Seite geschoben worden.

Da ich nun von dem zuerst angeführten Falle her das klinische Bild kannte, war ich keinen Augenblick im Zweifel über die Diagnose, sondern hatte die traurige Pflicht, dem Patienten, der freudestrahlend gekommen war, um mir zu erzählen, dass sein Sehvermögen jetzt wieder vollkommen gut war, mitzuteilen, dass sein Auge entfernt werden müsste.   Auf dem Bilde (Abb. 6) sieht man das Lageverhältnis der Geschwulst.   Ein wesentlicher Teil des Tumors liegt in diesem Falle unter der Netzhaut, aber an einer bestimmten Stelle durchbricht das Tumorgewebe die Netzhaut und bildet einen pilzförmigen Geschwulstteil mit freier Oberfläche gegen den Glaskörper. Es geht vielleicht weniger deutlich aus dem Bilde hervor, dass die Geschwulst auch in diesem Falle einen kavernösen Bau hatte, obwohl die Gefässhohlräume kleiner und weniger zahlreich waren als im vorhergehenden.

Zum Vergleich werde ich Ihnen einen dritten Fall zeigen, der von Fr. Berg veröffentlicht ist, dessen Mitteilung eine Zeichnung vom ophthalmoskopischen Bilde und vom mikroskopischen Funde enthält. Sie finden ein ganz entsprechendes Aussehen, bloss mit dem Unterschiede, dass der Geschwulstteil, der die Netzhaut durchdringt, hier zwei Geschwulstknoten im Glaskörper bildet.

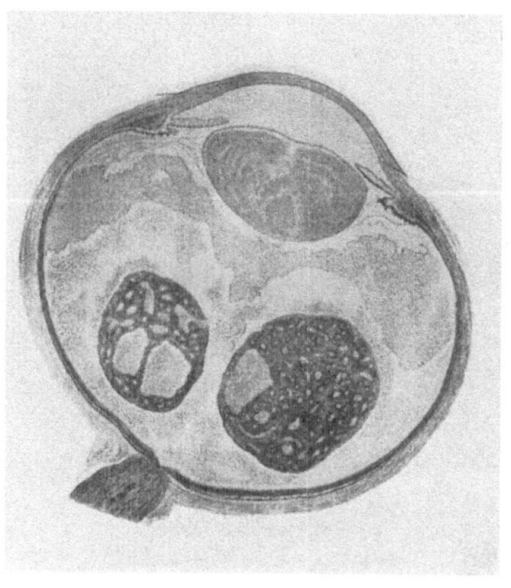

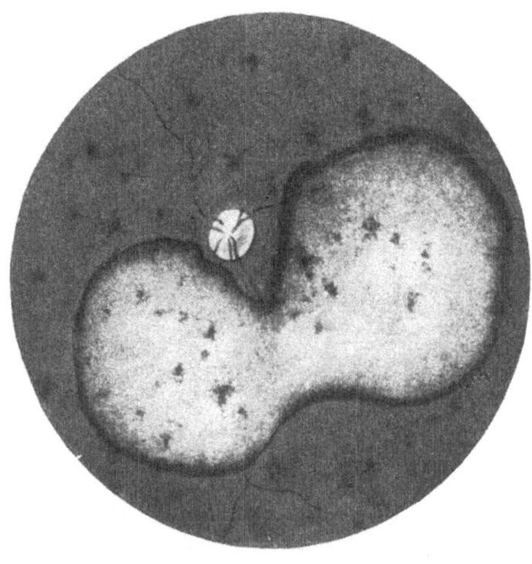

Abb. 7   Abb. 8

Auch das mikroskopische Bild ist in Bergs Fall identisch mit den zweien, die ich persönlich zu beobachten Gelegenheit gehabt hatte, nämlich ein kavernöses Melanosarkom.

Kavernöse Chorioideageschwülste treten nach der Statistik wohl in ca. 4% aller Melanosarkome im Auge auf, aber es kann kaum ein Zufall sein, wenn die hier angeführte kurze Reihe (Knapp, Berg und die zwei von mir beobachteten Fälle) sich alle als kavernöse Geschwülste herausstellen. Es erscheint mir notwendig, anzunehmen, dass ein Verhältnis bestehen muss zwischen der Neigung der Geschwulst, die Netzhaut zu durchdringen und ihrer kavernösen Struktur. Die erwähnte kleine Reihe von Fällen scheint mir deshalb ein charakteristisches klinisches und pathologisch-anatomisches Krankheitsbild darzustellen, dessen Kenntnis Bedeutung hat und Interesse darbietet.

Aussprache.

Herr Scheerer:

Obwohl der Herr Vortragende die diagnostische Punktion des Aderhautsarkoms nicht erwähnt hat, glaube ich doch, dass es erlaubt ist, auch in diesem Zusammenhang vor dem Eingriff zu warnen. In einem von anderer Seite punktierten und uns zur Untersuchung zugesandten Auge mit Aderhautsarkom fanden wir an der der Punktion entsprechenden Stelle einen die Sklera durchsetzenden Kanal (Demonstration), der mit roten Blutkörperchen und einer frischen Wucherung von Geschwulstzellen angefüllt war. Unmittelbar unter der Punktionsstelle befand sich in der Geschwulst ein Blutraum, aus dem sich das Blut in die Bindehaut ergossen hatte. Auch die Geschwulstzellen hatten sich, an ihrer Form und einigen Pigmentzellen erkennbar, schon in der Bindehaut ausgebreitet, obgleich das Auge schon fünf Tage nach der Punktion herausgenommen wurde.

Diese rasche Ausbreitung und vielleicht auch das Anstechen von Bluträumen lässt die diagnostische Punktion bei Aderhautsarkom als ausserordentlich bedenklich erscheinen; sie ist ausserdem überflüssig, da weit vorne sitzende Sarkome mit der diaskleralen Durchleuchtung wohl immer sicher festgestellt werden können. Bei weit hinten sitzenden Sarkomen aber wird die Punktion u. U. versagen und, wenn man sich auf einen negativen Ausfall verlässt, zu Irrtümern und Zeitversäumnis Veranlassung geben können.

Herr Lauber:

Die diagnostischen Schwierigkeiten bei Verdacht auf intraokulare Geschwulst wird durch einen Fall illustriert, den ich mit Hofrat Dimmer gesehen habe. Bei einer alten Dame fand sich eine grosse Netzhautablösung, die mir verdächtig vorkam. Die Durchleuchtung mit der Hertzellschen Lampe ergab einen Schatten; da die Kranke, die noch 0,4 Sehschärfe hatte, sich nicht zur Operation entschliessen konnte, schickte ich sie zu Hofrat Dimmer, der sich nicht zur Diagnose eines Sarkoms entschliessen konnte. Auch eine gemeinsam vorgenommene Durchleuchtung mit der Hertzellschen Lampe konnte ihn nicht überzeugen. Darauf wurde auf meinen Vorschlag der Glasstab der Sachsschen Lampe unter die Tenonsche Kapsel eingeführt und von rückwärts die unweit über der Makula liegende Stelle durchleuchtet, worauf alle vier anwesenden Ärzte sich von der Anwesenheit eines dichten Schattens überzeugen konnten. Anschliessend an die Durchleuchtung wurde die Enukleation vorgenommen.

Herr Erggelet:

Seit 1912 übe ich die Lederhautdurchleuchtung von rückwärts in Fällen, die den Verdacht erregen, es möchte sich hinter einer anscheinend serösen Netzhautablösung eine Geschwulst verbergen, oder die am hinteren Augenabschnitt ein geschwulstverdächtiges, aber noch sehr kleines Gebilde aufweisen. Bei der Untersuchung ist die Beobachtung in Wechselbeleuchtung, wie ich sie nennen möchte, sehr wertvoll. Liegt der Leuchtfleck des Lederhautlampenansatzes am hinteren Pol, so beobachtet man im aufrechten Bild das so durchleuchtete Augeninnere, mit Hilfe der Rekossischen Scheibe des zunächst nicht brennenden elektrischen Augenspiegels die nötige Einstellung besorgend. Schaltet ein Helfer nach unserer Weisung jetzt den Strom der Lederhautlampe aus und gleichzeitig den des Augenspiegels ein, so gewinnt man einen sehr wertvollen Vergleich beider Beleuchtungen. Einen Glaskegel geeigneter Biegung legt C. Zeiss nach meinen Angaben der Langeschen Lampe bei.

Hinsichtlich der Beleuchtungsstärke wird von Durchleuchtungslampen meist eine möglichst grosse Steigerung gewünscht. Im Gegensatz hierzu habe ich für die hier geschilderte Durchleuchtung und unmittelbare Beobachtung des hinteren Pols das Bedürfnis nach Abschwächung empfunden und leicht durch Einschaltung eines zweiten Widerstandes befriedigt.

Herr Salzmann:

Die Färbung der abgelösten Netzhaut über einem Tumor hängt durchaus nicht von der Pigmentierung des Tumors ab, sondern von sekundären Veränderungen der Netzhaut und des Pigmentepithels. So konnte ich kürzlich bei einem kleinen Chorioidealsarkom zystoide Degeneration der Netzhaut und Abstossung der Pigmentepithelien bei ganz leichter seröser Ablösung als Ursache der eigentümlichen Verfärbung der Netzhaut nachweisen.

Der Durchbruch der Geschwulst durch die Netzhaut hängt wohl nicht von der histologischen Beschaffenheit der Geschwulst, sondern davon ab, ob eine Verwachsung mit der Netzhaut eintritt. Bei jenen zirkumpapillären Sarkomen, welche, wie in dem zweiten Falle des Vortragenden, den Eindruck eines Tumors der Papille machen, erfolgt der Durchbruch durch das Grenzgewebe in die Papille hinein und so gelangt die Geschwulst an die Innenseite der Netzhaut.

Herr Löhlein:

Der Herr Vortragende hat darauf aufmerksam gemacht, dass Fälle von Netzhautablösung durch Tumor sich durch eine gelbliche Färbung der Netzhaut auszuzeichnen pflegen, und dass hierin vielleicht ein differentialdiagnostisches Mittel in zweifelhaften Fällen gesehen werden dürfe. Ich möchte fragen, ob nachgewiesen ist, ob in solchen Fällen die Gelbfärbung auf Blutfarbstoff zurückzuführen ist. Ist dies der Fall, so spräche es mit Wahrscheinlichkeit für Tumor, aber wie wir wissen, nicht mit absoluter Sicherheit, da ja Ablösungen durch reine Blutungen ohne Tumor vorkommen.

Herr Rönne (Schlusswort):

Erggelet hat auf das Problem hingewiesen, welche Lichtstärke die vorteilhafteste für die Durchleuchtung sei. Ich habe mich für diese Frage interessiert, theoretisch müsste die stärkst verwendbare Intensität insofern die beste sein als die Unterschiedsschwelle sich mit der Intensität erniedrigt; allerdings haben meine praktischen Versuche mir keine verlässlichen Resultate ergeben.

Zu Löhlein möchte ich sagen, dass auch mir gelbe Verfärbung der Netzhautablösung als Folge primärer Blutungen bekannt ist, und dass es natürlich immer eine Schätzung ist, ob wir in einem solchen Fall eine Blutung oder vielleicht wie hier ein Flächensarkom haben.

XXX.

Die Rolle der Histiozyten bei der degenerativen Verfettung des Bulbus.

Von

P. A. Jaensch (Breslau).

Die bei den verschiedenen Verfettungszuständen des Auges auftretenden **Lipoidophagen** sind Monozyten mit ovalem Kern und mit Sudan meist leuchtend rot gefärbten Körnern. Nach Behandlung mit fettlösenden Mitteln lassen sie die bekannte Wabenstruktur der Pseudoxanthomzellen erkennen. Sie sind als Abkömmlinge der **Histiozyten Aschoffs** bezeichnet. Es ist demnach zu erwarten, dass sie die gleichen färberischen Eigenschaften zeigen, wie diese Stammzellen, insbesondere die Fähigkeit der vitalen Farbspeicherung.

Über das gesetzmäßige Vorkommen vitalfärbbarer Zellen in normalen Augen und ihre Vermehrung bei mechanischen, chemischen und toxischen Reizen haben u. a. **Goldmann**, **Rados** und **Schnaudigel** berichtet.

Wann nehmen diese Zellen nun das Fett auf, welche Umwandlungen erfahren sie, und welche Fettquellen kommen in Betracht?

Zur Klärung dieser Fragen sind 40 vitalgefärbte Tieraugen untersucht[1]). Anfangs wurde Lithionkarmin benutzt, da aber die Schnittfärbung mit Nilblausulfat keine einwandfreien Ergebnisse zeitigte, wurde nach dem Vorgehen **Schnaudigels Trypanblau**[2]) verwendet, das eine gute Kontrastfärbung etwa vorhandener Fette mit Sudan III gestattet.

---

[1]) 11 Kaninchen und 9 Meerschweinchen (letztere eignen sich weniger gut für die Versuche am Auge). Den ersteren wurde der Farbstoff intravenös, den letzteren intraperitoneal verabfolgt. Die subkutane und perorale Gabe wurde wegen der geringen Färbekraft, die von japanischen Autoren benutzte intraokulare Injektion von Farbstoffen wegen der dabei auftretenden schweren Stoffwechselstörungen der Augengewebe (Seidel) vermieden. Die von Knüsel und Vonwiller ausgearbeiteten Methoden zur elektiven Färbung oberflächlicher Gebilde kamen zur Prüfung der Vorgänge im hinteren Bulbusabschnitt nicht in Betracht.

[2]) 20 ccm einer $1^0/_0$igen Trypanblaulösung in physiologischer Na Cl-Lösung; tunlichst drei Injektionen mit je 5—7 Tagen Abstand.

Bei den meisten Tieren wurde der Glaskörperabszess durch Injektion von 0,1—0,15 ccm einer starken Aufschwemmung frischer Kulturen von Staphylokokkus albus oder Bazillus subtilis (1 NOe in 2 ccm NaCl) erzeugt, zur Kontrolle wurden 10% sterile NaCl-Lösung, Aufschwemmung von Aleuronat und nach Brückners Vorgehen Tuberkulin-Rosenbach (unverdünnt) angewendet.

Die Tieraugen wurden 18 Stunden bis 18 Tage[1]) nach der Infektion bzw. Reizinjektion enukleiert und nach Formolfixation im Gelatinegefrierschnitt untersucht. Der Ausfall der Vitalfärbung wurde am Blutserum, an der Anhäufung typischer vitalgefärbter Histiozyten in der Nickhaut, im peribulbären und dem Bindegewebe der quergestreiften Augenmuskeln und Orbitaldrüsen, sowie an anderen Körperorganen — vor allem Leber und Niere — kontrolliert. Klinisch zeigten die Tiere ausser Blaufärbung der Bindehaut und Episklera mehr oder weniger ausgesprochene Bläuung des Kammerwassers und einen blauen Reflex aus der Pupille.

Bei der Untersuchung menschlicher Bulbi mit perforierenden Verletzungen, die wegen Gefahr sympathischer Ophthalmie enukleiert waren, war aufgefallen, dass dem Stadium der ausgesprochenen Verfettung ein solches der Invasion von fast ausschliesslich polymorphkernigen Leukozyten vorausgeht, die in frischeren Fällen nur geringe, als feinste Stäubchen auftretende Fettmengen enthalten; je grösser die Zeitspanne zwischen Verletzung und Enukleation ist, um so ausgesprochener wird die Verfettung, die Schritt hält mit dem Kernzerfall und auftritt in Form feiner bis mittelgrosser freier oder in Monozyten vom Typ der Lipoidophagen gelegener Fettröpfchen. Diese Verfettung scheint unabhängig von der Virulenz der eingedrungenen Bakterien zu sein, da kulturelle Punktatuntersuchungen meist negativ blieben.

Die Schnitte der Tierbulbi zeigen charakteristische Veränderungen. In den ersten Stadien wurden nur vereinzelte polymorphkernige Leukozyten ohne Verfettung gefunden. Schon im Verlauf des zweiten Tages findet man einen typischen Glaskörperabszess; entsprechend der Injektion lassen sich stets zwei Zonen unterscheiden: Das Exsudat der hinteren Kammer und die von hier aus in die vorderen Glaskörperteile eindringenden Zellen, die in den Schnitten eigenartige Stromlinien erkennen lassen, von den Ziliarfortsätzen und -körper ausgehende, zum Linsenäquator und hinteren Linsenpol strebende Bogen, sowie den Abszess der hinteren Glaskörperschichten, der ausnahmslos zur Beteiligung der Papille,

---

[1]) Die Tiere zeigten oft schon nach der zweiten Injektion schwere Krankheitserscheinungen, Abmagerung, struppiges Fell, Lähmung der hinteren Extremitäten, Fressunlust und mussten deshalb getötet werden.

meist auch des Sehnerven führt. Zunächst bestehen diese Exsudat-
massen ausschliesslich aus Leukozyten, ihren Randteilen lagern
sich aber schnell Lipoidophagen an, die am dritten Tage schon
allerorts zwischen den Leukozyten zu finden sind.

Mit Zunahme der eitrigen Veränderungen sind auch die vital-
färbbaren Histiozyten vermehrt; sie liegen vornehmlich in den
Ziliarfortsätzen und der Papille, dann im Ziliarkörper, der Chorioidea
und am spärlichsten in der Iris. Während sie an diesen Stellen
ihres normalen Vorkommens ausnahmslos einen ovalen Kern und
mittelgrosse, tiefblaue Granula erkennen lassen, verändern sie
sich, sobald sie ihren Stammboden verlassen haben; die Kerne
sind zwar stets ungefärbt, die Zelle strebt der Kugelform zu, die
blauen Körnchen bleiben wohl an Zahl gleich, werden aber heller,
oft auch grösser, je näher der Histiozyt dem Exsudat kommt.
Gleichlaufend mit dieser Entfärbung geht die Aufnahme von
Lipoidtröpfchen. Sie zeigen sich zunächst als feine mit Sudan
rote Stäubchen an den Zellpolen, die manchmal als rote Käppchen
den blauen Zellen aufsitzen, dringen dann langsam zentralwärts
vor, verdrängen die blauen Kornchen, konnen schliesslich den
Zellkern überlagern. Nur in seltenen Fällen finden wir im Exsudat
Lipoidophagen, deren Kern einen zart hellblauen Ton angenommen
hat, ein Verhalten, das als Zeichen schwindender Vitalität betrachtet werden darf.

Am Ende des dritten Tages ist die Netzhaut oft weitgehend
zerfallen; vom Glaskörper wandern Leukozyten ein, von aussen
Pigmentepithelzellen. Es kommt zu Rissen, durch die das Glas-
körperexsudat mit der Aderhaut in Verbindung treten kann, zur
Ablatio und zur retroretinalen Zellansammlung. Die Einzelheiten
der Befunde in diesen Augen zu schildern, würde zu weit führen,
hinsichtlich des Auftretens von vitalgefärbten Histiozyten gleichen
sie den eben berichteten. In Augen, in denen die Netzhaut verhältnismäßig geringe Veränderungen aufweist, kann man erkennen,
dass die blauen Zellen sich vom Ziliarkörper einerseits und von der
Papille andererseits auf der Nervenfaserschicht vorschieben und
hier einen mehr oder minder kräftig gebläuten Zellring bilden,
ohne in die Retina einzudringen.

In späteren Stadien wird manchmal die Linsenkapsel durch-
schmolzen, die Leukozyten finden sich dann neben eingewanderten
sudanophilen und vitalgefärbten Zellen in der oft partiell diffus
blauen Linse. Die Histiozyten der Aderhaut scheinen zunächst
am wenigsten an der intraokularen Eiterung Anteil zu nehmen:

Solange die Membrana vitrea intakt ist, liegen sie in der oft stark verdickten Aderhaut und behalten ihre durch den Gewebsdruck bestimmte langgestreckte Form. Wird die Glashaut zerstört, so wandern sie in den Glaskörper bzw. retroretinalen Raum, streben der Kugelform zu und nehmen schnell Lipoidtröpfchen auf.

In allen Schnitten ist als gesetzmäßiges Verhalten festzustellen, dass die vitalgefärbten Histiozyten an Farbintensität einbüssen, sobald sie die Orte ihres physiologischen Vorkommens verlassen haben, dass diese Aufhellung in ihren höheren Graden der Fettaufnahme entspricht, und dass niemals gebläute Zellen im Zentrum des Glaskörperabszesses angetroffen wurden. Je schwerer die intraokulare Entzündung, je länger ihre Einwirkung auf die Augengewebe, um so stärker die Verfettung und um so ausgesprochener die vitalgefärbten Zellen in den Randzonen. In den späteren Stadien bilden die vitalgefärbten Zellen gewissermaßen einen blauen Wall um den zerfallenen Abszess, in dem nur noch Kerntrümmer, Lipoidophagen und freies Fett zu erkennen sind. Die Präparate erwecken den Eindruck, als ob nicht nur den Histiozyten die Fähigkeit der Fettphagozytose zukommt, sondern dass auch das Fett histiozytaktische Eigenschaften hat.

Niemals konnte ich Vitalfärbung von Elementen der intakten Netzhaut[1]), von Pigmentepithelzellen oder Hornhautendothelien nachweisen. In den Augen mit Endophthalmitis nach 10% NaCl-Injektion finden sich zwar Degenerationserscheinungen an den Ganglienzellen, sie quellen auf, zeigen Kernvergrösserung, selten auch spärliche intrazelluläre sudanophile Körnchen oder vakuolenartige, stets ungefärbte Hohlraumbildung in ihrer Umgebung, aber nie Vitalfärbung. In den retinalen Pigmentepithelien sind stellenweise Fetteinschlüsse zu finden, grosse, mit Sudan leuchtend rote Tropfen, die auch bei der Wanderung intrazellulär bleiben und nicht mit den feinen gespeicherten Lipoidtröpfchen der Lipoidophagen verwechselt werden können.

Die späteren Stadien zeigen manchmal blaugefärbte Zellen neben polymorphkernigen oder Lipoidophagen als Praezipitate; hierin wie an die Irisoberfläche sind sie aus der hinteren Kammer gelangt; sie wandern zur Kammerbucht und finden sich in den Venen der Iris wie im Plexus venosus, also wohl auf dem Abtransport aus dem Auge. Ihre Zahl ist gering im Vergleich zu den nur Fettkörnchen enthaltenden Zellen. In einzelnen Bulbi des 7. und 9. Tages fanden sich freilich im Kammerwinkel tief blaue,

---

[1]) Bei zwei Kontrollaugen wurde 0,1 ccm 1%ige Trypanblaulösung in den Glaskörper injiziert. Diese Tiere zeigten ausgesprochene Farbspeicherung in der Netzhaut, ferner in der Papille und im Bindegewebe um die Zentralgefässe.

stark granulierte Zellen, die möglicherweise hier im Irisgewebe
entstanden sind. Nur einmal sah ich eine in bindegewebiger Umwandlung begriffene Exsudatbildung an der Hornhautrückfläche,
in der Histiozyten, Lipoidophagen, Leuko- und Lymphozyten
neben freien Fettropfen angetroffen wurden.

Für die Annahme, dass in den Histiozyten die vitalgefärbten
Körnchen in sudanophile umgewandelt werden, bieten die Präparate
keinen Anhalt. Doppeltgefärbte Zellen kommen nur in den Teilen
des Auges vor, in denen sie mit dem Exsudat in Berührung getreten
sind.

Ich habe den Verfettungsvorgang als einen degenerativen bezeichnet und in Gegensatz zu dem infiltrativen bei der
Arcus lipoides-Bildung und der Xanthosis bulbi gestellt, weil
es sich um die Umwandlung eines intraokularen Exsudates handelt,
bei dessen Erzeugung die Einfuhr von Lipoidstoffen (ausgenommen
drei mit Tuberkulin-Rosenbach behandelten Augen) irgendwelcher
Art in das Auge vermieden wurde.

Als Fettquelle kommen, wie auch Rohrschneider nachgewiesen hat, zunächst die lipoidreichen Organe des Auges, Linse
und Retina, in Betracht. In den Frühstadien, die ich untersucht
habe, kann die Linse wohl vernachlässigt werden, denn sie zeigte
nur dann eine lokale Verfettung, wenn ihre Kapsel eingeschmolzen
und Exsudatzellen eingedrungen waren. Die Netzhaut ist freilich
wichtiger. Die Schnitte lassen stets die Verfettung der Stäbchen-
zapfenendglieder deutlich erkennen, daneben aber findet sich eine
fein- bis mitteltropfige Verfettung, die in wechselnder Stärke die
Nervenfaser- und Ganglienzellen, sowie die Zwischenkörnerschicht
betroffen hat. Meist liegt das Fett hier extrazellulär, seltener in
den vom Glaskörper aus eingedrungenen Eiterzellen. In den
Kontrollaugen sind die Stäbchen- und Zapfenendglieder ebenfalls
sudanophil, zeigen aber nur einen schwach gelblichen Farbton.
Extrazelluläre Fettropfen konnte ich nicht beobachten. Es fragt
sich nun, ob diese Verfettung der Retina ein primärer oder sekundärer
Vorgang ist. Ich möchte annehmen, dass wir in ihm das Zeichen
und die Folge der schweren Stoffwechselstörung und der histio-
lytischen, fermentativen Wirkung der Leukozyten zu sehen haben.
Wahrscheinlich fällt auch dem erhöhten Fettgehalt der intraokularen Flüssigkeiten, vornehmlich des schwer veränderten Glaskörpers, dabei eine ähnliche Bedeutung wie bei der Hämolyse zu.

Die dritte Fettquelle ist das Exsudat selbst; in ihm können
einmal die Eitererreger Fett erzeugen, wenn auch für Staphylo-

kokken nachgewiesen ist, dass sie auf dem Nährboden sudanophile Substanzen in sudannegative Fettsäuren umwandeln (Kollath), ein Vorgang, der bisher im Gewebe noch nicht bestätigt werden konnte. Andererseits wird beim Zell- und Kernzerfall Fett frei. Ein Teil dieser Fettstoffe findet sich schon in den ersten Tagen intra-, ein anderer bleibt in Form mittlerer bis grosser Tropfen extrazellulär.

Das Blut hingegen, dessen überwiegende Bedeutung für die infiltrative Verfettung durch die experimentellen Arbeiten von Versé und Rohrschneider, Jess, Engelking u. a. sichergestellt ist, scheint bei der Umwandlung des intraokularen Exsudats nur eine untergeordnete Rolle zu spielen. In den Tierbulbi habe ich Hämorrhagien in der Aderhaut, den Ziliarfortsätzen und im retroretinalen Raum beobachten können, in denen die roten Blutkörperchen oft weitgehend ausgelaugt waren, ohne dass in diesen Bezirken mikroskopisch Fett nachgewiesen werden konnte. Diese Befunde bestätigen die an menschlichen Bulbi mit Durchblutung der Hornhaut oder Hämophthalmus int. erhobenen, bei denen trotz wochen- und monatelangen Bestehens keine oder wenigstens keine nennenswerte Verfettung zu finden war. Die intraokularen Blutungen sind, wie schon Engelking ausführte, nicht als die Keimzentren der Verfettung, sondern nur als Zeichen der vorliegenden schweren Gefäßschädigung zu betrachten. Das Blut kommt höchstens als indirekte Fettquelle in Betracht, da die überwiegende Menge der den Glaskörperabszess bildenden Zellen ihm entstammt. Dass die Zerstörung der Filterschranke der Ziliarepithelien den Übertritt des cholesterinreicheren Blutplasmas in den Glaskörper gestattet (Jess), soll nicht bestritten, konnte histologisch aber nicht nachgewiesen werden.

In den frühesten Stadien fehlen die fetthaltigen Zellen, sie treten vielmehr proportional dem Zerfall auf. Da die Auswanderung der sudanophilen Zellen aus den Geweben der Uvea in den Präparaten nicht beachtet werden konnte, sie im zerfallenden Abszess hingegen sehr häufig sind, darf auf eine Fettspeicherung an Ort und Stelle geschlossen werden: Fertige Fette oder ihre Bausteine werden von diesen Zellen aufgenommen, eine fettige Infiltration im Sinne Aschoffs.

Die Frage, ob allen Lipoidophagen die charakteristische Eigenschaft der Histiozyten, die vitale Farbstoffspeicherung, zukommt, kann wegen der nachgewiesenen Entfärbung nicht mit Sicherheit entschieden werden. Wahrscheinlich spielen bei der Fettresorption auch die unpigmentierten Epithelien der Ziliarfortsätze eine Rolle, denn in einigen Bulbi konnten 7—10 Tage nach der Injektion von NaCl und von Bakterienaufschwemmung Einschlüsse von zwei bis drei mit Sudan leuchtend rot gefärbten Fettkörnchen in den sonst unveränderten Epithelzellen nachgewiesen werden, die sich noch in situ befanden, und deren Kernfärbbarkeit nicht gelitten hatte.

Ist die nachgewiesene Entfärbung der Histiozyten ein Zeichen der Stoffwechselstörung, des vitalen Niederganges, oder gesteigerter Zellfunktion, erhöhter Oxydation? Ich möchte ersteres annehmen, weil die Bleichung der Zellen stets dann erfolgt, wenn sie mit dem Exsudat in Berührung getreten sind, und weil bei HCl- und Ammonium-molybdaenikum-Behandlung der Schnitte keine Zunahme der blauen Körner in den in Exsudatnähe oder in ihm gelegenen Zellen beobachtet werden konnte.

Aussprache.

Herr Engelking:

Ich freue mich, aus den interessanten Versuchen von Jaensch entnehmen zu dürfen, dass wir darin übereinstimmen, dass es sich auch bei den von ihm als degenerative Verfettung des Bulbus bezeichneten Veränderungen um eine infiltrative Verfettung im Sinne Aschoffs handelt.

Was die letzte Herkunft der Fette betrifft, so dürfen die Befunde von Jaensch wohl nicht ohne weiteres zu bindenden Schlüssen bezüglich der Genese der Xanthomatosis bulbi (von Szily) beim Menschen benutzt werden. Bei dieser Erkrankung fand ich in allen Fällen einen gesteigerten Cholestearingehalt des Blutes. Die Gewebszellen speicherten hier, wie ich annehme, Fett, das aus dem Blute stammt; ein Teil der Fette, freigeworden z. B. beim Zerfall der Zellen, wurde von Histiozyten aufgenommen, die dabei hier und da die Form von Pseudoxanthomzellen annahmen. Wie sich das in den experimentellen Fällen, die uns Jaensch vorgeführt hat, verhält, ist dadurch noch nicht entschieden. Ich möchte aber darauf hinweisen, dass vielleicht schon der normale Cholestearingehalt des Blutes genügen könnte, als „ausreichendes Angebot" von Cholestearin durch das Blut betrachtet zu werden, zumal wir es ja nicht mit einem normalen Glaskörper im Sinne von Jess zu tun haben. Ich will also keineswegs bestreiten, dass die von den Histiozyten gespeicherten Fette zerfallenen Zellen am Orte der Erkrankung entstammen können, nur glaube ich, dass auch dieses Fett von den zerfallenden Zellen gespeichert wurde (infiltrative Verfettung) und dass als wesentlicher Lieferant der Lipoide das Blut anzusehen ist.

Herr Jaensch (Schlusswort):

Würde dem Cholestearingehalt des Blutes, der beim Kaninchen äusserst gering ist, grössere Bedeutung zukommen, so wären fetthaltige Zellen in unmittelbarer Nähe der Gefässe, vor allem in den Ziliarfortsätzen, zu erwarten. Hier fehlen sie. Die Histiozyten nehmen vielmehr erst Fett auf, wenn sie mit dem Exsudat in Berührung gekommen sind, und zwar zu einer Zeit, in der am Ziliarkörper schwerere krankhafte Veränderungen noch fehlen.

XXXI.

Experimentelle Untersuchungen zur Keratitisfrage mittels Gewebezüchtung.

Von

Hans Schmelzer (Erlangen).

Durch die Untersuchungen von v. Recklinghausen, Cohnheim und Leber schien die Erkenntnis gesichert, dass die bei Entzündung der Kornea auftretenden Rundzellen und „Spiesse" in die Hornhaut eingewandert, folglich hämatogener Abkunft seien.

Dieser noch heute allgemein verbreiteten Anschauung trat jedoch 1891 der Greifswalder Pathologe Grawitz entgegen mit seiner Behauptung, dass der Virchowsche Satz „Ommis cellula e cellula" nicht zu Recht bestehe, da die fibrilläre, elastische und knorpelige Grundsubstanz nicht tot sei, wie bisher angenommen, sondern dass diese Grundsubstanz ebenso gut lebe und am Stoffwechsel teilnehme wie die Zellen selbst. Das ginge daraus hervor, dass bei Entzündung eines Gewebes nicht etwa Blutzellen in dieses einwanderten, sondern vielmehr aus der Grundsubstanz sog. „Schlummerzellen" erwachten und so die Rundzellen im entzündeten Gewebe — z. B. bei der Keratitis — lokal durch Ausschmelzung aus der interzellularen Grundsubstanz entstünden. Den endgültigen Beweis hierfür glaubte er 1913 erbracht zu haben, als er die Kornea der Katze in vitro züchtete, d. h. unter Ausschluss von Blut, und dabei am explantierten Stücke die merkwürdigsten Zellen, Kerne und Kernbröckel, sog. Chromatinfiguren, neben zahlreichen Rundzellen auftreten sah.

Neuerdings griff nun Löhlein diese Frage wieder auf. Er benutzte als Grundlage seiner Versuche die von Lippmann gefundene Tatsache, dass man durch Einspritzen von Mesothorium-X Tiere innerhalb kurzer Zeit aleukozytär machen kann.

Einer Reihe von Normaltieren, denen er zur Entzündung der Kornea führende Reize setzte, stellte er eine entsprechend behandelte Reihe von Kaninchen gegenüber, die er vorher durch Injektion von Mesothorium-X aleukozytär gemacht hatte. Ebenso pflanzte er beiden Tierreihen Schweinekornea ein, die vorher abgetötet und irgendwie infiziert worden war. Er gelangte zu dem Ergebnis, dass weder in der Kornea der Mesothortiere selbst, noch in der ihnen eingepflanzten abgetöteten Schweinehornhaut Rundzellen oder überhaupt Zellvermehrung in nennenswertem Maße auftraten im Gegensatz zu den nicht vorbehandelten normalen Tieren, bei denen stets zahlreiche runde und spiessförmige Zellen — meist eosinophil granulierte — nachweisbar waren. Löhlein schloss daraus, dass die bei der Keratitis anzutreffende Zellvermehrung vorwiegend durch Einwanderung von Blutzellen zu erklären sei und nicht durch lokal in der Kornea entstandene Zellen.

Diesen experimentellen Ergebnissen und Folgerungen Löhleins trat P. Busse, ein Schüler von Grawitz, in einer scharfen Kritik entgegen. Er wandte einmal ein, dass die von Löhlein in Kaninchen eingepflanzte Schweinehornhaut eben nicht abgetötet gewesen sei, wenn sie auch vorher eine Stunde lang auf 50° und 60° C. erwärmt und zwei Tage in Formalin fixiert worden sei. Ferner wisse ja niemand, in welchem Maße das Mesothorium-X überhaupt schädigend auf die Proliferationsfähigkeit sämtlicher Zellen des Organismus, speziell auch der Korneazellen, einwirke, also nicht nur die weissen Blutkörperchen zerstöre. Schliesslich würde einzig und allein die Plasmakultur der Kornea die richtige Antwort auf die Frage geben können, ob die bei der Keratitis anzutreffende Zellvermehrung hämatogener oder lokaler Herkunft sei; denn allein bei der Plasmakultur der Hornhaut werde unter Ausschluss von Blutzellen gearbeitet und somit ein eindeutiges Resultat erzielt.

Um mir selbst zunächst ein Urteil über die Frage: ,,Wie verhält sich die geschädigte Hornhaut bei Ausschluss der Leukozyten?" bilden zu können, ging ich nach Erlernung der Technik der Gewebezucht — in einem mehrwöchigen Praktikum bei Rhoda Erdmann — dazu über, die Hornhaut halb ausgewachsener normaler und aleukozytärer Kaninchen in vitro zu züchten. Dabei stellte sich heraus, dass in der Mehrzahl der Fälle meine Kulturen gut wuchsen. Ich beobachtete beim normalen Tier sowohl als auch beim Mesothortier schönes Auswachsen von Epithel und Mesenchymzellen der Kornea in das Plasma, wie Ihnen die Photogramme einiger Präparate zeigen mögen (Demonstration einiger Diapositive von Hornhautkulturen in verschiedener Vergrösserung).

Aus diesem Ergebnis glaube ich den Schluss ziehen zu dürfen, dass die Proliferationsfähigkeit der Kaninchenkornea in der Gewebekultur durch Vorbehandlung des Tieres mit Mesothorium-X keine nennenswerte Einbusse erfährt.

17*

Bei weiteren Versuchen ging ich so vor, dass ich fünf, bzw. sieben Tage in 10%igem Formol fixierte Kaninchenhornhaut einerseits in Plasmakultur gab, andererseits einem gesunden Kaninchen subkutan einpflanzte. Nach zwei Tagen nahm ich beide Hornhautstückchen aus der Kultur, bzw. aus dem Wirtstier heraus und untersuchte die Präparate am gefärbten Schnitt. Während die Kornea in Kultur vollkommen unverändert geblieben war in ihrem Aussehen — auch an anderen nach vier und sechs Tagen der Plasmakultur entnommenen Schnittpräparaten keinerlei Wachstumserscheinungen nachweisbar waren, — liess die zwei Tage lang dem gesunden Kaninchen eingepflanzte Kornea reichliche Infiltration von Zellen in den Randpartien erkennen, von Zellen, die grossenteils als polynukleäre Leukozyten imponierten, wovon Sie sich selbst überzeugen mögen auf diesen Photogrammen (Demonstration).

Diese Versuchsreihe führt somit zu dem Ergebnis, dass an der sicher abgetöteten Hornhaut eine Zelleinwanderung aus der Blutbahn tatsächlich stattfindet.

Eine dritte Versuchsreihe stellte ich an, indem ich explantierte Kaninchenhornhaut in der Plasmakultur züchtete — zum Teil auch nach künstlicher Infektion — und dann nach bestimmten Zeitabschnitten mikroskopisch untersuchte. Ich fand bei diesen Versuchen in der Tat ebenfalls eine gewisse Zellvermehrung in der isolierten Hornhaut; doch war es mir bisher nicht möglich, die einzelnen, vielgestaltig auftretenden Zellformen zu identifizieren, was meine Aufgabe für die nächsten Monate darstellt.

Meine bisherigen Versuchsergebnisse haben also in Übereinstimmung mit Cohnheim, v. Recklinghausen, Leber und Löhlein gezeigt, dass die bei der Keratitis auftretende Zellvermehrung sehr wohl aus der Blutbahn stammen kann; sie lassen aber die Frage offen, ob nicht auch ausserdem eine Bildung von Zellen aus dem Hornhautgewebe selbst erfolgt.

XXXII.

Über die Darstellung der kranken Hornhaut im Reflexbild.

Von

F. P. Fischer (Leipzig).

Mit 12 Abbildungen im Text.

Gestatten Sie, dass ich über die klinischen Erfahrungen berichte, die ich mit der vor einem Jahre hier zum ersten Male vorgewiesenen Methode, die Hornhautoberfläche im Reflexbild darzustellen, sammelte.

Ich demonstrierte damals, dass im Furchenbilde, welches nach Einwirken der Lider entsteht, Veränderungen des Epithels oder dessen Fehlen als Aussparungen manifest werden und dass Aussparungen nach oberflächlichem Herpes, Keratitis dendritica, rezidivierenden Erosionen lange nach der klinischen Heilung nachweisbar bleiben. Heute kann diese Feststellung dahin erweitert werden, dass die im Furchenbilde zurückbleibenden Aussparungen für die sie veranlassenden Prozesse so charakteristisch zu sein scheinen, dass aus dem Furchenbilde der Prozess diagnostiziert werden kann.

Nach oberflächlichen Fremdkörperverletzungen, die ohne klinisch nachweisbare Narbe — also Fehlen jedes pathologischen Befundes an der Spaltlampe oder bei der Untersuchung mit dem Planspiegel — heilen, entstehen charakteristische, nur bei solchen Verletzungen vorkommende Aussparungen im Furchenbild, die Ihnen das erste Bild (Abb. 1) vorführt. Sie sehen rechts unten den regelmäßigen Verlauf des Furchenbildes unterbrochen durch eine polygone Aussparung, umgeben von blütenblattförmigen Lichtzügen. Diese Rosettenbildung ist auch im nächsten Bilde (Demonstration) am Limbus, der sich durch die parallelen Lichtzüge markiert, gut zu sehen. Im dritten Bilde (Demonstration) erscheinen drei kleine Rosetten und eine Verwerfung, wie sie nach strichförmigen Erosionen hinterbleibt.

Rosettenähnliche Aussparungen im Furchenbilde finden sich bei sekundärer tiefer Keratitis. Sie sind aber kompliziert durch kaustikartige Lichtzüge (Abb. 2). Die gleiche Bildung trägt das nächste Bild (Demonstration). Klinisch war die Hornhautoberfläche in beiden Fällen intakt, die Reflexformation beweist aber, dass sie schüsselförmig eingesunken war.

Ebenfalls charakteristische, nur bei dieser Krankheit zu findende Furchenbilder hinterlässt die Keratitis interstitialis. Entweder wird das Furchenbild vollständig umgestaltet, wie in diesem Bilde (Abb. 3), oder es bleiben grosse, nierenförmige Areale ausgespart (Abb. 4). Auch in diesen Fällen war die Oberfläche klinisch ohne Veränderung.

Trotz klinisch befundloser Hornhautoberfläche erzielt man immer bei Phthisis bulbi ein charakteristisches, nur bei Phthisis vorkommendes Furchenbild, das, wie Ihnen dieses Bild (Abb. 5) zeigt, vom normalen Furchenbild vollständig abweicht.

Veränderungen, Narben usw., die bei der Spaltlampenuntersuchung gesehen, aber nicht ätiologisch unterschieden werden können, können auf reflexphotographischem Wege identifiziert werden.

Facetten nach Fremdkörperverletzungen bilden z. B. grosse unregelmäßige Rosetten mit weitgehender Umgestaltung des Furchenbildes (Abb. 6). Zarte Narben, die nach dampfkauterisierten Ulcera serpentia zurückbleiben, veranlassen grosse ovoide Aussparungen mit zentralen Bläschenringlichtzügen und radiär angeordneten Furchen (Abb. 7).

Wenn das Spiegelbild der Hornhaut gestichelt ist, fehlt das Furchenbild. Die Stichelung bei verschiedenen Erkrankungen ist verschieden.

In diesem Bilde (Abb. 8) sehen Sie das Reflexbild der Stichelung bei akutem Glaukom. Es finden sich ausnahmslos kleine isolierte Ringlichtzüge, also Bläschen. Eine grobe Stichelung führt Ihnen das nächste Bild (Demonstration) vor. Die Bläschen sind grösser, eng gestellt und polymorph. Bleibt das Auge lidschlaglos geöffnet, so entsteht eine Punktnetzung mit Felderung (Demonstration). Im nächsten Bilde (Demonstration) sehen Sie dasselbe Auge drei Stunden später aufgenommen, nach Absinken der Tension von 68 mm Hg Wendt auf 32 mm Hg Wendt. Sie erkennen alle Zeichen der Stichelung und rechts grosse Blasen, die klinisch nicht nachweisbar waren. Die Bildung der Blasen kann also zur Zeit der Drucksenkung erfolgen.

Die Stichelung bei Keratitis interstitialis manifestiert sich im Reflexbild anders als die Glaukomstichelung. Sie sehen (Abb. 9) die Ringlichtzüge konfluieren und viel dichter stehen als beim Glaukom; viel rascher als beim Glaukom verändert sich das Bild (Demonstration) bei offen gehaltenem Auge, und es entsteht ein Bild, das mit der Glaukomstichelung keine Ähnlichkeit hat.

Ein Furchenbild fehlt ferner trachomerkrankten Hornhäuten. Diese Hornhaut (Abb. 10) trug keinen Pannus, trotzdem ist die ganze Oberfläche uneben. Hier (Demonstration) ist der Pannus und seine Grenze schön markiert. Die Oberfläche ist aufgerauht.

Zwischen den beiden Krankheitsgruppen, der einen, deren Veränderungen nur im Furchenbilde sichtbar sind, und der anderen, der ein Furchenbild fehlt, steht eine dritte Gruppe, die zwar ein Furchenbild hat, aber schon vor der Einwirkung der Lider manifestieren sich die Veränderungen in charakteristischer Weise.

Zu dieser dritten Gruppe gehören Verätzungsnarben, von denen ich eine Karbidverätzung zeige (Demonstration). Die Wabenreflexe ober- und unterhalb der mittleren Schwärzungszone haben nichts mit dem Furchenbilde zu tun, sie sind ohne Einwirkung der Lider vorhanden, ebenso wie die zusammenhängenden Reflexgruppen bei Dystrophien, die auch zu der dritten Gruppe gehören, die charakteristische Veränderungen ohne Einwirkung der Lider aufweist. Ich zeige hier eine bandförmige Hornhauttrübung (Demonstration). Zur dritten Gruppe gehören ferner Stichelung bei Iridozyklitis (Demonstration) und die Narben nach Keratitis ekzematosa. Diese machen eine scheinbare Ausnahme von der Regel des für jeden Prozess charakteristischen Reflexbildes, denn sie erzeugen sehr vielgestaltige Reflexe. Trotz der grossen Mannigfaltigkeit gehören diese Reflexformationen aber immer gleichen Oberflächen an, nämlich schwach konkaven Dellen. Ekzematöse Narben finden sich auf den nächsten Bildern. Dies ist noch eine relativ einfache Reflexbildung (Abb. 11). Komplizierter ist die auf diesem Bilde (Demonstration). Es ist wahrscheinlich eine Sattelfläche, die solche Reflexe erzeugt. Und mehrere ineinander übergehende Flächen wechselnder Krümmung zeigt das nächste Bild (Demonstration). Die Narbe war klinisch gar nicht besonders auffallend.

Sehr prägnant sind die Veränderungen, die Bulbuskontusionen erzeugen. Im nächsten Bild (Abb. 12) sehen Sie eine Streifenbildung, die von einer zentralen Stelle ausgeht. Diese Streifen kommen wahrscheinlich durch die elastische Verbiegung der Hornhaut zustande. Klinisch war die Hornhaut gesund.

Am leichtesten ist die Feststellung einer Perforationsstelle. Denn alle Perforationsstellen pulsieren synchron mit dem Radialispuls. Im allgemeinen stellten sich die Perforationsstellen so dar, wie im letzten Bilde (Demonstration). Man sieht nur eine Aufhellungszone und einen Begleitreflex, die beide pulsieren, und zwar hellt sich die Aufhellungszone mit jedem Pulsschlag auf und der Begleitreflex ändert seine Krümmung. Die Perforationsstelle wird also systolisch vorgebuchtet.

Die Zahl der charakteristischen und typischen Reflexbilder wird sich vermehren lassen, da voraussichtlich noch anderen Krankheitsbildern ein spezifisches Reflexbild zugehören dürfte. Es steht daher zu erwarten, dass mit der Zahl der Untersuchungen die Anwendbarkeit der Methode wächst.

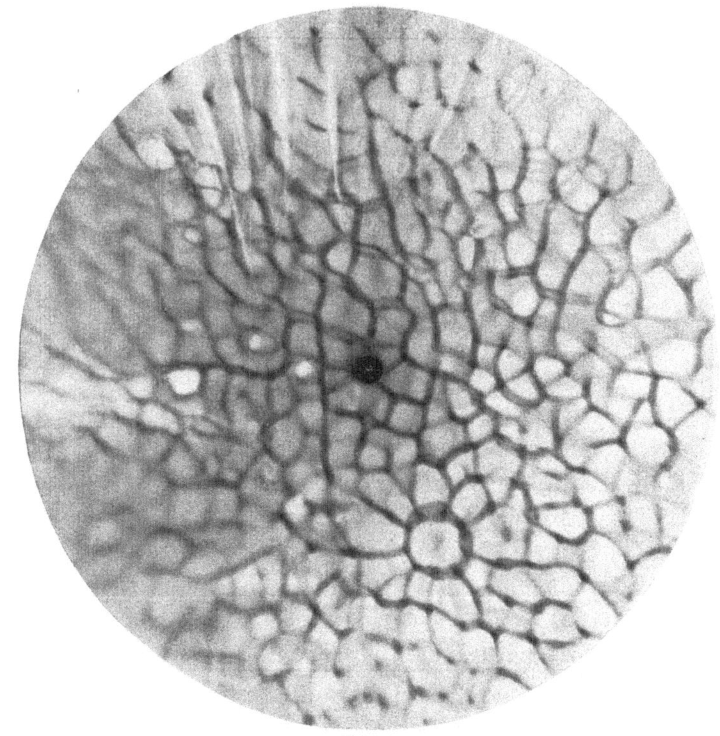

Abb. 1

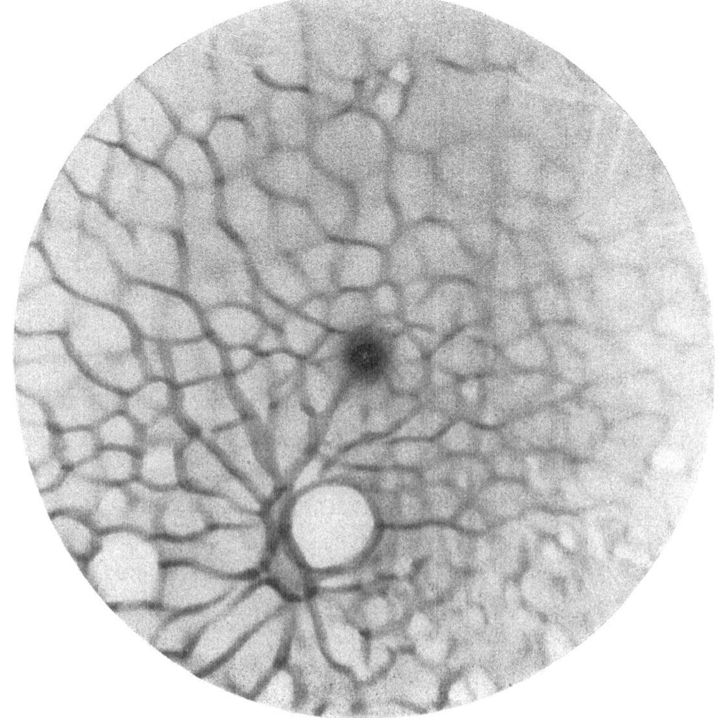

Abb. 2

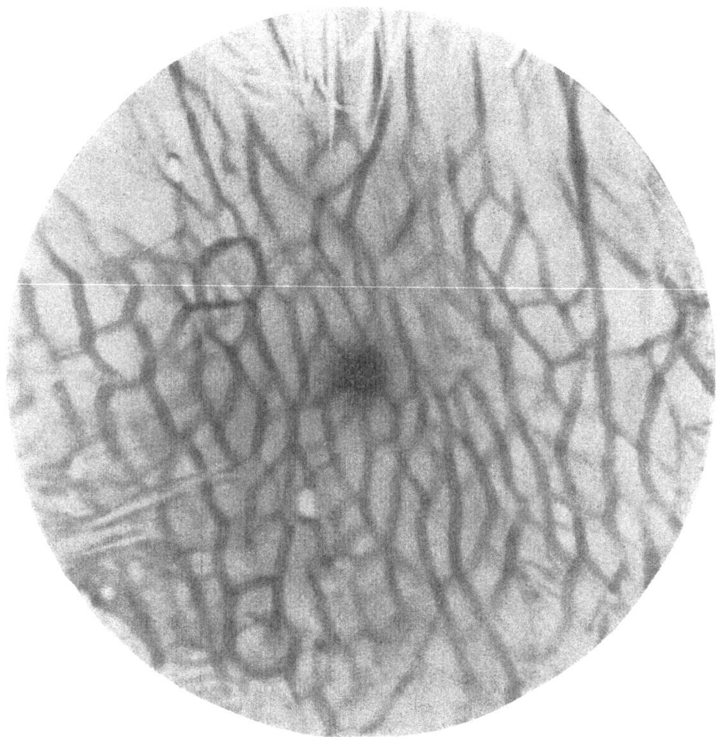

Abb. 3

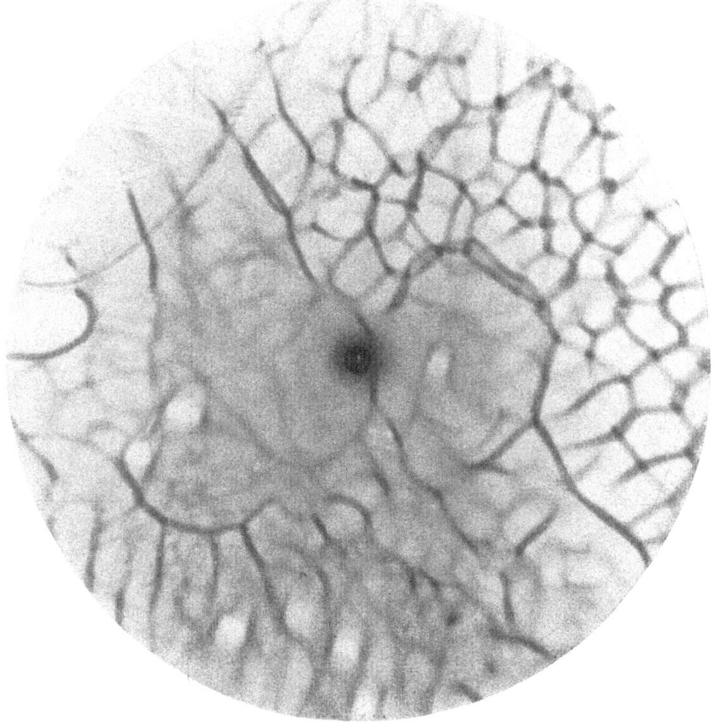

Abb. 4

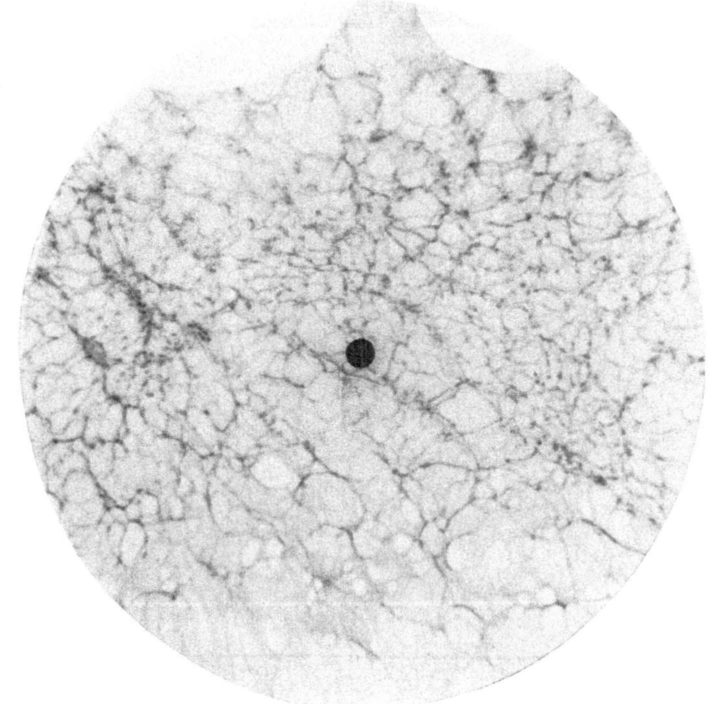

Abb. 5

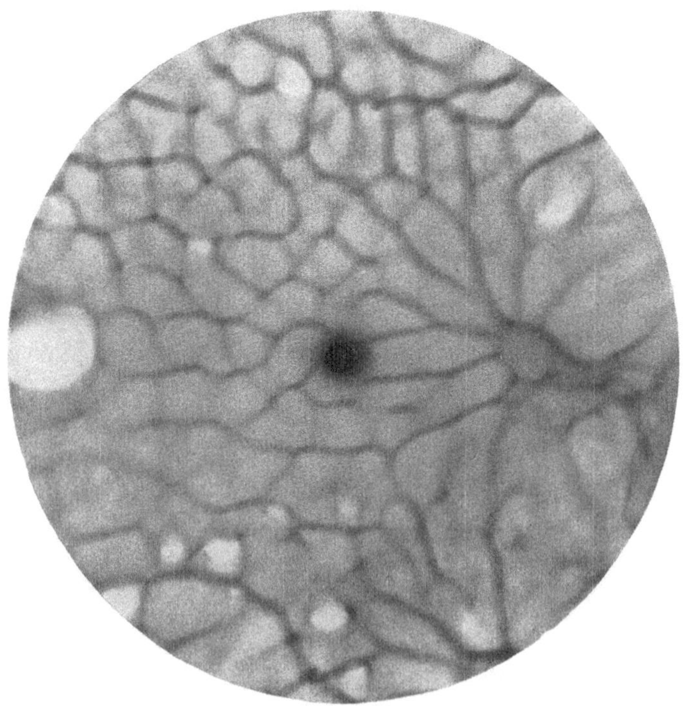

Abb. 6

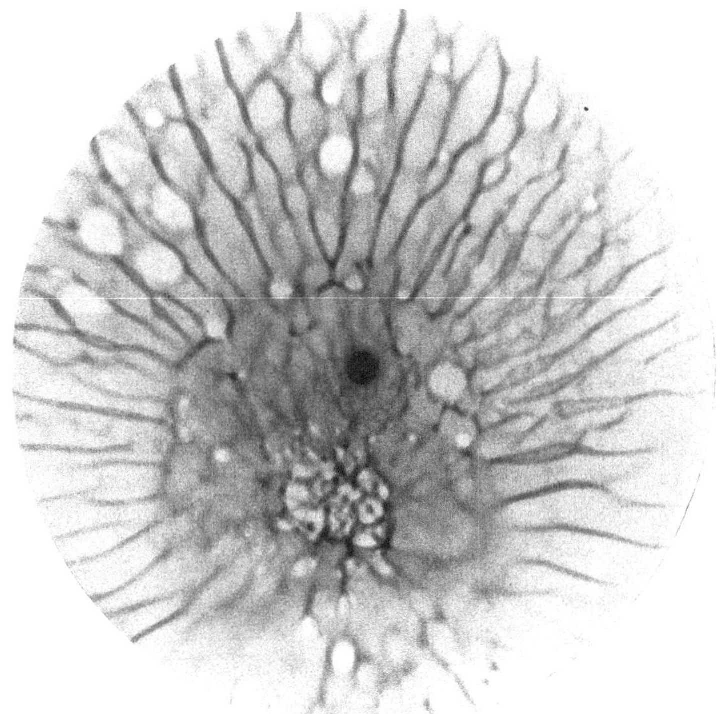

Abb. 7

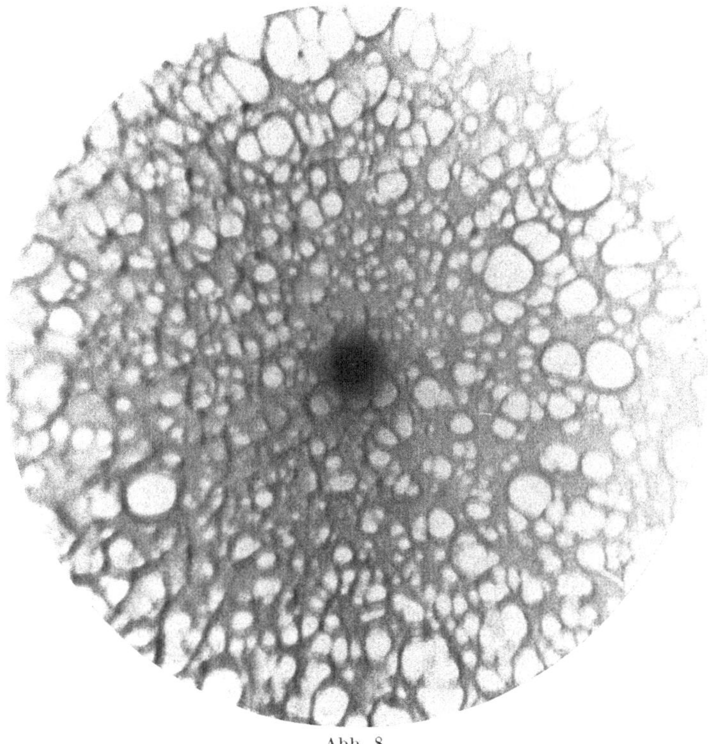

Abb. 8

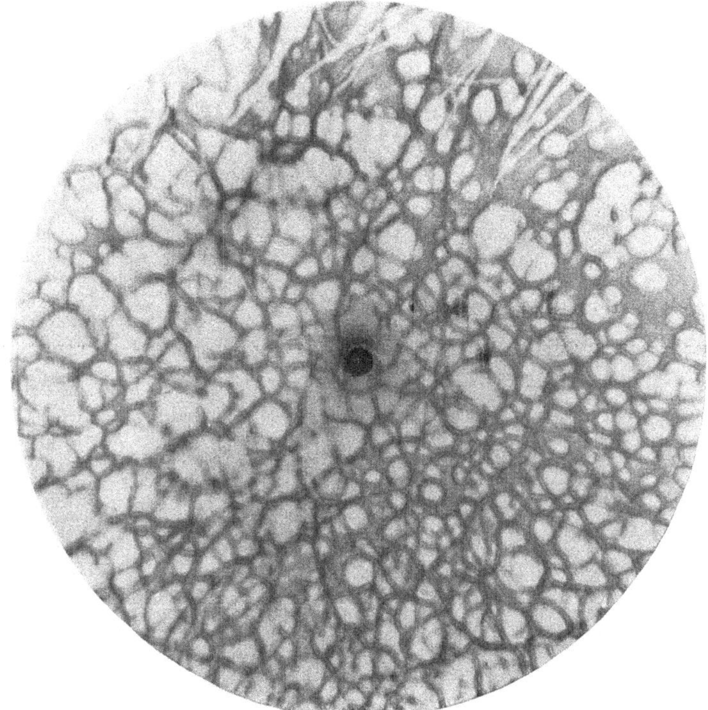

Abb. 9

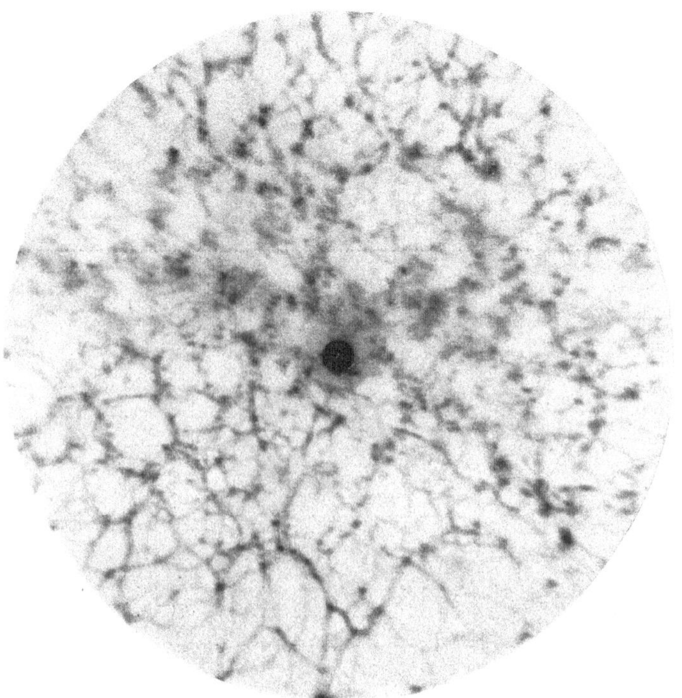

Abb. 10

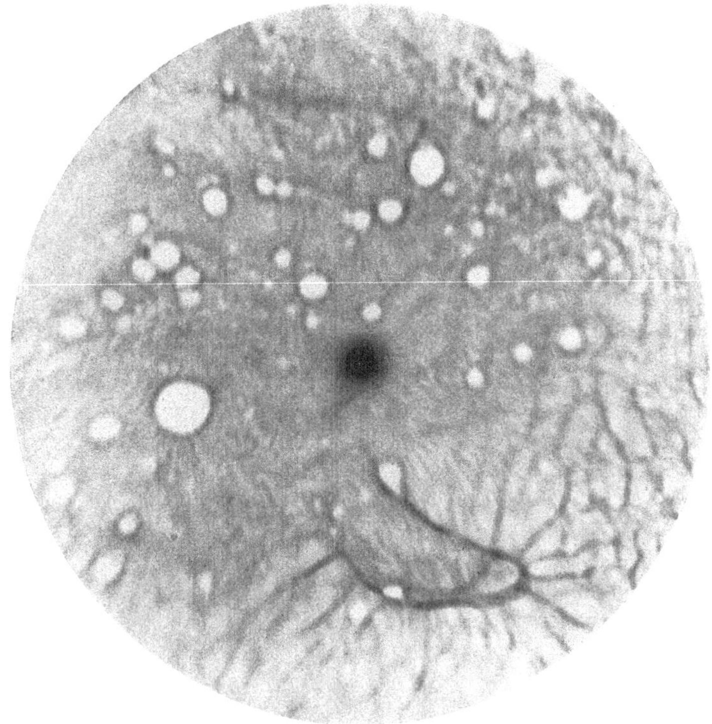

Abb. 11

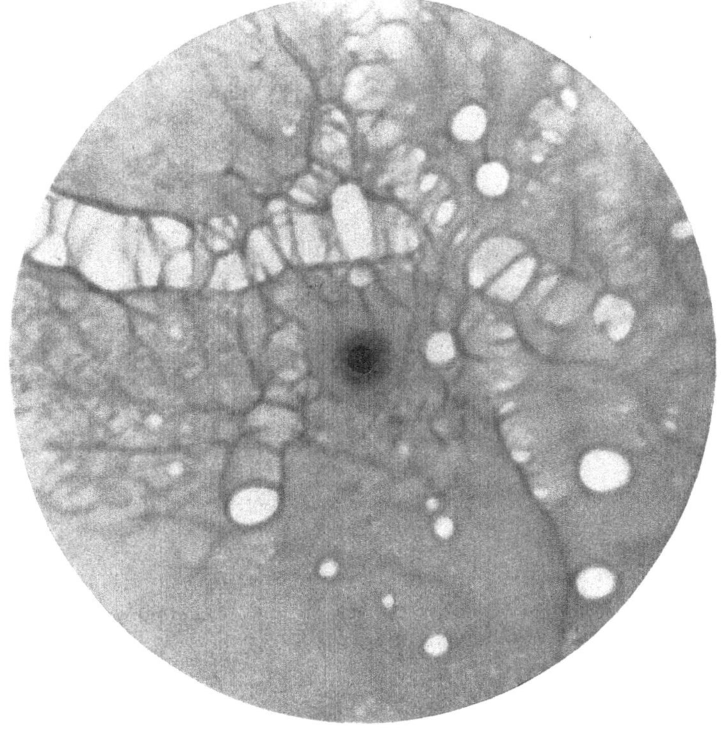

Abb. 12

Aussprache zu den Vorträgen XXXI und XXXII.

Herr Löhlein:

Ich brauche kaum auszusprechen, dass es mir eine besondere Freude gewesen ist, dass durch die von Herrn Schmelzer vorgetragenen Untersuchungen meine experimentellen Arbeiten über die Histologie der Keratitis volle Bestätigung gefunden haben. Es ist mir das um so wertvoller, als, wie Sie wohl wissen, meine damaligen Arbeiten von Herrn Busse-Grawitz in ungewöhnlich scharfer Form angegriffen worden sind. Zur Sache will ich nur noch nachtragen, dass ich auf diese Angriffe hin 1925 und 1926 zusammen mit Frau Dr. Stübel auch meinerseits Plasmakulturversuche mit Hornhaut angestellt habe und zwar — wie auch Herr Schmelzer es berichtet hat — mit lebender und mit Formolhornhaut. Ganz wie er fand ich, dass in der Gewebskultur der Formolhornhaut weder eine Zellbildung, noch auch die sonst so reichlich auftretende Zelldegeneration sich einstellte, dass es sich also im Gegensatz zu der Grawitzschen Lehre zweifellos um wirklich lebensunfähiges Hornhautgewebe handelte. Ich habe diese Versuche seinerzeit nicht veröffentlicht, weil ich aus äusseren Gründen nicht dazu gekommen war, Gewebskulturen mit Entzündungsreizen anzusetzen, was natürlich das Hauptziel auch meiner Plasmakulturen der Hornhaut war. Freilich wird man nach meinen Eindrücken dabei eine solche Polymorphie der auftretenden Zellen erwarten müssen, dass es sehr schwer sein dürfte, zu klaren Entscheidungen über die hier gefundenen Zellarten zu kommen.

Herr Comberg:

Ich bitte auch die Verhältnisse der Stählischen Linie im Hinblick auf die von mir demonstrierten Bilder einer Untersuchung im Reflexbild zu unterziehen.

Herr Ascher:

Zu H. Schmelzer: Wäre es nicht sehr interessant, mittels Keratoplastik einmal normale Hornhautscheibchen in ein Auge eines vergifteten Tieres, dann wiederum formolbehandelte Hornhautscheibchen in ein normales bzw. vergiftetes Tierauge zu implantieren?

Zu H. Fischer: Sind die eigenartigen Streifen nach Kontusion nicht vielleicht auf Faltungen der Hornhaut zu beziehen, die sich sehr rasch wieder ausgleichen, aber feine Epithelschädigungen hinterlassen?

Herr Fischer (Schlusswort):

Ich bin Herrn Comberg für seine Anregung sehr dankbar und werde versuchen, ein hinreichend grosses Material Stählischer Linien zu untersuchen. Es ist freilich schwer, gleichartige und unkomplizierte Fälle in genügender Anzahl zu erhalten. Herrn Aschers Ansicht über das Zustandekommen der Streifenbildung nach Bulbuskontusionen ist wahrscheinlich die richtige, und ich meine auch, dass Faltenbildungen die Streifen im Reflexbild verursachen können, andererseits könnten auch Veränderungen im Wassergehalt und partielle Quellung des Epithels mit im Spiele sein, solche Reflexformationen zu veranlassen. Es wird noch weiterer Untersuchungen bedürfen, in diese Verhältnisse Einsicht zu erlangen.

Vierte wissenschaftliche Sitzung.

Mittwoch, den 8. August 1928, vormittags 8½ Uhr.

Vorsitzender: Herr Scheffels (Krefeld).

Herr Scheffels dankt für die Ehrung durch Übertragung des Vorsitzes, nimmt aber an, dass diese Ehrung nicht seiner Person, sondern der Gesamtheit der Mitglieder unserer Gesellschaft, die in der Praxis stehen, gilt.

XXXIII.

Gewerbliche Linsenschädigungen bei Feuerarbeitern ausserhalb der Glasindustrie.

Von

E. Stoewer (Breslau).

Seitdem der Glasbläserstar, welcher ätiologisch als Feuerstar aufzufassen ist, unter die entschädigungspflichtigen Berufskrankheiten aufgenommen wurde, haben die daran interessierten Kreise der Arbeitnehmer die Forderung erhoben, diese Entschädigungspflicht auch auf solche Linsenerkrankungen auszudehnen, welche in anderen Berufen vorkommen, in denen die Arbeiter der Wirkung der strahlenden Hitze ausgesetzt sind. Diese Bestrebungen erscheinen nicht unberechtigt, wenn man bedenkt, dass von den europäischen Staaten bereits England und Russland eine derartige Entschädigungspflicht anerkennen. Andererseits sind aber die bisherigen Ergebnisse der Untersuchungen und Umfragen über den Feuerstar in der Schwerindustrie derartig widerspruchsvoll, dass die zuständigen Behörden auf dieser Grundlage zu einer Stellungnahme nicht gelangen konnten. Fest steht nur das eine, dass tatsächlich auch ausserhalb der Glasindustrie Linsentrübungen vorkommen, welche klinisch dasselbe Bild und die gleiche Entwicklung aufweisen wie der Glasbläserstar. Ich möchte hier ganz kurz auf die Berichte der Literatur eingehen. Schnyder untersuchte 32 Schweisser in einem Walzwerk und fand bei neun von ihnen Linsenschädigungen, welche die Merkmale des typischen Glasbläserstars zeigten. Elschnig, Kraupa, Deutschmann und Quint berichten über ähnliche Befunde bei Schmelzern und Schmieden, desgleichen die Engländer Cridland, Healey, Roberts und

Brinton. Demgegenüber stehen die negativen Untersuchungsergebnisse von Schäfer, Cords und Hessberg bei Eisenarbeitern, sowie diejenigen von Wilbrand und Behr bei Heizern der grossen Ozeandampfer. Auch die auf eine Umfrage der Hütten- und Walzwerksberufsgenossenschaft eingegangenen Auskünfte aus dem gesamten rheinisch-westfälischen Industriebezirk besagten, dass in keiner der neun Sektionen Berufsstar bei Feuerarbeitern beobachtet wäre. Um diese Frage zu klären, wurden mit Unterstützung des Reiches von mir rund 700 Arbeiter des oberschlesischen Industriegebietes untersucht. Nachdem hierzu geeignete Werke im Zusammenarbeiten mit den Gewerbeaufsichtsämtern ausgewählt waren, bezeichnete ich auf einem Rundgang durch die betreffenden Betriebe die zu untersuchenden Arbeiter, so dass nur Leute, die der Hitze und Strahlung besonders ausgesetzt waren, herangezogen wurden. Neben Prüfung der Sehschärfe und Akkommodation wurde jeder einzelne mit dem Augenspiegel und, abgesehen von einigen Ausnahmen, auch an der Spaltlampe untersucht. Von den rund 700 Feuerarbeitern waren etwa 270 in Hochöfen und Stahlwerken aller Art beschäftigt. Weitere 100 stammten aus Walzwerken, in denen Röhren, Schienen, Bleche und ähnliches hergestellt wurde. Dazu kommen rund 250 Schmiede. Diese habe ich zum Teil nicht oberschlesischen, sondern Breslauer Betrieben entnommen. Den Rest bilden die Belegschaften einer Chrom-, sowie einer Karbidfabrik, ebenfalls aus der Nähe Breslaus. Bezüglich des Arbeitsprozesses kann man von vornherein sagen, dass in der gesamten Eisenindustrie kaum ein Arbeiter der Einwirkung des Feuers in gleicher Weise ausgesetzt ist, wie vor einem Glasofen. Denn obwohl die Temperatur des flüssigen Eisens erheblich höher zu sein pflegt, als diejenige der Glasschmelze im Zeitpunkt der Verarbeitung, so fehlt doch bei dem Eisenarbeiter die dauernde Hantierung im Strahlenbereich. Bei den Hochöfen, welche heuzutage maschinell gefüllt werden, kommt eine Einwirkung der strahlenden Hitze nur für die verhältnismäßig kurze Zeit des Abstiches in Frage. Die Leute stehen dabei gewöhnlich im Freien und beobachten den Lauf der weissglühenden Masse in einer schmalen Rinne. Etwas ungünstiger liegen die Verhältnisse in den Stahlwerken. Zwar werden auch hier die Öfen maschinell gefüllt, jedoch müssen die Schweisser oder Schmelzer den Ofeninhalt auf seine Zusammensetzung und Konsistenz hin beobachten. Hierfür bedienen sie sich aber zwangsläufig gefärbter Gläser, ohne welche eine sichere Abschätzung kaum möglich ist, so dass die direkte Strahlenwirkung auf die Augen sehr herabgesetzt wird, während die Gesichtshaut vielfach eine ähnliche Färbung hat, wie bei Glasbläsern. In einigen älteren Werken muss ausserdem die flüssige Masse mit Haken und Stangen durcheinander gerührt werden, jedoch tragen die damit beschäftigten Leute zum Schutz gegen die Wärme feine Drahtnetzhauben vor dem Gesicht. In den Walzwerken kommen für eine Feuerschädigung nur diejenigen Arbeiter in Frage, welche an der Walze und den Walzenstrassen die rotglühenden Blöcke zu dirigieren haben. Weniger intensiv, aber dafür um so andauernder dürfte die Strahlenwirkung in den Hammerwerken, Ring-, Bandagen- und Handschmieden sein, in welchen kleinere Gegenstände aus rotglühenden Eisenblöcken gepresst oder geschmiedet werden. Immerhin ist zu beachten, dass gerade aus derartigen Betrieben einige der anfangs erwähnten, positiven Ergebnisse stammen (Deutschmann, Elschnig, Kraupa). Eine Sonderstellung nimmt die Arbeit in der Karbidfabrik ein. Hier werden zwischen riesigen Elektroden die zur Herstellung verwandten Materialien bei einer Hitze von 3000 bis 4000 Grad geschmolzen. Diejenigen Arbeiter, welche den Ofen von oben her beschicken, sehen direkt in den grossen glühenden Krater hinein. Zum Schutz vor Verbrennung tragen sie alle Asbestkleidung und grosse Drahthauben vor dem Gesicht. Die übrigen, welche den Abstich bedienen, der hier kontinuierlich aus mehreren Öffnungen vorgenommen wird, sind durch grosse, dunkle Brillengläser vor der Strahlung geschützt. Schliesslich sind noch die Arbeiter aus dem Chromwerk zu erwähnen. Sie besorgen die Heizung und Speisung der Öfen. Ich komme nunmehr zur Auswertung der Untersuchungsergebnisse der fünf einzelnen, eben aufgeführten Kategorien. Unter 270 in der angegebenen Weise beschäftigten Hochofen- und Stahlwerkarbeitern, welche teilweise ein Berufsalter bis zu 45 Jahren haben, fand sich ein einziger Mann, der auf dem linken Auge eine minutiöse Poltrübung nach Art des beginnenden Glasbläserstars aufwies. Er war 35 Jahre vor dem Stahlofen beschäftigt und 56 Jahre alt. In der nächsten Gruppe der 100 Walzwerkarbeiter fand sich ein Fall von hinterem Polstar bei einem über 60jährigen, der 33 Jahre vor dem Feuer gearbeitet hatte. Vor seiner Tätigkeit an der Walze war er Arbeiter in einem Puddelwerk, wo er der Hitze und Strahlung besonders ausgesetzt gewesen ist. (Puddelwerke dürften in Deutschland zur Zeit kaum noch zu finden sein.) Unter den 250 Schmieden fand ich dreimal Trübungen am hinteren Pol (zweimal einseitig, einmal doppelseitig), welche zwar nicht ganz typisch für Feuerstar waren, aber nach Sitz und Aussehen bei sonst klarer Linse immerhin als verdächtig bezeichnet werden müssen. Unter den Arbeitern des Chromwerks und der Karbidfabrik fanden sich keine Linsenbeschädigungen.

Zusammenfassung: Bei der Untersuchung von 700, dem Feuer besonders ausgesetzten Arbeitern aus allen Kategorien der Schwerindustrie fand sich ein Fall von hinterer Polkatarakt, sowie ein weiterer Fall mit sogenannter minutiöser Poltrübung. In drei weiteren Fällen mussten Trübungen am hinteren Pol als verdächtig angesprochen werden. Eine Ablösung der vorderen Kapsellamelle wurde. nicht beobachtet. Eine Einbeziehung des Feuerstars bei Nichtglasbläsern in die entschädigungspflichtigen Berufskrankheiten kommt nach diesem Ergebnis nicht in Frage.

Aussprache.

Herr Comberg
macht aufmerksam auf die Messungen von Roggenbau. (Zeitschrift f. Augenheilkunde 1927).

Herr Erggelet:
Im Hinblick auf die geringe Zahl der Linsenschädigungen bei Feuerarbeitern, über die Herr Stoewer berichtet, sei daran erinnert, dass nach den englischen Fachschriften unter den Feuerarbeitern die Kettenmacher besonders häufig und hochgradig befallen werden.

In der von Herrn Comberg berührten Frage nach der Wirkungsweise der schädigenden Strahlen scheint mir die von Parsons geäusserte Vermutung an Gewicht zu gewinnen, dass nicht eine ganz unmittelbare, sondern vielleicht eine mittelbare Wirkung auf die Linse vorliegt, wenn man die Ähnlichkeit der Linsenschädigung durch Röntgenstrahlen beachtet.

XXXIV.

Über eine Behelfsoperation bei Ptosis.
Von
R. Schneider (München).

Unter den verschiedenen Arten von Ptosis nimmt die sog. isolierte, doppelseitige Ptosis eine besondere Stellung ein. Sie wurde zuerst von E. Fuchs genauer beschrieben und findet sich fast ausschliesslich bei älteren Frauen. Ohne Zeichen sonstiger Erkrankungen der Nerven und Muskeln entwickelt sich bei ihr eine allmählich fortschreitende, beiderseitige Lähmung der Lidheber. Gleichzeitig verdünnt sich und dehnt sich die Lidhaut aus, so dass das Oberlid schlaff herabhängt und schliesslich die Lidspalte nicht mehr geöffnet werden kann. Die dadurch bedingte Entstellung und Beeinträchtigung des Sehens führt die Patienten zum Arzt. Die sonst bei Ptosis geübten Eingriffe versagen wegen der bedeutenden Atrophie der Kutis und Subkutis, sowie des Musc. levator palpebrae meist. Auch wollen die Kranken wegen ihres fortgeschrittenen Lebensalters vielfach von einer Operation nichts wissen. Die Wirkung der Ptosisbrillen reicht ohne weiteres nicht aus. Denn wegen der starken Ausdehnung des Lides vermag der an dem Brillengestell angebrachte Bügel durch Hineinschieben der Hautfalte zwischen Orbitalrand und Bulbus den Lidrand nicht genügend zu heben und ausserdem rutscht das Lid wegen der Glätte seiner Haut unter der Stütze gern nach abwärts.

So ist ohne Verkürzung der Lidhaut und ohne Schaffung eines Haltes für den stützenden Bügel nicht auszukommen. Durch eine einfache Excision der Lidhaut allein die Lidverkürzung erreichen zu wollen, wäre abwegig. Würde sie in einem Maße ausgeführt, dass der freie Lidrand hoch genug zu stehen käme, so würde selbstverständlich der Lidschluss behindert sein; ausserdem bestünde die Wahrscheinlichkeit, dass durch neuerliche Dehnung der Lidhaut der Operationserfolg bald wieder aufgehoben würde.

Es wurde nun auf zwei Wegen versucht zu dem gewünschten Ziel zu gelangen. Beide sind so einfach, dass sie auch ambulant vorgenommen werden können und der Patient daher um so eher sich dazu versteht, den Eingriff an sich vornehmen zu lassen. Das erste Verfahren gestaltet sich folgendermaßen: Unter Infiltrationsanästhesie wird ca. 14 mm oberhalb des freien Lidrandes ein bis zu 2,5 cm langer, horizontaler Hautschnitt gemacht. Nach Unterminierung der Haut nach oben und unten werden die Nadeln dreier doppelt armierter Fäden 6 mm oberhalb des oberen Wundrandes von aussen nach innen in 4 mm Abstand voneinander durchgeführt und 4 mm unterhalb des unteren Wundrandes von innen nach aussen durchgestochen. Unter Aufstellung und Fixierung der Wundlippen mit zwei an den Enden des Schnittes angesetzten Pinzetten werden die drei Nähte über kleinen Gazeröllchen geknüpft. Die Vereinigung der aufgestülpten Wundlippen lässt sich erleichtern, wenn statt der drei Suturen zwei ca. 2,5 cm lange und 3 mm breite Silberplättchen benutzt werden, die durchlocht sind, zwischen denen die aufgestellten Wundränder eingeklemmt und die zusammen mit diesen durch Fäden fixiert werden. Die obere Wundlippe soll die untere um ca. 2 mm überragen. Durch Vernähung der Haut beider mittels feiner Fäden wird dann die Wunde geschlossen. Nach sechs Tagen werden alle Nähte entfernt und es ist eine Hautleiste von ca. 2,5 cm Länge vorhanden, die an ihrer unteren Seite eine flache Rinne hat. Diese bietet dem Ptosisbrillenbügel guten Halt. Bei letzterem wird, um dem Oberlid eine gewisse Beweglichkeit zu geben, sein am Lid aufliegender Teil durch ein Gummibändchen gebildet, das zwischen den in sagittaler Richtung nach rückwärtsgehenden Haltern ausgespannt ist. Diese Vorrichtung hat auch noch den Vorteil, dass sie viel weniger lästig empfunden wird, als wenn die Stütze ganz aus Metall oder anderem harten Material besteht. Die Hautleiste imponiert anfangs als zu dick, allmählich flacht sie sich jedoch so stark ab, dass sie gewöhnlich nur noch eben genügt.

Dieser Umstand veranlasste mich zu einem anderen Modus procedendi; bei ihm wird aus der Lidhaut ein nur an seinen Enden mit ihr in Verbindung bleibender Wulst gebildet, an dem, wie an einem Aufhänger, der Ptosisbrillenbügel angreifen kann. Zu diesem Zweck werden zwei auf der nasalen und temporalen Seite divergierende Schnitte horizontal in ca. 1 cm Abstand voneinander durch die Lidhaut gemacht. Der untere Schnitt ist ca. 1,2 cm vom freien Lidrand entfernt und die Länge des Hautstreifens beträgt ca. 3 cm. Er wird unter Mitnahme von möglichst viel subkutanem Gewebe von seiner Unterlage bis zu seinen Enden freipräpariert. Der entstandene Defekt wird nach Unterminierung der benachbarten Haut, während die Hautbrücke etwas abgehoben wird, durch drei Knopfnähte geschlossen. Danach wird letztere durch vier feine Nähte, die möglichst knapp ihren Rand fassen sollen, zu einem wurstförmigen Strang umgebildet. Zwischen ihn und der darunter gelegenen vernähten Lidwunde wird ein mit Salbe bestrichenes Gazeläppchen geschoben und ein Bindenverband angelegt. —

Bei solchem Vorgehen bietet sich nach Entfernung der Nähte am sechsten Tage eine Schlaufe aus wohlernährter Haut dar; an ihr findet der Bügel der Ptosisbrille einen sicheren Halt. Letzterer nun ist eine solche Form gegeben, dass sie dynamisch die Lidheber ersetzen kann, eine Kontraktion des Musc. orbicularis zulässt, und dass eine hinreichend weite, veränderliche Lidspaltenöffnung resultiert. Dies ist dadurch erreicht, dass der Ptosisbrillenbügel um eine frontale, horizontal gestellte Achse drehbar gemacht und eine Feder angebracht ist, die dem Tonus des Lidschliessmuskels und der Schwere des Lides Rechnung tragend, den Bügel leicht nach oben drückt. Sein dem Lid anliegender Teil ist der Konvexität

des Bulbus entsprechend geschweift und, um besser die Haut-
schlaufe von unten und etwas von rückwärts fassen zu können,
ist er ferner muldenförmig verbreitert.

Auf diese Weise ist bei ausgiebiger Lidhebung doch der Lidschlag und damit die Feuchthaltung der Kornea und der Tränen-
transport gewährleistet. Auch der mimische Ausdruck, der ohne
Lidschlag etwas Fremdartiges hat, ist dadurch gebessert. Und
schliesslich ist durch Stützung der gerade zur Dehnung besonders
disponierten Lidpartie oberhalb des Tarsus einer neuen Senkung
des Lidrandes nach Möglichkeit vorgebaut.

Die geschilderten Verfahren sollen und können selbstverständlich nicht die anderen bewährten Ptosisoperationen von
v. Hess, Elschnig und Motais verdrängen oder ersetzen. Für
die isolierte doppelseitige Ptosis glaube ich sie jedoch empfehlen
zu dürfen. Vielleicht können sie aber auch in anderen, ähnlich
gelagerten Fällen von Ptosis vorteilhaft sein. —

XXXV.

Lidfaltenbildung bei der Ptosisoperation.

Von

L. v. Blaskovics (Budapest).

Mit 13 Abbildungen im Text.

Will man die richtige Operationsart gegen Ptosis ermitteln,
so muss man sich vor allem vergegenwärtigen, dass kein Muskel
das Lid zu heben geeigneter ist, als der Levator selber. Der Frontalis
wirkt in tangentialer Richtung und kann ein Einwärts- oder Aus-
wärtsdrehen des Lides veranlassen, je nachdem er mehr auf den
Lidrand oder auf den konvexen Tarsusrand einwirkt. Dabei kann
aber von rechtswegen von keiner Muskeltätigkeit die Rede sein,
nur von einer Spannung, die das Auge auch ohne Runzeln der
Stirne offen hält. Ebensowenig vermag der mit dem Lide in Verbindung gebrachte Rectus superior die Lidspalte aktiv zu öffnen.
Die Motais sche Operation bewerkstelligt nur ein künstliches
Symblepharon, welches das Lid in einer höheren Stellung an den
Augapfel fixiert, wobei die Hornhaut bedroht ist.

Wenn bisher die direkte Methode keine volle Wirkung hervor-
zubringen vermochte, so ist dies auf ein unvollkommenes Bloss-
legen und eine ungenügende Verkürzung des Lidhebers zurück-

zuführen. So erschien die Ansicht berechtigt zu sein, dass die Muskelverkürzung nur in jenen Fällen angezeigt sei, in denen der Levator noch funktionsfähig ist. Ich selbst habe auch diese Meinung vertreten, so lange ich den Muskel von vorne aufsuchte. Leichter und ausgiebiger ist er aber von der Hinterfläche des Lides aus zu erreichen, wo er unmittelbar unter der Bindehaut zu finden ist. Der Effekt kann noch dadurch erhöht werden, dass man auch den Lidknorpel reseziert, weil dieser als die Fortsetzung des Lidhebers betrachtet werden kann. Ausserdem biegt sich

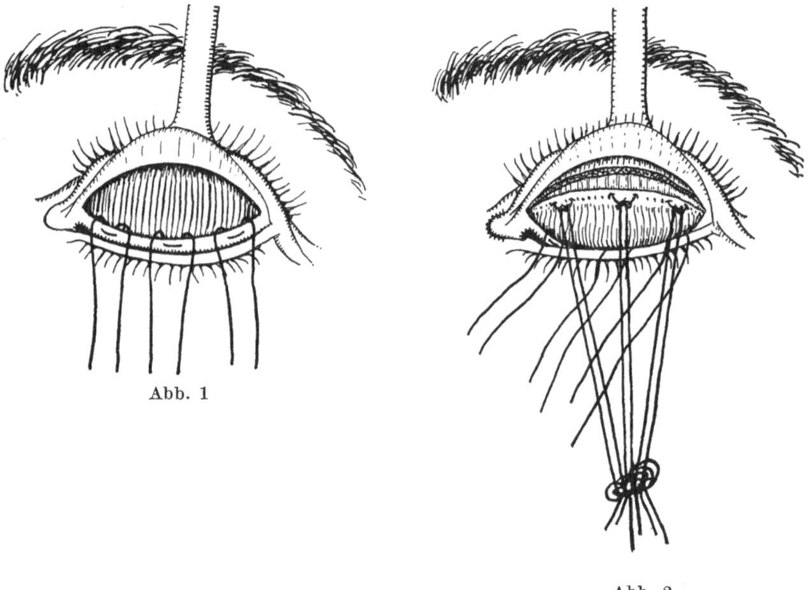

Abb. 1

Abb. 2

der verschmälerte Tarsus auf den erhöhten Zug nach oben ein, demzufolge der Erfolg nach der Operation niemals ab-, sondern zunimmt.

Da man auf diese Weise nicht nur eine grössere Spannung im Muskel erreichen, sondern diese auch wirksamer gestalten kann, so eignet sich diese Methode für alle Arten und Grade der Ptosis. Sie ist auch bei totaler Lähmung des Lidhebers, ja sogar bei kurzer Lidspalte und kongenitaler Ptosis wirksam, wenn auch an Stelle des Muskels nur Bindegewebe mit oder ohne Muskelelemente vorhanden sind. Die Lidhebung erfolgt in diesen Fällen nur durch die gesetzte Spannung, die aber der Schliessmuskel leicht überwältigen und das Auge zuschliessen kann. Bei der Erschlaffung des Orbikularis kommt wiederum die Spannung zu ihrer Geltung.

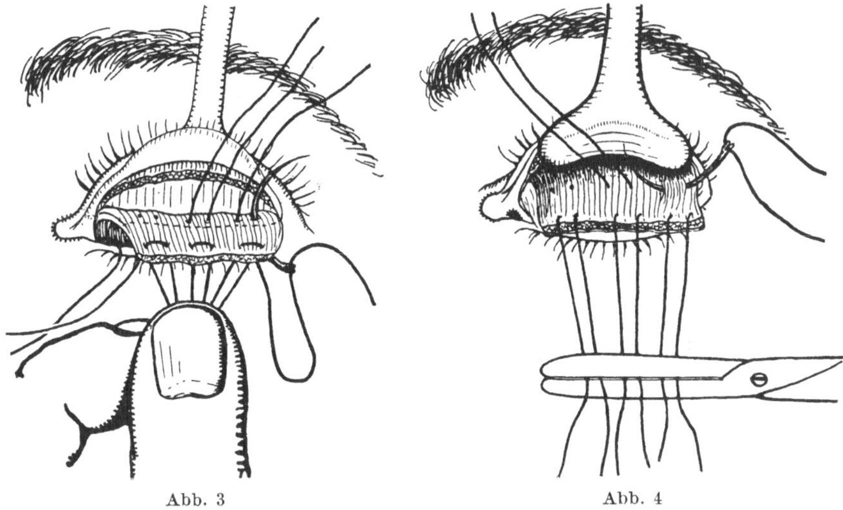

Abb. 3   Abb. 4

Dies vermag eine richtige Muskeltätigkeit vorzutäuschen, so dass von entsprechender Ersetzung der Levatorfunktion gesprochen werden kann.

Die einzige kleine Schattenseite des Verfahrens war, dass sich nach der Operation öfters eine Senkung der Deckfalte zeigte. Diese Verschiebung der Lidhaut gegen den Lidrand habe ich in einer früheren Mitteilung schon erwähnt, und, im Falle die Deckfalte in Form einer Blepharochalasis den Lidrand überschreiten

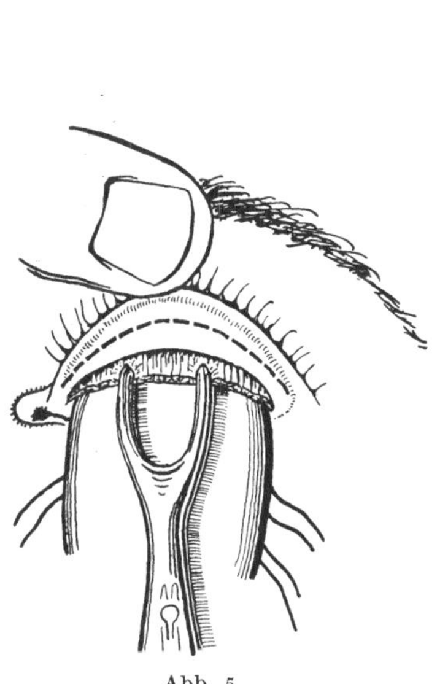

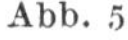

Abb. 5   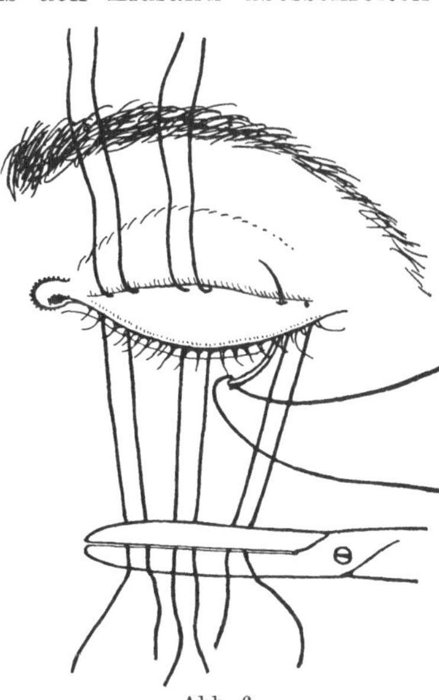 Abb. 6

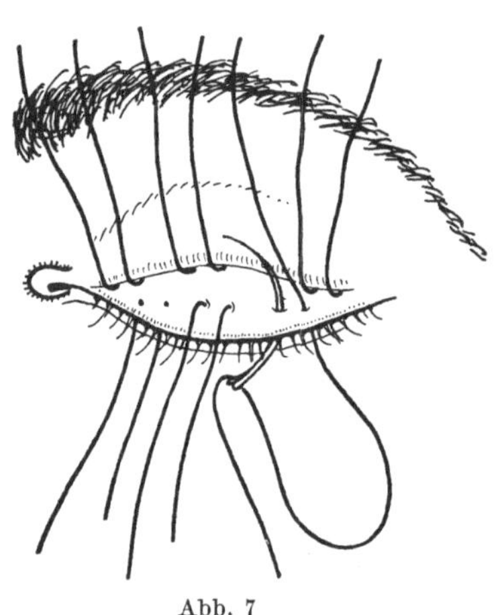

Abb. 7

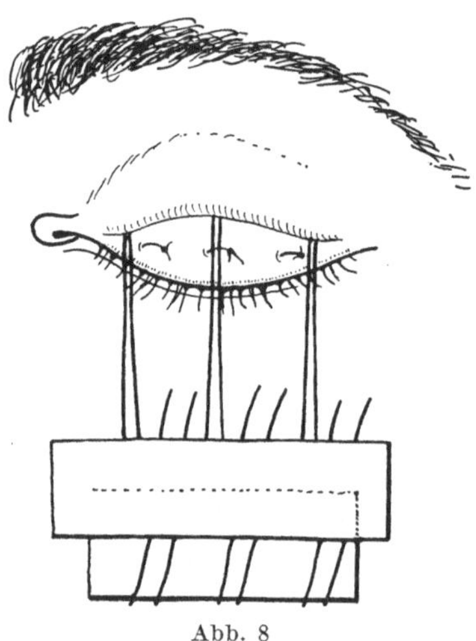

Abb. 8

würde, eine nachträgliche Operation angegeben. In jüngster Zeit kam ich nun darauf, wie man diesen Übelstand schon bei der ursprünglichen Operation beheben kann.

Das Zustandekommen der künstlichen Blepharochalasis bei der Levatorvorlagerung könnte man auf zweierlei Weise erklären. Stellt man sich vor, dass die Verbindungen des Lidhebers mit der Haut bei der Operation völlig gelöst wurden, so könnte anzunehmen sein, dass sich die Lidhaut infolge ihrer Schwere senkt. Will man aber annehmen, dass diese Verbindungen auch nur teilweise ungetrennt blieben, so kann die Deckfalte durch das Herunterziehen des Lidhebers gegen den Lidrand gedrängt werden. Ob in der Mehrzahl der Fälle der eine oder andere oder beide Ursachen obwalten, benötigt nicht klargelegt zu werden. Denn bei beiden Möglichkeiten kann die Deckfalte wieder hergestellt werden, wenn man die Verbindung des Lidhebers mit der Haut an richtiger Stelle erneuert, nämlich an jener Stelle des Muskels, die in die vormalige Höhe des konvexen Tarsusrandes geraten soll.

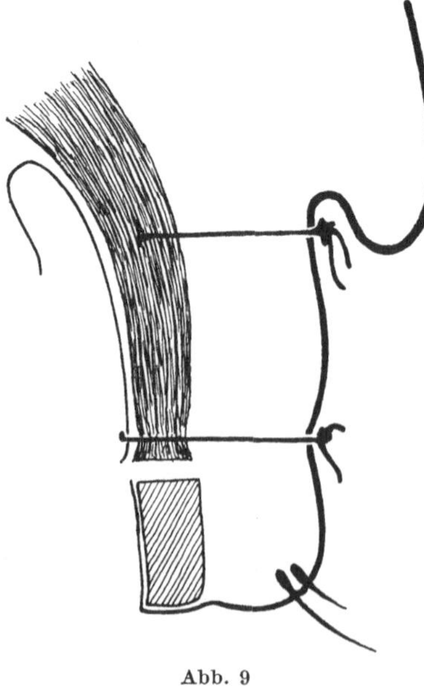

Abb. 9

Die Herstellung dieser durch die Operation vernichteten oder verschobenen Verbindungen geschieht mittelst drei Schlingennähten, die sich in den einzelnen Phasen des neuerdings technisch verbesserten Operationsvorganges in folgender Art einreihen (Abb. 1—9).

1. Umwendung des oberen Lides mittelst Lidhalter. Einschneiden der Bindehaut in der Nähe und entlang des konvexen Tarsusrandes. Einlegen dreier Schlingennähte in den proximalen

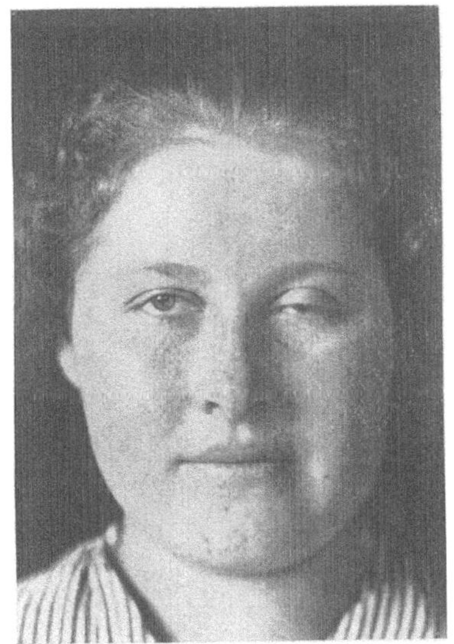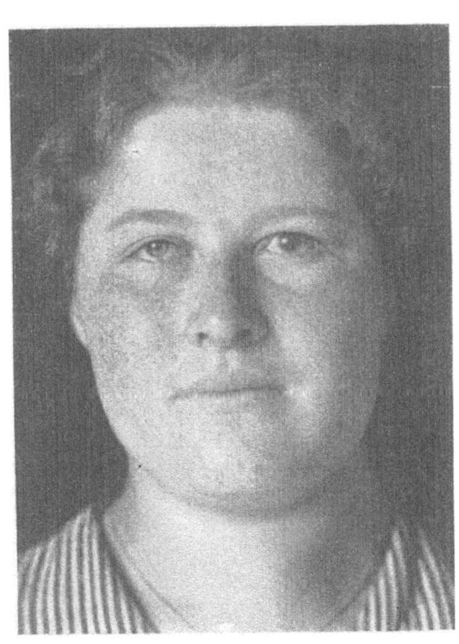

a   Abb. 10   b

a Ptosis trachomatosa links. Vor der Operation.
b Senkung der linken Deckfalte bei sich gut öffnender Lidspalte. Nach Lidheber- und Tarsusresektion ohne Lidfaltenbildung.

Wundrand der Übergangsfalte. Unter Anziehen der eingelegten Fäden Abtrennen der Bindehaut vom Lidheber.

2. Einlegen und Einknüpfen von drei Fixierungsnähten in den Muskel, proximal von dem konvexen Tarsusrande. Verknüpfen dieser Fäden untereinander. Bei Anziehen dieser Fixierungsnaht Einschneiden des Lidhebers längs des Lidknorpels. Auf diese Weise kann man das Anschneiden der prätarsalen Faszie leicht vermeiden. Abtrennung der Vorderfläche des Levator tief in die Orbita hinein ohne Beschädigung der Fascia tarsoorbitalis.

3. Unter Führung der Fixierungsnaht Durchführen der Schlingennähte durch den Muskel. Dann distal von den durchgeführten Schlingennähten (unterbrochene Linie in Abb. 3) Ab-

schneiden des Muskels, womit die Fixierungsfäden mit entfernt werden. Die Fadenenden der Schlingennähte werden nun in eine Klemme gefasst.

4. Einlegen des Lidhalters in gewöhnlicher Weise. Herabziehen des Lidhebers mittelst der Schlingennähte, Einlegen von weiteren drei Schlingennähten durch den Muskel 4—5 mm über seinem Schnittrande, d. h. in jener Höhe, in welcher der Levator mit der Haut verbunden werden soll.

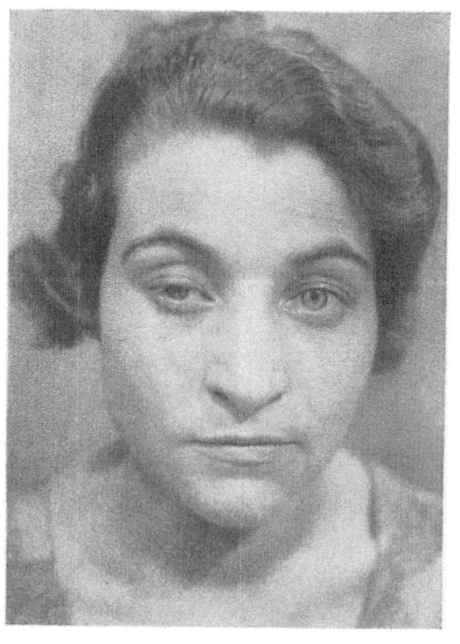
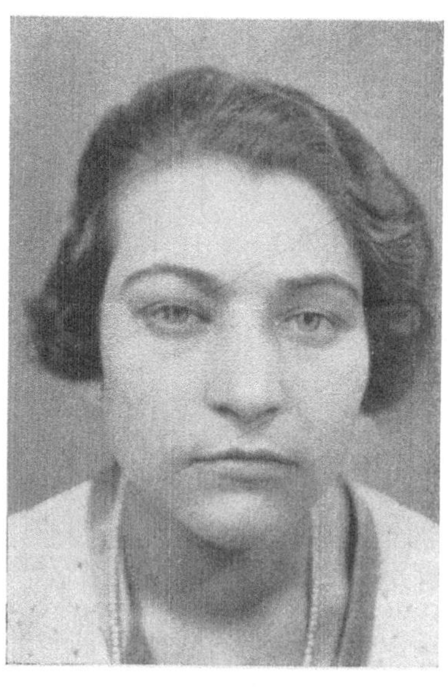

a   Abb. 11   b

a Unvollständige kongenitale Ptosis rechts.
Vor der Operation.

b Acht Tage nach der Lidheber- und
Tarsusresektion mit Deckfaltenbildung.

5. Einschieben einer Lidplatte unter den umgewendeten Lidknorpel von unten her. Fassen des Lidheberstumpfes am konvexen Tarsusrande mittelst Gabelpinzette. Durchschneiden des Lidknorpels seiner Länge nach (unterbrochene Linie in Abb. 5). Dann Abtrennen des proximalen Teiles des Lidknorpels samt Muskelansatz. Rückstellung des Lides.

6. Durchführen der deckfaltenbildenden Nähte von innen nach aussen 6—8 mm über dem Lidrande. Zuknüpfen ohne Abschneiden der Fadenenden.

7. Durchführen der Bindehaut-Muskelschlingennähte hart über dem Tarsusschnittrande. Knüpfen und Abschneiden dieser Schlingennähte.

8. Die Fadenenden der Deckfaltennaht werden mittelst Heftpflasterstreifen unter Zug an die Wange fixiert, um das Auge während des Druckverbandes sicher geschlossen halten zu können. Nächsten Tag Abschneiden der Fadenenden, weil die Heftpflasterfixierung überflüssig geworden ist. Unter Fuchsschem Gitter offene Wundbehandlung. Entfernung aller Nähte nach fünf Tagen.

9. An jener Stelle, wo die Deckfaltennähte ausgestochen waren, entsteht der höchste Punkt der wiederhergestellten Deckfalte.

Die vorgezeigten Photographien beweisen, dass mit der Levatorvorlagerungsmethode in den verschiedensten Fällen von Ptosis volle Wirkung zu erzielen war. Die Deckfaltenbildung bringt den kleinen bisher beobachteten Übelstand völlig zum schwinden (Abb. 10 a, b und 11 a, b).

XXXVI.

Über die periphere Hornhautektasie, ihre Pathogenese und operative Behandlung.

Von

F. Schieck (Würzburg).

Mit 2 Abbildungen im Text.

Die neueren Untersuchungen über die Entstehung des Greisenbogens haben die Gewissheit gebracht, dass wir es nicht mit einer Entartung des Gewebes, sondern mit einer Einlagerung von Lipoid zu tun haben (Gustavo Attias). Versé und Rohrschneider konnten in der weiteren Verfolgung der Frage zeigen, dass diese Fettinfiltration einem Überangebot von lipoiden Stoffen ihre Entwicklung verdankt und dass im Experimente die erzwungene Erhöhung des Cholesterinspiegels im Blute die Ausbildung von einem „Greisenbogen" bei Kaninchen nach sich zieht. Damit rückt die Auffassung vom Wesen des Arcus senilis auf ein durchaus neues Gebiet und die Erscheinung verliert ihre bislang für richtig gehaltene Bedeutung als reine Altersveränderung. Nur mit der grundsätzlichen Einschränkung, dass wir etwas Ähnliches vor uns haben wie die Atheromatose der Gefässwandung, kann der Begriff der Altersveränderung noch Geltung beanspruchen. Wir begreifen damit, dass diese Anomalie durchaus nicht an die höheren Jahre gebunden zu sein braucht und dass Schwankungen im Lipoidgehalt des Blutes unter Umständen schon in früheren Lebensaltern ganz analoge Veränderungen in der Hornhautperipherie

setzen können. Aber auch die Kenntnisse von den Anfängen
und der Lokalisation der Einlagerungen sind in letzter Zeit erfreulich
gefördert worden, und es hat sich hierbei eine Übereinstimmung
der histologischen Untersuchungsergebnisse (Versé, Rohrschneider) mit den Resultaten der Beobachtung an der Spaltlampe (A. Vogt, Guido Meyer) gezeigt. Im wesentlichen handelt
es sich um zwei Zentren, von denen die Fettinfiltration ausgeht.
Beide liegen in der Hornhautperipherie und zwar reicht die am
frühesten auftretende Ablagerung in den tiefsten Schichten bis in
den Kammerwinkel hinein, während die später zu beobachtende
zweite Infiltrationsstätte nahe der Oberfläche durch das sogenannte
luzide Intervall (Vogt) vom Limbus selbst getrennt bleibt. Erst

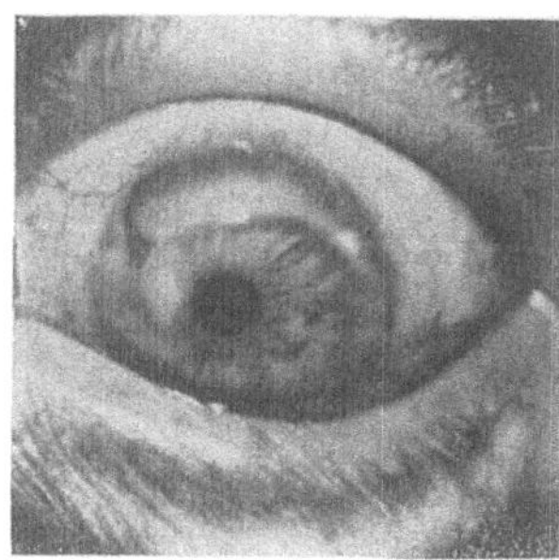 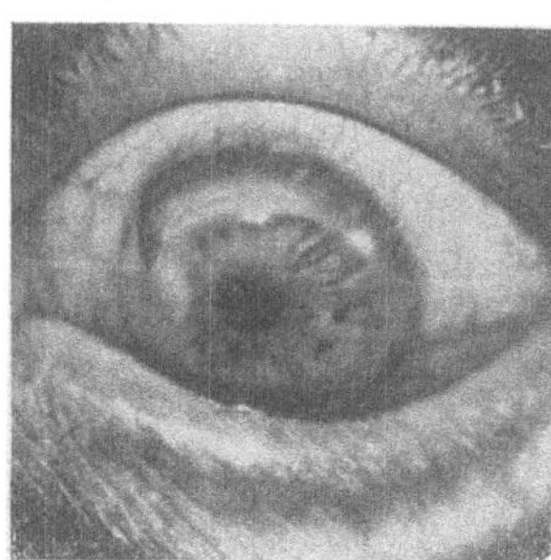

Abb. 1
Randektasie vor der Operation. Linkes Auge. Aufnahme mit der Zeissschen Apparatur.

die Verschmelzung beider Infiltrationszonen miteinander bringt
das Stadium zustande, in dem der Arcus senilis makroskopisch
sichtbar wird.

Diese schon mit der Pubertät einsetzenden Veränderungen, die
zumeist in den Anfängen stecken bleiben und nur verhältnismäßig
selten mit dem Erscheinen des wirklichen Arcus senilis enden,
muss man sich vor Augen halten, wenn man zwei andere pathologische Vorgänge der Hornhautperipherie richtig beurteilen will,
die Randfurche und die Randektasie, die meiner Überzeugung
nach eng zusammengehören und auf denselben Grundlagen beruhen,
wie der Arcus senilis. Ich weiss wohl, dass eine Reihe von Beob-
achtern aus den begleitenden Nebenumständen den Schluss gezogen
haben, dass diese beiden Erkrankungen nicht die Fortentwicklung
des Greisenbogens seien, und zwar lautet die Beweisführung teilweise dahin, dass Anzeichen eines Arcus, in die sich die Rinne
oder die Ektasie fortsetzt, in den betreffenden Fällen fehlten.
Ein solcher Einwand wird ohne weiteres hinfällig, wenn wir auf

die ersten Stadien der Pathogenese des Arcus Rücksicht nehmen;
denn wir können heute sagen, dass die initiale makroskopisch
nicht nachweisbare Lipoidinfiltration in der ferneren Entwicklung
ebensowohl zum eigentlichen Greisenbogen, als auch zur Furche
oder zur Ektasie führen kann. Der Entwicklungsweg würde sich
also frühzeitig gabeln. Wir können aber auch auf den Beobachtungen
von Fuchs fussend annehmen, dass die für den Greisenbogen
maßgebende weissliche Einlagerung in späteren Stadien wieder
resorbiert werden kann und wir dann vergeblich nach ihr suchen,

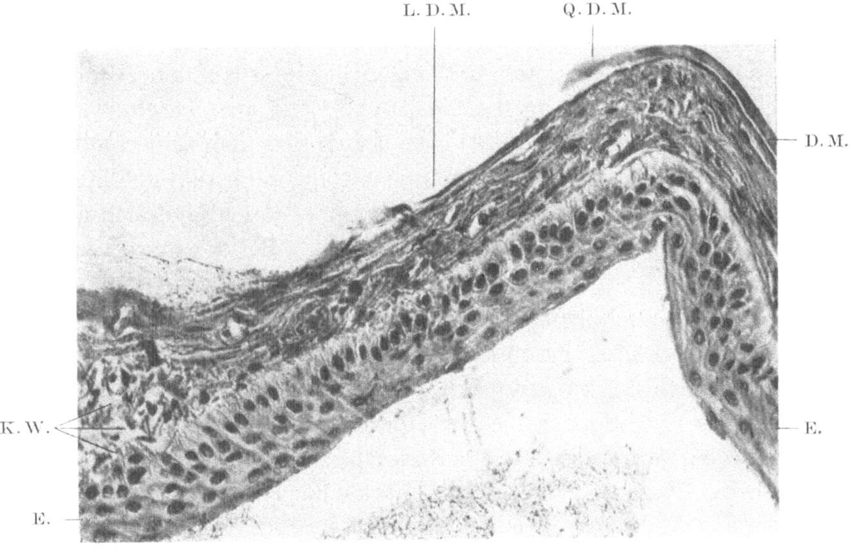

Abb. 2
Schnitt auf der Höhe der Verdünnung.

D. M. = Descemet'sche Membran.   K. W. = Kammerwasser in der Hornhaut.
Q. D. M. = Quellung der Descemet.   E. = Epithel.
L. D. M. = Lücke der Descemet.

wenn die Furche oder die Vorbuckelung sich ausgebildet hat. Ein
anderer Einwand ist das Vorhandensein eines Pseudopterygiums,
aus dem man auf ein vorausgegangenes Randulkus der Hornhaut
als Ursache des Prozesses schliessen wollte. Auch diese Beweisführung scheint mir nicht zwingend; denn, wie schon Fuchs
erwähnt, kommt es im Laufe von länger bestehenden Greisen-
bögen leicht zur Entstehung von Pseudopterygien und ebenso
auch von oberflächlichen feinen Vaskularisationen der getrübten
Hornhautpartien. Nach meinen Erfahrungen entwickeln sich aber
uberhaupt auf dem Boden eines Arcus senilis gern durch Seque-
strierung der schlecht ernährten Gewebsteile torpide Substanz-

verluste, die den katarrhalischen Randgeschwüren gleichen und an die sich Zustände anschliessen können, die in die eines Pseudopterygiums übergehen. Der Grund aber, warum sich das eine Mal ein Arcus, das andere Mal eine Furche und das dritte Mal eine Randektasie entwickelt, glaube ich in anatomischen Eigentümlichkeiten sehen zu dürfen, auf die ich durch die Untersuchung eines Falles von Randektasie aufmerksam geworden bin.

Es handelte sich um eine 52jährige Frau, die auf dem linken Auge am oberen Limbus eine so starke Ektasie aufwies, dass das Gewebe papierdünn geworden war und jeden Moment die Vorbuckelung zu platzen drohte. Am rechten Auge war die Ektasie nicht soweit vorgeschritten und eigentlich erst an den Anfängen kenntlich. Auch hier lag die ektatische Zone am oberen Limbus. Auf beiden Augen war die Vortreibung von den Überbleibseln eines Arcus senilis eingefasst, den man entlang der intakt gebliebenen Hornhautperipherie weiter verfolgen konnte. Auch fand sich mehrfach ein Ansatz zu einem Pseudopterygium. Bei der ausserordentlichen Dünne der vorgebuckelten Hornhautzone konnte ich mich nicht dazu entschliessen, nach dem Vorschlage von Terrien mittels wiederholter Kauterisationen eine genügend widerstandsfähige Vernarbung zu erreichen; denn ich musste fürchten, dass bei der leisesten Berührung der Oberfläche mit der Kauterspitze das Gewebe perforierte. So nahm ich den bereits von Lauber erwogenen Plan auf, die ganze ektatische Partie zu exzidieren, nachdem ich zuvor einen doppeltgestielten brückenförmigen Bindehautlappen vorbereitet hatte, den ich auf die entstandene kollabierte Wunde legte. Heilung und Resultat waren günstig, es wurde eine durchaus feste Narbe erzielt, wenn schon ein höherer Grad von unregelmäßigem Astigmatismus in Kauf genommen werden musste, so dass der Visus (ohne Glas $\frac{1}{30}$) nicht gehoben werden konnte.

Die mikroskopische Untersuchung des herausgeschnittenen Stückes ergab nun, dass die Ausstülpung dadurch zustande gekommen war, dass die Descemetsche Membran in grosser Ausdehnung eine Aufquellung und Defektbildung aufwies. Damit tritt die Randektasie in Parallele zum experimentellen Keratokonus, der durch Läsion der hinteren Grenzmembran erzeugt werden kann (A. Elschnig, M. Wolfrum und A. Boehmig), wie man überhaupt geneigt ist, der Descemetschen Haut die führende Rolle beim Zustandekommen des Keratokonus beizulegen. Das Fehlen der den Abschluss der Hornhaut nach der Vorderkammer zu gewährleistenden Haut hat in dem vorliegenden Falle noch die Folgen gezeitigt, dass nicht nur Kammerwasser, sondern mit ihm auch Irispigment in die Hornhaut eingedrungen war. Dem gegenüber waren die vorderen Hornhautschichten weniger in Mitleidenschaft gezogen. Ganz offensichtlich war die Schädigung von rückwärtsher erfolgt. Vergleicht man damit den histologischen Befund des einzigen unkomplizierten Falles von Randfurche, den E. Fuchs veröffentlicht hat, so sehen wir hier einen ausgedehnten Defekt der Bowmanschen Membran mit samt den vorderen Schichten bei völliger Unversehrtheit der tiefen Lamellen und der Descemetschen Haut. Beide Affektionen bilden also in pathologisch-anatomischer Hinsicht ebenso Gegensätze, wie sie klinisch als Furche und als Vortreibung verschieden sind. Trotzdem gehören sie zusammen. Sie sind meines Ermessens weitere Entwicklungen derselben Vorgänge, die in umkomplizierten Fällen mit dem Auftreten eines Greisenbogens enden. Wir verstehen dies, wenn wir daran denken, dass die Lipoidinfiltration von hinten und von vornher, d. h. von der Umgebung der Descemetschen und der Bowmanschen Membran her, in zwei getrennten Entwicklungszentren aus um sich greift. Kommt es zu einer schwereren Schädigung des Gewebes durch Ernährungsstörung, so entsteht bei Schwund des vorderen Infiltrationsbezirks die Randfurche, bei Schwund des hinteren die Randektasie. Es ist auch ebenso gut möglich, dass zuerst die Furche auftritt und bei Übergreifen der Gewebsschädigung auf die Descemetsche Haut die ganze ergriffene Partie ähnlich dem Keratokonus vorgetrieben wird und somit sich aus dem Ansatze zur Furche im Laufe der Zeit eine Randektasie ausbildet.

XXXVII.

Operative Mitteilungen
a) Nadelpunktion der vorderen Augenkammer als diagnostisches und therapeutisches Hilfsmittel,
b) Weitere Beiträge zur vereinfachten postoperativen Behandlung bei Bulbusoperationen.

Von

Lussich-Matkovich (Zagreb).

a) Nadelpunktion der vorderen Augenkammer als diagnostisches und therapeutisches Hilfsmittel.

Die umfangreiche Vorkriegsliteratur über den intraokularen Flüssigkeitswechsel wurde im letzten Dezennium bedeutend vergrössert; an der Spitze dieser Forschungen steht die Heidelberger Schule.

Unvermeidlich war es, dass sich auch das Feld der Polemik ausbreitete, welches uns manche Aufklärung über die Entstehungs- und Abflusswege dieser Flüssigkeit brachte, ohne jedoch definitiv alle Streitfragen zu lösen.

Die Forschungen der physiologischen und physikalischen Chemie, sowie die der vegetativen Physiologie und Pathologie über die Augeninnenflüssigkeit nahmen besonders in den letzten Jahren in den Tierversuchen und beim Menschen grossen Umfang an und schufen neue Streitfragen, bei denen ein Grundübel besteht, da manche Forscher keine scharfe Grenze zwischen physio- logischen und pathologischen Erscheinungen machten.

Die Kolloidchemie strebt auch danach, unsere Kenntnis über die Kolloidphasen, besonders bei den pathologischen Veränderungen der intraokularen Flüssigkeit, zu erweitern.

Dem gegenüber tritt in der Literatur der Mangel der Forschungen und Erfahrungen über die Kammerwasserdiag- nose und über die therapeutische Wirkung der Kammer- wasserpunktion zutage. Die wichtigsten Forscher sind: Wessely mit der Kammerwasserdiagnose bei Sarkom der Chorioidea, Löwen- stein mit seiner Lokalisationstherapie, Magitot, Nawas, Gallenga, Di Marzio, Carmi, Coppes, Galla A., Fabian, A. usw.

Ich möchte Sie, meine Herren, an die Erfolge erinnern, die die Neurologie diagnostisch und therapeutisch mit den klinisch praktischen Liquoruntersuchungen seit Quinke, Wassermann, Plaut, Widal, Carl Lange u. a. feiert, die ihre Untersuchungsmethoden systematisch anwandten[1]). Nun sind wir Ophthalmologen in einer bevorzugteren Lage, da wir einmal das Kammerwasser technisch leichter bekommen, zwar in bedeutend kleinerer Menge; doch die Mikrochemie mit ihren Fortschritten sorgte auch für dies; zweitens, da wir dank der Spaltlampe und der weit vorgeschrittenen Biomikroskopie direkt an Ort und Stelle die normalen Zustände und die beginnenden pathologischen Veränderungen beobachten können. Trotzdem ist die Augenflüssigkeitslehre in klinischer Beziehung weit hinter der Lehre der Zerebrospinalflüssigkeit zurückgeblieben.

Beweise dafür brauche ich nicht anzuführen; lieber will ich die Ursache dieses Zurückbleibens betonen und diese gipfelt bei uns in dem Mangel der fruchtbringenden Symbiose zwischen den experimentellen und den praktisch klinischen Untersuchungen und in dem Mangel der systematischen Auswahl und Standardizierung[2]) der bestanpassenden Methoden für eigenartige und fremdartige Stoffe des normalen und pathologischen Augenflüssigkeitsgehaltes.

Nach dieser, in mancher Beziehung unvollständigen allgemeinen Übersicht, möchte ich einige Richtwege, die mich zur partiellen und lokalen Vorderkammerwasseraufsaugung führten, kurz erwähnen.

1. Für den diagnostischen Richtweg dienten mir als Leitfaden alle die Methoden, die die Neurologen mit Erfolg für die Liquordiagnose in Anwendung gebracht haben mit der zu unseren Zwecken nötigen mikrochemischen Variante und alle die erprobten

---

[1]) Quinke war der erste, der im Jahre 1891 die Lumbalpunktion ausführte. Widal und Sicard (1901) fingen die morphologischen Untersuchungen des Liquors an. Wassermann und Plaut (1906) stellten fest, dass sich die Wassermannreaktion auch mit dem Liquor ausführen lässt; endlich Carl Lange (1912) gründete mit seiner kolloidalen Goldsollösung ein neues Gebiet der Kolloidreaktionen des Liquors.

[2]) Von den standardizierten Methoden nenne ich nur einige: die Gesamtprofile (Kafka); das Reaktionsspektrum (Esskuchen); die vier Reaktionen von Nonne; die Wa-Reaktion von Plaut; die H-Ionenkonzentrationsmessung mit der Gaskette; die Eiweissgehalt-Bestimmung (nach mikro-Kjeldahl), Chlornatriumgehalt (nach Ruszyriak) und Zuckergehalt (nach Hagedorn-Jensen), sowie die zytologischen Untersuchungen; sie sind als stabil und als verlässlich allgemein bekannt.

Methoden, die wir seit fast zwei Dezennien häufig für tierexperimentelle Forschungen der Kammerwasseruntersuchung brauchen.

Für die zytologischen Untersuchungen war mir als Richtschnur die eminente Brücknersche Arbeit maßgebend, in der er uns eine vollständige Pathologie der Zellen der Vorderkammer gibt.

Was die nephelometrische Untersuchung der Augenflüssigkeit betrifft, für welche Franceschetti das Nephelometer mit verbesserter Mikroeinrichtung empfiehlt, hoffe ich, in der nächsten Zeit einen Bericht erstatten zu können über die neue photoelektrische Zelle von Cuboni (Serotherapeutisches Institut Mailand), mit welcher nephelometrische Messungen des K. W. leicht und mit elektrometrischer Präzision ausgeführt werden.

Bezüglich der Vorderkammerdiagnostik wäre noch die Fluoreszinnatrium-Probe von Thiel und die Waltersche Liquor-Brom-Methode[1]) zu erwähnen. Diese letzte Methode basiert auf dem Permeabilitätsquotient (P. Q.), welcher normalerweise konstant ist und für Brom das Verhältnis Serum: 3, Liquor: 1 ergibt. Es ist zu bemerken, dass das Brom vom Körper nicht als Fremdstoff behandelt und schnell ausgeschieden wird, sondern als teilweiser Chlorersatz eine Stetigkeit und Gesetzmäßigkeit im Stoffwechsel des Organismus aufweist. Die Methode ist leicht anwendbar und verlässlich. Meine Untersuchungen über P. Q. des Ziliarkörpers und Iris-Barriere werden im Institut für experimentelle Pathologie (Mikulitschich, Zagreb) weiter fortgesetzt.

2. Für den therapeutischen Richtweg war mir erstens die depletorische und erneuernde Wirkung in Vorder- und Hinterkammer maßgebend, die durch die partielle oder totale Aufsaugung des pathologisch veränderten Kammerwassers auftritt. Eine Art dosierten Aderlasses der Augenflüssigkeit. Zweitens die hyperämische Reaktionswirkung Lebers und Seidels, die konstant jeder Kammerwasserpunktion folgt und welche Reaktionswirkung wir nach meinen tierexperimentellen Untersuchungen (Morph. Biol. Institut Zarnik in Zagreb) und auch Beobachtungen am Menschen beliebig nach therapeutischem Bedarf verstärken oder abschwächen können.

---

[1]) Walter, Fr. K.: Studien über die Permeabilität der Messungen. 1. Eine Methode zur quantitativen Bestimmung der Permeabilität und die allgemeinen Grundlagen der normalen und krankhaft veränderten Permeabilität. Ztschr. f. d. ges. Neurol. u, Psych. Bd. 95, H. 3/4, S. 522—540, 1925.

Drittens der Wesselysche Übertritt von arteigenen und artfremden Substanzen[1]) in dem Kammerwasser nach lokalen Reizungen, die man als eine Art katalytischer Wirkung bezeichnen könnte.

Diese drei Momente dominieren in der Therapie der Kammerwasseraufsaugung.

In meinen 56 registrierten Fällen behufs Diagnosestellung, bei denen ich über 200 volle und partielle Vorderkammer-Aufsaugungen ausführte, muss ich gestehen, dass die Resultate meistens zu keiner sicheren K. W.-Diagnose geführt haben.

Die Wa-Reaktion (Plaut, Gilbert, Kafta, Gala) hat sich schon mit Recht als K. W.-Diagnose eingebürgert und sich in meiner Kasuistik dreimal mit positivem Erfolg und einmal sogar positiv trotz des negativen Bluthefundes erwiesen. Als interessante K. W.-Diagnose sind die Fälle von intraokularen Geschwülsten, bei welchen Wessely schon im Anfangsstadium eine merkliche Erhöhung des Eiweissgehaltes im K. W. fand.

Die H-Ionenkonzentrationsbestimmungen des K. W. führe ich mit der Gaskettenmethode aus, aber öfters mit Indikatormethode mit Mikroeprouvetten von Pregl, die ich auch für die P_H-Bestimmung der Tränenflüssigkeit gebrauche. Diese H-Ionen-Konzentrationsbestimmungen haben mir bis jetzt diagnostisch für K. W. sehr problematische Werte gegeben, während es für die Tränenflüssigkeit scheint, dass die H-Ionen-Konzentration von besonderer Wichtigkeit sei.

Ganz andere Erfolge habe ich bezüglich der Therapie der K. W.-Aufsaugung aufzuweisen und ich wage es, sie als zufriedenstellend zu erklären.

Diese Therapie, die sich auf das alte Dogma „ubi sedes morbi ibi locus sanationis" stützt, betrachte ich als einen

---

[1]) Wessely war der erste, der bereits 1900 in seinen Versuchen über die Ätiologie der symp. Ophthalmie fand, dass gewisse lokale Reizungen des Bulbus eine Eiweissvermehrung in der Vorderkammerflüssigkeit verursachen und dass diese Vermehrung ausbleibt, wenn das Auge früher kokainisiert wurde. 1908 fand er, dass subkonjunktivale Injektionen von hypertonischer Kochsalzlösung (10, 15, 20%) bei kurarisierten Kaninchen eine Augendrucksteigerung mit stark vermehrtem K. W.-Eiweissgehalt verursachen. Diese Erscheinungen wurden von Leplat 1923 und in letzter Zeit von Magitot als axonische Reflexe lokalen Ursprungs genannt und ausgearbeitet. A. Magitot: La recurrence nerveuse et les reflexes axoniques en ophtalmologie. Ann. d'Ocul. Bd. 145, H. Dez. 1927 u. Jan. 1928.

gefahrlosen, technisch leicht ausführbaren operativen Eingriff[1]), der oft einen direkt heilwirkenden Effekt hat und noch öfters sich als ein unersetzliches Coadjuvans (Additionstherapie) bei unserer gewöhnlichen medikamentösen Therapie manifestiert.

Als vorläufige Mitteilung beehre ich mich, hier an erster Stelle meine Erfahrungen darüber mitzuteilen.

Meine Kasuistik erstreckt sich bis jetzt auf 136 Fälle mit über 400 K. W.-Aufsaugungen, meistens partielle (partielle sind, wenn das aufgesaugte Quantum nicht den Gehalt des hinteren Kammerinhaltes übersteigt i. e.: $^1/_6$ des V. K. W.).

Ich fing meine Versuche mit partiellen und totalen Aufsaugungen an, nicht nur unmittelbar nach den intravenösen Injektionen von antiluetischen Präparaten, sondern auch nach parenteralen protein-therapeutischen Injektionen, wobei ich aber die K. W.-Aufsaugung $1-1\frac{1}{2}$ Stunden nach der parenteralen Injektion verschob. Denselben Intervall für K. W.-Aufsaugung benötigen auch die starken Dosen von Natrium salicyl., Atophan, Jodkali, Unctiones mercuriales, sowie Pilocarpin- und Strychnininjektionen.

Die K. W.-Aufsaugung wird bei der Reiztherapie immer nach der Kampfphase ausgeführt, wo bereits der Anstieg der Lymphozytenzahl und die Verminderung der Neutrophilen beginnt und zwar nach 24—36 Stunden.

Die Regulierung der verstärkten und abgeschwächten Wirkung der K. W.-Aufsaugung geschieht auf drei Arten:

a) Durch das Quantum der aufgesaugten Flüssigkeit, wobei sich die Wirkung dem Quantum direkt proportional verhält.

b) Druck auf den Bulbus, Massage des Bulbus, 10—20% subkonjunktivale Kochsalzinjektion oder Hydrooxyzyanat mit sehr schwacher, lokaler Anästhesie (um die Schmerzen der subkonjunktivalen Injektion zu lindern, gibt man dem Patienten zehn Minuten vor der Injektion ein Sedativ, z. B. Morphium) verstärken die Wirkung der K. W.-Aufsaugung und wir finden eine bedeutende Vermehrung des Eiweisses, eine Hypertonie und eine Verminderung des NaCl-Gehaltes des K. W. In diesen

---

1) Nach vollkommener Asepsis des Konjunktivalsackes und tiefer oder leichter Anästhesie der Cornea, sowie eventuellen Gebrauches von retrobulb. Adren. Inj., oder innerlich Sedativa je nach Bedarf, macht man die Punktion der V. K. mit meinem graduirten Pipette-Nadel-Apparat. Für pH-Bestimmungen benütze ich die feine, lange Spritze (Typ Barthelemy) zur Hälfte mit Vaselinöl gefüllt. Nach der Aufsaugung des K. W., statt des Verbandes, wendet man mein aseptisches Operkulum durch 18—24 Stunden an.

Fällen erscheinen im K. W. Sensibilizatoren, Fixatoren und vielleicht Präzipitine (Magitot).

c) Retrobulbäre Adrenalininjektionen, sowie starke lokale Anästhesie durch prolongierte Kokainisierung, bevor man die K. W.-Aufsaugung ausführt, schwächen fast vollständig die Wirkung der K. W.-Aufsaugung ab, so dass eine Hypotonie entsteht und eine solche Verminderung des Eiweissgehaltes im K. W., dass man nur geringe Spuren findet. Mit diesen drei Phänomenen regeln wir unsere K. W.-Aufsaugungstherapie[1]).

Zur besseren Übersicht teile ich die 136 Fälle in vier Hauptgruppen: Die erste Gruppe umfasst 61 Fälle von akuten Erkrankungen der Hornhaut und des Uvealtraktus. Darunter sind acht Fälle von Ulcus serpens, die in vorgeschrittenem Stadium zur Behandlung kamen, von besonderem Interesse. Nach Auskratzung des Ulcus und daran anschliessender Anwendung des Dampfkauters führte man nach einer $\frac{1}{2}$ Stunde in drei Fällen die fast vollständige K. W.-Aufsaugung und in fünf Fällen die partielle aus. Bei einigen Fällen wurde die Prozedur drei- bis fünfmal ausgeführt. Nach drei Wochen wurden sieben geheilt und ein Fall ungcheilt mit fast vollständigem Leucom entlassen. Somit können die K.W.-Aufsaugungen mit Erfolg an die Stelle der Sondermannschen Trepanation und permanenten Fistulation treten. Andere vier Fälle von Ulcus serpens kamen, als bereits die Perforation eingetreten war. Man behandelte mit Fistulation und Milchinjektionen, zweimal wöchentlich mit nachfolgender totaler K. W.-Aufsaugung; der Erfolg war zufriedenstellend. Bei sechs Fällen von tiefliegender Hornhautinfiltration wurde die Reiztherapie mit nachfolgender K. W.-Aufsaugung angewandt. Bei drei Fällen von Kornealabszess Punktion des Abszesses und K. W.-Aufsaugung. Einer dieser Fälle hatte glänzenden Erfolg. Bei fünf Fällen von Keratitis parenchymatosa zeigte die K. W.-Aufsaugung keine besonders heilende Wirkung. Bei einem Mädchen jedoch mit Heredo-Lues-Zeichen, behandelt mit Neosalvarsan, nachdem die Erkrankung nach zwei Monaten auf dem rechten Auge aufgehört hatte, zeigten sich die Prodrome der Erkrankung am linken Auge (leichte bulbäre

---

[1]) Die Elektrolyse, Gifte und Nerven sind letzten Endes die korrelativen, krankmachenden Ursachen und die Kausaltherapie rechnet mit ihnen in erster Linie: die relativen Na- und Ka-Elektrolyten-Konzentrationserhöhungen sind Vagusreizungen, die der Wirkung von Pilokarpin und Phystostigmin gleich sind, während die relativen Ca-Elektrolyten Konzentrationserhöhungen Sympathikusreizungen und Adrenalinwirkungen gleich sind (Zondek-Theorie).

und limbosklerale Injektion). Man machte sofort eine intravenöse Neosalvarsaninjektion und nach drei Minuten eine totale K. W.-Aufsaugung von 0,20 ccm. Am anderen Tage war das linke Auge reizlos und die Erkrankung war behoben. Besondere Erfolge habe ich bei Iritis rheum. (13 Augen) und Iritis luetica (16 Augen) zu verzeichnen. Schwache Erfolge bei drei Verletzungen der Ziliargegend und gar keine Erfolge bei zwei Infektionen nach Staroperation.

In die zweite Gruppe reihen sich die chronischen Erkrankungen der unmittelbaren Umgebung der Hinter- und Vorderkammerflüssigkeit, die epitheliale und endotheliale Auskleidung der Kammer, an. Diese Gruppe umfasst 42 Fälle mit dem Bilde Iridocyclitis chronica und Präzipitaten an der hinteren Fläche der Hornhaut.

Hier ist das breiteste und erfolgreichste Feld für die K. W.-Aufsaugung mit seiner direkten Wirkung und auch als Additionstherapie bei medikamentöser Behandlung, subkonjunktivalen und parenteralen Injektionen.

In 42 Fällen sah ich in mehr als 50% gute und dauernde Resultate, alle übrigen Fälle waren in dem langwierigen Verlauf günstig beeinflusst.

Zu der dritten Gruppe gehören die chronischen retino-chorioidealen und Glaskörper-Erkrankungen und zwar diejenigen Fälle, die nach zur Nedden die Glaskörperaufsaugung erfordern. Diese Gruppe umfasst 27 Fälle. Hier wurde meistens totale K. W.-Aufsaugung vorgenommen und nach Bedarf wiederholt. Das Quantum der aufgesaugten Flüssigkeit betrug gewöhnlich 0,1—0,2 ccm. Die Aufsaugungen können nach Bedarf wiederholt werden. Ich sah nie, auch bei Fällen mit sechs Aufsaugungen, Komplikationen. Die Erfolge sind bedeutend besser bei frischen Glaskörperhämorrhagien (sei es traumatisch, sei es sklerotisch), als bei Glaskörpertrübungen.

Jedenfalls trete ich für die K. W.-Aufsaugung ein, da sie leicht und gefahrlos ist und besonders muss ich hier ihren Charakter als Additionstherapie bei Pilocarpininjektionen, Darreichung grosser Dosen von Atophan usw. betonen.

Die vierte Gruppe von sechs Fällen betrachte ich als Versuchsgruppe: zwei Fälle von Neuroretinitis, drei progressive Atrophien des Nervus opticus und ein Fall von Seclusio et Occlusio pupillae, um mich zu überzeugen, ob ein totaler Verschluss der Pupille besteht. In all diesen Fällen habe ich keinen Erfolg gehabt.

Aus meinen Tierexperimenten und Untersuchungen am Menschen kann ich folgende Schlussbetrachtungen ziehen:

I. Die intraokulare Flüssigkeit im normalen menschlichen Auge lässt sich in drei verschiedene Gruppen teilen. Der Glaskörper, embryologisch und teleologisch mit seinen physikal-chemischen Eigenschaften als ein fast amorphologisches Gebilde, besitzt eine ziemlich stabile Tendenzphase. Das Vorder-kammerwasser mit seiner molekularen dispersen Lösung zeigt eine weniger stabile Tendenzphase und das Hinterkammer-wasser zeichnet sich durch eine ganz ausgeprägte labile Tendenzphase aus. Diese Flüssigkeiten, von Mestrezat kühn „Mineralserum" genannt, mit diesen drei differenzierten Tendenz-phasen, erkranken sehr leicht durch gestörten Metabolismus.

II. Bei allen pathologischen Veränderungen des Auges, sei es auf endogenem oder exogenem Wege, in welchen die Intraokular-flüssigkeit ihre physiologische Phase ändert und als anormale Kolloidlösung zutage tritt, erleiden die Funktionen dieser Flüssigkeiten eine Störung. Diese anormale Kolloidlösung, die wir imstande sind, mit unseren Untersuchungsmethoden teils direkt, teils auf chemisch-physikalischem Wege festzustellen, gibt uns ein klinisches Bild von der Permeabilitätsstörung der absondernden Zellen. Es scheint, dass die Funktions-tätigkeit der Intraokularflüssigkeit nicht nur in der Erfüllung ihrer statischen und optischen Aufgabe sich beschränke, sondern in erster Linie als Puffer für die Gleichgewichtserhaltung zwischen Basen und Säuren diene, um das belebende Optimummilieu der H-Ionenkonzentration für die Erhaltung der umgebenden Epithelien und Endothelien zu schaffen, die zur Wache stehen und kämpfen für das zarte Gewebe, welches sie decken und schützen. Daher verursacht jede Funktionsstörung der Intra-okularflüssigkeit auch schwere Ernährungsstörungen des Gewebes.

III. Das Hinterkammerwasser weist bei gewissen Reizungen des Auges, sowie in allen Erkrankungen des Uvealtraktus, den Charakter einer ausgesprochenen Kolloidlösung auf. Diese Kolloidlösung von der Hinterkammer pflanzt sich durch Vermischung zu der Kammerflüssigkeit fort.

Durch die K. W.-Aufsaugung erzielen wir einen dynamischen Effekt, der sich äussert:

a) In einer mehr oder weniger dauernden Augendruck-erhöhung,

b) in einer plötzlichen Umwandlung des kolloid-osmotischen Druckes,

c) in einer vorübergehenden Schwankung des Donnangleichgewichtes, das sich von neuem mit frischen Anionen und Kationen herstellt. Es scheint überhaupt, dass die Schlacke des pathologisch verlangsamten Metabolitums der Vorder- und Hinterkammerflüssigkeit, die sich am Kammerwinkel und an der hinteren Irisfläche ansammelt, bei mangelnder Resorption durch ausgiebige K. W.-Aufsaugung diluiert und als Reduktionsprodukt leichter eliminiert wird.

IV. Die pathologischen Veränderungen der Intraokularflüssigkeit sind meistens charakterisiert durch ihre Fortpflanzung per contiguitatem und nicht per continuitatem, folglich sind sie als eine sekundäre Erscheinung des benachbarten erkrankten Gewebes zu betrachten. Bedeutend seltener sind die Fälle von primärer Erkrankung der Augenflüssigkeit und zeichnen sich durch ihre Bösartigkeit in dem Verlauf und in der Behandlung aus.

Diese Art der sekundären Erkrankung zeichnet sich durch einen chronischen Verlauf und durch eine langwierige und nicht immer erfolgreiche Behandlung aus.

Die übliche, bis jetzt angewandte Therapie, war nur eine kausale; diese aber muss unterstützt werden durch partielle und totale K. W.-Aufsaugungen (lokale und Additionstherapie).

b) Weitere Beiträge zur vereinfachten postoperativen Behandlung bei Bulbusoperationen.

Die Staroperation ist sicher die am höchsten entwickelte in ihrer Technik und es sind nur noch kleine, ergänzende Details in der Methode zu erwarten. Dagegen wurde die Nachbehandlung augenoperierter Kranken stiefmütterlich vernachlässigt und man kann von keiner grossen Wandlung sprechen.

Der Versuch der norwegischen Schule im Anfang dieses Jahrhunderts (Traun, Schiötz, Hjort, Chilson u. a.), eine offene oder halboffene Wundbehandlung nach Staroperation einzuführen, fand im allgemeinen keinen Anklang und zwar mit vollem Recht, da man die gefürchtete Infektion bei solchen Fällen öfters beobachtete.

Die Konservativen siegten über die Reformierten mit dem Spruch: Salus operati suprema lex esto.

Meine Art der Nachbehandlung bei Bulbusoperationen ist keine offene oder halboffene Wundbehandlung; sie ist eine fast hermetisch occlusive, weder kontentive noch kompressive. Statt eines, lege artis, schwer anzulegenden und für den Patienten schwer zu ertragenden Verbandes wird sofort nach der Operation am freien Auge das Operculum[1]) angepasst und befestigt. Das Operculum bleibt 7—10 Tage am Auge wie ein Verband und wird täglich leicht gelüftet oder nach Bedarf erneuert.

Über die Behandlungsmethode sind drei Mitteilungen und zwei Referate erschienen[2]). Das erste Referat von Derkac muss richtiggestellt werden, insofern, dass der von Hühn in der Diskussion zitierte, aber nicht bewiesene Fall von Irisprolaps und Erblindung aus dem Jahre 1918 stammt, also fünf Jahre vor der neuen Behandlungsmethode, folglich gerade dieser Misserfolg spricht gegen den alten klassischen Verband und zugunsten einer Reform in der Nachbehandlung.

Tatsächlich schufen die Nachteile des Verbandes das Fuchssche Gitter, die Schnellsche und Laubersche Schale.

Meine Behandlung besteht in dem Freilassen des operierten Auges und dem sofortigen Anpassen und Befestigen des Operculum nach beendeter Staroperation.

Die Aufgabe der Nachbehandlung kennzeichnet Lauber[3]) in zwei klassischen Sätzen: ungestörter Wundverschluss und Vermeidung sekundärer Infektion. Meine Nachbehandlungsmethode strebt nicht nur, diese zwei Bedingungen vollkommen zu erfüllen, sondern sie strebt noch ein höheres Ziel an. Dieses Ziel wird erreicht:

1. wenn man die mechanischen Momente der Wundsprengung, der Iriseinklemmung und der expulsiven Blutungen bebeseitigt,
2. wenn in diesem operativen Feld die normalen physiologischen Funktionen erhalten bleiben (Lidschlag, Tränenabfluss usw.),

---

[1]) Das Operculum ist ausgeführt durch die Fabrikanten: Jakob Hlavka, Zagreb (Jugoslavien) und Norbert Dugast, 108 Boul. St. Germain, Paris. Das Operculum, der K. W.-Aufsaugungsapparat, die Pregl'schen Mikroeprouvetten mit Beschreibung und Gebrauchsanweisung sind bei der Fa. Wilh. Walb Nachf., Heidelberg, zu haben.

[2]) Lijein. Vjesn., Heft Aug. 1925. An. d'ocul. H. Nov. 1927, Compl. rend. d. 1. Soc. opht. de Paris 1928, referiert: Ztrlbl. f. d. ges. Ophthal. Bd. 15, H. 5 u. Ztrlbl. f. d. ges. Ophthal. Bd. 19, H. 10.

[3]) H. Lauber: Verband und Behandlung nach Staroperation. Wiener med. Wochenschr. 1925, Nr. 15.

3. wenn das psychische Befinden, trotz dem somatischen Leiden, sich auf einem normalen, sogar euphoristischen Zustand erhält.

Diese drei Bedingungen werden durch meine Nachbehandlungsmethode grösstenteils erreicht und sind in meinen Mitteilungen ausführlich erörtert.

Neue 50 operierte und noch nicht publizierte Fälle mit der vereinfachten Nachbehandlung (therapia simplificata) bekräftigen meine bisherigen Erfahrungen und ermutigen mich, die Methode den Fachgenossen zu empfehlen.

Aussprache zu den Vorträgen XXXIV—XXXVII.

Herr Stock:

Ich kann mich mit dem Herrn Kollegen Schieck nicht einverstanden erklären, dass bei der peripheren Hornhautektasie die Membrana Descemeti das primär geschädigte sei. Im Gegenteil, man sieht an der Spaltlampe in solchen Fällen die Membrana Deszemeti gut erhalten. Ich schliesse mich der Ansicht von Rupprecht an (Kl. M. f. A. 1907, Bd. 45, S. 39), der die Risse in der Deszemeti als sekundär durch Dehnung entstanden erklärt. Das Primäre ist die furchenförmige Randdegeneration der Hornhaut.

Herr Krückmann:

Bei uns wird sehr oft die Besredka-Reaktion zur Serodiagnose herangezogen, um festzustellen, ob Tuberkulose, Lues oder symphathische Ophthalmie im Auge vorliegt. Der Inhalt der V. K. reicht hierzu aus. Vielleicht gibt uns Herr Lussich-Matkovich seine Erfahrungen zur Kenntnisnahme.

Herr Schieck (Schlusswort):

Auch beim Keratokonus ist die Descemet an der Spaltlampe sichtbar und trotzdem ist sie nicht normal.

Herr Lussich-Matkovich (Schlusswort):

Ich habe bereits in vier Fällen positiven Wassermann im Kammerwasser gefunden, davon einmal positiven Wassermann im Kammerwasser bei negativem Blutbefund.

XXXVIII.

Neue Beiträge zur Herpesforschung.

Von

Wilhelm Grüter (Marburg).

Die Herpesforschung bietet noch zahlreiche ungelöste Fragen, wiewohl schon einige hundert Arbeiten seit der Entdeckung des Virus erschienen sind. Über den jetzigen Stand der Dinge hat, soweit das Auge berührt wird, Gilbert[1]) in diesem Jahre ein umfassendes Referat gebracht. Es sei dazu, um Irrtümer zu vermeiden, gesagt, dass ich nicht nur bei der Keratitis dendritica, sondern auch beim Herpes simplex in Zusammenhang mit meinen Impetigostudien bereits im Jahre 1914/15 Herpesvirus[2]) nachgewiesen habe.

Heute möchte ich zu zwei interessanten Kapiteln der Herpesforschung neue Beiträge liefern und zwar 1. zur Biologie des Virus, 2. zur Frage des Zusammenhanges zwischen Herpes und Zoster.

1. Bekanntlich zeichnet sich das Virus unter anderen durch zwei wichtige Eigenschaften aus: Dermotropie und Neurotropie. Dass diese Eigenschaften graduelle Verschiedenheit aufweisen können, liegt in der Natur der Sache und ist schon wiederholt festgestellt.

Bei meinen nunmehr 15jährigen Studien auf diesem Gebiete habe ich indessen zwei immerhin ungewöhnliche Erscheinungen beobachtet: a) einerseits eine ausgesprochene Dermotropie bei verhältnismäßig geringer Neurotropie und b) ungewöhnlich hohe Neurotropie bei sehr geringer Dermotropie.

a) Es handelt sich um drei Stämme. Alle wurden unter eigenartigen Umständen gefunden. Es bestand um die Lidränder bzw. in der angrenzenden Gesichtshaut ein Bläschenausschlag, der durch Grösse der weissen eingedellten Blasen und der kraterförmigen Geschwüre, alles umgeben von einem breiten Entzündungshofe, ganz das Bild einer Vakzineerkrankung des Auges machte. Auf der Hornhaut stellten sich uncharakteristische weisse tiefgreifende Geschwüre ein; später bildeten sich daraus

---

[1]) Gilbert: Ergebnisse der allgemeinen Pathologie und pathologischen Anatomie v. Lubarsch-Ostertag, 1928.

[2]) Grüter: Bericht der Deutsch. Ophth. Ges. Heidelberg, 1920.

einzelne Verzweigungen unter dem Bilde einer Keratitis dendritica. Eine Untersuchung auf Vorhandensein von Vakzinekörperchen im Epithel der positiv geimpften Kaninchenkornea ergab ein völlig negatives Resultat. Die spätere immunisatorische Auswertung des Befundes liess keinen Zweifel, dass es sich um typisches Herpesvirus handelte. Eigentümlich war, dass trotz einer grösseren Zahl kornealer Tierpassagen (in zwei Fällen bis zu 16, bzw. 22 Passagen) nur ganz vereinzelt eine Enzephalitis eintrat (8%), während sonst rund 15% (Szily u. a.) spontaner Enzephalitis nach Hornhautimpfung beobachtet werden. Beim dritten Falle habe ich bei zwei Tieren gleichzeitig Hornhaut- und Hirnimpfung gemacht. Es traten keine Gehirnerscheinungen, dagegen eine typische schwere Keratitis auf. Bei den späteren Passagen liess sich allerdings leicht mit dem Hornhautmaterial eine Enzephalitis und umgekehrt mit dem Gehirnmaterial eine Keratitis hervorrufen. Immerhin zeigten sich die Stämme bei den ersten Übertragungen ausgesprochen refraktär gegen eine Gehirnimpfung. Das klinische Bild wies ja auch eine ungewöhnlich hohe Affinität des Virus zur Haut auf, was durch die ungewöhnliche Stärke der Entzündungserscheinung zum Ausdruck kam. Im Januar d. J. haben Andervont und Friedenwald[1]) über einen gleichartigen Fall berichtet und von einem atypischen Herpesvirus gesprochen.

b) Gegenüber diesen Formen zeigten nun drei neurotrope Stämme ein umgekehrtes Verhalten. Zwei dieser Stämme waren von einer Keratitis disciformis gewonnen, der dritte, auf den ich nachher noch näher eingehe, von einem typischen Zoster ophthalmicus. Bei allen Stämmen schlug die erste korneale Impfung (bei je zwei Tieren) fehl, dagegen trat nach 10, 12 bzw. 20 Tagen eine typische akute Enzephalitis auf, an der die Tiere eingingen. In weiteren Passagen gelang es mühelos, mit dem Gehirnmaterial die Kornea zu infizieren.

Interessant ist, hervorzuheben, dass die höhere Neurotropie bei allen Stämmen dadurch zum Ausdruck kam, dass nach der Hornhautimpfung spontan 100% der Tiere an Enzephalitis erkrankten, während bekanntlich in der Literatur über rund 15% Hirnbeteiligung nach Hornhautimpfung berichtet wird. Mein eigenes Herpesmaterial zeigt durchschnittlich 18% Hirnbeteiligung bei etwa 80 Fällen.

---

[1]) Andervont u. Friedenwald: Bulletin of the Johns Hopkins Hospital, Vol. XLII Nr. 1, 1928.

2. Der klinische Befund bei dem letzten dieser drei Stämme war ein typischer Zoster ophthalmicus.

Fall K. 26 Jahre.

Im Jahre 1916 schwere Malaria gehabt und auch noch später zeitweilig stärkere Neuralgien. Bei wiederholter Blutuntersuchung wurden in den letzten Jahren keine Plasmodien mehr gefunden. Für Lues weder klinisch noch serologisch ein Anhaltspunkt. Nie augenkrank. Nie Bläschenausschlag im Gesicht oder an irgend einer anderen Körperstelle gehabt. Es trat unter Temperatursteigerung, ohne dass irgendeine andere akute Krankheit vorausgegangen war, ein ausgedehnter Bläschenausschlag, mit Hämorrhagien und Nekrosen untermischt, im Bereich des linken Trigeminus I auf. Auch die Lidhaut war ringsum stark mit Bläschen besetzt. Die Gegend des Nasociliaris war ebenfalls befallen. Fädiges Sekret im Bindehautsack. Die Hornhaut zunächst völlig frei. Das Vorderkammer-Wasser klar. Die Pupille entrundet. Augeninneres normal. Einige Tage darauf herdförmige Irisblutungen. Es entwickelte sich dann allmählich eine hämorrhagische Iritis. Hornhautsensibilität leicht herabgesetzt. 10 Tage nach Beginn der Zoster-Eruption im Trigeminus zeigen sich die ersten Hornhauterscheinungen unter dem Bilde einer Keratitis punctata. Die Iritis rezidiviert nach vierwöchentlicher Pause. Es zeigen sich Präzipitate und Pupillenstörungen. Dieses wiederholt sich zweimal. Letztes Rezidiv acht Monate nach der Iritis. Etwa acht Wochen nach dem Aufschiessen der ersten Zosterbläschen ein typischer rötlicher skleritischer Zosterherd. Nach vier Wochen Heilung. Nach weiteren fünf Wochen ein leichtes Rezidiv an der gleichen Stelle. Die Keratitis punctata rezidiviert drei Monate nach ihrem ersten Auftreten. Sie geht einher mit streifenförmiger Trübung des Parenchyms.

Es fanden sich, dem frischen Bläschenmaterial zugesellt, weisse Staphylokokken, die für den Kaninchenkörper und -kornea völlig avirulent waren. Die bakterielle Gehirnkontrolle der Impftiere war stets negativ. Es handelte sich zweifellos um eine zufällige Verunreinigung des Materials durch saprophytische Hautkokken.

Die erste Überimpfung auf eine Kaninchen-Kornea ergab ein negatives, die parallele Gehirnimpfung auf ein anderes Kaninchen ein positives Resultat. Es kam bei diesem Tier zu einer typischen akuten Enzephalitis, aber erst nach einem Latentstadium von 20 (!) Tagen. Bei späteren Versuchen trat regelmäßig nach vier- bis fünftägigem Intervall eine akute Enzephalitis auf, die in wenigen Tagen tödlich endete. Das Passagevirus wurde $\frac{3}{4}$ Jahr weitergezüchtet und in dieser Zeit kam es in $100\,^0/_0$ der Fälle zur Enzephalitis nach der Hornhautimpfung.

Die ersten Impfversuche mit Berkefeldfiltraten ergaben bei Gehirnimpfung ein positives, bei Hornhautimpfungen ein negatives Resultat. In späteren Versuchen zeigte das Filtratvirus keine Abweichung.

Eine Auswertung des Impfmaterials durch gekreuzte Immunitätsversuche ergab eindeutig das Vorhandensein von Herpesvirus.

Eine mehrfache kutane Insertion bei fünf Personen[1]), darunter bei einer nicht lebensfähigen Missgeburt, verlief völlig negativ. Die Rückübertragung auf den Stammpatienten K.[1]) sowohl mit seinem eigenen frischen Bläschenmaterial als auch später mit dem Gehirnpassagematerial vom Kaninchen ergab ebenfalls negatives Resultat. Hinwiederum war eine nach Heilung des Zoster bei diesem Stammpatienten vorgenommene kutane Insertion am Oberarm und im Bereich der Zosternnarben mit einem fremden Herpes-simplex-Stamm erfolgreich. Es entstand eine typische Aussaat von Herpesbläschen.

Es ergibt sich mithin Folgendes: Bei einem typischen Zoster im Trigeminus I findet sich ein filtrierbares Virus, welches sich schwer an den Kaninchenkörper adaptiert, und dieses erweist sich bei weiterer Analyse als Herpesvirus von ungewöhnlich geringer Dermotropie und ausserordentlich hoher Neurotropie. Der Stammpatient K. verhält sich bei kutaner Insertion gegenüber seinem eigenen Virus (sowohl bei der Verwendung von frischem Bläschenmaterial während des Eruptionsstadiums, als auch bei der späteren Verwendung von Passagevirus) vollkommen refraktär. Er ist aber keineswegs immun gegen anderes typisches Herpesmaterial. Denn sowohl an der Haut wie im Bereiche der Zosternarben schiessen nach der erneuten artefiziellen Insertion Bläschen auf. Ein Zoster, der durch Herpesvirus hervorgerufen ist, hinterlässt also keine Immunität, auch nicht im Bereiche der erkrankten Hautpartie.

Noch viel eindeutiger war dieses am klinischen Verlauf des Zoster ophthalm. beim Stammpatienten K. festzustellen. Er bekam, nachdem das Leiden daselbst mit einer hämor-

---

[1]) Diese waren über den Zweck des Versuches aufgeklärt und mit der Ausführung einverstanden.

rhagischen Iris anfing, im Laufe von acht Monaten (!) mehrere Rezidive an Iris (Herpes iridis), in der Sklera (rötlicher Knoten) und in der Kornea (Keratitis punctata). Das Gesamturteil lautet somit:

1. Bei einem typischen Zoster ophthalm. fand sich ein Herpesvirus von ungewöhnlich hoher Neurotropie und geringer Dermotropie.

2. Das Überstehen einer Herpesinfektion unter dem Bilde eines Zoster ophthalm. bedingt weder Körper- noch Augenimmunität.

Wegen weiterer Einzelheiten muss ich auf die spätere ausführliche Mitteilung verweisen.

XXXIX.

Keratitis im Anschluss an Herpes.

Von

Maximilian Salzmann (Graz).

Mit 2 Abbildungen im Text.

Dimmer hat im Jahre 1905 aus der Grazer Klinik vier Fälle einer eigentümlichen Keratitis beschrieben, welche seiner Ansicht nach der Keratitis nummularis Stellwag nahesteht, wenigstens was das Aussehen der Herde anlangt. Später ist Dimmer nicht wieder auf dieses Thema zurückgekommen, wohl weil er dann seine ganze Arbeitskraft auf die Photographie des Augenhintergrundes konzentriert hat. Aber Hesse, der seit 1905 Assistent der Grazer Klinik war, hat mir mitgeteilt, dass auch weiterhin Fälle dieser Krankheit in der Klinik wie in der Privatpraxis beobachtet worden sind.

Seitdem ich mit Beginn des Jahres 1912 die Grazer Klinik übernommen habe, sind ähnliche Fälle reichlich vorgekommen. Ich habe im ganzen 50 Fälle gesammelt und gezeichnet. Ich möchte nun wieder auf diese Krankheit zurückkommen, erstens weil jetzt doch ein grösseres Beobachtungsmaterial vorliegt, zweitens weil sich dadurch die systematische Stellung dieser Form von Keratitis einigermaßen verschoben hat und drittens, weil wir doch inzwischen ganz neue Gesichtspunkte über die Natur des Herpes corneae gewonnen haben, mit dem diese Keratitis offenbar in Zusammenhang steht. Das Alter meiner Kranken schwankte zwischen 12 und 58 Jahren, die Verteilung der Fälle nach dem Lebensalter zeigt Abb. 1. Obgleich die Zahl der Fälle nicht sonderlich gross ist, so ist es doch auffallend, dass das Maximum der Häufigkeit zwischen 15 und 20 Jahre fällt. Ein zweites kleineres Maximum liegt zwischen 45 und 50 Jahren. Die Kranken gehörten fast durchwegs der landwirtschafttreibenden Bevölkerung an und machten sonst den Eindruck gesunder Leute; allerdings muss ich gestehen, dass ich keine genauen Nachforschungen nach etwaigen Allgemeinerkrankungen gepflogen habe.

Bei den meisten Kranken hatte die Krankheit zur Zeit der ersten Vorstellung zwei bis elf Wochen bestanden. Einige kamen

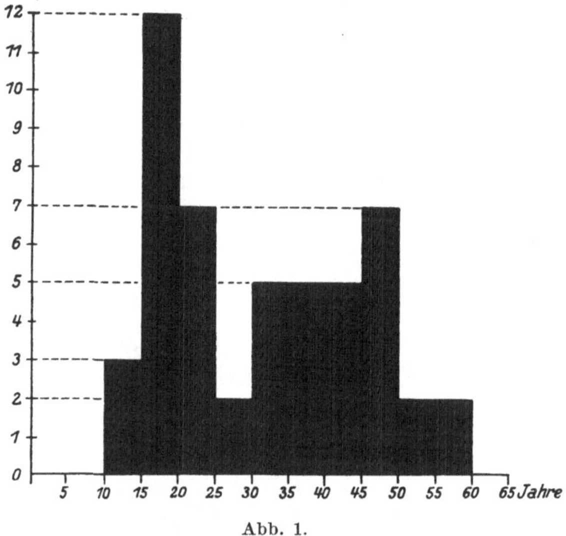

Abb. 1.

erst nach vier bis sechs Monaten zur Beobachtung. Soweit man sich auf die Angaben der Kranken verlassen kann, lag der Beginn der Krankheit zumeist in der zweiten Jahreshälfte. Am allerhäufigsten scheint die Krankheit im September begonnen zu haben (Abb. 2).

In der überwiegenden Mehrzahl der Fälle wurde von den Kranken keine Ursache oder nur die vage Vermutung einer Erkältung angegeben. In sieben Fällen wurde leichte Verletzung (Fremdkörper) angeschuldigt, fünf Fälle führten die Krankheit auf das Eindringen von Staub bei der landwirtschaftlichen Arbeit (Kartoffelernte u. dgl.) zurück, ein Fall trat nach Fieber auf, ein Fall nach einem leichten Herpes zoster, ein Fall ist vielleicht auf einen chemischen Reiz zurückzuführen, denn die Kranke hatte vorher an Krätze gelitten.

Die Krankheit beginnt unter Reizerscheinungen (Schmerzen, Tränenfluss u. dgl.), doch kam dieses Stadium eigentlich nie zur Beobachtung, weil unsere Kranken die Klinik erst dann aufsuchen, wenn ihnen auf andere Weise nicht geholfen werden kann. Diese Reizerscheinungen klingen allmählich ab, und dann sieht das Auge trotz der zahlreichen Entzündungsherde blass und reizlos aus. Allerdings können auch im weiteren Verlauf Reizerscheinungen auftreten, wenn es zu Exulzeration kommt; doch davon später.

Auf der Höhe der Entwicklung zeigt sich ein Bild, das zwischen dem der Keratitis punctata superficialis und dem der Keratitis disciformis steht, bald der einen, bald der anderen Form ähnlicher. Die von Dimmer veröffentlichten Fälle neigten zur Keratitis punctata superficialis hin, und auch unter meinen Fällen sind

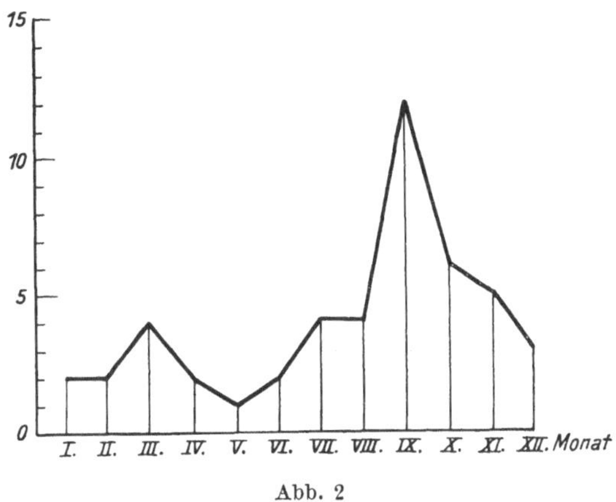

Abb. 2

solche, die man allenfalls noch mit diesem Namen belegen könnte. Allerdings sind die Herde weniger zahlreich, sie sind zum Teil grösser, fliessen mitunter zusammen oder es treten ausser den getrennten Herden auch noch grössere, zartere, tiefer liegende, mitunter ringförmige Trübungen auf. Wie schon Dimmer betont hat, besteht aber der wichtigste Unterschied gegenüber der typischen Ker. p. superf. darin, dass es bei diesen Herden teilweise zur Exulzeration kommen kann. Solche Herde zeichnen sich schon vorher durch stärkere Trübung, schärfere Begrenzung und deutlichere Prominenz aus. Die Abstossung des infiltrierten Hornhautgewebes erfolgt äusserst langsam.

Als Beispiel sei der Fall eines 14jährigen Jungen angeführt. Er kam zwei Monate nach Beginn der Entzündung in meine Behandlung. Es hat zunächst sechs Wochen gedauert, bis das

Infiltrat reif zur Abstossung war und dann hat es weitere sechs Wochen gedauert, bis die Abstossung vollendet und eine dünne, etwas vaskularisierte Narbe gebildet war.

Je geringer die Zahl der Herde und je grösser die einzelnen Herde selbst sind, desto mehr nähert sich das Krankheitsbild dem der Ker. discif. Die typische Form dieser Krankheit mit einem einzelnen mehr oder weniger genau zentral gelagerten Herd schliesst die Reihe der Übergänge ab.

Der ganze Verlauf der Krankheit ist äusserst schleppend und zieht sich durch Monate und Jahre hin. Allerdings entziehen sich die Kranken schon nach einigen Monaten der weiteren Beobachtung, weil die Empfindlichkeit des Auges verschwindet oder die anfangs vorhandene Sehstörung sich verliert. Mit dem Abklingen der Reizerscheinungen werden nämlich die zwischen den Herden liegenden Hornhautteile glatt und glänzend und das genügt sehr oft, um ein fast normales Sehvermögen wiederherzustellen, obwohl die einzelnen Trübungsherde nach wie vor vorhanden sind.

Nur bei neun Fällen (von 50) war es mir möglich, eine Nachuntersuchung nach längerer Zeit vorzunehmen.

Die längste Beobachtungsdauer betraf einen zur Zeit der Erkrankung 16jährigen Mann, der nach 10½ Jahren nachuntersucht wurde. Auf der Höhe der Krankheit (zwei Monate nach Beginn) zeigte die Hornhaut in der Mitte und in der unteren Hälfte insgesamt acht rundliche Herde, von denen die drei am weitesten peripher gelegenen isoliert, die übrigen aber durch eine zartere, am Rande dichtere Trübung zu einem grossen querovalen Fleck zusammengefasst waren. Die eigentlichen Herde waren leicht prominent, einzelne auch etwas exulzeriert. Über der ganzen getrübten Partie war die Hornhaut stark gestichelt.

Schon nach drei Monaten war die Hornhaut bedeutend glatter, die Sehleistung hatte sich auf 0,3 gehoben, obwohl die Trübungen noch immer in der früheren Ausdehnung vorhanden waren. Nach weiteren zwei Monaten waren die Trübungen zarter geworden und die Sehleistung 0,5 (?) Dann blieb der Kranke weg.

Heute (nach zehn Jahren) zeigt sich eine zarte Trübung in den mittleren Teilen der Hornhaut von Halbringform nebst zwei äusserst zarten rundlichen Flecken. Diese Trübungen liegen in einem grossen, unregelmäßig querovalen und leicht abgeflachten Felde. Der Krümmungsradius der vorderen Hornhautfläche beträgt in diesem Felde 8,4 mm (gegen 7,95 mm im gesunden

Auge). Die Sehleistung ist 0,4, kann aber mit $+ 1,75$ Dioptr. sph. auf 0,9 korrigiert werden. Es hatte sich also im ganzen Ausmaß der ursprünglichen Trübung eine leichte Fazette gebildet, welche eine erworbene, gut korrigierbare Hypermetropie erzeugt hatte.

Mit der Spaltlampe erkennt man, dass die Hauptmasse der Trübung nicht an der Oberfläche, sondern etwa um $^1/_3$ der Hornhautdicke tiefer liegt, nur stellenweise reicht die Trübung bis an die Oberfläche heran.

Erst diese Nachuntersuchungen brachten also Klarheit über den eigentlichen Sitz der Trübung, denn auf der Höhe der Entzündung ergibt die Spaltlampenuntersuchung kein sicheres Resultat.

Die Krankheit war stets einseitig — ein Grund mehr für die Kranken, um aus der Beobachtung wegzubleiben, sobald die ärgsten Störungen beseitigt waren.

Hinsichtlich der Therapie kann ich mich sehr kurz fassen, sie war rein symptomatisch. Es ist mir nie gelungen, mit irgend einem Verfahren die Naturheilung zu beschleunigen.

Die Prognose ist günstig; abgesehen von leichten Sehstörungen, die bei ungünstiger Lage der Trübungen, beziehungsweise ihrer Narben, zurückbleiben, tritt volle Heilung ein.

Was ich Ihnen hier vorgeführt habe, ist Ihnen ganz gewiss nicht neu, es kommt mir auch gar nicht darauf an, eine neue Form von Keratitis aufzustellen, aber auf eines möchte ich aufmerksam machen bzw. diese Frage zur Diskussion stellen.

Bei den mit Herpes corneae zusammenhängenden Krankheiten der Hornhaut scheint es örtliche und zeitliche Verschiedenheiten zu geben.

Wie es mit den örtlichen Verschiedenheiten bestellt ist, kann der Einzelne schwer beurteilen, da dazu jahrelange Beobachtung gehört. Mein Material sowie das Dimmers stammt aus der näheren und ferneren Umgebung von Graz einschliesslich des Burgenlandes. Aus meiner Wiener Assistenten- und Dozentenzeit (1887 bis 1911) besitze ich keine Notizen über ähnliche Fälle. Es ist möglich, dass ich in Wien nicht so sehr auf verschiedene Formen von Keratitis geachtet habe, aber es muss doch ein Unterschied zwischen dem Wiener und dem Grazer Material bestehen, denn er ist offenbar auch Dimmer aufgefallen, der doch gerade so wie ich, die Entdeckung der Keratitis punct. superfic. miterlebt hat. Über die zeitlichen Verschiedenheiten kann man schon mehr aussagen. Ich brauche da nur an die Geschichte der Ker. punct. superfic. zu erinnern. Diese Krankheit ist im Jahre 1889 als neue Form aufgestellt worden; wenn auch einzelne Fälle schon früher beobachtet worden sind, so hat doch um diese Zeit die Häufigkeit der Krankheit so enorm zugenommen, dass gleichzeitig von verschiedenen Seiten Mitteilungen darüber erschienen sind (Adler, Reuss, Fuchs, Schlösser, Stellwag). Später scheint die Frequenz dieser Krankheit wieder abgenommen zu haben. In den 16 Jahren, die ich nun in Graz bin, habe ich noch nicht Gelegenheit gehabt, meinen Hörern einen typischen Fall von Keratitis punct. superfic. vorzustellen, wenigstens keinen, der genau so ausgesehen hätte und so verlaufen wäre, wie die Fälle, die wir in Wien zur Zeit der ersten grossen Influenzaepidemie in Menge beobachten konnten. Wenn ich nicht irre, so ist auch von Elschnig an diesem Orte eine Bemerkung gefallen, die auf einen auffallenden Rückgang in der Frequenz der Ker. punct. superfic. hindeutet. Übrigens sind zeitliche Verschiedenheiten im Charakter von Infektionskrankheiten ja nichts neues. Die verschiedenen Influenzaepidemien, die wir seit den Neunzigerjahren erlebt haben, sind ein typisches Beispiel dafür.

Es zeigt sich also, dass in der Gruppe der herpetischen Erkrankungen der Hornhaut auffallende Verschiedenheiten auftreten, die durch Ort und Zeit bedingt sind. Es zeigt sich aber auch, dass wir, so verschieden die typischen Bilder auch sind, die Ker. punct. superfic. und die Ker. disciform. nicht trennen können und dass anderseits die früher aufgestellte Beziehung der Ker. disciform. zum Ulcus serpens, ganz abgesehen von der Ätiologie, auch vom rein klinischen Standpunkt nicht mehr aufrecht erhalten werden kann.

Aussprache zu den Vorträgen XXXVIII und XXXIX.

Herr Comberg
weist zunächst darauf hin, dass einer der von Herrn Salzmann gezeigten Keratitisherde eine Begrenzung nach Art der Schneckenlinien hatte, die Comberg selbst bei Keratitis superficialis und in Verbindung mit Stählischen Pigmentlinien beobachtete, so wie es in der Demonstrationssitzung von ihm am Tage vorher im Bilde gezeigt wurde.

Weiter kann Comberg im Anschluss an Salzmann eine Beobachtung aus dem Jahre 1917 bekanntgeben, die vielleicht die gleichen Erkrankungen betraf, wie bei den von Salzmann veröffentlichten Fällen. Comberg leitete damals vertretungsweise die Kriegslazarett-Augenstation in dem mazedonischen Ort Üsküb. Dort sah er — und zwar ebenfalls im August und September — bei deutschen

Soldaten ziemlich häufig genau die gleichen, teils isoliert auftretenden, teils multiplen, an allen Stellen der Hornhaut vorkommenden, verschieden grossen und verschieden weit in die Tiefe reichenden Herde. Bemerkt sei, dass die erkrankten Soldaten meist an Malaria und zum Teil auch an Darmkatarrhen litten oder gelitten hatten. Abgesehen von der Unregelmäßigkeit der Lage, gemahnten die Flecken häufig an eine Keratitis disciformis; der Zusammenhang mit einem Herpes war aber so evident, dass Comberg damals in Briefen an seine Kollegen von der Berliner Universitätsaugenklinik die Herde geradezu als „einen in die Tiefe gegangenen Herpes" bezeichnet hat.

Herr Kuffler:
Auch in Berlin beobachten wir die zeitweise Anhäufung der superfiziellen Keratitiden. Die Anhäufung macht öfters den Eindruck einer Epidemie.

Herr Salzmann (Schlusswort):
Die Keratitis punctata superficialis trat zur Zeit der grossen Influenzaepidemie im Jahre 1889 auf und auch bei der Influenza überhaupt sind örtliche und zeitliche Unterschiede hervorgetreten.

XL.

Über experimentelle sympathische Chorioiditis.

Von

O. Marchesani (München).

Mit 3 farbigen Abbildungen im Text.

M. D. u. H.! Es ist in den letzten Jahren mehrfach gelungen, beim Kaninchen eine Infektion von einem Auge auf das andere zu übertragen, eine „sympathische Ophthalmie" zu erzeugen. Ich meine die Herpesversuche von v. Szily und die tuberkulotoxische Sympathisierung von Guillery. Die Methoden und die begleitenden Umstände der experimentellen Erkrankungen sind aber so verschieden, dass gemeinsame Rückschlüsse auf den Menschen schwer möglich sind.

Ich bin nun auf einem ganz anderen Wege zu einem ähnlichen Ziele gelangt. Die Versuchsanordnung meiner Experimente scheint mir geeignet, gewisse Zusammenhänge unter neuen Gesichtspunkten aufzudecken und damit zur Klarstellung bestimmter Fragen beizutragen.

Meine Überlegungen gingen von der klinischen Erfahrung aus, dass nur länger dauernde Entzündungszustände nach perforierenden Verletzungen gelegentlich eine sympathische Ophthalmie zur Folge haben. Als Entzündungserreger wählte ich den für den Tierkörper im allgemeinen apathogenen Bacillus subtilis. Subkutan, intraperitoneal oder intravenös eingeführt, ruft er beim Kaninchen auch in grösseren Mengen keine Krankheitserscheinungen hervor. Nur wenn wir ihn ins Auge einbringen, entsteht eine schwere Entzündung, die etwa dem Bilde der Endophthalmitis septica beim Menschen gleichkommt. Dieser verschiedene Effekt der Impfungen am Auge gegenüber anderen Körperstellen beruht nicht auf einer Eigenschaft, die dem Bazillus anhaftet, er ist nicht spezifisch augenpathogen, sondern die Ursache liegt in den anatomischen und immun-biologischen Verhältnissen des Auges. Die Abwehrmechanismen setzen in den gefässlosen Teilen des Auges weniger rasch und weniger wirksam ein. Daraus erklärt sich die bekannte wichtige Rolle sonst apathogener oder schwach virulenter Keime bei Wundinfektionen am Auge.

Ich habe nun sehr zahlreiche Impfungen mit dem Bacillus subtilis an Kaninchenaugen ausgeführt. Das Bild ist stets dasselbe. Äusserlich ist die Entzündung nach etwa drei Wochen abgeklungen und meist sind nur beim Spiegeln einzelne Stränge und Schwarten im Glaskörper sichtbar.

Wenn man jedoch diesen Eingriff mehrmals wiederholt, so kann man folgende interessante Beobachtung machen: Das geimpfte Auge schrumpft allmählich unter der nunmehr dauernd aufrecht gehaltenen Entzündung und nach der dritten Einspritzung, die sechs bis acht Wochen nach der ersten ausgeführt wird, treten in einem Teil der Fälle auch am zweiten unberührten Auge Veränderungen auf. Diese bestehen in der Hauptsache aus Herden in der Aderhaut. Das sind zunächst kleine, gelbliche Herde, mit unscharfer Begrenzung ohne Prominenz, die sich später vergrössern, konfluieren, scharf abgrenzen, von einem Pigmentsaum umgeben werden, kurz das Bild einer Chorioiditis zeigen. (Demonstration). Abb. 1. Daneben besteht eine leichte perikorneale Injektion und eine Verengerung der Pupille, Symptome, die jedoch wechseln können.

Die Tiere bleiben hinsichtlich des Allgemeinzustandes vollkommen gesund, es lassen sich keinerlei Krankheitserscheinungen und vor allem niemals zerebrale Symptome nachweisen.

Die histologischen Befunde dieser experimentellen Erkrankung sind folgende: Zunächst sind am infizierten Auge auch nach einer einmaligen Glaskörperinfektion histologisch im Gang befindliche entzündliche Erscheinungen wesentlich länger nachweisbar, als für den äusseren klinischen Aspekt. Es finden sich noch nach vielen Wochen frische Rundzellenherde in der Uvea, Befunde, die wir auch beim Menschen nach Verletzungen kennen und dort oft schwer zu deuten vermögen. Nach wiederholten Infektionen, also in solchen Augen, die zu einer Mitbeteiligung des anderen geführt haben, finden wir Schwartenbildungen im Glaskörper, in der Uvea ausgedehnte Entzündungserscheinungen von ausgesprochen chronischem Charakter. Rundzellenanhäufungen mit eingestreuten

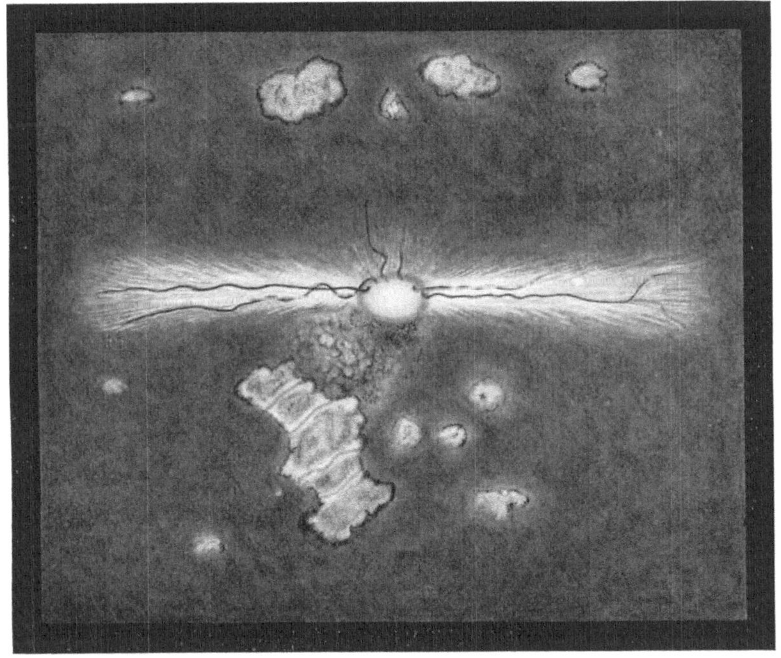

Abb. 1

histiozytären Elementen, stellenweise von typisch tuberkuloidem Aufbau. (Demonstration). Abb. 2.

In den zweiterkrankten Augen finden wir Entzündungsherde in der Aderhaut. Mitunter nur bezirksweise, mitunter über die ganze Aderhaut verteilt. Bei stärkerer Vergrösserung sehen wir diese Herde aus kleinen dichtgedrängten Rundzellen und einzelnen grösseren Zellen mit blassen Kernen bestehen. Das Pigmentepithel ist über diesen Herden in der Regel intakt, nur über grösseren selten etwas gelockert oder an umschriebener Stelle defekt. Die

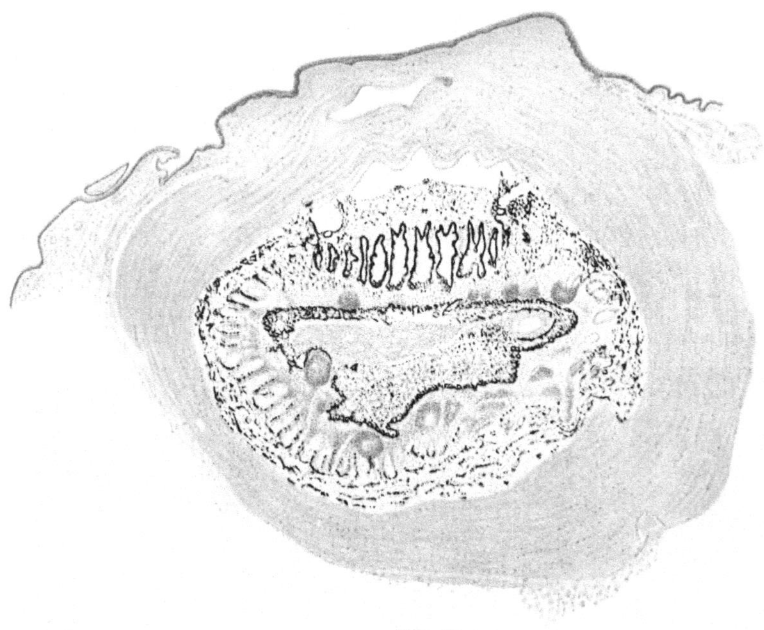

Abb. 2

Netzhaut ist in meinen Präparaten häufig artefiziell abgehoben, pathologische Veränderungen finden sich in ihr nirgends. (Demonstration). Abb. 3.

Die Sehnerven der geimpften Augen sind zentralwärts ein Stück weit in Form von diffusen und herdförmigen Infiltrationen mitergriffen. In der Gegend des Chiasmas weist der zum geimpften Auge gehörige Sehnerv ebenfalls noch eine diffuse Zellvermehrung auf, manchmal erstreckt sich diese sogar noch in den gegenseitigen Traktus hinein. Die Zellen hier sind vorwiegend gliöse Elemente, die die aufsteigende Degeneration des Sehnerven anzeigen. Der zum zweiterkrankten Auge gehörige Sehnerv ist vollkommen unverändert, ebenso das Gehirn. (Demonstration).

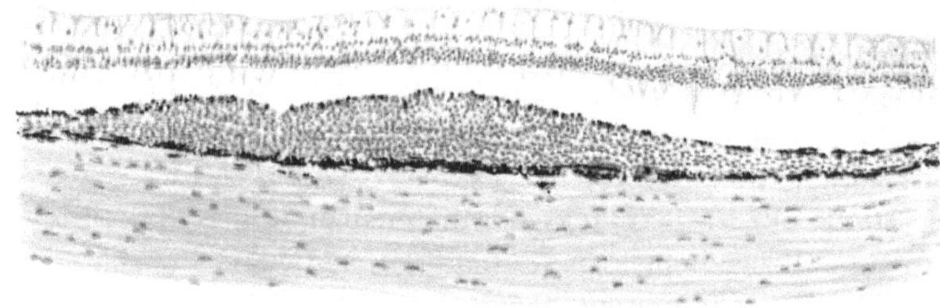

Abb. 3

Ich glaube also sicher annehmen zu können, dass die Entzündungsübertragung nicht auf dem Wege des Sehnerven stattgefunden hat.

Die bakteriologischen Verhältnisse habe ich bei meinen Versuchen eingehend berücksichtigt. Eingespritzt wurden jedesmal 0,1 ccm einer 24 Stunden alten Bouillonkultur. Jedesmal vorgenommene Kontrollzählungen ergaben, dass darin eine ziemlich konstante Menge, 1,6 bis 2 Millionen Keime, enthalten sind. Im infizierten Auge lassen sich die Bazillen innerhalb der ersten Woche ziemlich regelmäßig, später noch ausnahmsweise kulturell nachweisen. Man kann die Keime ferner in den ersten Tagen häufig aus verschiedenen Organen des Körpers und auch aus dem zweiten Auge züchten. Diese Tatsache, dass auch bei Wundinfektionen am Auge Keime ins Blut, in die Organe und auch in die Uvea des zweiten Auges übergehen, hat schon vor Jahren Römer einwandfrei nachgewiesen und sie wird von mir somit nur bestätigt. Die Keime rufen dort unter gewöhnlichen Umständen aber keinerlei Veränderungen hervor. Von den wiederholt infizierten Fällen, bei denen es zur Ausbildung einer experimentellen sympathischen Chorioiditis gekommen war, konnte ich bakteriologisch drei untersuchen. Bei der Augenspiegeluntersuchung war eben mit Sicherheit die Ausbildung einer Chorioiditis festzustellen. Seit der letzten Einspritzung des einen Auges waren in diesen Fällen 6 bzw. 16 und 17 Tage vergangen. In zwei von diesen Fällen konnte ich aus dem ersten Auge Subtilis züchten, im dritten nicht. Im zweiten Auge war in keinem Falle Subtilis nachzuweisen. Die Technik der Untersuchung halte ich für absolut einwandfrei. Es waren also in diesen drei positiven Fällen im zweiten Auge entweder niemals lebende Keime vorhanden gewesen, oder aber sie sind früher zugrunde gegangen. Letzteres scheint mir wahrscheinlicher.

Wie haben wir uns wohl die Pathogenese dieser experimentellen Erkrankung vorzustellen? Von den für die hier einschlägigen Überlegungen maßgebenden ermittelten Tatsachen will ich vorher noch einmal hervorheben. Eine einmalige Subtiliseinspritzung ins Auge hat beim Kaninchen niemals eine Miterkrankung des zweiten zur Folge gehabt. Subtilis einmal oder wiederholt in die Blutbahn injiziert, zieht keine Erkrankung der Augen nach sich. Versuche (auf die ich hier nicht näher eingehen kann), angestellt im Sinne der modifizierten Ziliarnerventheorie, sowie der Golowinschen Zytotoxintheorie, wobei gleichzeitig mit der Reizung oder nachträglich Subtilis ins Auge oder in die Blutbahn eingeführt wurde, verliefen negativ. Eine Metastase nach der gewöhnlichen Auffassung kommt also nicht in Frage.

Ein positives Ergebnis war bisher nur bei wiederholter Infektion eines Auges zu erzielen. Ich möchte darum annehmen, dass sich bei der wiederholten Infektion eine Allergie, eine Überempfindlichkeit gegen die eingebrachten Keime ausbildet. Damit hat sich die Reaktionsweise des Gewebes geändert, es reagiert bei einer späteren Infektion in Form einer allergischen Entzündung. Unsere Kenntnisse über derartige Vorgänge im Organismus überhaupt haben sich gerade in den letzten Jahren wesentlich erweitert. Während der Begriff ursprünglich nur für einen bestimmten Zustand des tuberkulös infizierten Individuums eingeführt wurde, wissen wir heute, dass es eine ganze Reihe von allergischen Erkrankungsformen auf die verschiedensten bakteriellen und andersartigen Allergene hin gibt. Asthma, manche Ekzeme und vielleicht auch Gicht und Rheumatismus scheinen auf diesem Krankheitsmechanismus zu beruhen. Das Besondere in unseren Tierversuchen besteht darin, dass abseits vom Applikationsorte im ganzen Körper allein das zweite Auge und dort nur die Uvea nachweisbare Krankheitserscheinungen zeigt. Die Erklärung dafür können uns die bekannten Untersuchungen Elschnigs über die spezifische Uveaeiweissanaphylaxie geben. Der organspezifische Charakter des Uveaeiweisses, das den Boden bildet, von dem die Sensibilisierung ausgeht, dürfte die Ursache für das organgebundene Auftreten der Erkrankung im Körper sein.

In diesem Sinne wären meine Versuche nichts anderes, als die erste Bestätigung im Tierexperiment für die Elschnigsche anaphylaktische Erklärung der sympathischen Ophthalmie. Nur haben sich seither unsere Anschauungen über die Anaphylaxie, die uns in ursprünglicher klassischer Form eigentlich nur beim Meerschweinchen gegenübertritt, noch weiter geändert und erweitert. Abweichend von der Elschnigschen Theorie bin ich auf Grund des Ausfalles meiner Experimente der Ansicht, dass nicht eine im Körper präexistente Krankheitsdisposition die sympathische Ophthalmie hervorruft, sondern dass die gesamte Ursache ins erste Auge zu verlegen ist. Diese Ursache bilden in unseren Versuchen Bakterien und ich glaube, dass auch bei der sympathischen Ophthalmie nach perforierenden Verletzungen eine Wundinfektion durch irgendwelche Keime den Ausgangspunkt bildet. Es dürfen dies keine virulenten Eitererreger oder andere pathogene Bakterien sein, sondern abgeschwächte Keime oder

sogenannte Saprophyten, denn sonst kommt es entweder zu einer
raschen Zerstörung des Bulbus oder eventuell zu einer Allgemeininfektion, beides Zustände, die nicht zu sympathischer Ophthalmie
zu führen pflegen. Dass Saprophyten als Ursache für Wundinfektion
am Auge nicht zu vernachlässigen sind, hat man wohl schon länger
gewusst und hat vor allem Axenfeld des öfteren eindringlich
betont; dass diese aber vom Auge aus unter Umständen eine solche
Wirkung entfalten können, wie wir sie in den besprochenen Tierexperimenten sehen, dürfte neu sein.

Zum Schlusse möchte ich noch hervorheben, dass ich mir
selbstverständlich bewusst bin, dass meine Experimente nur am
Tier angestellt sind und dass die Übertragung der dabei gefundenen
Tatsachen auf den Menschen darum hypothetisch ist. Aber ich
glaube, dass die vorgetragene Theorie uns den Weg anzeigt, auf dem
wir weiter zu arbeiten versuchen müssen. Sie ist jedenfalls imstande,
uns eine Reihe von Einzelheiten im rätselhaften Krankheitsbilde
der sympathischen Ophthalmie besser verständlich zu machen.

XLI.

Uveitis proliferans sympathica et Chorioiditis exsudativa serosa sympathica mit totaler Netzhautablösung und vollständiger Heilung.

Von

C. Pascheff (Sofia).

Mit 6 Abbildungen im Text.

In der Epoche der experimentellen sympathischen
Ophthalmie scheint es mir sehr zweckmäßig zu sein, dass wir
unsere klinischen und pathologo-anatomischen Kenntnisse über die
Natur und die Übertragung der sympathischen Ophthalmie einer
strengeren Kritik unterziehen.

So sprechen wir heute von Neuritis optica sympathica und die
Übertragung der Entzündung durch den Sehnerven. Und die
Frage ergibt sich von selbst: Ist die sympathische Ophthalmie
wirklich eine Entzündung des Nervus opticus und seiner
Pialscheide, oder eine Entzündung der Uvea?

In meiner 28jährigen Krankenhauspraxis habe ich mehrere
Fälle von sympathischer Ophthalmie beobachtet und dieselbe
histologisch studiert. Diese sui generis Entzündung stellt sich in dem
sympathisierten Auge meistens als Uveitis anterior plastica,

seltener auch als uveitis anterior serosa ein. In dem sympathisierenden Auge habe ich die Entzündung meistens in der Iris und in dem Corpus ciliare gefunden. Die letzteren wurden mit Lymphozyten und Plasmazellen infiltriert, aber nirgends waren Riesenzellen zu finden. Die Chorioidea hatte keine charakteristischen Merkmale der sympathischen Ophthalmieverdickung. Die Retina wurde oft abgelöst (Abb. 1 und 2). Nur in einem Falle — schon in meiner Arbeit: „Les lésions de l'appareil

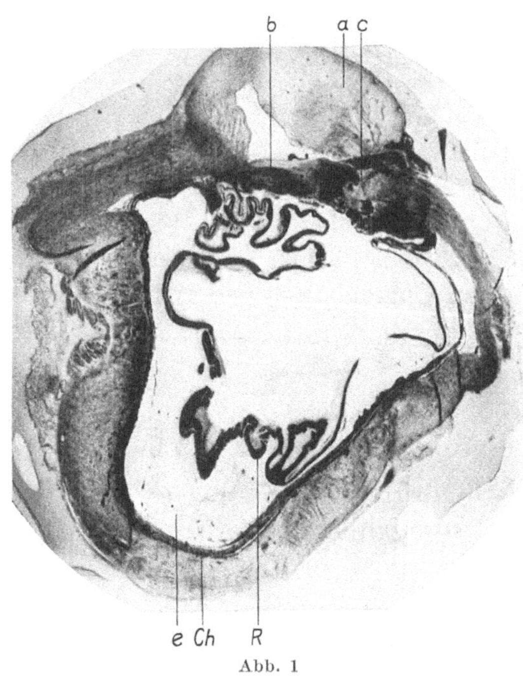

Abb. 1

visuel des guerres balkaniques" erwähnt — habe ich die typische Infiltration mit Riesenzellen der sympathischen Ophthalmie in der Chorioidea gefunden. In diesem Falle litt der Kranke an Peritonitis exudativa tuberculosa.

So ergibt sich die zweite Frage von selbst: Hat die sympathische Ophthalmie wirklich immer eine speziale Struktur?

Auf Grund meiner eigenen Erfahrungen habe ich eine solche, wie oben gesagt, nicht immer gefunden.

In sehr wenigen Fällen wurde die sympathische Ophthalmie auch unter dem Bild einer Chorioiditis sympathica[1]) in dem

---

[1]) Haab: Chorioiditis sympathica. Deutsche Ophthalm. Gesellschaft 1897, S. 165.

sympathisierten Auge beobachtet. Die Chorioiditis sympathica ist
von Peters (Handbuch von Graefe und Saemisch 1919) in
folgender Weise beschrieben: „Weissliche oder gelbliche, kleinere
und etwas grössere, meist rundliche Herde, die sich mit Vorliebe in
den peripheren Teilen des Augenhintergrundes etablieren. Die
Herde konfluieren nicht und sind nicht von Pigment eingesäumt.

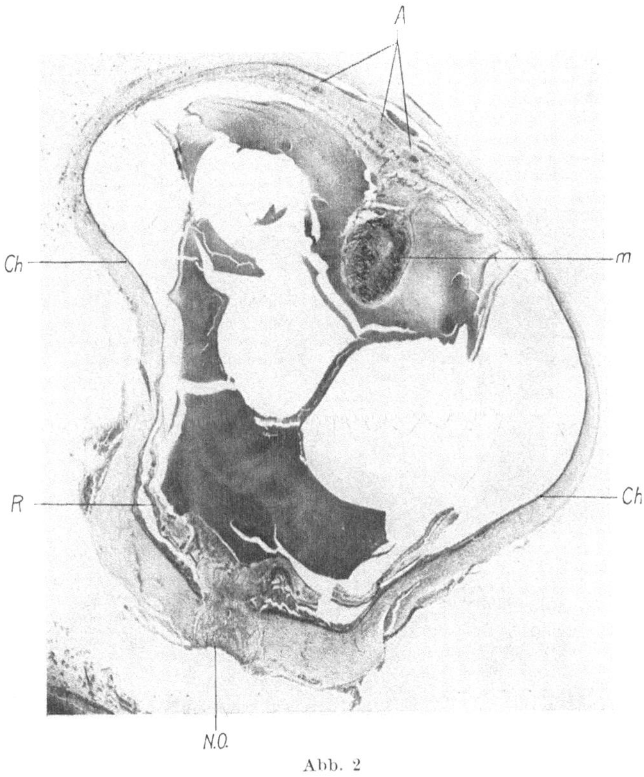

Abb. 2

Dagegen enthalten sie in ihrem Zentrum gelegentlich schwarze
Fleckchen, wie das besonders in dem Falle von Caspar beobachtet
wurde. Manchmal sind auch makulare Veränderungen zu verzeichnen." Weiter sagte Peters: „Ausschlaggebend ist für die
Diagnose der sympathischen Chorioiditis wohl in erster Linie die
scharfe Begrenzung der Herde und die normale Färbung der
dazwischenliegenden Teile."

Neben dieser lokalen chorioiditischen Erscheinung der
sympathischen Ophthalmie habe ich im Jahre 1927 eine exsudative, diffuse, seröse, chorioiditische Form beobachtet, die
ihre höchste Achtung verdient.

Es handelt sich um einen 14jährigen Schüler (E. P. S.). Am 6. März 1927, so erzählt er, hat er eine Patronenhülse genommen, dieselbe mit Pulver gefüllt und entzündet. Er hatte die Patronenhülse an ein Stück Holz gebunden und vor sein rechtes Auge gehalten. Nach der Explosion ist die Hülse zurückgesprungen und hat sein rechtes Auge getroffen. Das Sehvermögen ist schnell geschwunden. Schon am dritten Tage konnte er kaum das Licht unterscheiden. Schmerzen aber hatte er nie gehabt.

Er trat in eine Provinzial-Augenabteilung ein, um sein Auge behandeln zu lassen, und als das Auge sich zusammenzuziehen begann, verliess er das Krankenhaus. Zwanzig Tage später bemerkte er, dass

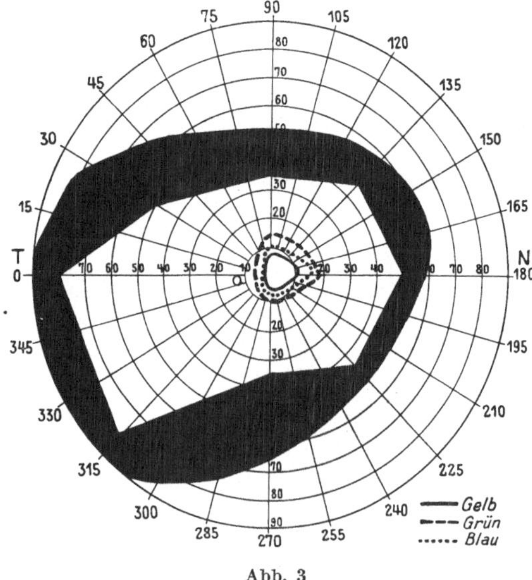

Abb. 3

er auch mit dem bis jetzt gesunden linken Auge nicht mehr lesen konnte. Am 6. April kam er zu mir nach Sofia.

Status praesens.

Rechtes Auge: Der Bulbus ist ziliar gerötet, atrophisch, weich und bei Druck schmerzhaft. Die Hornhaut ist grau, undurchsichtig und zusammengezogen.

$$V = 0.$$

Linkes Auge: Das vordere Segment ist makroskopisch normal. Die Pupille reagiert auf Licht. Bei Mydriasis atropinica bemerkt man eine kleine hintere Synechie. Die Linse ist ganz durchsichtig. Das Corpus vitreum ist sehr schwach getrübt, so dass der Fundus noch sichtbar ist.

Im Fundus sieht man die grössten Veränderungen in der Umgebung der Papille. Die letztere scheint vergrössert, undeutlich. Die Venen sind erweitert, geschlängelt. In der Umgebung der Papille, besonders nasal unten, sieht man einige diffuse, matte, weissgelbliche, entzündete Herde, tiefliegend in der Chorioidea, hinter den retinalen Gefässen.

Visus: Lichtempfindung mit guter Projektion.

Der Kranke wurde nach allen Richtungen hin untersucht. Die Untersuchung ergab: Urin: normal. R. W. = negativ. Die zytologische Untersuchung des Blutes ergab: St. kern — 3%; segm. kern — 40%; Lymphozyten — 26%; Mononukl. — 12%; eosinophile — 10%; grosse Lymphozyten — 3%. Das Röntgenbild ergab: Kein Fremdkörper im Auge und Adenopathia tracheobronchialis.

Mantou: schwachpositiv. Keine aktive Tuberkulose.

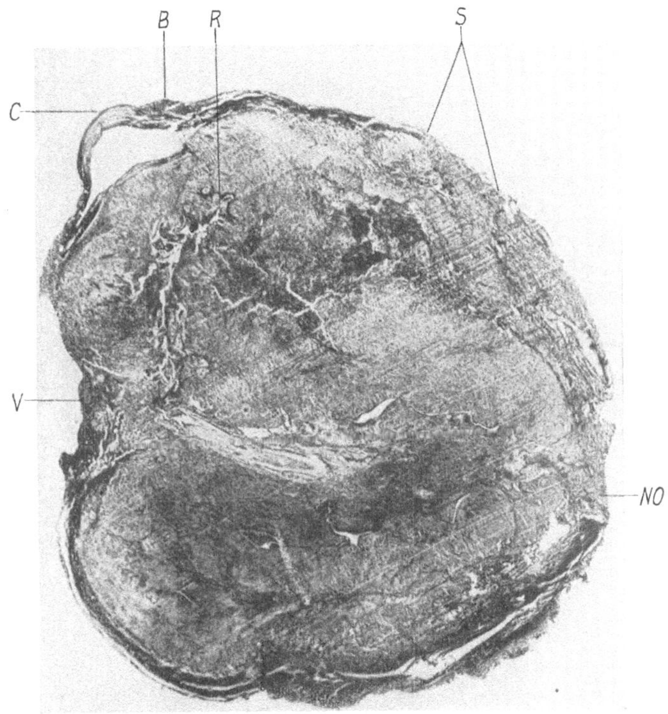

Abb. 4

Die lumbale Punktion ergab: Hoher Druck, klare und farblose Flüssigkeit. Ein Teil wurde einem Meerschweinchen injiziert. Nach einem Monat starb das Meerschweinchen. Die Autopsie ist negativ geblieben.

Therapie: Das rechte Auge wurde bald enukleiert. Der Patient blieb in Behandlung bis zum 6. März 1928. Während dieser Zeit wurde er lokal und allgemein behandelt.

Die lokale Behandlung bestand in Atropin, heissen Umschlägen, subkonjunktivalen Kochsalzinjektionen und Blutentziehung.

Die allgemeine Behandlung bestand in: Diaphoresis mit natr. salicylicum, Milchinjektionen, Friktion mit Ung. hydrargyr. cinereum. Autohämotherapia (zweimal), Neosalvarsan (nur drei Injektionen) und Tuberkulininjektionen Beranek (XXXI).

Die Neosalvarsaninjektionen wurden weggelassen, weil der Kranke sich durch dieselben nicht mehr wohlfühlte.

Der Verlauf der Krankheit war folgender:

11. April: Linkes Auge: Das Corpus vitreum ist etwas mehr getrübt. Im Fundus unten und nasalwärts von der Papille scheint die Retina etwas abgehoben zu sein und einen etwas grauen Reflex zu geben.

23. April: An einigen Stellen des Fundus bekommt man einen sehr verbreiteten, etwas grauen Reflex, und an anderen — besonders oben — einen undeutlichen, rötlichen Reflex. Die Retina ist etwas undeutlicher, aber weiter abgelöst und fast unbeweglich.

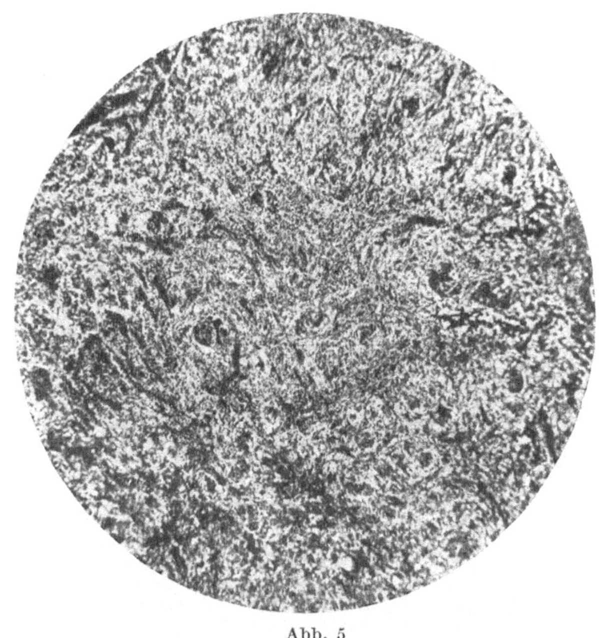

Abb. 5

27. April: Die Retina ist so stark abgelöst, dass sie zwei vertikale, stark nach vorn gedrängte Falten bildet, deren Oberflächen sich hinter der Linse berühren.

Visus: Lichtempfindung mit schlechter Projektion.

2. Mai: Linkes Auge: Auf der hinteren Oberfläche der Hornhaut bemerkt man zwei graue Pünktchen: Präzipitate.

Die Pupille ist gut erweitert. Die Linse ist durchsichtig. Das Corpus vitreum ist genügend durchsichtig.

Bei der Durchleuchtung des Fundus bekommt man einen rötlichen Reflex von der oberen Hälfte und einen etwas grauen Reflex von der unteren Hälfte des Fundus, wo die Retina mit dunklen, geschlängelten Gefässen abgelöst ist.

Bei der direkten Ophthalmoskopie sieht man die Retina unten abgelöst. Sie bildet zwei weite Falten, die mit sph. $+7^D$ am besten zu sehen sind. Die Papille ist undeutlich begrenzt, aber man kann sie von der sie umgebenden Retina unterscheiden. Die Venen sind stark erweitert, die Arterien verengt. Die Makula ist undeutlich. In ihr unterscheidet man eine ovale pigmentierte Zone mit schwach rötlichem Zentrum.

Die obere Hälfte der Retina gibt einen rötlichen Reflex und eine emmetropische Refraktion. Es finden sich sehr verbreitete Pigmentstörungen und Bildungen von weissgelblichen Herden. Die letzteren sind am deutlichsten zu sehen in der Gegend vom Ramus temporalis superior venae centralis retinae — tief in der Chorioidea.

Visus = idem.

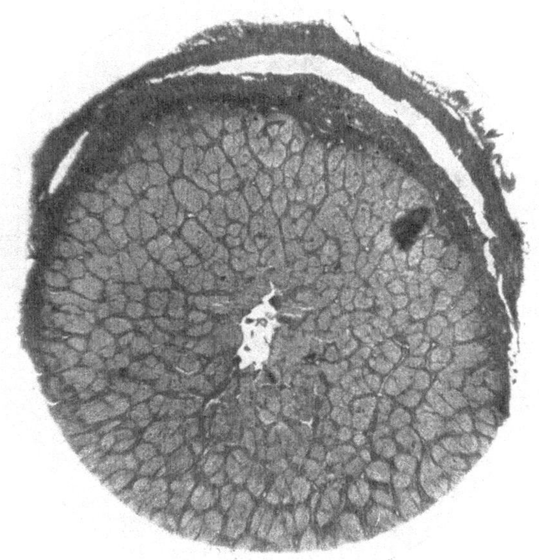

Abb. 6

2. Juni: Die Papille ist deutlicher, die Makula auch. Die Pigmentstörungen verbreitern sich weit in der Peripherie. Es haben sich mehrere weissliche Herde, von Pigment eingesäumt, gebildet. In ihrem Zentrum scheint die Chorioidea ganz atrophisch. Dazwischen liegen weite Pigmentstörungen. Unten ist die Retina noch abgelöst.

24. Juli: Die Ablösung der Retina ist unten vollständig verschwunden. Die Retina liegt wieder normal an. In der unteren Hälfte des Fundus sieht man dieselben Pigmentstörungen.

Visus = 3/50.

29. Dezember: Das Corpus vitreum ist klar und durchsichtig. Vom Fundus bekommt man überall einen roten Reflex und eine emmetropische Refraktion. Die Papille ist gut begrenzt und von einem dicken schwarzen Pigmentring umkreist. Die Lamina cribrosa ist noch nicht ganz deutlich. Die Gefässe laufen normal ein. Die Refraktion ist überall emmetropisch.

Die Makula ist dunkelrot. Sie scheint reicher pigmentiert, als die sie umgebende Retina. In der Umgebung der Papille, der Makula und in der Peripherie des Fundus, besonders in der unteren Hälfte, ist das Pigment sehr zerstreut, und es bilden sich weissliche Herde, durch welche man die chorioidealen Gefässe sieht.

Neben diesen Herden sind auch zwei dicke pigmentierte Streifen tief unter der Retina zu sehen. Der erste Streifen beginnt unter der Papille, verlängert sich temporalwärts und verliert sich in zwei ziemlich grossen weisslichen peripherischen Herden. Der zweite Streifen beginnt über der Makula, verlängert sich nach oben und verliert sich in einem peripherischen pigmentierten Streifen.

Visus = 6/30. Stark herabgesetzte Adaptation der Retina im Dunkeln.

28. Februar 1928. Visus = 6/30. Nieden 1—36 cm. Gesichtsfeld vid. beiliegendes Diagramm (Abb. 3).

Die zytologische Blutuntersuchung ergab:

Rote Blutkörperchen	4 300 000	seg. kern — 60%
Weisse Blutkörperchen	7 200	Lymphozyt. — 27%
Rgl. 70%, Sahli index 0,84		Mononukl. — 3%
St. kern 1%		Eosinophile — 9%

6. März 1928: Fast keine neuen Veränderungen. Visus und Gesichtsfeld dasselbe.

Die histologische Untersuchung.

Das enukleierte, sympathisierende Auge ist in Liq. Bouin fixiert, in Alkohol gehärtet und in Paraffin und Celloidin eingebettet. Die Schnitte wurden verschieden gefärbt. Die Resultate der bakteriologischen Untersuchung der Schnitte sind negativ geblieben. Die histologische Untersuchung ergab:

Bei schwacher Vergrösserung erscheint die Hornhaut stark ödematös und zusammengezogen. Der ganze Bulbus ist von stark neu gebildetem Bindegewebe gefüllt, reich an Epitheloiden- und Riesenzellen und von zahlreichen Lymphozyten infiltriert (Abb. 4).

Bei stärkerer Vergrösserung erscheint die Kornea nicht nur ödematös, sondern an mehreren Stellen auch von Lymphozyten infiltriert und reich an neu gebildeten Gefässen. Das Epithel ist meistens abgefallen.

Die Sklera ist stark infiltriert, besonders in der Umgebung der Vasa Vorticosa. In der Nähe des äusseren Limbus ist sie von dem neu gebildeten Bindegewebe im Auge vollständig durchwuchert. Das letztere entwickelt sich weiter unter der skleralen Bindehaut.

Der ganze Bulbus ist, wie bereits gesagt, von neu gebildetem Gewebe gefüllt. Dieses Gewebe besteht aus neu gebildeten Gefässen, sehr zarten Bindegewebsfasern mit zahlreichen Epitheloidenzellen und Riesenzellen (Abb. 5). Es infiltriert auch die Sklera nicht nur in der Gegend der Ruptur infolge der Explosion, sondern auch an anderen Stellen der Sklera, weit von der Ruptur (Abb. 4s). Das Gewebe ist von zahlreichen Lymphozyten und viel weniger Plasmazellen infiltriert. Die Linse ist ganz zerstört. Die Linsenkapsel ist stark gefaltet. Hinter der Kapsel sind einige polynukleare Leukozyten und Spuren von der total abgelösten und stark gefalteten Retina zu sehen. Von der Uvea ist nichts zu sehen. Die ganze Uvea ist von diesem neu gebildeten tuberkuloiden Gewebe ersetzt[1]). Man kann noch die Spuren der Ciliarfortsätze und des sehr weit nach vorn gedrängten pigmentierten Epithels sehen. Die Papille zeigt fast keine Infiltration (Abb. 5) und keine Riesenzellen.

Nach allem bisher Gesagten sehen wir, dass nach einer Explosion einer mit Pulver gefüllten Patronenhülse das rechte Auge so stark verletzt wurde, dass es bald erblindete und nach 20 Tagen schon atrophisch wurde.

Die bakteriologische Untersuchung ist negativ geblieben. Aber die histologische Untersuchung hat ein besonders neu gebildetes tuberkuloides Gewebe, das den ganzen Bulbus erfüllte, gezeigt.

Es handelt sich also nicht mehr um eine einfache lymphozytäre Infiltration, reich an Epitheloiden- und Riesenzellen, sondern um ein neu gebildetes tuberkuloides Gewebe, das den ganzen Bulbus erfüllt und die Sklera infiltriert. Die Chorioidea ist nicht nur verdickt, sondern von diesem Gewebe vollständig ersetzt.

Ein solcher Befund nach einer Explosion ist — nach meinem Wissen — bis heute noch nicht beschrieben worden. Aber der Fall ist auch noch weiter interessant: 20 Tage nach der Verletzung des rechten Auges sah auch das linke Auge dunkel und undeutlich. Äusserlich war das Auge ganz normal. Mit der Zeit wurde jedoch die Retina abgelöst. Anfangs konnte man denken, dass es sich wie bei dem rechten Auge um einen proliferierenden, tuberkuloiden Prozess handelt. Vier Monate später aber war die Ablösung der Retina vollständig verschwunden. Das Sehvermögen verbesserte sich bis zu 6/30. Es handelt sich um eine seröse Exsudation der Chorioidea, die sich mit der Zeit resorbiert hat.

Es sind grosse Pigmentveränderungen mit ovalen, weisslichen, atrophischen Stellen in der Chorioidea mit einigen pigmentierten Streifen verblieben.

Handelt es sich hier um eine sympathische Ophthalmie? Aus dem Verlauf der Entzündung ersehen wir, dass noch in der dritten Woche nach der Verletzung des rechten Auges auch das linke Auge erkrankt und dieses schon in der vierten Woche die Sehkraft verliert. In bezug auf diese Umstände verhält sich die Entzündung ganz gleich wie die sympathische Ophthalmie. Sie hat sich in der Uvea der beiden Augen entwickelt, jedoch in nach-

---

[1]) Die Präparate wurden auch von Prof. Lubarsch (Berlin) und Prof. Sternberg (Wien) durchgesehen.

stehender Weise: Proliferativ tuberculoide in dem sympathisierenden Auge und exsudative seröse in dem sympathisierten Auge.   Die Exsudation im sympathisierten Auge war so stark, dass sie die Retina abgelöst hatte.   Eine solche Ablösung der Retina bei der sympathischen Ophthalmie ist ausserordentlich selten beobachtet worden, nur in den Fällen von v. Hippel, Schirmer, Axenfeld (Graf), Stargardt und Quint (Peters).

Als die Ablösung sich vollständig zurückgebildet hatte, wie in unserem Falle, hat man zahlreiche chorioideale Herde beobachten können.   Wir sehen also, dass die bisher veröffentlichten Fälle von Ablatio retinae bei der sympathischen Ophthalmie nichts anderes als eine Chorioiditis exsudativa serosa, die die Retina abgelöst hatte, gewesen waren.   Jedenfalls war das Exsudat hier von einer entzündlichen Natur, infolgedessen waren Pigmentstörungen und atrophische chorioideale Herde entstanden.

In dieser Beziehung unterscheidet sich die Ablösung der Retina bei der sympathischen Ophthalmie z. B. ganz deutlich von derjenigen bei der Schwangerschaft.   Ich habe bei einer Apothekerin, die Myopie hatte, während des letzten Monats der Schwangerschaft eine Ablösung der beiden Retinae beobachtet. Nach der Geburt hatte sich die Ablösung in beiden Augen vollständig zurückgebildet und das Sehvermögen bis 6/15 nach Korrektion verbessert.   Die Heilung hat bis heute angehalten, d. h. während vier Jahren, obgleich die Patientin inzwischen eine zweite Geburt hatte. Die Fundi zeigten fast keine bemerkenswerten Pigmentstörungen.

Die Ablösung der Retina nach Explosion von Aluminium-Zündkapseln hatte in einem anderen Falle Iridozyklitis in beiden Augen mit Ablatio retinae verursacht.   Die Ablösung hatte sich strangförmig vom Corpus ciliare bis zur Papille entwickelt.   Später wurde die ganze Retina beider Augen abgelöst und die Ablösung hat sich nicht zurückgebildet.   In dem zuerst erkrankten Auge habe ich im Corpus ciliare einen kleinen Fremdkörper, der von zahlreichen polynuklearen Leukozyten umgeben war, gefunden.   Die chemische Analyse (Prof. Karaoglanoff) ergab: Aluminium und Spuren von Kupfer.

Eine Ablösung der Retina bei Streptokokken-Phlegmone der Orbita wurde auch total geheilt.   Nur kleine weisse Fleckchen sind in der Macula geblieben.

So müssen wir ausser der bekannten herdförmigen einfachen Chorioiditis sympathica eine Chorioiditis exsudativa sympathica serosa mit Ablatio retinae annehmen. Diese Ablatio hat meistens eine gute Prognose. Sie entwickelt sich im sympathisierten Auge.

Das proliferierende tuberkuloide Gewebe im sympathisierenden Auge ist ebenfalls sehr interessant. Nach Schirmer und Fuchs ist die Chorioidea bei der sympathischen Ophthalmie lymphozytär infiltriert und in dieser Infiltration bilden sich Herde von Epitheloiden- und Riesenzellen.

In meinem Falle haben wir das Gegenteil: Es ist keine einfache lymphozytäre Infiltration, keine verdickte von der Limitans externa begrenzte Chorioidea, sondern der ganze Bulbus ist von stark proliferierendem Bindegewebe, reich an Epitheloiden- und Riesenzellen, erfüllt.

Diese Struktur erinnert an diejenige der Tuberkulose, aber es sind hier keine Nekrose und keine Bazillen gefunden worden.

Über das Verhältnis der sympathischen Ophthalmie zu der Tuberkulose, über welches Guillery oft berichtet hat, habe ich schon im Jahre 1924 in meiner Arbeit „Les lésions de l'appareil visuel des guerres balkaniques" geschrieben. Dabei hatte ich eine Beobachtung erwähnt, wo sich nach einer Ruptur der Hornhaut eine sympathische Iridozyklitis entwickelt hatte. Die histologische Untersuchung des sympathisierenden Auges ergab starke lymphozytäre Infiltration der Chorioidea mit Epitheloiden- und Riesenzellen. Eine solche Infiltration habe ich auch in der Umgebung der Ziliarnerven gefunden. Das sympathisierte Auge besserte sich, und der Kranke verliess die Klinik mit visus 5/50. Innerlich litt er an tracheobronchialer Adenopathie und Peritonitis exsudativa mit Mantou positiv. In dieser Beziehung habe ich Experimente unternommen, doch sind dieselben noch nicht beendet[1]).

Schliesslich ergibt sich noch eine dritte Frage: Ist die sympathische Ophthalmie ein infiltrierender, proliferativer oder ein exsudativer Prozess?

Aus allem bis jetzt Gesagten geht hervor, dass die sympathische Entzündung nicht nur unabhängig von der Zeit infiltrativ, proliferativ und exsudativ, sondern bei ein und demselben Individuum

---

[1]) Einige Kaninchen und Meerschweinchen wurden mit Tuberkulin (A), andere mit den Calmetteschen Tuberkel-Bazillen injiziert. Dann wurde ein Auge in der Ciliargegend mit dem Messer verletzt (Prof. Petroff). Vier Wochen nachher ist das andere Auge gesund geblieben.

proliferativ in dem sympathisierenden und stark exsudativ in dem sympathisierten Auge sein kann.

Diese Erscheinung hat auch eine Analogie mit der Tuberkulose, da letztere auch als proliferative und exsudative Entzündung der Uvea auftreten kann.

Zum Schluss sehen wir:

1. Dass die sympathische Ophthalmie eine Entzündung der Uvea und nicht des Sehapparates ist.

2. Dass die Entzündung der Uvea bei ein und demselben Individuum proliferativ im sympathisierenden Auge und exsudativ im sympathisierten Auge sein kann. Die exsudative Entzündung kann serös oder plastisch sein. Die seröse ihrerseits kann als Iridocyclitis serosa oder Chorioiditis serosa mit Ablatio retinae erscheinen. Die proliferative Entzündung andererseits reich an epitheloiden und Riesenzellen kann den ganzen Bulbus erfüllen.

3. Dass in bezug auf Struktur, Evolution und symmetrische Entwicklung die sympathische Ophthalmie eine grosse Analogie mit der Tuberkulose hat und deswegen weitere Untersuchungen in dieser Richtung verdient.

Erklärung der Abbildungen:

Abb. 1. Iridocyclitis plastica sympathica: a) Cornea; b) Iris; c) Corpus ciliare mit Vulnus perf. sclerae; ch) Chorioidea; r) Retina (ablatio). Verletzung des Auges mit Messer (1902).

Abb. 2. Iridocyklitis plastica sympathica: a) Lymphozytäre Herde in der vorderen Uvea; m) Corpus ciliare; ch) Chorioidea; r) Retina; no) Nervus opticus. Verletzung des Auges mit Messer (1925).

Abb. 3. Chorioiditis exsudativa serosa sympathica (oc. sin.). Das Gesichtsfeld nach Schwund der Netzhautablösung.

Abb. 4. Uveitis proliferans sympathica (oc. dex.): c) Cornea; b) infiltrierte Bindehaut; r) Retina; s) infiltrierte Sklera; v) Ruptura bulbi; no) Nervus opticus. Verletzung des Auges nach Entzündung von Pulver in einer Patronenhülse (1927).

Abb. 5. Stärkere Vergrösserung des neugebildeten Gewebes von Abb. 4.

Abb. 6. Der Nervus opticus von Abb. 4.

Aussprache zu den Vorträgen XL und XLI.

Herr Deutschmann:

Das Sehnervenpräparat, das Marchesani zeigte, weist am ersten Optikus, am Chiasma und darüber hinaus, am Traktus der anderen Seite entzündliche Veränderungen auf. Der zweite Optikus ist frei von entzündlichen Veränderungen, womit die Migrationstheorie abgelehnt wird. Die Hauptschwierigkeit für die Migratoria liegt in dem Nachweis, dass Bakterien oder Toxine gegen den Lymphstrom vom ersten Auge den ersten Optikus hinauf zum Chiasma und Gehirn gelangen. Das wird vom Vortragenden nicht bestritten. Im übrigen möchte ich auf meine früheren Veröffentlichungen verweisen, in denen die Wanderung vom Gehirn zum Auge nicht nur im Sehnerven und seinen Scheiden erfolgen muss, sondern auch ausserhalb des Auges in der Orbita stattfinden kann.

Herr Marchesani (Schlusswort):

Ich sehe mich veranlasst, die Sehnervenbefunde bei meinen Versuchen etwas genauer auszuführen. Es besteht in der Nähe des geimpften Auges eine herdförmige und diffuse Entzündung. Diese ist gleichzusetzen der Entzündung im Auge; wir finden sie bei allen intraokularen Entzündungen. Die Zellvermehrung in der Chiasmagegend ist keine Entzündung im obigen Sinne, sondern eine Degenerationserscheinung, Vermehrung von Gliazellen, Abräumzellen zur Wegschaffung der Markscheiden usw.

Die Schwierigkeit für die Migratoria besteht nicht darin, dass Keime vom Auge aus bis zum Chiasma vordringen, das können im Experiment nahezu alle pathogenen Keime, sondern die Schwierigkeit liegt in der Erklärung, warum die Keime, wenn sie in der Chiasmagegend angelangt sind, immer nur gegen den zweiten Sehnerven zu absteigen und niemals gegen das Gehirn zu fortschreiten, welcher Weg ihnen ja auch offen steht.

XLII.

Das Dürer-Auge — eine plastisch-anatomische, kunstgeschichtliche Betrachtung.

Von

W. Reitsch (Hirschberg i. Rsgb.).

Das Dürer-Jubiläumsjahr gab den Anstoss zu meinen Untersuchungen. Es rechtfertigt auch die heutige Betrachtung und entschuldigt sie gleichzeitig. Denn die Mitteilungen, die ich zu bringen habe, sind aus einem Grenzgebiet, das mehr nach der Kunstgeschichte als zur Ophthalmologie hinneigt. Da die Beobachtung des Auges in der Kunst aber etwas Neues ist, hoffe ich, dass doch der eine oder andere dafür Interesse haben wird. Der Kunsthistoriker liebt im grossen und ganzen Einzelbeobachtungen und exakte Methoden wenig. Sie sind aber nicht zu entbehren und sind schliesslich auch schon anerkannt in der sogenannten Morellischen Methode, bei der es sich aber nur um vergleichende Betrachtungen von Händen, Fingernägeln, Ohren, Nasen handelt.

Über das Auge, das viel mehr noch des individuell Charakteristischen bietet, ist man bis heute in der Kunstgeschichte völlig hinweggegangen. Es ist das nur zu verstehen, weil über die Einzelheiten des plastischen Auges zu wenig bekannt war.

Was ich hier mitteile, ist nichts anderes als angewandte plastische Anatomie des Auges. Ich werde zu zeigen versuchen, dass die Augenkunde sehr wohl berechtigt ist, an der Lösung kunstgeschichtlicher Rätsel, an der Beantwortung offener Fragen, mitzuarbeiten. Erstes Bild: Selbstbildnis von Dürer 1498 und der segnende Heiland von Jacopo de Barbari (Dresdener Galerie), dessen Entstehungszeit nicht bekannt ist. Man vermutet bisher, nach einer Kopie von Lucas Cranach zu schliessen, dass das Bild um 1503 entstanden ist. Dürer war nach seiner ersten italienischen Reise in einem gewissen Abhängigkeitsverhältnis von Jacopo de Barbari, zu dem er wegen seiner Kenntnisse in der Perspektive und wegen des verfeinerten Kolorits hinaufsah, und dessen durchaus nicht besonders hochstehende Kunst der damaligen Mode und dem Zeitgeschmack entsprach. Es bestehen auch Unklarheiten, ob Barbari vor 1500 schon in Deutschland gewirkt hat. Dass schon 1497 Beziehungen zwischen Dürer und Barbari vorhanden waren, glaubt man bisher nur aus den „4 Hexen" von Dürer und Barbaris „Ruhm und Sieg" entnehmen zu müssen (Wölfflin).

In dem Selbstbildnis von 1498 fällt die Konfiguration der Lidspalte auf, die nicht der eines 26jährigen Auges entspricht. Die Ausziehung der Oberlidrandlinie im nasalen Teil und die wenig spitze Winkelbildung im temporalen Lidwinkel finden wir fast nur bei den erschlafften Lidern eines 50—60jährigen. Wenn wir zum Vergleich den segnenden Heiland von Barbari heranziehen, bemerken wir auffallende Übereinstimmung in der Augengestaltung und auch in der Komposition des ganzen Bildes, so dass mir eine Anlehnung an Barbari zweifellos erscheint. Es ist meiner Ansicht nach in diesem Dürerbild schon deutlich ein Angleichungsversuch an den Christustyp festzustellen, der in dem Münchener Selbstporträt vollendet ist. In letzterem haben wir den Prototyp für die nordische Christusdarstellung zu sehen. Auch die Darstellung des Hornhautbildes, die bei Barbaris Heiland in zwei quergestellten Breitstrichen besteht, findet sich in einem Dürerbild, das in die Zeit „um 1497" zu datieren ist. Es ist das Bild, das angeblich Friedrich den Weisen darstellt. Dürer hat späterhin das Hornhautbild niemals wieder so dargestellt. Da eine Anlehnung Barbaris an Dürer höchst unwahrscheinlich ist, kann man aus diesen Einzelbeobachtungen am Auge den Wahrscheinlichkeitsschluss machen, dass das Barbaribild vor den beiden Dürerbildern und nicht erst 1503 entstanden ist; vielleicht spricht es auch mit dafür, dass Barbari schon vor 1500 in Deutschland gewirkt hat.

Dürer hat den Hornhautglanz sonst meist in vertikalen Strichen oder in der Form eines Fensterbildes wiedergegeben. Auch aus dieser Darstellung des Hornhautspiegels kann man gewisse kunstgeschichtlich interessante Beziehungen herleiten. Ich habe im vorigen Jahre in Prag in einem Vortrag über das „Hornhautbild in der Kunst" mitgeteilt, dass die bildnerische Darstellung des Hornhautspiegels eine relativ junge Kunst ist, die in der römischen Kaiserzeit von 63 p. Chr. cc. zum erstenmal zu finden ist. Sie verschwindet beim Verfall der römischen Kunst (Ende des vierten Jahrhunderts) und wird sozusagen neuentdeckt in der Frührenaissance (15. J.). Hier zeigen sich charakteristische Verschiedenheiten in der Kunst der Italiener, Niederländer und Deutschen. Das ganze 15. Jahrhundert der Niederländer ist ausgezeichnet durch „vertikale Strichelung" auf der Hornhaut, die Jean van Eyck zuerst angewandt zu haben scheint. Bei Dürer finden wir die vertikalen Hornhautstriche nicht nur in der ersten Zeit seines Schaffens, sondern auch noch in den letzten Lebensjahren, wenn auch in wechselnd modifizierter Art, die durch seine Reise nach den Niederlanden (durch Massys, van der Weyden) beeinflusst zu sein scheint. Seine bevorzugte — und auch ureigentliche Dürermethode ist das Fensterbild, das nach ihm verschiedentlich von Cranach und sonst nur noch ganz vereinzelt in der Kunst dargestellt ist. Aus der Darstellung des Hornhautglanzes also können wir den Einfluss niederländischer Kunst herleiten. Es sind auch aus der verschiedenen Darstellung des Fensters in der Zeit von 1506—18 cc. und später bis 28 gewisse zeitliche Bestimmungen möglich.

Der Dresdener Altar hat den Kunsthistorikern viel Kopfzerbrechen gemacht. Wölfflin, einer unserer ersten Dürerforscher, hat ihn sogar eine Zeit als Dürerarbeit ablehnen wollen und glaubte dann doch aus einer Ähnlichkeit des Madonnenkopfes mit dem Kopf der stehenden Frau in dem Stich „Eifersucht" („hohe Stirn, Bügel auf der Nase, scharf geschnittene Augenpartie") die Autorschaft Dürers als erwiesen ansehen zu müssen. Hätte man damals bei der Analyse des Bildes die Augen der Maria und des Christuskindes näher beachten können, so wäre die Entscheidung leichter gewesen. Das schlafende Auge des Kindes weicht ab von dem

Aussehen des normalen Auges durch die zu hochstehende Lidspalte, die an und für sich im 15. und 16. Jahrhundert nicht ganz selten ist, aber bei Dürer doch besonders häufig zu sehen ist (vgl. Beweinung des Leichnams Christus, Nürnberg, German. Museum — Christus mit der Dornenkrone — Der sogenannte Gnadenstuhl — Die heilige Familie u. a.).

Die Augengestaltung, wie sie bei der Maria des Dresdener Altars zu sehen ist, finden wir bei vielen Madonnenbildern von Dürer. Charakteristisch ist die Vorwölbung des Auges und die Lidspaltenform beim gesenkten Blick. Zweifellos kann man hier ebenso wie beim schlafenden Auge an gotische Vorbilder denken. Wenn wir die Bilder betrachten, die Dürer von seiner Mutter, von seiner Frau und Schwägerin gemalt hat, so können wir uns nicht dem Gedanken entziehen, dass Dürer das Pech hatte, in seiner nächsten Umgebung häufig vorgebaute Augen zu sehen, und dass zum Teil wahrscheinlich auf diese Vorbilder seine exophthalmischen Madonnenaugen zurückzuführen sind. Man könnte auch daran denken, dass es vielleicht damals in Nürnberg häufig Fälle von Basedow gegeben hat. Jedenfalls ist es auffällig, dass Dürer seiner Madonna von 1526 (Ufficien Florenz) neben dem Exophthalmus einen deutlichen Kropf gemalt hat. Es handelt sich aber auch hier ohne Frage um Anklänge an gotische Kunst, wo auch der Kropfhals nicht selten zu finden ist.

Wer sich die Mühe nimmt, die Männeraugen in Dürerbildnissen kritisch zu betrachten, dem wird es auffallen, mit welcher Liebe und zugleich mit welch feiner Beobachtung Dürer die inneren Lidwinkel ausgemalt hat (im Gegensatz zur gotischen Kunstepoche). Es ist ausser bei einem umstrittenen Bilde, auf das ich später zurückkomme, kaum ein Männerauge unter den Dürerschen Werken, bei dem nicht der innere Lidwinkel in prägnanter Form herausgearbeitet wäre. Um so merkwürdiger berührt es, dass Dürer die Lidspalte bei seinen Madonnen nicht wie bei ausgewachsenen Augen, sondern undifferenziert wie beim jüngsten Kinde darstellte, auch so, dass man von deutlichem Epicanthus sprechen könnte. Ob er damit den Ausdruck kindlicher Reinheit und Unschuld betonen wollte und diese Form bewusst in künstlerischer Freiheit gewählt hat, möchte ich dahingestellt sein lassen. Ich glaube annehmen zu können, dass auch bei der Gestaltung dieser Augen das zufällige Erlebnis mitbestimmend war, und dass ein nicht ganz normal gestaltetes, aber Dürer vorbildlich erscheinendes Auge das Modell für seine Madonnenaugen abgegeben hat.

Wölfflin meint, in einem Studienkopf der Albertina das Vorbild der Eva von 1507 gefunden zu haben. Für den Ausdruck der Augen, für die Gestaltung der Lidspalte auch dieses Bildes, wie für einige Madonnen ist aber zweifellos der Mädchenkopf maßgebend gewesen, der im Berliner Museum hängt. Hier ist deutlich die gleiche Konfiguration der inneren Lidwinkel zu sehen, wie sie übereinstimmend bei den Madonnen wiederkehrt. Diese Erklärung ist naheliegender und ungezwungener, als dass wir es bei all diesen Augen mit sogenannten „konstruierten Augen" zu tun haben. Dürers Studien der Proportionen und Perspektive, seine Maßarbeiten haben wohl mitgeholfen zur Form der Lidspalten, haben aber sicherlich nicht die Veranlassung zu dem unausgebildeten Lidwinkel seiner Madonnen gegeben. Sonst würden bei dem Selbstbildnis von 1505, das auch zu den konstruierten Bildern gehört, dem Salvator mundi (Bremen) u. a., die inneren Lidwinkel auch anders aussehen.

Der gesenkte Blick, über den in der Z. f. A. (Juli 1928) zu lesen ist, hat bei Dürer noch etwas Besonderes, weil er die Augen meist in leicht divergenter (jedenfalls nicht konvergenter) Stellung malt, was allerdings gelegentlich auch bei den Meistern des 15. Jahrhunderts zu sehen ist. Man hätte diese Beobachtung bei der Autorbestimmung eines Bildes mit in die Wagschale werfen können, von dem man jetzt weiss, dass es kein Düreroriginal, aber die Kopie eines Originals ist. Ich meine das Bild der „Fürlegerin", bei dem die Bildung des Auges, der Lidspalte und der Augenstellung so charakteristisch ist, dass man daraus schon hätte schliessen können, hier war einmal ein Düreroriginal vorhanden.

Umstritten waren und sind auch der grosse Christuskopf mit der Dornenkrone (in Holzschnitt) und das Bildnis des Meisters Wolgemut. Von dem Christuskopf nimmt man jetzt vielfach an, dass er von Dürer entworfen oder inspiriert, aber wahrscheinlich von Beham erst nach seinem Tode ausgeführt ist. Man kann bezüglich der Augen nur folgendes sagen: es ist möglich, dass ein Entwurf zu diesem Kopf zurückgeht in die Zeit, wo Dürer nach allgemeinen Schönheitsgesetzen suchte und auch eine allgemein gültige Formel für schöne Augen zu finden hoffte. In dieser Zeit hatte sein Hornhautfenster aber eine andere Form. Es ist unwahrscheinlich, dass er bei seinen sonst so erstaunlich feinen Beobachtungen am Lidwinkel hier den Lidwinkel so konstruiert hätte. Es ist unwahrscheinlich, dass Dürer bei seiner mathematischen Veranlagung und dem Bestreben, nach der Natur genau — „bis auf die allerkleinsten Runzeln und Ertlein" — darzustellen, ganz unmotiviert dem Christusauge ein Fenster hineingemalt hätte. Im allgemeinen allerdings lässt sich der Künstler nur durch Schönheitsempfindungen leiten, aber wenig von Realitäten beeinflussen. Allein gerade für Dürer will mir diese künstlerische Freiheit nicht stimmen. Mit Sicherheit aber kann man sagen, dass die Darstellung des Hornhautglanzes in dieser Ausführung nicht von Dürer stammt, weil er niemals bei seinen Stichen das Fenster so optisch physikalisch richtig in ein Dunkelfeld hineingelegt und die gegenüberliegende Iris vorwiegend belichtet wiedergegeben hat. Weiter kann man noch mit einiger Bestimmtheit sagen, dass das Bild nicht vor 1506 entstanden sein kann, weil Dürer in diesem Jahre zum ersten Male nachweislich ein ausgesprochenes ganzes Fenster als Hornhautbild gemalt hat. Es müsste sogar erst nach 1519 etwa entstanden sein, denn so grosse Fenster hat Dürer nur in den letzten Jahren gemacht.

Auch das Bildnis von Wolgemut, das früher allein wegen seiner verschiedenartigen Schriftzeichen von Thausing und Frizzoni für unecht erklärt ist, hält man jetzt für einen Dürer. Wölfflin setzt sich für seine Echtheit ein. Er meint auch, dass, trotzdem bei der 1516 die dritte Zahl 1 erst nachträglich hineingesetzt ist und ursprünglich eine 0 dagestanden hätte, die Zahl 1516 richtig wäre. ,,Das fordere — abgesehen von der Inschrift — der bedeutende geistige Ausdruck des Kopfes." Ich kann mich nach meinen Beobachtungen dieser Ansicht nicht anschliessen. Dürer hat auch in späteren Jahren weniger bedeutende Gesichter gemalt, er hat aber auch schon 1497 in dem Bildnis seines Vaters einen Charakterkopf wiedergegeben, der mir in dem Ausdruck der Augen wertvoller erscheint, als der Wolgemutkopf. Dürer hat fraglos 1516 für das Bildnis im allgemeinen ein anderes Schönheitsideal gehabt: Nur einmal unter seinen Werken finden wir eines, bei dem die eine Gesichtshälfte so ganz in Schatten gelegt ist; es ist das Jugendbild Friedrich des Weisen. Späterhin hat er stets eine möglichst gleichmäßige Belichtung der beiden Gesichtshälften durchgeführt. Nirgends bei Dürer finden wir ein solches Ohr. (Besonders auffallend ist der tiefe Schatten um den an und für sich seltener zusammenhängend hervortretenden unteren Knorpelring.) Ausgefallen ist der Verlauf der geschlängelten Ader, die mitten über die Stirn geht. Bemerkenswert ist, dass Dürer niemals eine so scharfe Konturlinie gesetzt hat, mit der hier das Kinn und die abgewandte Gesichtshälfte abgegrenzt ist. Dürer hat

auch niemals den Augennasenschatten so dunkel gehalten, dass
Einzelheiten des inneren Augenwinkels kaum zu erkennen sind.
Gerade hier lässt er immer Licht, um alles bis ins kleinste sichtbar
zu machen. Beim Auge vermisst man die deutliche perspektivische
Verkürzung, die deutlichen Umrisse des inneren Lidwinkels. Der
äussere Lidwinkel ist für den 82jährigen zu scharf; das ganze
Auge liegt zu weit am äusseren Orbitalrand und zu weit entfernt
von der Nasenwurzel, was ich bei Dürer sonst nicht kenne. Das
Fenster auf der Hornhaut ist so aufdringlich weiss, wie es Dürer
kaum jemals dargestellt hat, wenn auch die Form des Hornhautspiegels annähernd so ist, wie es Dürer 1507—16 cc. wiedergegeben
hat. Nach diesen Erwägungen müsste man Bedenken haben,
den Meister Wolgemut für einen echten Dürer zu halten.

Einen Ausweg aus der Schwierigkeit der Beurteilung scheint
mir auch hier wieder das Auge geben zu können. Die Schatten-
massen im Augenwinkel, den akzentuierten Nasenaugenwinkel,
wie Wölfflin sagt, finden wir Ende des 15., im ganzen 16. Jahrhundert in Italien. (Eine stärkere als sonst geübte Beschattung
sehen wir auch in dem ganz unter italienischem Einfluss stehenden
Dürerbildnis einer jungen Frau von 1506 [Berlin]). Dürer hatte
die Eigenheit, dass er fremden Einfluss, die Anregungen, die er
aus Italien und später den Niederlanden mitbrachte, nur vorübergehend auf sich wirken liess. Es wäre wohl denkbar, dass dieser
Kopf des Meisters Wolgemut bald nach der zweiten italienischen
Reise gemalt wäre.

Damit wäre alles von Dürers Art Abweichende als Anlehnung
an fremde Kunst erklärt. Es käme dann allerdings nur das Jahr 1506
als Entstehungsjahr in Frage, das ursprünglich auf dem Bilde stand.
Die Art und Form des Hornhautfensters wäre auch durchaus mit
diesem Jahr zu vereinen.

Die letzte Entscheidung wird man nach diesen Erwägungen
dem Kunsthistoriker überlassen müssen.

XLIII.

Der Übertritt immuno-spezifischer Stoffe in die intraokularen Flüssigkeiten und seine pharmakologische Beeinflussung.

(Nach gemeinsamen Untersuchungen mit Dr. C. Hallauer.)

Von

A. Franceschetti (Basel).

Trotzdem die Ophthalmologie sich seit Jahren mit der Frage nach der Bildung der intraokularen Flüssigkeiten beschäftigt, stehen sich noch heute Sekretions- und Filtrationstheorie schroff gegenüber. In gleicher Weise gehen auch die Meinungen über die Entstehung des Liquor cerebro-spinalis auseinander.

Welche der beiden Theorien man auch zur Erklärung herbeiziehen mag, letzten Endes sind doch wohl die Kapillarendothelien das ausschlaggebende Moment für den Stoffaustausch zwischen Blut und Liquor bzw. Augenflüssigkeiten.

Die Tatsache, dass infolge dieser kapillaren Grenzmembran gewisse Stoffe, die im Blut zirkulieren, nicht oder nur in verschwindender Menge im Liquor cerebro-spinalis und vor allem auch im Gehirn nachzuweisen sind, hat zu der von Stern aufgestellten glücklichen Formulierung der barrière hémato-encéphalique geführt. In Analogie zu dieser Blut-Liquorschranke können wir auch am Auge von einer Blut-Augenflüssigkeitsschranke sprechen.

Die Art und Weise der Funktion dieser Schranke hat in letzter Zeit verschiedene Untersucher beschäftigt. Insbesondere haben Wittgenstein und Krebs[1]), sowie Gaedertz und Wittgenstein[2]) die Permeabilitätsfrage vom kolloid-chemischen Standpunkte aus genauer erforscht.

Weiterhin konnten wir[3]) kürzlich zeigen, dass auf pharmakologischem Wege eine Beeinflussung der Barriere möglich ist, indem es gelang, durch Diuretika, denen ja eine spezifische Wirkung

---

[1]) Wittgenstein und Krebs: Zeitschr. f. d. ges. exp. Med. 49, 553, 1926.

[2]) Gaedertz und Wittgenstein: v. Graef. Arch. f. Ophth. 119, 395 und 755, 1927.

[3]) Franceschetti: Schweiz. Med. Wochenschr. 57, 1089, 1927. Franceschetti und Wieland: Arch. f. Augenheilk. 1928.

auf die Gefässendothelien zugeschrieben werden darf, eine Durchbrechung der Blut-Augenflüssigkeitsschranke zu erzielen.

Als Indikator für die gesteigerte Permeabilität diente die beim Kaninchen nach Injektion von Diuretika nachweisbare Erhöhung des intraokularen Eiweissgehaltes.

Auf Grund dieser Tatsache erhob sich für uns die Frage, inwiefern wir aus der gesteigerten Permeabilität für Eiweisskörper allgemein einen vermehrten Übertritt von im Blut zirkulierenden Stoffen in die Augengewebe annehmen können.

Vom praktischen Standpunkte schien uns einerseits die Überführung von Medikamenten, über die bereits an anderer Stelle berichtet wurde[1]), andererseits das Verhalten der spezifischen Immunkörper von Bedeutung zu sein.

Ich möchte mir deshalb erlauben, Ihnen heute über gemeinsam mit Dr. C. Hallauer an der hygienischen Anstalt (Dir. Prof. Doerr) angestellte Versuche zu berichten, welche sich mit dem Einfluss der Diuretika, insbesondere des Theophyllins, auf den Übertritt immuno-spezifischer Stoffe in die intraokularen Flüssigkeiten beschäftigten.

In erster Linie untersuchten wir das quantitative Verhalten der Agglutinine im Kammerwasser vor und nach Injektion von Theophyllin. Zu diesem Zwecke wurden Kaninchen gegen einen Bakterienstamm Coli metallicus aktiv immunisiert. Sofern sich ein genügend hoher Bluttiter vorfand, wurde die eine Vorderkammer punktiert, daraufhin 0,12 g Theophyllin natr. acet. pro Kilogramm Körpergewicht intramuskulär injiziert und nach zwei Stunden die andere Vorderkammer punktiert.

In Übereinstimmung mit früheren Autoren liessen sich stets schon im unbeeinflussten Kammerwasser Agglutinine nachweisen. Um Vergleichswerte zu erhalten, wurde immer das Verhältnis des Blutserumtiters zum Kammerwassertiter bestimmt.

Dabei ergab sich, dass der Agglutinationstiter des Kammerwassers nach Theophyllin im Durchschnitt ca. fünfmal grösser ist, als im unbeeinflussten Kammerwasser.

Angestellte Kontrollen haben ergeben, dass der Agglutinationstiter des Kammerwassers an beiden Augen normalerweise gleich gross ist. Ferner konnte auch in Bestätigung der klassischen Versuche von Wessely[2]) über die Reizübertragung von einem Auge zum anderen, nach der Punktion der einen Vorderkammer

---

[1]) Franceschetti und Wieland: Klin. Wochenschr. 7, 876, 1928.
[2]) Wessely: v. Graef. Arch. f. Ophth. 50, 123, 1900.

in keinem Falle eine Änderung des Antikörpergehaltes im anderen Kammerwasser nachgewiesen werden.

Eine zweite Versuchsreihe beschäftigte sich mit dem Übertritt der Agglutinine bei passiv immunisierten Tieren.

Zehn Kaninchen wurden je 15 ccm eines Immunserums, das noch in einer Verdünnung 1:40000 den erwähnten Stamm Coli metallicus agglutinierte, intravenös injiziert. Die Hälfte der Tiere erhielt zugleich 0,12 g Theophyllin pro Kilogramm Körpergewicht. Die Vorderkammer wurde daraufhin an beiden Augen nach verschiedenem Zeitintervall (1—3 Stunden) punktiert. Bereits nach einer Stunde liessen sich im unbeeinflussten Kammerwasser Agglutinine nachweisen.

Dabei hat sich gezeigt, dass im allgemeinen der Serum-Kammerwasser-Quotient grösser ist, als bei aktiver Immunisierung, wie dies schon von A. Leber[1]) konstatiert worden war.

Bei den Kaninchen, die zugleich Theophyllin erhalten hatten, war aber der Serum-Kammerwasser-Quotient durchschnittlich wesentlich höher, als bei den Kontrolltieren. Zwei Stunden nach der Injektion schien der Übertritt am stärksten vermehrt (ca.4,5mal).

Sowohl nach aktiver als nach passiver Immunisierung ist also der Serum-Kammerwasser-Quotient des Agglutinationstiters bei den mit Theophyllin behandelten Kaninchen wesentlich grösser, als bei den Kontrolltieren.

Fernerhin wurde das Verhalten der hämolytischen Ambozeptoren geprüft. Während seiner Zeit Wessely[2]) und Römer[3]) Antikörper vom Bau der Ambozeptoren im ersten Kammerwasser nicht nachweisen konnten, haben Gatti[4]), Valenti[5]), Miyashita[6]), Salus[7]) und Bürgers[8]) über positive Befunde berichten können. Letzterer gibt an, dass im allgemeinen der Kammerwassertiter 1/1000—1/2000 des Serumtiters ausmache.

Unsere Versuchsresultate bei Kaninchen, welche durch drei- bis viermalige intravenöse Injektion von 2 ccm Hammelblutauf-

<hr>

[1]) A. Leber: Arch. f. Ophth. 64, 413, 1906.

[2]) Wessely: Deutsch. Med. Wochenschr. 54, 99, 1902.

[3]) Römer: v. Graef. Arch. f. Ophth. 56, 439, 1903.

[4]) Gatti: Ann. di Ottal. 31, 214, 1902.

[5]) Valenti: Arch. di Ott. 10, 1903.

[6]) Miyashita: Klin. Monatsbl. f. Augenheilk. 47, I. 62, 1909.

[7]) Salus: v. Graef. Arch. f. Ophth. 75, 1, 1910 und Klin. Monatsbl. f. Augenheilk. 49, 362, 1911.

[8]) Bürgers: Klin. Monatsbl. f. Augenheilk. 48, II. 497, 1910 und Zeitschr. f. Augenheilk. 25, 223, 1911.

schwemmung sensibilisiert worden waren, stimmen damit durchaus überein. Nach der Punktion des ersten Auges erhielt das Kaninchen 0,12 g Theophyllin. Nach zwei Stunden wurde daraufhin das zweite Auge punktiert. Das Verhältnis der beiden Quotienten zeigt, dass auch der Ambozeptorentiter im Kammerwasser nach Theophyllin zunimmt und zwar im Durchschnitt ca. um das dreifache.

Kontrollversuche ergaben wiederum keinen Unterschied des Kammerwassertiters an beiden Augen, weder bei gleichzeitiger Punktion, noch bei vorausgegangener Punktion am andern Auge.

Als dritte Gruppe der Antikörper untersuchten wir die Präzipitine.

Während die meisten Autoren [v. Dungern[1]), Gatti[2]), Salus[3]) und Bürgers[4])] Präzipitine im ersten Kammerwasser stets vermissten, scheint es lediglich Wessely[5]) und Römer[6]) gelungen zu sein, solche nachzuweisen. Schon Salus und vor allem Bürgers machten aber darauf aufmerksam, dass das scheinbare Fehlen der Präzipitine durch die andersartige Auswertungsmethode bedingt sein könnte.

Bei den Agglutininen wird nämlich die flockbare Substanz durch das Antigen geliefert, während bei den Präzipitinen diese durch den Antikörper repräsentiert wird. Dementsprechend wird bei den Agglutininen der Antikörper verdünnt, also der Titer bestimmt, während bei den Präzipitinen das Antigen verdünnt wird, also die Wertigkeit ermittelt wird.

Verdünnen wir dagegen bei den Präzipitinen den Antikörper, so zeigt sich, wie z. B. Bürgers nachwies, dass Sera von einer Wertigkeit von über 1:20000 nur einen Titer von 1:10 bis 1:100 haben können.

Da, wie die Agglutinine zeigen, der Serum-Kammerwasser-Quotient meist kleiner ist, als 1:100, würde sich daraus die Tatsache erklären, dass Präzipitine im normalen Kammerwasser kaum nachweisbar sind.

Zu den eigenen Versuchen wurden Kaninchen verwendet, deren Blutserum durch wiederholte Injektion von Pferdeserum eine Präzipitationswertigkeit von mindestens 1:10000 aufwies.

---

1) v. Dungern: Die Antikörper. Jena 1903.
2) Gatti: loc. cit.
3) Salus: loc. cit.
4) Bürgers: loc. cit.
5) Wessely: Ergebn. der Phys. 4, 565, 1905.
6) Römer: Ber. über d. 34. Vers. d. Ophth. Ges. Heidelberg, S. 293, 1907.

Die Auswertung wurde nach der von Uhlenhut angegebenen Methode durchgeführt, welche sich bei den relativ kleinen Flüssigkeitsmengen am besten eignet.

Im normalen Kammerwasser konnten auch wir bei Verwendung gleicher Mengen Antikörper und Antigen keine Präzipitation nachweisen.

Wir bedienten uns deshalb des insbesondere von Doerr und Hallauer[1]) empfohlenen Verfahrens zum Nachweis kleinster Präzipitinmengen, indem wir die doppelte Menge Antikörper, also Kammerwasser, verwendeten. Auch auf diese Weise erhielten wir nur leichte Trübungen. Einen einwandfrei positiven Befund im Sinne eines Bodensatzes bekamen wir nur bei einem einzigen Kaninchen. Die Reaktion verlief aber sehr protrahiert. Vorversuche bei Kaninchen, welchen zwei Stunden vor der Kammerpunktion 0,12 g Theophyllin pro Kilogramm injiziert worden war, zeigten im Kammerwasser schon bei Verwendung gleicher Antikörper und Antigen durchwegs eine ziemlich ausgesprochene Trübung. Mit der doppelten Antikörpermenge wurde stets eine deutliche Präzipitation erhalten.

Im allgemeinen war die Reaktion noch bei ziemlich starken Antigenverdünnungen positiv (Minimum 1:1000). Bei dem einen Kontrolltier, das eine Präzipitation des Kammerwassers zeigte, konnte das Antigen nur bis 1:320 verdünnt werden.

Während also normalerweise Präzipitine im Kammerwasser kaum nachzuweisen sind, gelingt es, in dem durch Theophyllin beeinflussten Auge, insbesondere bei Verwendung doppelter Mengen von Antikörpern, durchwegs eine Präzipitation zu erhalten.

Zugleich mit den Immunitätsverhältnissen im Kammerwasser wurde auch der Übertritt von Immunkörpern in den Glaskörper geprüft. Soweit dies die technischen Schwierigkeiten erlaubten, wurde immer direkt nach der Kammerwasserentnahme auch der Glaskörper punktiert.

Dabei ergab sich in Bestätigung der von Wessely[2]), Axenfeld[3]), zur Nedden[4]), Possek[5]) und Kuffler[6]) erhobenen Be-

---

[1]) Doerr und Hallauer: Zeitschr. f. Immunitätsforschung und exp. Med. 51, 463, 1927.

[2]) Wessely: Ergebn. der Phys. 4, 565, 1905.

[3]) Axenfeld: Serumtherapie bei infekt. Augenkrankheiten. Freiburg i. Br. 1905.

[4]) Zur Nedden: Arch. f. Ophth. 65, 267, 1907.

[5]) Possek: Klin. Monatsbl. f. Augenheilk. 44, 500, 1906.

[6]) Kuffler: v. Graef. Arch. f. Ophth. 86, 69, 1913.

funde, dass von den Antikörpern in der Regel nur Agglutinine nachzuweisen sind.

Bei aktiv immunisierten Tieren konnten wir stets schon im unbeeinflussten Glaskörper Agglutinine nachweisen. Der Serum-Glaskörper-Quotient war aber durchwegs ein sehr geringer (1/2500 bis 1/8000). Nach Injektion von Theophyllin trat ganz analog, wie in der Vorderkammer, eine Vermehrung der Agglutinine auf, welche sich in einer Erhöhung des Serum-Glaskörper-Quotienten im Minimum auf das Doppelte äusserte.

Hämolytische Ambozeptoren konnten wir in Übereinstimmung mit Wessely[1]) auch bei den hochimmunisierten Tieren im normalen Glaskörper nicht nachweisen, dagegen fanden sie sich stets nach vorausgegangener Theophyllininjektion, wenn auch in geringerer Menge (ca. 1/2000 des Serumtiters).

Präzipitine liessen sich weder im unbeeinflussten Glaskörper, noch nach Theophyllin nachweisen.

Zusammenfassend hat sich gezeigt, dass beim Kaninchen nach vorausgegangener Injektion eines Diuretikums die verschiedenen Immunkörper in vermehrtem Maße aus dem Blut in Kammerwasser und Glaskörper übertreten. Insbesondere lassen sich auch gewisse Antikörper, die sonst kaum nachzuweisen sind, nämlich Präzipitine im Kammerwasser und hämolytische Ambozeptoren im Glaskörper, bei den Theophyllintieren mit Sicherheit in den genannten Flüssigkeiten nachweisen.

Damit hat sich also erwartungsgemäß die Durchbrechung der Blut-Augenflüssigkeitsschranke durch Diuretika am vermehrten Übertritt immuno-spezifischer Körper bestätigen lassen.

Da wir fernerhin wissen, dass die Immunkörper an die Gesamt-globulinfraktion gebunden sind, ist damit indirekt der Beweis erbracht, dass an der Eiweisszunahme die Globuline wesentlich mitbeteiligt sind. Weiterhin scheint uns der nachgewiesene vermehrte Übertritt von Immunkörpern auch vom therapeutischen Standpunkte aus von Bedeutung zu sein, um so mehr, als auch beim Menschen durch Diuretika die Blut-Augenflüssigkeitsschranke eine Durchbrechung erfahren dürfte, konnte doch Achermann[2]) an der Basler Klinik kürzlich ein rascheres Erscheinen von Fluoreszein in der Vorderkammer nach Theophyllinmedikation nachweisen.

---

[1]) Wessely: Int. Bericht über den Ophth. Kongress Neapel, S. 369, 1909.
[2]) Achermann: Arch. f. Augenheilk. 1928 (im Druck).

Weitere von uns angestellte experimentelle und klinische Versuche scheinen bis jetzt für eine günstige Beeinflussung, insbesondere infektiöser Augenaffektionen durch Theophyllin, zu sprechen. Sollten sich diese fernerhin bestätigen, so hätten wir damit die Aussicht, mit der Durchbrechung der Blut-Augenflüssigkeitsschranke durch Diuretika ein neues Moment für die Behandlung von Augenleiden zu gewinnen.

XLIV.

Über schädliche Folgen der Tränendrüsenentfernung.

Von

P. Avižonis (Kaunas).

Der Gedanke, die Tränendrüse wegen eines lästigen Tränenträufelns anzugreifen, ist ziemlich alt. Jedoch ihn zu verwirklichen, hinderten nicht nur die technischen Schwierigkeiten des Operierens ohne Anästhesie und die Furcht vor Komplikationen der vorantiseptischen Zeit, sondern auch manche falsche Vorstellungen, wie die von Sténon, Janin u. a. geteilte Meinung, dass ein grosser Teil von Tränen aus dem Kammerwasser stamme. So ist denn auch zum erstenmal im Jahre 1838 von Nelle (nach Velpeau) die Entfernung der orbitalen Tränendrüse wegen Tränenträufelns nach einer Enukleation ausgeführt worden, folglich in einem Falle, bei dem die Tränen nicht aus dem Kammerwasser stammen konnten und bei dem die Tränendrüsenentfernung dem Auge nichts mehr zu schaden vermochte.

Der erste ausführliche Bericht über die Tränendrüsenentfernung bei Erkrankung der Tränenwege erfolgte von Laurence (1867) bei dem II. internationalen ophthalmologischen Kongress zu Paris. Viele Ophthalmologen (Arlt, Critchett, Knapp, Varlomont u. a.) verhielten sich ablehnend und es bedurfte langer Jahre, bis sich die Exstirpation der Tränendrüse in der Augenheilkunde einbürgerte. Dazu hat de Wecker viel beigetragen durch seine Empfehlung, die er vor 40 Jahren hier zu Heidelberg auf dem internationalen ophthalmologischen Kongress machte, in entsprechenden Fällen statt der orbitalen die leichter zugängliche palpebrale Drüse zu entfernen. Die durch Axenfeld (1911) eingeführte technische Verbesserung des Verfahrens ermöglichte eine noch grössere Verbreitung der Operation. Zugleich haben sich die Anzeigen zur Operation insofern erweitert, dass die Tränendrüsenentfernung von manchen Autoren (Fricker, Holmes (gl. orbitalis), Neminskij, Zimmermann) aus prophylaktischer Rücksicht bei jeder Tränensackexstirpation gleichzeitig ausgeführt wird, um das nach der Exstirpation des Sackes meist zurückbleibende Tränenträufeln von vornherein unmöglich zu machen.

Über die Erfolge der Operation wird in den Veröffentlichungen meistens gutes mitgeteilt, insofern das Tränenträufeln gewöhnlich aufhöre. Was aber die Folgen der Tränendrüsenentfernung auf das Auge anbelangt, so finden wir in den Veröffentlichungen manche Hinweise, die uns zur Zurückhaltung oder wenigstens zur Vorsicht mahnen sollten. So lesen wir bei Block, dass er mit der Exstirpation der Lidpartie der Tränendrüse zufrieden sei, da das Tränenträufeln aufhörte; es stellte sich aber ein schwer heilbarer belästigender trockener Bindehautkatarrh ein. Ähnliche Fälle haben Trousseau und Stock beobachtet. Auch bei Meller und Terrien finden wir, dass manchmal nach dem Eingriffe ein hartnäckiger und langandauernder Katarrh der Bindehaut beobachtet werde. Nach meinen eigenen Beobachtungen ist dieser Bindehautkatarrh durchaus keine Ausnahmeerscheinung, und es wäre kaum möglich, in allen derartigen Fällen ihn auf eine besondere Disposition (Axenfeld) oder auf etwaige Unregelmäßigkeiten der Wundheilung zurückzuführen (Axenfeld, Fleischer, Friede).

Ich verfüge über sieben derartige, im Laufe der letzten fünf Jahre beobachteten Fälle, von denen zwei von mir selbst an der Klinik zu Kaunas operiert worden sind und die übrigen fünf andernorts in Litauen von anderen Kollegen operiert waren. In den ersten zwei Fällen bekamen die Patienten bald nach der Operation am operierten Auge einen mäßigen Bindehautkatarrh mit geringer Absonderung eines zähen, schleimigen Sekretes, das sich schwer aus dem Bindehautsack ausspülen liess und beim Auswischen sich in lange Fäden auszog. Im Sekret waren reichlich Xerosebazillen vorhanden. Trotz jahrelanger Behandlung zeigte der Katarrh keine Neigung zur Besserung und belästigte die Patienten weit mehr, als das Tränenträufeln vor der Operation.

Die übrigen fünf Fälle, die andernorts operiert worden waren und erst nach Jahren in meine Behandlung kamen, zeigten ein viel schwereres Bild. Es hatte sich nämlich in einem Falle bald nach der Operation ein bis zur Verzweiflung belästigender, trockener Bindehautkatarrh eingestellt, der jeder Behandlung trotzte. In einem Fall stellte sich bald nach der Operation ein äusserst lästiger Katarrh ein, welcher sich allmählich verschlimmerte und nach vier Jahren das Bild einer partiellen Xerose der Bulbusbindehaut darbot. Zwischen dem medialen Hornhautrand und der halbmondförmigen Falte war die Konjunktiva injiziert und sah wie mit Seifenschaum bedeckt aus. Das zähe, schleimige Bindehautsekret wurde vom Lidschlag in längliche Bröckel zusammengeschlagen, die auf der Hornhautoberfläche anhafteten und beim Lidschlag hin und her bewegt wurden. Sie liessen sich von der Hornhaut schwer abheben und zogen sich beim Abwischen in dünne, lange Fäden aus. Beim Weinen blieb das Auge trocken, nur rötete es sich noch stärker. Trachom war nicht vorhanden.

In einem weiteren Falle entwickelte sich bald nach der Operation ein trockener Bindehautkatarrh mit ausgedehnter Xerose der Lidbindehaut. Bei zwei Kranken endlich entwickelte sich bald nach der Operation totaler Xerophthalmus.

Alle unsere Patienten (ein männlicher und sechs weibliche) standen im besten Jugendalter (16—27 Jahre) und fühlten sich sonst gesund. In einem Falle wurden die Tränendrüsen beiderseits nach Tränensackexstirpation entfernt, in allen übrigen Fällen wegen Dakryostenose und nur die des einen Auges. Drei Patienten hatten keine sonstige Augenerkrankung und vier hatten zugleich narbiges bzw. ausgeheiltes Trachom. Von den ersteren, also von den trachomfreien Patienten, bekamen nach der Tränendrüsenentfernung zwei einen mäßigen, jedoch ziemlich lästigen Bindehautkatarrh, und der dritte — eine schwere Form des Katarrhs mit teilweiser Xerose der Bulbusbindehaut.

Die mit Trachom behafteten Patienten hatten alle an beiden Augen das vollkommen gleiche Bild eines bereits abgelaufenen milden Trachoms, welches nur in einem Falle mit Pannus und Entropium kompliziert war. Bei allen diesen Patienten war nur ein Auge wegen Tränenträufelns operiert worden und bloss an diesem operierten Auge war bei einer Patientin ein schwerer Bindehautkatarrh, bei einer zweiten — eine ausgedehnte Xerose der Bindehaut und bei zwei Kranken — Xerophthalmus vorhanden. Ausserdem stellten sich diese Veränderungen bald nach der Tränendrüsenentfernung ein und somit können sie unmöglich einzig und allein auf das Trachom zurückgeführt werden. Es ist jedoch anzunehmen, dass hier das Trachom mit seiner Neigung zu Schrumpfungsprozessen in der Bindehaut prädisponierend mitgewirkt haben muss, besonders in dem Falle von ausgedehnter Xerose der Bindehaut und in einem der Fälle von Xerophthalmus, weil in diesen zwei Fällen zur Trachombehandlung die kombinierte Exzision der Übergangsfalte angewendet worden war, wodurch die Bindehaut der akzessorischen Tränendrüsen beraubt wurde. Dennoch ist das Trachom nicht unbedingt notwendig, damit sich nach der Tränendrüsenentfernung eine Xerose entwickelt. In einem unserer Fälle hatte eine Kranke trotz trachomfreier Augen, einen schweren trockenen Bindehautkatarrh mit partieller Xerose der medialen Hälfte der Conjunctiva bulbi.

Der trockene Bindehautkatarrh nach Tränendrüsenentfernung hat offenbar dieselbe Pathogenese, wie bei angeborenem Tränenmangel (Kayser) oder bei Aufhebung der Tränensekretion aus unbekannter Ursache (Deutschmann, A. Fuchs, Hirsch, Stock-Schöninger) evtl. infolge eines schweren Kopftraumas (Wagenmann). Zwar werden ähnliche Fälle verhältnismäßig selten beobachtet, aber sie zeigen dennoch, dass eine ungestörte Funktion der Tränendrüsen für das Auge nicht ganz belanglos ist, was auch durch die experimentellen Untersuchungen von Valenti bestätigt wird.

Allgemein finden wir in den führenden Lehrbüchern der Augenheilkunde (E. Fuchs) und der augenärztlichen Operationslehre (Meller, Czermak, Elschnig), dass schädliche Folgen der Tränendrüsenentfernung nicht zu befürchten seien, weil bei Ausfall der Tränendrüsen die Sekretion der konjunktivalen Drüsen zur Befeuchtung des Auges genüge. Doch trifft dies, wie wir gesehen haben, nicht immer zu. Schon bei normaler Bindehaut kann die Entfernung der palpebralen Tränendrüse nicht immer ungestraft vorgenommen werden. Desto deletärer für das Auge können sich ihre Folgen bei Trachom gestalten, worauf schon Stock auf Grund von theoretischen Erwägungen und Calderaro auf Grund von anatomischen Untersuchungen hingewiesen haben.

Ich will weiter darauf nicht eingehen, ob das hier von der Exstirpation der palpebralen Tränendrüse Gesagte auch für die anderen Methoden der Ausschaltung der Tränensekretion gilt, wie die Galvanokausis (Bettrémieux) oder die Durchschneidung (Friede, Sattler) der Ausführungsgänge, die Verödung der Tränendrüse durch Röntgenbestrahlung (Brandt-Fraenkel, Hensen-Lorey, Hensen-Schäfer), oder die von manchen Ophthalmologen bevorzugte Exstirpation der orbitalen Tränendrüse (Eversbusch, Frogier, Ginestous-Ulry, Groenouw, Holmes, Rollet-Genet, Struycken, Wessely u. a.). Ich

will mich beschränken, darauf hingewiesen zu haben, dass es nicht
richtig ist, die Entfernung der palpebralen Tränendrüse als völlig
harmlos für das Auge zu betrachten, und dass sie bei Trachom
als kontraindiziert angesehen werden sollte. Meines Erachtens
sollte man die Indikationen der Entfernung der Tränendrüse
dadurch einzuengen suchen, dass man der Exstirpation des Tränensackes die konservativere Dakryozystorhinostomie vorzieht.

Aussprache.

Herr Mügge:

Bei einer grossen Anzahl von Tränensackexstirpationen, bei denen
ich nach Axenfelds Methode gleichzeitig die Tränendrüse entfernte,
habe ich Bindehauterkrankungen der von Avižonis beschriebenen
Art nicht beobachtet. Trotzdem mahnen seine beobachteten Fälle
zweifellos zur Vorsicht und ich halte sie für einen weiteren Grund, dafür
nun endlich mit der jetzt wohl als veraltet zu bezeichnenden Exstirpation
des Tränensackes aufzuhören und dafür die durch mehrfache Neuerung
der Methode so erleichterte Totische Operation, bei der eine Entfernung
der Tränendrüse nicht erforderlich ist, anzuwenden. M. E. kann dies
jetzt in allen Fällen geschehen, da auch dann, wenn man eine sofortige
Beseitigung der Tränensackeiterung, z. B. bei Ulcus serpens, notwendig
hat, nach meinen Erfahrungen die Totische Operation dasselbe leistet,
wie die Exstirpation des Tränensackes.

Herr Scheerer:

Zur Frage der Tränensekretionsstörung möchte ich kurz folgende
Beiträge geben. Wir haben in Tübingen ausser den von Schöninger
und Betsch mitgeteilten vier Fällen drei weitere beobachtet, von denen
jeder eine bemerkenswerte Besonderheit aufweist. Im ersten Fall bestand
eine mittlere Sekretionsstörung (nach Schirmer 5 und 8 mm), jedoch
keine Fädchenkeratitis, so dass die letztere wohl der ersteren nicht
koordiniert, sondern von deren Grad abhängig anzusehen ist. Im zweiten
Fall trat das typische Bild der Sekretionsstörung und Fädchenkeratitis
bei einer Frau im Verlauf der Schwangerschaft auf, um mit dem Ende
des Wochenbetts spurlos zu verschwinden; ein deutlicher Hinweis
auf den Zusammenhang mit der Ovarialfunktion. Im dritten Fall
bestand gleichzeitig Atrophie der Zungen- und Mundschleimhaut.
Gleichzeitige Arthritis haben wir nie beobachtet. Dieselbe dürfte, wenn
vorhanden, eine koordinierte Komplikation darstellen, wie in unserem
dritten Fall die Atrophie der Mundschleimhaut. Nach der Mitteilung
von Isakowitz (Juliheft der Klin. Monatsbl.) würde es sich übrigens
bei dieser Arthritis nicht um Gicht, sondern um die Umbersche Peri-
arthritis destruens handeln und nach einem Fall von Engelking
(Juliheft der Klin. Monatsbl.) dürfte nicht nur die Sekretion der Tränendrüse gestört sein, die Veränderungen vielmehr fast das ganze subkonjunktivale Gewebe betreffen. Vielleicht ergibt sich daraus eine besondere

Analogie zwischen der Erkrankung der Bindehaut und der Erkrankung
der Gelenke, deren Gleitflüssigkeit, die Synovia, das Produkt der bei
der Umberschen Krankheit veränderten Gewebe ist.

Herr C. H. Sattler
hat unter zahlreichen Fällen von Exstirpation der palpebralen Tränendrüse bei einer nicht trachomatösen, sonst gesunden Patientin mittleren
Alters nach einseitiger Operation xerotische, Beschwerden machende
Erscheinungen auftreten sehen.

XLV.

Vorarbeiten für eine therapeutische Verwendung des Thorium X am Auge.[1])

Von

W. Löhlein (Jena).

Mit 1 Abbildung im Text.

M. D. u. H.! Die letzten beiden Jahrzehnte haben in steigender
Zahl Berichte über die günstige Beeinflussung mancher Erkrankungen
des vorderen Augenabschnittes und der Adnexe durch Radium
oder Mesothor gebracht, wobei man gegenüber den Röntgenstrahlen
vor allem die relative Gefahrlosigkeit der nur lokalen Wirkung
des Radium betonte. Eine ganze Reihe von Autoren haben über
ihre Behandlungserfolge bei Angiom, Xanthelasmen, Karzinom
der Lider, bei Tuberkulose der Konjunktiva, bei Hornhautgeschwüren, besonders bei Frühjahrskatarrh und Trachom berichtet.
Ich bin zwar gegenüber der Dauerwirkung bei den Karzinomen
der Lider skeptisch geworden, und die anfängliche Begeisterung über
die Trachomheilung durch Radium ist durch den Nachweis Birch-
Hirschfelds, dass es sich nur um eine Rückbildung von Follikeln,
keineswegs um eine Heilung handele, erheblich gedämpft worden,
aber trotzdem lässt sich nicht leugnen, dass wir in den radioaktiven
Substanzen ein therapeutisches Hilfsmittel besitzen, dessen Bedeutung und Anwendungsgebiet bei näherer Kenntnis seiner
Wirkungsweise nicht gering sein dürfte.

Seiner systematischen Anwendung und damit auch seiner
eingehenden Erforschung stehen aber eine Reihe von Hindernissen
im Wege: Zunächst rein äusserlich: Das ist der relativ hohe Preis
und die Unbequemlichkeit seiner Anwendungsweise in der Form

---

[1]) Die Untersuchungen wurden mit Unterstützung der Notgemeinschaft der deutschen Wissenschaft ausgeführt.

der am Auge oder seinen Adnexen anzubringenden Röhrchen oder Platten. Wesentlicher ist die Tatsache, dass die Dosierung seitens der verschiedenen Autoren eine sehr verschiedenartige ist und dass sie bei der üblichen Applikationsweise unmöglich genau sein kann. Von verschiedenen Seiten ist daher immer wieder die Forderung gestellt worden zu einer einheitlichen Anwendungsweise und Dosierung zu gelangen, damit die Erfahrungen des Einzelnen von anderen praktisch verwendet und berücksichtigt werden können. Dass dies bisher nicht der Fall gewesen ist, erklärt es, dass der Eine einmalige hohe Dosen empfiehlt, der Andere in grossen Abständen vorgenommene sehr geringe Bestrahlungen vorschreibt, vor allem aber, dass trotz vielseitiger Anwendung dieser Therapie ihre schädlichen Begleiterscheinungen offenbar noch nicht vermieden werden können. Auf diese Gefahren des Radiums haben früher auf Grund experimenteller Untersuchungen Birsch-Hirschfeld und Meisner hingewiesen, und sehr lehrreich sind die Nachuntersuchungen Hunderter von bestrahlten Patienten durch Rüdisüle, die Pigmentierungen, Gefässerweiterungen, Angiombildungen ergaben, und von Rulison, der vor Hautatrophie und Geschwürsbildungen warnt.

Es schien mir unter diesen Umständen ein naheliegender Gedanke, zu erproben, ob man all diesen Hindernissen wenigstens für einen Teil der Fälle aus dem Wege gehen kann, wenn man das Thorium X der Auer-Gesellschaft anwendet, das in beliebigen Lösungen und in Salbenform hergestellt werden kann[1]).

Es hat den Vorzug verhältnismäßiger Billigkeit und kann jederzeit genau nach Vorschrift hergestellt werden. Es erlaubt eine bequeme Form der Anwendung, die für die Verhältnisse am Auge zweifellos die geeignetste und dem Arzt wie dem Kranken gewohnte ist. Vor allem aber erlaubt es eine ganz bestimmte einheitliche Dosierung, wobei allerdings zu berücksichtigen ist, dass die beigegebene Aktivitätskurve für die α-Strahlung berechnet ist, die 20 Stunden nach der Herstellung ihren Höchstwert besitzt, während die γ-Strahlung diesen erst nach 40 Stunden erreicht. In wenigen Tagen sinkt die Aktivität rasch ab und ist für die α-Strahlung nach 14 Tagen praktisch erloschen.

Zweifellos bleiben auch bei Anwendung eines solchen radioaktiven Präparates in Lösung oder in Salbenform noch gewisse Fehlerquellen hinsichtlich der Dosierung bestehen, insofern der im Einzelfall verschieden rasche Abtransport der Substanz eine

---

[1]) Deutsche Gasglühlicht-Auer-Gesellschaft Berlin, Rotherstr.

Rolle spielen kann und sicher auch die Empfindlichkeit für radioaktive Wirkungen individuell schwanken dürfte, aber es ist doch die Möglichkeit gegeben, ein für jeden Augenarzt in ganz gleicher Aktivität und zu gleicher Anwendungsweise zur Verfügung stehendes Mittel zunächst systematisch zu erproben, sein Wirkungsoptimum zu bestimmen und seine Gefahrengrenzen festzulegen, womit zweifellos ein wesentlicher Schritt vorwärts zu einer gefahrlosen und doch wirksamen therapeutischen Verwertbarkeit getan wäre.

Mit den aus diesen Erwägungen nötig werdenden Vorarbeiten bin ich seit einiger Zeit beschäftigt und ich möchte Ihnen über meine bisherigen Ergebnisse kurz berichten:

Was zunächst die Frage der Verträglichkeit des Thorium X betrifft, die zuerst geprüft werden musste, so ergaben die vorausgeschickten Versuche am Kaninchenauge, dass eine Thorium X-Salbe, die 1000 es E. im Gramm enthielt, bei täglich einmaliger Anwendung auch nach 28 Tagen keinerlei Reizung oder Schädigung des Auges auslöste. Auch wenn dieselbe Salbe fünfmal täglich Anwendung fand, wurde sie ohne jede erkennbare Schädigung des Auges von sechs Tieren gut vertragen, im Höchstfall bis zu 30tägiger Anwendung. Nur bei einem Tier erfolgte bei dieser Behandlung nach 13tägiger Anwendung Haarausfall an den Lidern, Pigmentschwund am III. Lid und Trübung der Hornhaut.

Schlecht vertragen wurde eine Salbe, die 5000 es E. im Gramm enthielt. Sie rief, ohne anfänglich zu reizen, bei täglich fünfmaliger Anwendung bei zwei Tieren übereinstimmend am neunten Tage Haarausfall der Lider, Depigmentierung des III. Lides, Ernährungsstörung in der Konjunktiva und zunehmende Hornhauttrübung hervor.

Die gleichen zerstörenden Wirkungen erfolgen in stürmischerer Weise bei Anwendung von 10000 es E. im Gramm. Schon am dritten Tag beginnt schwere Nekrose der Konjunktiva, Depigmentierung und Hornhautdegeneration.

Beim Menschen habe ich mich zur Feststellung der Verträglichkeit darauf beschränkt, eine Salbe mit 1000 es E. im Gramm, die in der Dermatologie bereits Verwendung findet, zunächst am erblindeten Auge zu erproben, und fand, dass sie ohne die geringste Reizung oder irgendwelche erkennbare Folgeerscheinungen vertragen wird, auch wenn sie mehrere Tage hintereinander zweimal täglich appliziert wird. Höhere Konzentrationen hinsichtlich ihrer Verträglichkeit beim Menschen zu erproben, halte ich vorläufig nicht für nötig und nicht für erwünscht, bis die histologischen Untersuchungen abgeschlossen sind.

Da für eine etwaige therapeutische Anwendung des Thorium X bei seiner geringen Tiefenwirkung aller Wahrscheinlichkeit nach nur die oberflächlichen Erkrankungen des Auges überhaupt in Betracht kommen können, so lag es nahe, in zweiter Linie die Frage der bakteriziden Wirkung des Thorium X in Lösung und in Salbenform zu prüfen. Dass die radioaktiven Substanzen bakterizide Fähigkeiten besitzen und zwar wohl im wesentlichen Dank ihrer α-Strahlung ist bekannt, wenn auch die Urteile über den Grad dieser Wirkung sehr verschieden lauteten. War schon deshalb eine Nachuntersuchung erwünscht, so sprach ferner für eine solche, dass die früheren Untersucher auf diesem Gebiet naturgemäß kaum solche Keime besonders berücksichtigt hatten, die als Erreger für die infektiösen Erkrankungen des äusseren Auges in erster Linie in Betracht kommen. Andererseits versprach das Thorium X als starker α-Strahler positive Ergebnisse. Ich kann hier auf die einzelnen Ergebnisse unserer in vitro-Versuche nicht eingehen, die Spyropulos veröffentlichen wird; es sei nur erwähnt, dass die Versuche betreffen: Staphylococcus albus und aureus, Pneumococcus, Streptococcus haemolyt., Gonococcus, Xerosebazillus, Diplobazillus Morax-Axenfeld, Pyozyaneus. Die Versuche wurden zunächst in der Weise ausgeführt, dass verschieden starke Lösungen von Thorium X in sterilem destilliertem Wasser den Bouillonkulturen bzw. Aufschwemmungen der betreffenden Bakterienarten zugesetzt wurden und nach verschieden langer Zeit von dieser Mischung auf sterile Serumbouillon geimpft wurde. Obwohl wir die Einwirkungszeit zwischen fünf Minuten und 16 Stunden variierten und die zugesetzte Thoriumlösung von 10 bis auf 10 000 es E. trieben, konnten wir bei dieser Versuchsanordnung nie Bakterizidie feststellen.

Die Ergebnisse wurden positiv als wir, anstatt die Lösung unmittelbar den Bakterienaufschwemmungen zuzusetzen, das Thorium in Lösung oder Salbenform aus einem gewissen nicht zu gross zu wählenden Abstand auf Oberflächenkulturen der gleichen Bakterienstämme einwirken liessen. Es geschah das in der Weise, dass wir auf der Innenfläche eines Petrischalendeckels die Thorium X-Salbe aufstrichen oder mit Thoriumlösung getränktes

Fliesspapier befestigten und ihn auf die frisch und gleichmäßig beimpfte Serumagarplatte deckten. Bei Verwendung hoch konzentrierter Thoriumlösung bzw. -salbe aus einem Abstand von wenigen Millimetern und bei einer Einwirkungszeit von elf Stunden erhielten wir bakterizide Wirkung gegenüber Staphylococcus albus und aureus, Pyozyaneus und Gonococcus, gegenüber dem mit dem Thoriumpräparat beschickten Teil des Deckels, während in den entfernten Teilen der Platte Wachstum eintrat (vgl. Abb.).

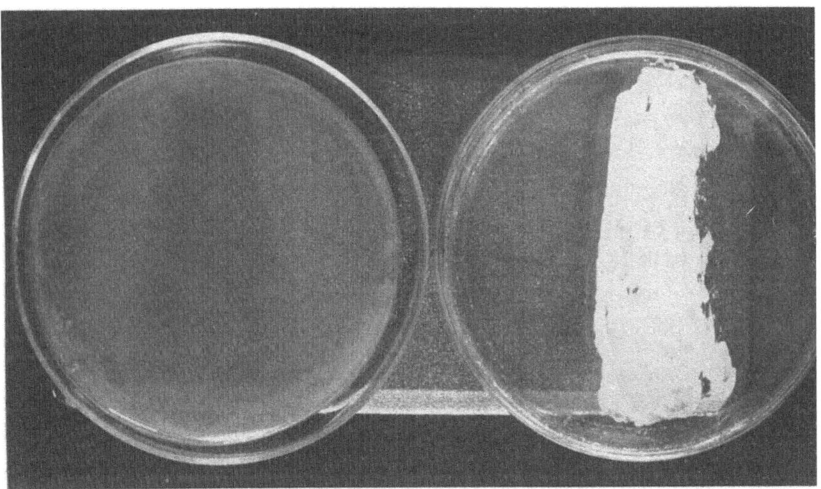

Ihre Erklärung finden diese scheinbar widersprechenden Ergebnisse bei verschiedenen Versuchsanordnungen wohl darin, dass die α-Strahlung bei dem Mischungsversuch durch die reichliche Flüssigkeit abgebremst wurde. Diese Annahme steht in gutem Einklang mit der Beobachtung von Dorn, Baumann und Valentiner, die feststellten, dass durch Radiumemanation Typhusbazillen auf Schrägagar abgetötet wurden, nicht aber im Kondenswasser der gleichen Kultur. Ob die von uns beobachtete bakterizide Wirkung des Thorium X gegenüber augenpathogenen Keimen praktisch wirksam sein wird, ist deshalb zweifelhaft, weil die α-Strahlung nur sehr wenig in die Tiefe dringt, und Bakterizidie immerhin erst nach mehrstündiger Einwirkung hochkonzentrierter Lösungen erzielt werden konnte. Man wird über die klinische Verwertbarkeit dieser keimtötenden Wirkung für augenärztliche Zwecke also erst urteilen können, wenn Versuche am keimhaltigen Sekret vorliegen.

Eine andere Fragestellung, die experimentell leicht angreifbar war, war die nach der Beeinflussung der Regeneration des Hornhautepithels durch die Thorium X-Salbe. Da die radioaktiven Substanzen ihre therapeutische Wirkung gegenüber malignen Tumoren ihrer Eigentümlichkeit verdanken, besonders junges, in raschem Wachstum begriffenes Gewebe zu schädigen und so elektiv die wuchernde Tumorzelle zu zerstören, so war zu erwarten, dass die zellschädigende Wirkung auch beim Thorium X sich besonders gut verfolgen lassen würde an ihrer Einwirkung auf das wachsende Oberflächenepithel der Hornhaut. Es wurde daher eine ganze Reihe von Versuchen an Kaninchen angestellt, bei denen anfangs durch Trepanation der Oberflächenschichten, später durch totale Abrasio der Hornhaut das Epithel auf beiden Augen beseitigt und seine Regeneration beobachtet wurde, während auf dem einen Auge Thoriumsalbe, auf dem anderen reine Vaseline täglich eingestrichen wurde.

Bei den ersten beiden Versuchen, bei denen nach der Abrasio nur einmal täglich Thoriumsalbe eingestrichen worden war (1000 es E. im Gramm) war ein Unterschied in der Epithelisierung beider Augen nicht zu sehen. Ich ging daher dazu über, den Tieren nach der Abrasio täglich fünfmal Thoriumsalbe einzustreichen und fand dabei, dass ganz regelmäßig bei sechs in dieser Weise behandelten Tieren die Epithelüberkleidung der Hornhaut auf der mit Thorium behandelten Seite erheblich rascher vonstatten ging als auf der Kontrollseite, auf der reine Vaseline eingestrichen war. Auch als ich eine Thoriumsalbe von 5000 es E. pro Gramm fünfmal täglich einstrich, blieb die Epithelisierung auf der behandelten Seite eine raschere als auf der unbehandelten, allerdings war das gebildete Epithel trüber als auf dem anderen Auge. Erst bei einer Thoriumsalbe von 10000 es E. schlug das Verhältnis um: die Epithelisierung des Thoriumauges war jetzt im höchsten Grade gestört. Dies waren aber Versuchsbedingungen, bei denen überhaupt nach drei- bis viertägiger Behandlung schwere Veränderungen an den Augen sich einstellten, die eine ernste örtliche Schädigung durch die Thoriumwirkung verrieten.

Es lässt sich also aus diesen Versuchen ableiten, dass eine Thorium X-Behandlung der Hornhaut im Stadium der Epithelregeneration bei schwacher Dosierung des Thorium die Epithelisierung wesentlich anregt und erst bei hohen Konzentrationen, die für klinische Anwendung wegen ihrer gewebsschädigenden

Wirkung ohnehin nicht in Betracht kommen können, die Epithelregeneration schädigt, bzw. verhindert. Dies Ergebnis erinnert
an die Feststellung von Birch-Hirschfeld und Hoffmann,
die ähnliches bei der Einwirkung kurzwelligen Lichtes auf die
Epithel-entblösste Hornhaut sahen.

Es wird von grossem Interesse sein, analoge Versuche anzustellen gegenüber einem Epithel, das in pathologischer Wucherung
begriffen ist. In dieser Hinsicht sind meine Versuche natürlich
nicht beweisend, denn wir wissen ja, dass bei der Epithelisierung
der Hornhaut die amöboide Überwanderung benachbarter Epithelzellen auf das entblösste Areal zunächst wesentlicher ist als die
Bildung neuer Zellen.

Einige weitere Veränderungen der Augengewebe, die bei der
Einwirkung der Thorium X-Salbe in den beschriebenen Versuchen
am Kaninchenauge beobachtet wurden, sollen hier nur kurz Erwähnung finden: so ist bei der Regeneration des Hornhautepithels
unter Thorium X-Wirkung mit einer gewissen Regelmäßigkeit
das Auftreten von Pigment im neugebildeten Epithel aufgefallen.
Ziemlich frühzeitig sieht man ferner eine allmähliche Depigmentierung am Rande des III. Lides. Erst bei recht intensiver Behandlung
fand ich eine allmähliche Depigmentierung der Iris; bei fortgesetzter
Behandlung mit hochkonzentrierter Salbe treten dann entzündliche
Veränderungen und Nekrose, sowie Gefässveränderungen mit
kleinen Blutungen in der Bindehaut und Lidhaut auf. Über diese
Befunde soll erst im einzelnen berichtet werden, wenn die histologischen Untersuchungen abgeschlossen sind.

Jedenfalls glaube ich schon heute sagen zu können, dass in
der systematischen weiteren Erforschung der Wirkung verschieden
starker Thorium X-Salben und Lösungen von bekannter Aktivität
ein Weg gegeben ist, zu einer einheitlichen, bequemen und un-
gefährlichen therapeutischen Anwendung radioaktiver Substanzen
am Auge zu gelangen. Wie weit dann mit ihr zuverlässige therapeutische Erfolge zu erzielen sind, das muss die klinische Erfahrung
entscheiden.

XLVI.

Über die Einwirkung der Röntgenstrahlen auf das Auge.

Von

Adolf Jess (Giessen).

Mit 2 Abbildungen im Text.

Je mehr Erfahrungen wir mit der Röntgenstrahlenbehandlung sammeln, je längere Beobachtungen uns vor allem zur Verfügung stehen, um so vorsichtiger werden wir zweifellos in der Anwendung der Röntgenstrahlen am Auge und in der Umgebung desselben. So erfreulich die in vielen Fällen zu erzielenden Erfolge bei Lid- und epibulbären Tumoren, bei Uvealtuberkulose und insbesondere auch bei Hypophysengeschwülsten sind, das Gespenst einer sekundären Schädigung des Auges, vor allem der Linse, die in Analogie mit anderen Röntgenschädigungen, z. B. am Kehlkopf, noch nach vielen Jahren sich bemerkbar machen kann, wird uns nicht verlassen. Die von Rados und Schinz (A. f. O. 1922, 110, S. 354) nach ihren Tierversuchen angenommene Unempfindlichkeit der einzelnen Teile des Auges wird mit Recht von Birch-Hirschfeld (Z. f. A. 50, S. 135, 1923) und auch von Stock für das menschliche Auge bestritten. Aber es bestehen hier zweifellos, wie Stock (Handb. d. Röntgentherapie III, 1.) in seiner zusammenfassenden Darstellung der Röntgenschädigungen ausführt, individuelle Unterschiede in der Empfindlichkeit der einzelnen Patienten.

Bei Bestrahlung der Lider und anderer Adnexe der Augen kann man durch geeignete Prothesen das innere Auge selbst bei höheren Dosen, die nur kleine Hautpartien treffen, mit ziemlicher Sicherheit schützen, bei Bestrahlungen der Uvea nach Stock und Scheerer (Kl. M. Bl. 1922, 68, S. 186) offenbar durch die Verringerung der Dosen wesentliche Schädigungen vermeiden, wenn wir nicht noch nach längeren Jahren der Beobachtung einschlägiger Fälle auf Linsen- und andere Schädigungen uns gefasst machen müssen.

Aber neben den direkt das Auge treffenden Röntgenstrahlen sind es die bei Durchstrahlungen des ganzen Schädels stets in grösserer Menge auftretenden Streustrahlen oder Sekundärstrahlen, die trotz der Vorsichtsmaßregeln das Auge schädigen können. Wenn z. B. bei Hypophysenbestrahlungen, bei denen im allgemeinen von drei Seiten des Schädels 80—90% der HED gegeben werden, damit 100% der HED sicher die Hypophyse erreichen, selbst in sorgfältigster Weise die Richtung der Strahlen festgelegt wird, so lässt es sich auf keine Weise mit Sicherheit vermeiden, dass von hinten her Streustrahlen beide Augen treffen und in unkontrollierbarer Menge durchdringen. Die Streustrahlen spielen ja überhaupt im Körper eine besonders wichtige Rolle, glaubt man doch, dass 40—50% der biologischen Wirksamkeit sehr harter Strahlen der Streustrahlung zuzuschreiben sind (Hirsch-Holzknecht).

Diese Streustrahlen, die nach den bekannten Messungen von Compton eine etwas grössere Wellenlänge haben als die primären Strahlen, demnach etwas weicher sind, bedeuten möglicherweise gerade für die Linse des Auges eine besondere Gefahr, greifen doch weichere Strahlen die Haut und entsprechend vielleicht auch ein epitheliales Gebilde, wie es die Linse darstellt, stärker als harte an.

In diesem Zusammenhang möchte ich über zwei Fälle berichten, bei denen 3½ Jahre nach Bestrahlung der Hypophyse wegen ausgedehnten Hypophysentumors und des Nasenrachenraumes wegen stark wuchernder Fibrome eine typische Röntgenkatarakt auf beiden Augen auftrat. Der erste Fall betraf einen 41jährigen Beamten F. G. (K. G. 980/27), der mir im Jahre 1915 im Felde vor Verdun zum erstenmal in meiner Feldaugenstation wegen Sehstörungen des rechten Auges vorgestellt wurde. Es bestand damals rechts eine auffallende Gesichtsfeldstörung, die mich veranlasste, den Fall meiner Sammlung einzureihen, und zwar fand sich bei erhaltenen Aussengrenzen für Weiss ein absolutes Ringskotom zwischen 10 und 20° für Weiss und Farben. Zentral von diesem wurden alle Farbenmarken von 1 cm Seitenlänge erkannt, ausserhalb nur stellenweise Blau, Gelb und Rot. Der Grad der zentralen Sehschärfe ist in meinen Aufzeichnungen leider nicht angegeben, am Sehnervenkopf war keine sichere Veränderung festzustellen. Das linke Auge war absolut normal. Da wegen der auffallenden einseitigen Gesichtsfeldstörung ein Sehnervenprozess zweifellos schien, empfahl ich Überweisung von der Truppe in ein Heimatlazarett. Der Patient blieb aber im Feld, da keine sonstigen Beschwerden auftraten und da er nicht bei der kämpfenden Truppe, sondern bei einer Eisenbahnkompagnie sich befand. Während des Krieges und bis zum Jahre 1923 nahm das Sehvermögen des rechten Auges erst langsam, dann plötzlich stärker ab, auch zeigten sich Veränderungen der Psyche und der geistigen Fähigkeiten, schliesslich traten starke Kopfschmerzen in der Stirn- und Schläfengegend mit häufigerem Erbrechen, sowie Unsicherheit beim Gehen im Dunkeln auf. Der Patient wurde in einem städtischen Krankenhaus aufgenommen, wo man die Diagnose auf multiple Sklerose stellte. Eine augenärztliche Untersuchung ergab: rechtsseitige Abduzenslähmung, rechtsseitige Sehnervenatrophie (S = 1/50), linksseitige Neuritis optica mit Blutung nach innen aussen. Die Gesichtsfeldprüfung „erhebliche Einengung vorwiegend des rechten Gesichtsfeldes". Wa.-R. negativ. Eine Arseninjektionskur brachte keine Änderung, schliesslich trat noch eine linksseitige Fazialisparese hinzu. Der Patient wurde ungebessert in hausärztliche Behandlung

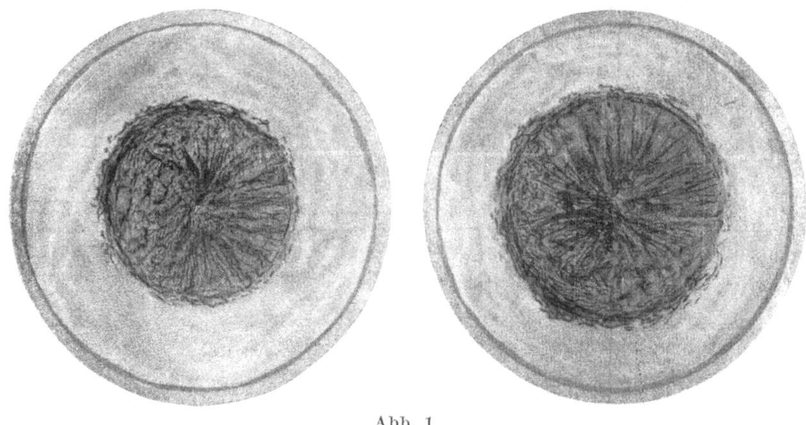

Abb. 1

am 31. Januar 1924 entlassen. Der Zustand verschlimmerte sich immer mehr, der Patient begab sich nun in Behandlung eines „Homöopathen", der ihn mit inneren Mitteln, Skarifikationen hinter dem Ohr und elektrischen Strömen am Kopfe behandelte. Da das Sehvermögen immer weiter sank, kam er, nachdem er zufällig meine Adresse erfahren hatte, im Juli 1924 zu mir, um, wie er sagte, die Hilfe des erstbehandelnden Arztes zu suchen. Jetzt nach 9 Jahren war unschwer die Diagnose auf einen grossen Hypophysentumor mit totaler Atrophie des rechten (atrophischer Stauungspapille), partieller Stauungsatrophie des linken Sehnerven zu stellen, rechts Amaurose, links temporale Hemianopsie mit typischer hemianopischer Pupillenstarre. Links S = 5/10. Pat. erhielt in drei Bestrahlungsserien im Verlauf des nächsten Vierteljahres im ganzen etwa 6 × 100% der HED. Der Erfolg war vorzüglich und nachhaltig. Die Kopfschmerzen verschwanden vollkommen, das Gesichtsfeld des linken Auges erholte sich nach anfänglicher weiterer Einengung, so dass es jetzt nach $3\frac{1}{2}$ Jahren mit makularer Aussperrung und einer Ausdehnung von $40-50^0$ noch erhalten ist. Die psychischen und geistigen Störungen verschwanden, der Patient fühlte sich so wohl, dass er sogar eine neue Ehe einging, nachdem er inzwischen Witwer geworden war. Das Sehvermögen hielt sich auf 6/15. Aber Ende 1927 schrieb mir der Patient, dass bei gutem Allgemeinbefinden das Sehvermögen

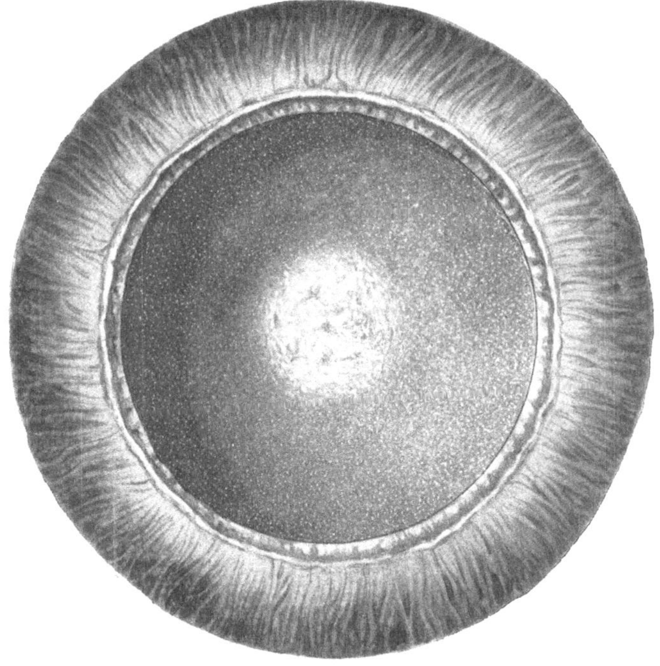

Abb. 2

in letzter Zeit doch noch weiter gesunken sei. Am 11. Januar 1928 kam er zur Nachuntersuchung und als Ursache der Herabsetzung des Visus auf 4/35 wurde jetzt eine typische hintere Schalentrübung der Linse festgestellt, wie sie in gleicher Weise sich auch in der Linse des amaurotischen rechten Auges entwickelt hatte (s. Abb. 1a und b.) Sie war am hinteren Pol besonders dicht und verlor sich nach Art einer Cataracta complicata nach dem Äquator zu ohne scharfe Begrenzung. Gesichtsfeld und Fundusbild zeigten sich dagegen nicht wesentlich verändert, bei maximal erweiterter Pupille stieg das Sehvermögen auf 5/15. Hier hatte also eine hintere Schalenkatarakt als Spätschädigung der Linse den Visus herabgesetzt.

23*

Im zweiten Falle handelte es sich um einen 21jährigen Patienten, der wegen in letzter Zeit allmählich eingetretener Sehstörung beider Augen unsere Poliklinik aufsuchte. Beide Linsen zeigten so typische und mit den eben geschilderten Schalenstaren prinzipiell so übereinstimmende hintere Kortikalistrübungen (siehe Abb. 2), dass ich den Patienten sogleich nach früheren Röntgenbestrahlungen fragte. Es stellte sich nun heraus, dass er wegen stark wuchernder Nasenrachenfibrome vor $3\frac{1}{2}$ Jahren von beiden Gesichtsseiten und vom Nacken mit zweimal 75% und einmal 100% der HED bestrahlt worden war und zwar im Verlauf von zwei Tagen. Das Sehvermögen war auf rechts 5/15 und links 5/35 herabgesetzt. Im übrigen wiesen die Augen keinen krankhaften Befund auf. Die Spaltlampenuntersuchung zeigte ausser der besonders am hinteren Pol dichten Trübung noch einzelne in Spektralfarben aufleuchtende Kriställchen und zarteste Punkt- und Strichtrübungen auch unter der vorderen Kapsel.

Ähnliche spät auftretende Röntgenschädigungen der Linse sind auch schon von anderer Seite beschrieben worden. Stock (1. c.) bildet sie ab nach direkter Strahlenschädigung durch eine Bestrahlung wegen Gesichtsekzems bei einem 29jährigen Mädchen, bei dem der Schutz der Augäpfel von vorn vernachlässigt war. Erggelet (Kl. M. Bl. 79, S. 830), Heintz (Kl. M. Bl. 79, S. 549), Ascher (Kl. M. Bl. 75, S. 776), Birch-Hirschfeld (zit. nach Stock), beschrieben sie in gleicher Weise. Rohrschneider hat kürzlich (Kl. M. Bl. 1928, S. 554) über einen meinem zweiten Fall durchaus analogen berichtet. Hier wurden bei einem 23jährigen Mann fünf Jahre nach Bestrahlung wegen Nasenrachenfibrom rechts eine scheibenförmige Trübung kalottenartig am hinteren Pol, ausserdem zarte netzförmige Trübungen hinten subkapsulär mit einzelnen Vakuolen, links eine nicht so scharf abgegrenzte, mehr wolkige hintere Poltrübung festgestellt. Auch fanden sich in diesem Fall die von Birch-Hirschfeld beschriebenen perlschnurartigen Gefässerweiterungen der Conjunctiva bulbi, die bei unseren Fällen allerdings nicht bemerkt wurden. Meesmann erwähnte in der Diskussion zu diesem Vortrag von Rohrschneider eine gleiche Röntgenkatarakt, die aber schon $\frac{1}{2}$ Jahr nach der Bestrahlung sich entwickelt hatte.

Es ist also nicht daran zu zweifeln, dass auch bei Durchstrahlungen des Schädels, die bei sorgfältiger Zentrierung die Augen selbst gar nicht treffen, wie bei Hypophysen- und Nasenrachenfibrombestrahlung mit Spätschädigungen der Linse zu rechnen ist. Warum sie nicht in allen Fällen eintreten — ich selbst sah in gleicher Weise erfolgreich bestrahlte Fälle von Hypophysentumoren noch nach längeren Jahren ohne jede Linsentrübung — wäre vielleicht durch die von Stock hervorgehobene ungleiche Empfindlichkeit der einzelnen Individuen zu erklären.

Die Frage, ob wir den Patienten gegen diese offenbar durch die Streustrahlen bedingten Spätschädigungen zu schützen vermögen, muss man allerdings wohl verneinen. Nur eine löffelartig das Auge von hinten umschliessende Bleiprothese könnte uns Sicherheit gewähren, sie wäre ja aber nur unter erheblichen Verletzungen anzubringen.

Gewiss spielt bei einer so vitalen Indikation zur Röntgenbestrahlung, wie sie ein Hypophysentumor darstellt, die Möglichkeit einer späteren Linsenschädigung keine Rolle. Wenn wir mit dieser Behandlung den Patienten vor der Erblindung durch Sehnervenatrophie und vor einem qualvollen Ende bewahren können, so müssen wir eine spätere Starbildung eben mit gutem Gewissen in den Kauf nehmen, bleibt uns doch die Möglichkeit, durch Entfernung der getrübten Linse den Schaden wieder zu beheben. Bei weniger dringenden Indikationen, z. B. den Nasenrachenfibromen sollte aber die Bedeutung der abgelenkten Streustrahlen nicht ausser Acht gelassen werden. Auf jeden Fall dürfte es ratsam sein, den Patienten und den behandelnden Nasenarzt immer auf die Möglichkeit derartiger unerwünschter Nebenwirkungen aufmerksam zu machen, schon um späteren Vorwürfen und Ersatzansprüchen zu begegnen.

Dass Röntgenschädigungen der Linse bei röntgentherapeutisch und röntgendiagnostisch tätigen Ärzten und Laborantinnen jemals vorgekommen sind, habe ich bisher nicht beobachtet. Ich möchte aber hier erwähnen, dass vor etwa einem Jahr mich eine Röntgenschwester konsultierte, die überaus verängstigt und nervös geworden war, weil ein Augenarzt, den sie wegen unbestimmter Augenstörungen aufsuchte, bei ihr beginnenden Röntgenstar festgestellt haben sollte. Die Spaltlampenuntersuchung ergab lediglich typische angeborene vereinzelte Punkttrübungen der Linse in den peripheren äquatorialen Partien, keine Spur einer hinteren Schalentrübung, wie wir sie bei den vorher beschriebenen Fällen gesehen haben. Ich konnte die Schwester, die bereits von Arbeitsunfähigkeit und Ersatzansprüchen an den Leiter ihres Röntgeninstitutes sprach und bei der Leseprobe offenbar aggravierte, unter Hinweis auf die zweifellos seit Geburt bestehenden minimalen

Trübungen völlig beruhigen. Sie wurde wieder arbeitsfähig und verlor ihre „iatrogene" Kataraktaphobie, nachdem $\frac{1}{2}$ Jahr später die Linsen noch ebenso klar waren wie vorher.

Bei der Stellung der Diagnose „Röntgenstar" sollte demnach möglichste Vorsicht walten.

XLVII.

Zur Dosisbestimmung bei der Lichtbehandlung des Auges.

Von

Wolfgang Hoffmann (Königsberg i. Pr.).

Für die Lichtbehandlung ist von grundlegender Wichtigkeit eine genaue Bestimmung und einheitliche Bezeichnung der verabfolgten Strahlenmenge. Während dieses für die Röntgenstrahlen so gut wie erreicht ist, und für die Gammastrahlen in absehbarer Zeit ebenfalls der Fall sein wird, liegen die Dinge für die Lichtstrahlen anders. Es handelt sich hier um ein Grenzgebiet, in dem sich die physikalischen Eigenschaften und die biologischen Wirkungen von Wellenlänge zu Wellenlänge ändern. Die Schwierigkeit liegt darin, dass es nicht möglich ist, zur Behandlung Licht einer einzigen Wellenlänge zu verwenden. Wir sind vielmehr auf einen breiten Spektralbereich angewiesen, in dem Strahlen verschiedenster Wirkung nebeneinander vorkommen. Ferner ist das Mischungsverhältnis der einzelnen Komponenten bei verschiedenen Lampentypen nicht das gleiche. Es ändert sich sogar oft bei derselben Lampe in erheblichem Maße.

Ein zuverlässiges Messverfahren muss daher so beschaffen sein, dass es entweder die Strahlung zerlegt und jeden Bestandteil für sich zu messen gestattet, oder nur auf denselben Spektralbereich in dem gleichen Grade anspricht, wie das Bestrahlungsobjekt. Soll es für die Praxis Verwendung finden, dann darf es ausserdem nicht umständlich sein, auch nicht viel Zeit beanspruchen und keine grossen Kosten verursachen. Der erste Weg, die Zerlegung des Lichts und Messung der einzelnen Anteile, ist aus diesen Gründen praktisch nicht gangbar. Auf dem zweiten Prinzip beruht eine Anzahl von Messinstrumenten und -verfahren, die sich in der allgemeinen Lichtbehandlung bewährt haben. Wir Augenärzte arbeiten aber unter anderen Verhältnissen, deshalb können wir diese Methoden nicht ohne weiteres bei uns anwenden.

Zweifellos am genauesten arbeiten die auf der Luftionisation beruhenden Geräte, wie das von Dorno und das Uvaumeter von Fritz Kohl. Der Empfindlichkeitsbereich der Ionisationskammer liesse sich auch verhältnismäßig leicht dem der äusseren Teile des Augapfels angleichen. Das Dornosche Instrument kommt aber wegen seiner komplizierten Bedienung und seines hohen Preises für den Praktiker nicht in Frage. Über das Uvaumeter besitzen wir noch keine eigene Erfahrung, ebensowenig über das neuerdings von Rajewsky angegebene Instrument.

In der Augenheilkunde ist auch das Aktinimeter von Fürstenau bekannt, das sich durch Einfachheit in der Bedienung auszeichnet. Es beruht auf der Eigenschaft des Selen, bei Belichtung seinen elektrischen Widerstand zu ändern. Als Maß gilt ein „Q", eine willkürliche Einheit. 40 Q erzeugen bei Anwendung des Quecksilberdampflichtes ein leichtes Erstlingserythem. Das Selen ist aber nicht nur für Ultraviolett empfindlich, sondern noch mehr für sichtbare und besonders für ultrarote Strahlen. Entfernt man das Kühlfilter von der grossen Bestrahlungslampe nach Birch-Hirschfeld von Zeiss, und setzt die Bestrahlungskammer dem Licht aus, dann erhalt man einen so grossen Zeigerausschlag, dass er nicht mehr zu messen ist. Nach Vorschalten des Kühlfilters, welches das Ultraviolett nicht wesentlich schwächt, geht der Ausschlag des Zeigers auf 4—7 Q zurück. Ein Ausschalten des biologisch wirksamen Ultraviolett durch eine Glasplatte ändert diesen Betrag nicht merklich. Eine Verwendung des Aktinimeter zur Dosierung in der Augenheilkunde ist also nur unter strengster Kontrolle der Strahlenzusammensetzung möglich.

Unter den photochemischen Lichtreaktionen haben für die Dosimetrie die Jodmethoden einige Bedeutung gewonnen. Behring und Meyer verwandten eine angesäuerte Jodkaliumlösung, die in einem geschlossenen Zylinder mit Quarzfenster der Strahlung ausgesetzt wurde. Unter Einfluss des Lichtes, und zwar besonders des kurzwelligen Ultraviolett, spaltet sich dabei Jod ab, dessen Menge dann titrimetrisch mit Natriumthiosulfat bestimmt werden kann. Später hat Keller die Methode vereinfacht, indem er der Jodkaliumlösung eine bestimmte Menge Natriumthiosulfat und etwas Stärke zusetzte, so dass eine Blaufärbung eintritt, sobald alles Thiosulfat aufgebraucht ist. Die Menge ist so abgestimmt, dass die Verfärbung in derselben Zeit eintritt, wie sie für ein kräftiges Erythem nötig ist, nur muss man zur Messung den halben Abstand wählen. Auch diese Methoden eignen sich nicht für die Anwendung in der praktischen Augenheilkunde. Die Natriumthiosulfatlösung ist nicht haltbar, sie muss jedesmal frisch hergestellt und gegen eine Kaliumbichromat-Jodkaliumlösung durch Titration abgestimmt werden. Das ist eine mühsame Arbeit und nicht jedermanns Sache. Ausserdem braucht die Reaktion bei unseren Lampen mit ihrem parallelstrahligen Licht die vierfache Zeit, bis eine der Erythemdosis entsprechende Menge Jod abgeschieden ist, das sind etwa 40 Minuten.

Alle diese Messverfahren haben den Fehler, dass sie teuer oder umständlich werden, wenn sie mit der Empfindlichkeit des Auges gleichlaufen und genaue Werte liefern sollen. Ausserdem muss der physikalisch gewonnene Wert noch erst mit der biologischen Wirkung verglichen werden, denn auf diese kommt es letzten Endes allein an.

Es ist darum von vornherein zu erwägen, ob nicht ein biologisches Messverfahren und eine biologische Einheit der physikalischen vorzuziehen wäre. Man könnte einfach von der Erythemdosis der Haut ausgehen und auch die Dosierung in der Augenheilkunde auf sie beziehen. Einem solchen Verfahren haften aber erhebliche Fehler an. Es ist nach unserer Erfahrung durchaus unwahrscheinlich, dass Bindehaut und Hornhaut auf denselben Spektralbereich und in demselben Maße ansprechen wie die Haut. Auch der andersartige histologische Bau und die abweichenden Absorptionsverhältnisse sprechen gegen eine gleichartige Empfindlichkeit. Aus diesem Grunde wählt man besser eine noch rückbildungsfähige Wirkung auf ein Gewebe des Auges als Grundmaß. Soll eine solche Reaktion als Einheitsmaß verwendet, also auch von anderen genau wiederholt werden können, dann muss sie sich scharf definieren lassen und auf eine geringe Verminderung oder Vermehrung der Strahlenmenge deutlich erkennbare Unterschiede in der Stärke zeigen. Aus diesem Grunde eignet sich die Hornhaut nicht dafür. Die erste deutliche Lichtwirkung an ihr ist eine Alteration des Epithels, die zur Abstossung führt. Eine solche Wirkung lässt sich schon mit verhältnismäßig kleinen Dosen erreichen und bleibt gleich, wenn man die Strahlenmenge um das Doppelte oder Dreifache vermehrt. Die Bindehaut verhält sich dagegen anders. Intensitätsunterschiede von 30—50% geben schon deutliche Unterschiede in der Reaktion.

Wir haben daher seit Jahren unseren Untersuchungen über die Wirksamkeit der verschiedenartigen Lichtquellen und Lampentypen eine ganz bestimmte Reaktion der Bindehaut beim Kaninchen zugrunde gelegt, die wir kurz als Konjunktivaldosis bezeichnen, und an unserem reichen Material gefunden, dass diese Reaktion mit der beim Menschen genügend genau übereinstimmt. Als Einheit gilt uns die Strahlenmenge, welche eine kräftige Hyperämie mit oberflächlicher Nekrose erzeugt.

An der Stelle des Brennflecks sieht man nach etwa 12 Stunden eine starke Erweiterung der Gefässe und ein mäßiges Ödem, aber keine Stasen und keine Blutungen. In der Umgebung sind die Gefässe ebenfalls erweitert, aber es besteht kein Ödem. Auf Einträufelung von Fluoreszein nimmt der Fokus den Farbstoff oberflächlich an, auf Suprarenineinträufelung verengern sich die Gefässe des Hofes, im Bereich des Brennflecks dagegen findet keine deutliche Veränderung statt. Dieses Stadium ist eng begrenzt, eine Verminderung der Dosis um $^1/_3$ lässt die oberflächliche Nekrose vermissen und die Gefässe reagieren auch innerhalb des Fokus auf Suprarenin. Eine Vermehrung um das Doppelte erzeugt schon einen blasenförmigen Erguss, Stasen und Blutungen. In der Conjunctiva fornicis kommen solche Blasen und Ödeme leichter zustande und besitzen eine grosse Dosisbreite. Deswegen eignet sich die Conjunctiva tarsi besser.

Die Konjunktivaldosis ist die Strahlenmenge, welche wir beim Ulcus serpens, beim Pannus crassus und bei der tuberkulösen Episkleritis in den meisten Fällen in der Einzelsitzung verabfolgen.

Die biologische Eichung ist nach unserer Erfahrung die sicherste Methode der Strahlenmessung, dabei verhältnismäßig einfach und billig. Um die Leistungen der Lampe von Zeit zu Zeit nachzuprüfen, eignen sich photochemische Verfahren. Eine Methode mit photographischem Papier ist in dem demnächst erscheinenden Buch über „Die Lichtbehandlung in der Augenheilkunde" von Prof. Birch-Hirschfeld und mir angegeben. Der Kürze halber sei hier nur darauf verwiesen. Ebenso einfach und sicher ist ein anderes Verfahren, wenn es unter bestimmten Voraussetzungen ausgeführt wird.

Es handelt sich um eine Lichtsynthese, um die Bildung von Pentabromazeton aus Zitronensäure und Brom. 17 ccm einer 10%igen wässerigen Lösung von Zitronensäure und 3 ccm Bromwasser werden in der Zeißschen Quarzküvette dem Licht der Bestrahlungslampe ausgesetzt. Nach einiger Zeit bilden sich an dem vorderen Fenster weissliche schlierenförmige Trübungen und zwar treten sie ganz plötzlich mit genügender Deutlichkeit auf. Die Zeit, welche bis zum Auftreten der ersten Schlieren verstrichen ist, entspricht genau der Konjunktivaldosis. Voraussetzung ist dabei ausser der angegebenen Konzentration und Menge eine Temperatur von 16—18⁰ Celsius. Bei höherer Temperatur verläuft die Reaktion schneller, bei niedrigerer langsamer. Der Empfindlichkeitsbereich entspricht nicht ganz dem der menschlichen Konjunktiva und Hornhaut, denn auch das langwellige Ultraviolett kann eine Wirkung hervorbringen, allerdings erst in verhältnismäßig langer Zeit. Die Reaktion kann daher die biologische Eichung nicht ersetzen, sondern dient nur zur ersten Orientierung über die für die Konjunktivaldosis notwendige Zeit und später zur Nachprüfung. Für diese Zwecke hat sie aber ihre Brauchbarkeit erwiesen, bei der Bogenlampe mit verschiedenen Kohlen nach Filterung durch Kobaltchloridlösung oder Uviolgläser verschiedener Stärke und auch bei dem Quecksilberdampfpunktlämpchen ohne oder mit den genannten Filtern.

Die Lichtbehandlung von Augenkrankheiten steht in den Anfängen und vielfach sind wir noch auf das Ausprobieren angewiesen. Wollen wir uns von blinder Empirie freimachen und sie nach wissenschaftlichen Grundsätzen betreiben, dann ist zunächst eine genaue Dosismessung unumgänglich notwendig. Aber die Messung allein genügt noch nicht. Die Strahlenmenge muss auch so genau bezeichnet sein, dass sie jederzeit von anderen wiederholt werden kann. Erst dann kann die Erfahrung des einzelnen der Allgemeinheit zugute kommen und die Grundlage zum weiteren Ausbau der Strahlenbehandlung des Auges bilden.

Aussprache zu den Vorträgen XLV—XLVII.

Herr Krückmann
weist darauf hin, dass die an seiner Klinik von Rohrschneider ausgeführten Tierversuche das Ergebnis hatten, dass für die Linse schon diejenige Dosis schädlich war, die bei der Einwirkung an der Haut Haarausfall erzeugt. Rohrschneider betrachtet deshalb die der Epilationsdosis der Haut entsprechende Dosis als das Maximum dessen, was an der Linse zur Einwirkung gebracht werden dürfe. Durch geeignete Blenden sollte unbedingt verhindert werden, dass die Sekundärstrahlung an dieser Stelle stärker wird.

Herr Fleischer
will die Möglichkeit der Linsenschädigung, wie sie Jess beobachtet hat, nicht ausschliessen, möchte aber — auf Grund einer von ihm gemachten Beobachtung bei einem jungen Mann, wo ca. zehn Jahre nach einer intensiven Bestrahlung von Halsdrüsen am Unterkieferwinkel neben Reflexsteigerungen allmählich Katarakt eingetreten war — auch auf die Möglichkeit von Schädigung der Epithelkörperchen hinweisen.

Herr Stock:

Der Spätstar nach Röntgenbestrahlung ist mir bekannt. Ich habe auch entsprechende Fälle veröffentlicht. Nun hatte ich mindestens 25 Hypophysentumoren und zwar so intensiv, dass die Haare dabei ausgingen, bestrahlt und keine Röntgenkatarakt bekommen. Auf der anderen Seite habe ich solche Katarakte bei viel geringeren Dosen gesehen. Wenn man diese Fälle genau ansieht, so handelt es sich fast immer um Patienten, die im Gesicht eine epitheliale Schädigung haben, z. B. Ekzem, Lupus usw. Ich möchte die Kollegen warnen, solche Leute zu bestrahlen; ich glaube, dass die ganz besonders zu Linsentrübungen nach Röntgenbestrahlung disponiert sind.

Herr Hoffmann (Schlusswort):

Herr Prof. Jess führt die Kataraktbeobachtung nach Bestrahlung von Hypophysentumoren auf Sekundärstrahlen ausserhalb des Strahlenkegels zurück. Ich möchte dazu bemerken, dass nach den Untersuchungen von Hohlfelder, Bornhauser und Yaloussis, ebenso von Dessauer, die Strahlung ausserhalb des Kegels minimal ist. Die Katarakten können nur dadurch entstanden sein, dass sich das Auge innerhalb des Strahlenkegels befand. Aus diesem Grunde bin ich, wie auch Herr Prof. v. Szily, für die Anwendung von kleinen Feldern bei der Bestrahlung von Hypophysentumoren, da man auf diese Weise Schädigungen der unbeteiligten Umgebung leichter vermeiden kann.

XLVIII.

Keratitis parenchymatosa bei Schlafkrankheit (Infektion mit Trypanosoma Gambiense).

Von

W. Stock (Tübingen).

Im Jahre 1907 habe ich hier Präparate demonstriert, in welchen bei einem Hunde, der mit Trypanosoma Brucei infiziert war und bei dem sich eine Keratitis parenchymatosa entwickelt hatte, massenhaft Trypanosomen in der Hornhaut färbetechnisch nachgewiesen werden konnten. Ich habe damals ausgeführt, dass die Keime zweifellos aktiv in die Hornhaut eingewandert sind und so zu der parenchymatösen Entzündung geführt haben.

Heute möchte ich Ihnen über einen entsprechenden Fall beim Menschen berichten:

Ein junger Mann von 22 Jahren (K. G. 5600/1928) war zwei Jahre auf Fernando Poo und zog sich dort eine Infektion mit Trypanosoma Gambiense zu. Er wurde dann hier in das Tropengenesungsheim aufgenommen, im Blut fanden sich Trypanosomen in grosser Zahl. Daneben bestand eine Malaria, die aber auf Chinin rasch zur Heilung kam.

Der Mann klagte nach einigen Tagen seines Aufenthalts hier über Sehstörungen, bald stellte sich auch eine leichte parenchymatöse Trübung der rechten Hornhaut mit leichter Iritis und erheblicher ziliarer Injektion ein. Nach einigen Tagen begann derselbe Prozess auch links. Die Sehschärfe ging rechts auf 5/18, links auf 5/7 herunter.

Nach zwei Tagen, in welchen die Reizung der Augen sich noch steigerte, traf das Germanin ein und es wurde am 22. März 1928 0,5 g intravenös gegeben. Schon drei Stunden nach der Injektion verschwand die Lichtscheu, nach einer weiteren Injektion von 1 g am 24. März und einer ebensolchen am 27. März waren beide Augen ganz reizlos. Die Hornhauttrübung war vollständig geschwunden, der Patient fühlte sich vollständig wohl. Die Sehschärfe war am 28. März beiderseits 5/5.

Ich habe den Mann dann in das Tropengenesungsheim zurückverlegt, wo er noch einige Injektionen von Germanin bekommen hat und am 7. Juni 1928 endgültig geheilt entlassen wurde.

Nie mehr sind nach der ersten Injektion von Germanin Trypanosomen im Blute nachgewiesen worden, obgleich in den folgenden Monaten mehrere Wochen ohne jede Behandlung blieben, eine Maßnahme, die als Provokation aufgefasst werden kann.

Der Mann ist also von seiner Trypanosomiasis endgültig geheilt. Ich habe Ihnen diesen Fall aus zwei Gründen vorgetragen: Einmal, weil damit einwandsfrei bewiesen ist, dass in die intakte Hornhaut eigenbewegliche Keime aktiv eindringen und eine Keratitis parenchymatosa hervorrufen können und dann, um Ihnen zu zeigen, dass unsere Wissenschaft, obgleich wir nach dem Diktat unserer Gegner als unfähig zur Kolonisation bezeichnet sind, ein Mittel erfunden hat, das die gefürchtete Schlafkrankheit und die damit verbundenen Augenkomplikationen heilen kann.

XLIX.

Zur Behandlung der Keratitis parenchymatosa.

Von

Bruno Fleischer (Erlangen).

Wir sind es gelehrt worden und lehren es wohl im allgemeinen, dass die Keratitis parench. eine prognostisch günstige Erkrankung sei, dass die schweren Trübungen der Hornhaut sich weitgehend wieder aufhellen werden und dass meist wieder ein gutes Sehvermögen erzielt werde. v. Graefe hat gesagt: „Dass die hochgradige Trübung der Keratitis diffusa schliesslich wieder spurlos verschwinde."

Aber wenn man gelegentlich seine Fälle überschaut oder die Literatur darüber durchsieht, so zeigt sich doch, dass neben einer grösseren Zahl von günstigen Fällen die Zahl der schlechten, d. h. derjenigen, welche nur ein ungenügendes Sehvermögen wieder erlangt haben, gar nicht so klein ist und man nicht doch auch eine nicht geringe Zahl von Rückfällen. Einen gewissen Anhaltspunkt über den Ausgang zeigt uns die schliessliche zentrale Sehschärfe. Wenn man die Ausgänge einteilt in:

1. solche, welche ein Sehvermögen erzielen mit guter oder für viele Berufe ausreichender praktischer Sehkraft, d. h. 5/5 bis 5/20;
2. solche mit nur für grobe Arbeiten ausreichender Sehkraft, d. h. 5/25 bis 5/50;
3. solche mit nur ungenügender Sehschärfe, d. h. kleiner als 5/50, so ergibt eine Zusammenstellung des Materials verschiedener Autoren (Igersheimer aus Göttingen, C. A. Uhthoff aus Breslau, Langendorff aus Berlin, Kuborn aus Essen, Schott aus Halle) etwas verschiedene Zahlen; die Durchschnittszahlen sind rund 60% gute, 23% mittlere, 13,5% schlechte Resultate, also ca. 60% ausreichende und 40% nicht mehr ausreichende Ausgänge.

Und unter den schlechten Ausgängen sind gar nicht so wenige, die blind geworden sind oder in Blindenanstalten aufgenommen werden mussten, so nach Igersheimer von 85 Kranken 9 = 10%.

Ja, in einer amerikanischen Zusammenstellung von Carvill und Derby sind von 200 Kranken 48, also 24%, in die Blindenanstalt gekommen. Und im Jahr 1924 hat eine Umfrage in England ergeben, dass unter 1036 blinden Kindern 12,9%, nach Bishop

Harman von 1855 Kindern 21,5% durch Keratitis parench. erblindet waren; die Zahlen von erwachsenen Blinden werden mit 6,5, 4,6, 1% angegeben. Wie die entsprechenden Zahlen bei uns sind, ist mir nicht bekannt; in den Blindenstatistiken scheinen diese Fälle nicht ausgeschieden zu sein.

Das sind also recht betrübliche Zahlen und es besteht aller Grund, dass wir uns mit der Frage beschäftigen, ob diese Zahlen nicht verbessert werden können.

M. H.! Wie steht es mit der Behandlung? Die lokale Behandlung mit Mydriatizis, Wärme usw. versteht sich von selbst! Von der spezifischen Behandlung hat schon Hutchinson gesagt, dürfe man sich nicht allzuviel versprechen; und nach v. Graefe ist der Einfluss der Therapie sehr geringfügig, „indem wir ihren schleppenden Verlauf nicht abzukürzen vermögen, und es wird der gute Ausgang dem Arzt, welcher doch nur ein einflussloser Zuschauer des Krankheitsverlaufes gewesen, vom dankbaren Publikum als eine besonders glückliche Kur angerechnet".

M. H.! Das wissen wir alle: einen wesentlichen Einfluss auf den Verlauf der Krankheit scheint unsere spezifische Behandlung, auch mit neueren Mitteln nicht zu haben, wenn auch manche Autoren von dem oder jenem Mittel günstige Erfolge zu sehen glauben. Wenn wir also im allgemeinen doch spezifisch behandeln, so tun wir es eben, um die Hände nicht in den Schoss zu legen und im Glauben, einen günstigen Einfluss auf den Allgemeinzustand dadurch auszuüben; freilich spricht die schwere Beeinflussbarkeit der Wassermannschen Reaktion auch nicht dafür, dass wir in dieser Richtung viel erreichen. Wenn also manche auf dem Standpunkt stehen, eine spezifische Behandlung sei nicht notwendig, so wird man diesen Standpunkt verstehen dürfen.

Zur Klärung der Frage, ob die spezifische Behandlung wirklich keinen Einfluss auf den Verlauf und Ausgang der Erkrankung habe, schien mir nun ein Vergleich einer Anzahl von nicht spezifisch Behandelten mit spezifisch Behandelten von Wichtigkeit und die Möglichkeit hierzu ergab sich dadurch, dass mein Vorgänger Oeller in der Zeit seiner Leitung der Erlanger Klinik von 1900—1920 im allgemeinen nicht spezifisch behandelt hat. Ich habe daher das Material in einer Dissertation 1927 von Heinrich Jahreis zusammenstellen lassen, und es schien mir das Resultat wichtig genug, Ihnen hierüber zu berichten; Einzelheiten können in der Dissertation nachgesehen werden; es sind 123 verwertbare Fälle. Der Einfluss der Behandlung auf

die Art des Verlaufs und die Dauer der Erkrankung, sowie auf die
Erkrankung des zweiten Auges und auf Rezidive wäre natürlich
von besonderem Interesse, das ist aber nachträglich aus den Krankengeschichten nicht mit genügender Sicherheit zu ersehen, die Fehlerquellen sind zu grosse, wenn man alle diese Punkte berücksichtigen
will. Wir haben uns daher — wie andere Autoren — bei der
Beurteilung des Erfolges mit der erzielten schliesslichen Sehschärfe begnügt und diese in die drei von mir angegebenen
Kategorien eingereiht.

Die Tabelle gibt Auskunft über das Resultat: Die 120 Fälle
sind nach der Behandlungsart geschieden in 1. solche, die nur
lokal in der üblichen Weise behandelt wurden (mit Atropin, gelber
Salbe, Dionin, Wärme usw.), 2. in solche, bei welchen noch eine
intensivere, nicht spezifische Allgemeinbehandlung stattgefunden hat
(Lebertran, Jod, Arsen usw.), 3. solche, die spezifisch, d. h. mit
Schmierkur behandelten Fälle und 4. eine Anzahl mit Tuberkulin
behandelte Fälle.

Zahl der Fälle	Behandlungsart	$^5/_5$—$^5/_{20}$	$^5/_{25}$—$^5/_{50}$	$< ^5/_{50}$
69	rein lokal	58,5 %	22 %	21,8 %
13	unspezifisch	65,2 %	19,8 %	18,1 %
26	spezifisch	56,4 %	21,5 %	17,4 %
12	Tuberkulin	46,4 %	10 %	44,4 %
120				

Aus der Tabelle geht also hervor, dass die Sehschärfe bei den
verschiedenen Behandlungsarten keine wesentliche Differenz zeigt:
ca. 60% gute, etwas über 20% mittlere und etwas unter 20%
schlechte Resultate. Auffallend schlecht sind die Resultate der
mit Tuberkulin behandelten Fälle: es scheinen zu dieser Behandlung
besonders schwere Fälle herangezogen worden zu sein. — Vergleichen wir die Resultate unserer nicht spezifisch Behandelten
mit den spezifisch Behandelten der eingangs erwähnten anderen
Autoren, so finden wir auch hier keine wesentliche Differenz!
Die Resultate betreffs des Endvisus sind dieselben
bei nicht spezifisch wie bei spezifisch Behandelten!

Sollen wir also von der spezifischen Behandlung absehen?
Ich glaube nicht! Wenn die bisherige Art der Behandlung nicht
genügendes zu leisten scheint, so müssen wir eben nach neuen
Wegen suchen sowohl für die spezifische, wie für die nichtspezifische

Behandlung. So lange die Pathogenese der Keratitis parench. nicht genügend geklärt ist, sind wir freilich auf tastende Versuche angewiesen.

Vielleicht bringt uns der Ausbau der modernen Reiztherapie weiter, vielleicht eine Verbesserung der lokalen Behandlung (Bestrahlung oder Jontophorese). Einige Versuche habe ich mit **Malariabehandlung** gemacht: bei zwei männlichen und bei zwei weiblichen Individuen mit doppelseitiger Erkrankung zwischen dem 18. und 26. Lebensjahr; zwei frische Fälle von diesen haben ein gutes Sehvermögen bekommen, zwei ältere Fälle, die schon vor Jahren Entzündungen gehabt hatten, haben sich ungenügend aufgehellt. Frühzeitige Behandlung scheint danach angezeigt zu sein! Man muss sich klar sein, dass es sich bei der Malariabehandlung um eine ausserordentlich eingreifende Behandlung handelt; aber ich möchte doch glauben, dass vorsichtige weitere Versuche in dieser Richtung erlaubt sind. — Denn bessere Resultate müssen wir auf irgend eine Weise zu erreichen suchen!

Aussprache zu den Vorträgen XLVIII und XLIX.

Herr **Fuchs**:

Ungefähr zu Beginn des Jahrhunderts besuchte ich **Robert Koch** auf der grossen Seseinsel im Viktoria-Nyanza, wo **Koch** etwa 3—400 Schlafkranke in einem Zeltlager vereinigt hatte. Auf sein Ersuchen untersuchte ich die Kranken in bezug auf Pupillenreaktion und Augenhintergrund, wobei ich die ersten vier Fälle von Atoxylerblindung fand, aber keinen einzigen Fall von Hornhauterkrankung, die also wohl eine recht seltene Komplikation der Schlafkrankheit ist.

Herr **Thiel**:

Bei der Behandlung der Keratitis parenchymatosa möchte ich auf zwei Punkte hinweisen. 1. Bei der Untersuchung eines grossen Krankenmaterials im Städt. Krankenhaus im Friedrichsheim-Berlin fiel auf, dass bei alten Leuten, die in der Jugend eine typische Keratitis parenchymatosa durchgemacht hatten, Veränderungen im hinteren Augenabschnitt zu sehen waren, die die charakteristischen Zeichen der Myopie boten. Die Augen zeigten auch refraktometrisch eine Myopie. Bei einem Kind, das ebenfalls eine Keratitis parenchymatosa beider Augen durchgemacht hatte, war nach drei Jahren ein einseitiger Hydrophthalmus entstanden. Es ist vielleicht daran zu denken, dass dieselbe Schädigung (Drucksteigerung im entzündlichen Stadium) sowohl zur einfachen Längenausdehnung (Myopie) oder zum Hydrophthalmus führen kann. 2. Vielleicht bieten die sehr interessanten Untersuchungen von **Franceschetti** eine Möglichkeit, Medikamente (Salvarsan) in das Augeninnere zu schicken, deren Übertritt bisher nicht beobachtet wurde.

L.

Über das Oxydations-Reduktions-Potential der Netzhaut.

Von

M. Nakashima (z. Z. Berlin).

Mit 2 Abbildungen im Text.

Es ist mir eine grosse Ehre und Freude, hier meine kleine Arbeit veröffentlichen zu können.

Mein Thema behandelt das Oxydations-Reduktions-Potential der Netzhaut. Gelegentlich einer Untersuchung über den Einfluss des Sehpurpurs auf einige photochemische Reaktionen habe ich bemerkt, dass die sogenannte Sehpurpurlösung, genauer gesagt, der Extrakt der Netzhaut, die Photoreduktion des Hämoglobins, der Silber- oder Kupfersalze befördern kann. Um diese Erscheinung noch genauer zu analysieren, habe ich mit Herrn Dr. Hayashi das Oxydations-Reduktions-Potential der Netzhaut und ihres Extraktes untersucht.

Wie Sie wissen, erhöht sich die elektromotorische Kraft eines reversiblen Oxydations-Reduktions-Systems bei der Oxydation und sinkt bei der Reduktion herunter, wie man es aus der Peters schen Formel leicht ersehen kann. Die Peters sche Formel heisst $E = E_0$ $- \dfrac{RT}{nF} \ln \left(\dfrac{Red}{Ox} \right)$. (E = die elektromotorische Kraft eines reversiblen Oxydations-Reduktions-Systems, E_0 = konstant des betreffenden Systems, R = Gaskonstant (8,313..), T = die absolute Temperatur, n = übergetragene Elektronenzahl, F = Farad, Red = Reduktion, Ox = Oxydation).

Als Versuchsmaterial dienten uns die frisch herausgenommenen Froschnetzhäute, suspendiert in der physiologischen Kochsalz- oder Ringerlösung und deren Extrakt, der durch 4%iges cholsaures Natrium nach Dr. Sugita hergestellt wurde.

Wir haben die elektromotorische Kraft mit dem Potentiometer und der Gold- oder Platinelektrode gegen die Kalomelelektrode gemessen. Das Versuchsgefäss und die Elektroden wurden in einer thermostatischen Dunkelkammer eingestellt. Und zur Belichtung des Versuchsgefässes gebrauchten wir eine elektrische Birne von 50 Watt in einer Entfernung von 16 cm durch ein Wasserfilter, dabei beachteten wir auch die Lichtverteilung der Birne.

Der Anfangswert der elektromotorischen Kraft der Netzhaut und ihres Extraktes scheint mit dem Adaptationszustand der letzteren zu variieren, und auch die Arten der suspendierenden Flüssigkeit, besonders ihr P_H-Wert und die Konzentration des Extraktes haben grossen Einfluss auf ihn. Aber uns interessierte nur die Veränderung des Elektropotentiales durch Belichtung, so liessen wir den Anfangswert ausser acht.

Wenn man die suspendierten Netzhäute belichtet, so steigt das Potential derselben ganz plötzlich empor, z. B. um 30—35 mV,

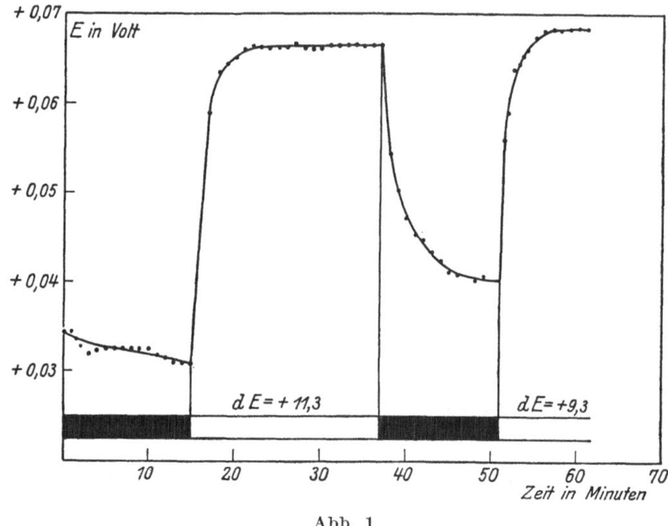

Abb. 1

Netzhautsuspension.

C_O = 15 Netzhäute in 5 ccm Na Cl-Lösung.
4 = 20° C.
P_h = 7 . 0.

und wird dann konstant, es nimmt die Oxydationslage an. Dieser Zahlenwert bezieht sich auf 15 Netzhäute in 5 ccm Flüssigkeit, also ist die Potentialschwankung bezogen auf eine Netzhaut in 1 ccm Flüssigkeit ungefähr 10—12 mV. Bei Verdunkelung sinkt das Potential zuerst schnell, später ein bischen langsamer herunter, und nimmt die sogenannte Reduktionslage an, aber meistens bleibt es etwas höher als der Anfangswert.

Was den Netzhautextrakt anbelangt, so kann man ganz dieselbe Steigerung und Senkung des Potentials durch Belichtung und Verdunkelung nachweisen. Der Zahlenwert ist unter verschiedenen Bedingungen nicht immer gleich. Wir möchten der Einfachheit halber die Bezeichnung dE gebrauchen, d. h. die umgerechnete Potentialschwankung für eine Netzhaut in 1 ccm Flüssigkeit.

Der Extrakt der Netzhaut von der Konzentration 200 Netzhäute in 20 ccm der gallensauren Natriumlösung, doppelt verdünnt mit der physiologischen Kochsalzlösung, zeigt eine Potentialschwankung von ungefähr 50 mV, daher ist dE = + ca. 10 mV.

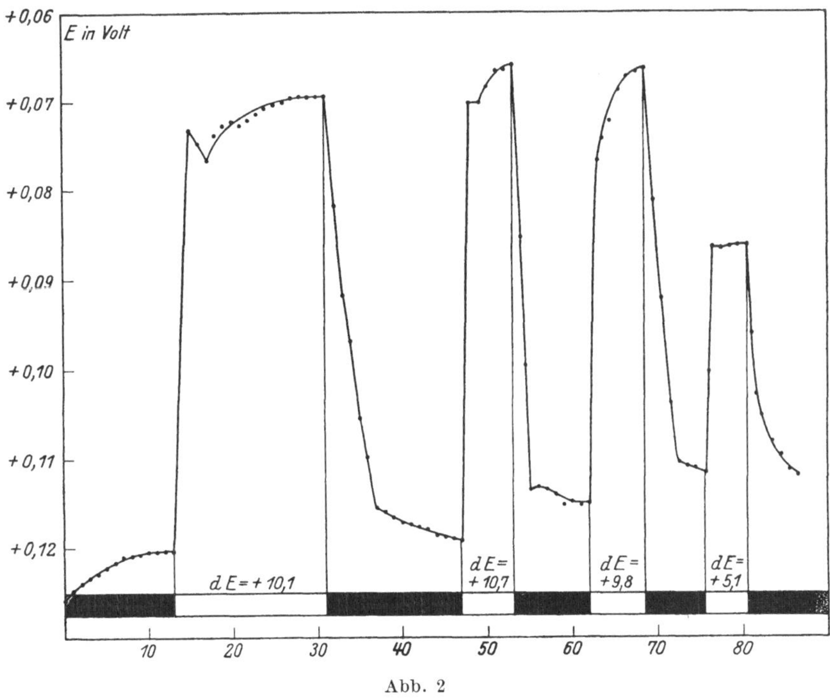

Abb. 2

Netzhautextrakt.

C_0 = 200 Netzhäute in 20 ccm Na-Cholalat.
C = 2,5 ccm Extrakt + 2,5 ccm Na Cl-Lösung.
4 = 20° C.

Diese Potentialschwankung hängt selbstverständlich von der Lichtstärke ab. Aber wir konnten den exakten Zusammenhang zwischen der Lichtstärke und der Potentialschwankung noch nicht genau feststellen.

Die Wasserstoffionenkonzentration übt natürlich einen grossen Einfluss auf die Potentialschwankung aus. Die Veränderung der elektromotorischen Kraft durch Belichtung ist bei P_H = 7,7 am kleinsten, und mit zu- und abnehmenden P_H-Werten wird sie grösser, z. B. dE_{PH4} = + 12,5; dE_{PH5} = + 11,3; dE_{PH7} = + 10; $dE_{PH7,7}$ = + 7,5; dE_{PH8} = + 9,3; dE_{PH10} = + 11,2.

24*

Wenn man mit diesen Potentialschwankungen die Veränderungen des Reduktionsexponents berechnet, so ist die Grösse derselben wie folgendes, z. B: $dr_{H_{PH4}} = 4{,}9$, $dr_{H_{PH5}} = 4{,}4$, $dr_{H_{PH7}} = 3{,}9$, $dr_{H_{PH7,7}} = 2{,}9$, $dr_{H_{PH8}} = 3{,}6$, $dr_{H_{PH10}} = 4{,}4$ (dabei aber als $n = 1$ betrachtet).

Diese Schwankung des Elektropotentiales der Netzhaut und ihres Extraktes bei Belichtung wird durch langdauernde Einwirkung von Toluol bis zu einem minimalen Grad reduziert ($dE = +0{,}5 - +3$ mV), und durch Zusatz von neutralen Kupfersalzen vernichtet. Dagegen kann man sie durch Zusatz von Eisensalzen etwas verstärken.

Beim Zusatz von verdünnter Zyankaliumlösung nimmt die Potentialschwankung bis $^1/_5$ ab; aber man kann diese verkleinerte Schwankung noch wiederholt während ziemlich langer Zeit zustande bringen.

Der Netzhautextrakt enthält unter anderen eine grosse Menge von Lipoide, eine kleine Menge von Eiweissubstanzen und 0,003 mg/ccm (für 1 Netzhaut) Eisen. Aus oben erwähnten Tatsachen kann man wohl vermuten, dass dabei Lipoide und Eisen eine grosse Rolle spielen.

Diese Potentialschwankung bei Belichtung und Verdunkelung zeigt uns, dass in den Netzhautsubstanzen bei Belichtung eine Oxydation vor sich geht. Dann kann man wohl die Zunahme des Sauerstoffverbrauchs durch Belichtung erwarten. So habe ich mit Herrn Kubowitz die Veränderung des Sauerstoffverbrauchs der Froschnetzhäute durch Belichtung nach der manometrischen Methode von Prof. Warburg untersucht. Leider konnten wir aber die erwartete Zunahme des Sauerstoffverbrauchs nicht konstatieren. Diese Tatsache scheint gegen das Resultat der Potentialmessung zu sprechen. Wenn wir aber nach Herrn Rapkine zwei Arten der Oxydation annehmen, und zwar Oxydation mit Verbrauch von freiem Sauerstoff und Oxydation, bei der der verbrauchte Sauerstoff aus komplexen Molekülen stammt, so kann diese Erscheinung ohne Schwierigkeit erklärt werden.

Aber die Theorie des Oxydations-Reduktions-Potentiales beruht auf der Oxydation im weiteren Sinne. Unter Oxydation im weiteren Sinne versteht man die Abspaltung eines Elektrons. Der umgekehrte Prozess, die Aufnahme eines Elektrons, wird als Reduktion bezeichnet. Deshalb können wir wenigstens behaupten, dass die Netzhautsubstanzen bei Belichtung Elektronen abgeben. In diesem Falle kommt aber nicht nur die Oxydation im weiteren Sinne, sondern auch die lichtelektrische Erscheinung in Betracht. Leider kann ich augenblicklich nicht entscheiden, zu welcher von diesen zwei Arten der Elektronenabgabe die Erscheinung tatsächlich gehört.

Der Sehpurpur bleicht meistens durch die erste Belichtung fast vollständig aus; aber die Potentialschwankung kann durch wiederholte Belichtung immer wieder hervorgerufen werden. Wir haben sogar eine Verstärkung derselben nach Ausbleichen des Sehpurpurs beobachtet.

Aus dieser Tatsache kann man schliessen, dass der Sehpurpur, mindestens bei solcher starker Belichtung, keine grosse Rolle spielt.

Fünfte wissenschaftliche Sitzung.

Mittwoch, den 8. August 1928, nachmittags 3 Uhr.

Vorsitzender: Herr Lenz (Breslau).

LI.

Zur Verwendung der Kobaltlampe.

Von

F. Rössler (Bozen).

Mit 2 farbigen Abbildungen im Text.

Die neue Kobaltlampe, die Ihnen in der Demonstration gezeigt
wurde, habe ich bei etwas über 1000 Augen, die ich auf Korrektions-
ametropien untersuchte, verwendet.   Da die Methode eine subjektive ist, ist man von vornherein geneigt, sie etwas von der Seite
zu betrachten, denn, wenn man auf die Angaben von Patienten
angewiesen ist, so ist das immer schon ein schwacher Punkt. Trotzdem kommen wir aber um die subjektiven Untersuchungen nicht
herum — die Sache ist auch nicht so schlimm und leichter zu machen
als es von vornherein den Anschein hat.

Infolge der schon erwähnten Veränderungen am Apparat sind
die Bilder jetzt klar, eindeutig und leicht erkennbar, so dass eine
Untersuchung — bei einiger Übung des Arztes — an Arzt und
Patient geringere Anforderungen stellt als z. B. eine Gesichtsfeld-
aufnahme.   Diese subjektive Methode soll nicht die objektive
verdrängen, sondern ergänzen.

Um die untere Altersgrenze zu finden, bei der noch eine ver-
lässliche Untersuchung mit der Kobaltlampe möglich ist, habe ich
80 Schulkinder wahllos untersucht, die im Alter von 10—14 Jahren
standen und war überrascht, mit welcher Leichtigkeit und Sicherheit
von ihnen Angaben gemacht wurden, die natürlich auch auf andere
Weise nachkontrolliert wurden.   Ich bin überzeugt, dass noch viel
jüngere Kinder brauchbare Angaben machen können.   Es handelte
sich nicht etwa um begabtere Schüler, sondern um den Durchschnitt.   Ja, ich möchte sagen, die Angaben waren klarer und eindeutiger als die von Erwachsenen, sei es, weil die opt. Verhältnisse
vielleicht einfachere sind oder weil Kinder sich leichter und unvor-
eingenommener führen lassen, als Patienten, welche zu wissen
glauben, auf was es ankommt.

Wie Sie wissen, ist es bei der chromatischen Untersuchung des Astigmatismus nötig, die Netzhaut in die interfokale Strecke zu bringen; hat man dies erreicht, so muss sich der Astigmatismus offenbaren. Bei der Velonoskopie sowie den anderen subjektiven Untersuchungen auf Astigmatismus, z. B. mit dem Snellen'schen Stern, muss man das Auge sicher kurzsichtig machen, um nicht Fehlangaben zu bekommen. Dabei treten infolge Einstellschwankungen Beschwerden auf.

Worin liegt nun der Grund, weshalb sich bei der chromatischen Untersuchung der Vorgang so mühelos gestaltet und selbst Kinder nicht zögern, prompte Angaben zu machen? Er ist darin zu suchen, dass dem beobachtenden Auge nur scharfe Bilder geboten werden. Es bilden sich eben die Schnittlinien der benachbarten Strahlen auf der Netzhaut ab, es gibt kein Hauptbild, sondern nur scharfe „Zerstreuungsbilder", eine Akkommodationsanstrengung ist nutzlos und wird bald aufgegeben, da sich nur das ganze Bild, nicht aber seine Schärfe verändern kann.

Gerade diesem Umstande ist es zuzuschreiben, dass nicht nur der Astigmatismus klar erkannt werden kann, sondern, dass sich auch die andern Ametropien deutlich manifestieren. Ich hatte früher die Kobaltlampe lediglich zur Untersuchung auf Astigmatismus verwendet, jetzt benütze ich sie zur Bestimmung der Ametropien überhaupt. Weit- und Kurzsichtigkeit kann besser erkannt werden als selbst bei der letzten und hauptsächlichsten Probe, auf die schliesslich alles hinausläuft: die Leseprobe! Ja, bei einigen Fällen wurde eine höhere Hypermetropie gefunden als bei der Leseprobe schliesslich angenommen wurde. Natürlich muss man sich vor Augen halten, dass der gefundene Wert lediglich eine Korrektionsametropie bezogen auf das vorgesetzte Glas ist, aber schliesslich ist dies für die Verordnung von Gläsern das Wichtigste und kann leicht in die wahre Refraktion umgerechnet werden, genau so wie bei der Lindnerschen Skiaskopie.

Die opt. Fehler werden ausserordentlich vergrössert. Durch eine Versuchsanordnung, die ich hier nicht des weiteren ausführen will, habe ich gemessen, dass die Vergrösserung des farbigen Balkenkreuzes fast $2\frac{1}{2}$mal so gross ist als der Zerstreuungskreis desselben Gegenstandes: einer gleich grossen Weißscheibe. Ein weiterer Grund, weshalb die Untersuchung mit der Kobaltlampe so leicht ist, glaube ich, liegt darin, dass dem Astigmatiker und Ametropen ganz neue ungewohnte Bilder geboten werden, welche in seine gewohnte Sehweise nicht hineinpassen; aus diesen Gründen ist es nicht verwunderlich, dass von 80 Kindern nur zwei, d. i. 2,5%, versagten. Das eine Kind war farbenblind, das andere unzuverlässig in den Angaben.

Ohne Astigmatismus waren 52,5%
nach der Regel 25%
gegen die Regel 9,4%
schräge Achsen 10,6%

Ein Vergleich mit dem Ophthalmometer hat die Überlegenheit der Kobaltlampe vor dem Ophthalmometer darin gezeigt, dass unter Zugrundelegung der empirischen Formel von Javal: As tot ist konstante plus 1,25mal As corneal., die Korrektion nur in 42,5% der Fälle stimmte, in 57,5% nicht. Der Hornhautastigmatismus war nicht nur dem Grade nach manchmal bis zu einer Dioptrie zu viel oder zu wenig anders als der totale Korrektionswert, auch die Achse des totalen Astigmatismus war in manchen Fällen von der durch das Ophthalmometer gefundenen um 20° verschieden. Mit den durch die chromatische Untersuchung gefundenen Korrektionswerten wurde eine Sehschärfe von 6/3, ja 6/2, erreicht bei Augen, die ohne Korrektion nur 6/6 sehen konnten.

Von den 1000 Augen eigneten sich 40 (4%) nicht zur chromatischen Untersuchung der Ametropien, weil acht Augen farbenblind waren, 14 zentrale Skotome hatten, 19 Augen infolge Strabismus, Hornhauttrübungen, hoher Myopie und angeborener Schwachsichtigkeit nicht in der Lage waren, Farben zu sehen.

41,8% hatten keinen Astigmatismus,
23% einen solchen nach der Regel,
13,2% einen solchen gegen die Regel,
18% einen schrägen.

Der Astigmatismus konnte im allgemeinen in seinem Grade und besonders in seiner Achsenstellung auf das genaueste bestimmt werden; insbesondere die geringen Grade, die ja sonst die grössten Schwierigkeiten machen und die zu beseitigen unter Umständen von grösster Wichtigkeit ist. Immerhin war bei einer Anzahl von Fällen (sechs Augen) der Refraktionszustand erst nach Lähmung der Augeninnenmuskel zu bestimmen; es waren dies Fälle von hypermetropischem Astigmatismus -- es ist wohl nicht ausgeschlossen, dass es sich hierbei um eine tonische Innervation der Ziliarmuskel handelte.

Diese sechs Augen konnten auch nach Beseitigung der Lähmungswirkung mit der Kobaltlampe gute Angaben machen.

Bei Nystagmus ist es oft ausserordentlich schwer, skiaskopisch oder anders den Astigmatismus zu finden; mit der Kobaltlampe gelang es viel leichter.

Besonders konnte man auf einfachste Weise prüfen, ob ein Auge mit seinem vorgesetzten Glase noch einen nennenswerten Astigmatismus hat oder nicht.

Neben den Astigmatismen fanden sich natürlich in der Mehrzahl der Fälle Zeichen von Asymmetrie und Dezentration. Niedere Grade sind kein Hindernis einer guten Sehschärfe, höhere Grade vermindern die Sehschärfe; der korrigierbare Anteil des Astigmatismus ist dabei oft klein. Das sind die Fälle, bei denen die Leseprobe bisher ausschlaggebend war, und das geringste Zylinderglas, das eben noch gutes Sehen ermöglichte, das richtige war.

Da man mit der Kobaltlampe wie mit keiner andern Methode, ausgenommen die noch feinere Stigmatoskopie Gullstrands, die genaue Stellung der Astigmatismus-Achsen ermitteln kann, so war es interessant, die Frage zu untersuchen, ob es eine Veränderung der Achsen gibt.

Während ich mit der ersten Kobaltlampe eine Wanderung der Astigmatismus-Achsen nicht sicher feststellen konnte, habe ich mit der neuen Lampe und bei zahlreichen Prüfungen auch an meinem linken Auge eine verschiedene Achsenstellung des Astigmatismus beobachten können. Während in der Mehrzahl der Tage die schwächer brechende Achse meines Astigmatismus auf 55 Grad steht, gibt es Tage, an denen die Achse auf 50 Grad, ja auch auf 45 Grad steht, ohne dass natürlich die Kopfhaltung eine andere war. Ausser an meinem linken Auge habe ich noch an sieben anderen Augen einwandfrei eine Achsenwanderung bemerken können.

In zwei Fällen waren zwischen den Untersuchungen zwei und sieben Monate vergangen. Während das eine Auge genau die Einstellung der früheren Achse zeigte, war die des anderen um nahezu 20 Grad verändert.

In anderen Fällen erfolgte das Umspringen während der Untersuchung, es waren dies, wie sich herausstellte, Fälle von Überaktion des Obliquus inf. oder geringer Trochlearisschwäche, bei zweien konnte allerdings keine Obliquusstörung des Auges wahrgenommen werden.

Ich möchte in Erinnerung bringen, dass ich bei der Untersuchung der Höhenstellung des blinden Fleckes in normalen, besonders aber in schielenden Augen beträchtliche Rollstellungen gefunden habe, die nicht alle sicher auf eine Obliquusstörung zurückzuführen waren.

Diese abnormen Rollstellungen, die wechseln, sind von grösserer Wichtigkeit für die Korrektion des Astigmatismus als die Rollungen, welche bei Konvergenz auftreten.

In sechs Fällen wurde bei eben wahrzunehmender Cataracta incip. oder Cataracta coerulea auch bei feinen Präzipitaten die Beobachtung von vielen roten Punkten gemacht, die sich nicht zu einer Scheibe zusammenschliessen liessen. Es handelte sich um isolierte Brechungsfehler — bei anderen incipienten Katarakten habe ich diese Beobachtung nicht gemacht.

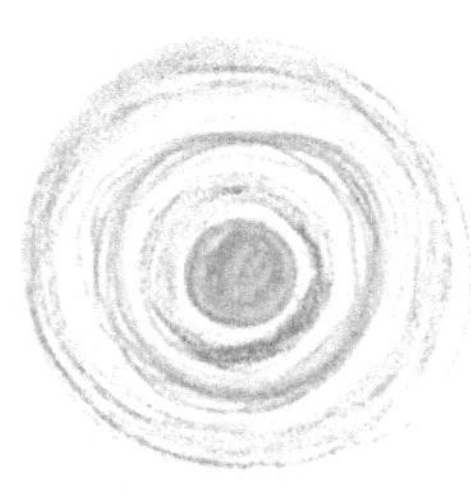

Abb. 1

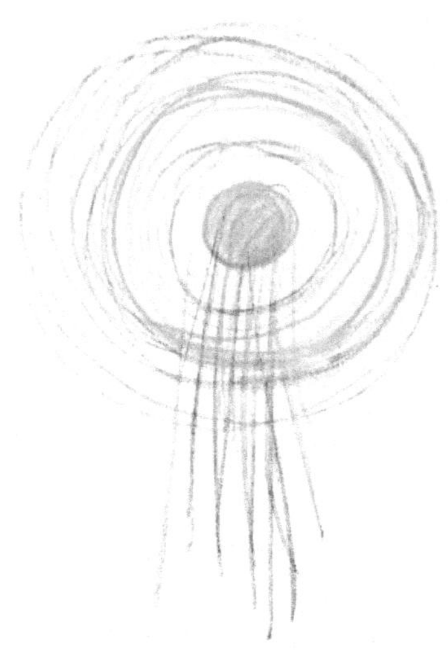

Abb. 2

Bei fünf Fällen von ausgesprochenem Keratokonus wurde übereinstimmend die Angabe von mehreren aufeinanderfolgenden, konzentrischen, abwechselnd roten und blauen Kreisen gemacht, manchmal waren auch Strahlen von der Mitte ausgehend nach oben oder nach unten vorhanden, die blau und rot zugleich waren. Bei drei weiteren Fällen konnte ein Keratokonus keratoskopisch nicht nachgewiesen werden, trotzdem fanden sich bei schlechter Sehschärfe eine größere oder kleinere Anzahl von farbigen Ringen vor, die abwechselnd aufeinander folgten. Ob es sich da um einen geringen, beginnenden Keratokonus handelte, konnte ich nicht ermitteln.

Vor einem Jahre hatte ich gesagt: Aphakische geben nur dann brauchbare Angaben, wenn ihre Hm nicht über 7 D hinausreicht. Diesen Satz kann ich heute nicht mehr aufrecht erhalten, ich habe wiederholt Aphakische, mit runder Pupille natürlich, untersucht und nach der Kobaltlampe den Astigmatismus korrigiert, nur muss geachtet werden, dass die Visierlinie durch die Mitte des Glases geht, da sonst ausser dem As. schiefer Büschel noch eine prismatische Zerreissung des Rot-Blau-Bildes eintritt; dieser Zwang zur Genauigkeit gereicht einer exakten Brillenbestimmung sicherlich nicht zum Nachteile, sondern zum Vorteile.

Schliesslich möchte ich noch einer Gruppe von Patienten Erwähnung tun, bei der ich die chromatische Refraktionsbestimmung mit Vorteil angewendet habe: Der Unfallsrentner.

Ein Patient, dem es zu tun ist, seine Sehschärfe zu verheimlichen, zu verkleinern oder zu vergrössern, weiss nicht, wie er sich bei diesem ungewohnten Examen verhalten soll, was er angeben soll und wie. Ein Untersucher, der mit der Art der Untersuchung gut vertraut ist, wird sofort erkennen, ob der Untersuchte wahre Angaben macht oder nicht, denn die Farbenbilder ändern sich bei Vorgabe verschiedener Gläser mit einer solchen Regelmäßigkeit, dass eine Abweichung davon unmöglich ist. Narben im Bereiche der optischen Zone geben die charakteristischen Strahlen, andere, welche ausserhalb liegen, beeinträchtigen das normale Bild nicht; zugleich ist auch eine — wenn auch grobe — Prüfung auf den Farbensinn gemacht.

Ich bin überzeugt, dass sich diese Methode, die sich in der Praxis als ausserordentlich verwertbar und vielseitig herausgestellt hat, auch für rein wissenschaftliche Zwecke gut bewähren wird, dass man mit ihr die Frage der Zylinderkorrektion, die immer noch nicht entschieden ist, des Blinzelns Kurzsichtiger, der Achsenwanderung usw. wird lösen können.

LII.

Spastische und tetanische Netzhautveränderungen bei der Eklampsie.

Von

Karl Mylius (Hamburg).

Auf dem letzten Nordwestdeutschen Gynäkologen-Kongress in Hamburg habe ich über einen schweren Fall von Präeklampsie berichtet, der schwerste Augenhintergrundsveränderungen und insbesondere schwere Veränderungen an den Netzhautgefässen nachweisen liess. Ich muss auf diesen Fall noch einmal kurz zurückkommen, da er auch Veranlassung mit zu den Untersuchungen gab,

über die ich Ihnen heute berichten zu dürfen bitte. Es handelte sich
um eine 25jährige Erstgebärende mit dem Vollbilde der Präeklampsie.
Als ich die Patientin am 18. Juni 1927 abends zum ersten Male untersuchte, konnte ich bei sonst regelrechtem Befund an den Ästen der
Zentralarterie beiderseits ständig wechselnde und rasch ablaufende
krampfhafte Kontraktionszustände beobachten. Die Gefässäste
waren bald hier, bald dort, an umschriebener Stelle oder auf längere
Strecken hin mehr oder weniger hochgradig verengt und liessen
kurze Zeit darauf die soeben befallenen Partien wieder gut gefüllt
in normaler Konfiguration hervortreten. Die Venenfüllung war
beiderseits etwa als normal zu bezeichnen. Am 20. Juni abends hatte
sich der klinische Befund wesentlich verschlechtert und auch
ophthalmoskopisch trat diese Verschlechterung deutlich in die
Erscheinung. Da der Prozess also progredient war, wurde von nun
an in stündlichen Interwallen von Herrn Privatdozent Dr. Hasel-
horst aus der Universitäts-Frauenklinik der Befund an den Fingerkapillaren und von mir am Augenhintergrund festgestellt. In den
nächsten Stunden wurden die Spasmen immer stärker und lösten
sich auch in einzelnen Gefässabschnitten nicht mehr. Etwa gegen
12 Uhr nachts wurden die ersten Netzhautveränderungen in Form
unscharf begrenzter glasig durchscheinender Herde sichtbar und
gleichzeitig war in einem distal von zwei hochgradigen spastischen
Einziehungen gelegenen Gefässabschnitt gestörte Zirkulation durch
das Auftreten körniger Strömung eindeutig nachweisbar, die sich
bereits seit einer Stunde in den kleineren Arterienästen vorgefunden
hatte. Um 4 Uhr morgens war das Höhestadium der Prozesse
erreicht, das dann unter weiterer Zunahme der Netzhautherde und
eines partiellen Ödems unverändert fortbestand. Es sah im ophthalmoskopischen Bilde jetzt alles wie erstarrt aus; der früher so
auffallende bunte Wechsel im Zustande der Veränderungen war
geschwunden und hatte schwerer tetanischer Verkrampfung Platz
gemacht. Bild 1 demonstriert den Verlauf der Blutdruckkurve,
die nächsten Aufnahmen die Gefässveränderungen im Höhestadium.
Auf der Aufnahme des linken Auges erkennen Sie die starke bis weit
in die Peripherie reichende Verengerung der nach nasal oben und
unten ziehenden Arterienäste und können vielleicht auch angedeutet
die Begleitstreifen erkennen, die an einzelnen Ästen aufgetaucht
waren. Der nach temporal unten ziehende Ast war noch auf der
Papille von zwei umschriebenen hochgradigen Einkerbungen befallen und liess peripher von diesen Einkerbungen körnige Strömung
erkennen. Angedeutet sind auch die glasigen Netzhautherde zu

sehen. Rechts waren die Veränderungen nicht so stark, doch bestand, wie Sie sehen, eine starke Verengerung der nach nasal oben und unten ziehenden Arterienäste und eine streckenweise Verengerung des nach temporal oben ziehenden Arterienastes.

Dieser ophthalmoskopische Befund gab mit den klinischen Symptomen die Indikation zur Sectio caesarea.

Genau wie die tetanische Verkrampfung aus einem bunten Auf und Ab in der Stärke und Ausdehnung der Spasmen entstanden war, so schwand sie auch. Schon in den ersten Tagen nach der Entbindung begann unter Besserung des hochgradig im Höhestadium herabgesetzten Visus und Rückgang der klinischen Symptome die Verkrampfung sich langsam zu lösen. Die Einscheidungen der Gefässe schwanden, die Netzhautherde und das Ödem resorbierten sich langsam und die Füllung der Gefässe wurde immer besser. 14 Tage nach der Entbindung konnte von gleichmäßig gut gefülltem Gefässystem gesprochen werden. Die beiden folgenden Aufnahmen demonstrieren den Befund bei der Entlassung und späteren Nachuntersuchungen. Sie sehen sämtliche Gefässe wieder frei von spastischen Einziehungen und Einscheidungen gut gefüllt der Peripherie zustreben. Rechts der gleiche Befund.

Dieser Fall mußte mir Veranlassung geben dem Gefässystem der Netzhaut bei der Eklampsie wieder vermehrte Beachtung zu schenken, zumal ja auch die Ergebnisse der Kapillarmikroskopie (Heynemann, Hinselmann und Nevermann) und anatomische Untersuchungen vor allem von Fahr immer wieder daran denken liessen, dass spastische Gefässprozesse die Grundlage der Organveränderungen der Eklampsie seien. Dass Volhard immer diese Auffassung vertreten hat, ist bekannt. Bisher stand der objektive Beweis für das Vorkommen solcher Prozesse am Gefässystem jedoch noch aus. Es war also die Frage zu entscheiden, ob es sich um einen Zufallsbefund handelte oder ob der Nachweis funktioneller Veränderungen an den Netzhautgefässen regelmäßiger zu führen sei. Für die Durchführung der dieser Frage gewidmeten Untersuchungen wurden durch die soeben mitgeteilten Beobachtungen gleich wichtige Richtlinien gegeben. Es war klar, dass bei dem im Anfang festgestellten bunten Wechsel der Gefässprozesse, bei weniger ausgedehnten Veränderungen nur systematisch durchgeführte fortlaufende Untersuchungen, die sich damit befassten, jedes einzelne Gefäss bis in die Peripherie abzusuchen, die Möglichkeit zu Entscheidungen geben würden. Ferner hatte ich gelernt, dass durch rein funktionelle Gefässveränderungen Bilder entstehen konnten, die ohne Kenntnis des Vorausgegangenen die Diagnose auf schwere organische Gefässveränderungen stellen lassen mussten und dass schliesslich das Stadium der Präeklampsie, das ja der Eklampsie voll zugehörig zuzurechnen ist und nur das Auftreten von Krämpfen vermissen lässt, berücksichtigt werden musste. Gleich der nächste Fall beweist die Richtigkeit dieser Erwägungen. Er betrifft eine 34jährige Erstgebärende mit allen typischen Symptomen der Präeklampsie. In der Mitte der Schwangerschaft war einmal ein kurzer starker Verdunkelungsanfall aufgetreten und seit dieser Zeit bestand häufig Flimmern vor den Augen. An sämtlichen Ästen der Zentralarterie waren nun in den ersten Tagen der Beobachtung an Intensität und Ausdehnung ständig wechselnde wellenförmig ablaufende Verengerungen festzustellen, die unter Bettruhe und Diät bald sehr viel geringer wurden. Trotzdem die Patientin sehr schwer zu photographieren war, kommen die Veränderungen an dem direkt nach oben verlaufenden Gefässast wohl angedeutet zur Darstellung. Am 30. Januar 1928 hatte ich die auch klinisch weitgehendst gebesserte Patientin um 7 Uhr abends untersucht und weitgehende Besserung und Beruhigung im ophthalmoskopischen Bilde auch links festgestellt. Um 9 Uhr abends trat plötzlich im Anschluss an ein psychisches Trauma eine starke Exazerbation sämtlicher eklamptischer Symptome und rudimentäre Anfälle auf, und auch im ophthalmoskopischen Bilde war diese Verschlechterung an dem Zustande der Arterien abzulesen. Die spastischen Einkerbungen waren viel stärker und konstanter. Die Kurve demonstriert Ihnen den plötzlichen Blutdruckanstieg und die folgende massige Eiweissausscheidung im Urin. Die unter ungünstigsten Bedingungen aufgenommene Photographie zeigt die Zunahme in der Stärke der Veränderungen an dem nach unten ziehenden Arterienast des rechten Auges. Nachdem in den nächsten Tagen ein ganz geringer Rückgang der Gefässveränderungen eingetreten war, waren am 28. Februar die Einziehungen an sämtlichen Arterienästen stärker als je zuvor. Der als Testobjekt herausgegriffene Arterienast des rechten Auges wies jetzt durch die starken Einziehungen etwa das Bild eines geflochtenen Zopfes auf, was aus der Aufnahme auch gut hervorgeht. Gleichzeitig bestanden sehr starkes Flimmern und starke Zunahme der klinischen Symptome, so dass die Sectio caesarea ausgeführt wurde. Auch in diesem Falle schwanden nach der Entbindung die Gefässveränderungen allmählich vollständig, was ich Ihnen mit der folgenden Photographie an dem bisher hauptsächlich verfolgten Gefässast zeigen möchte.

Auch am linken Auge waren die gleichen Gefässprozesse zu beobachten und schwanden nach der Entbindung.

Ich verfüge jetzt über acht Fälle von Eklampsie und Präeklampsie, bei denen ich solche spastischen und tetanischen Gefässveränderungen mit Sicherheit nachweisen konnte. Während sie
in vier Fällen, die während dieser Zeit beobachtet wurden, nicht
nachweisbar waren. Von diesen vier Fällen scheidet noch einer aus,
da wegen schwerer retinitischer Veränderungen schon bei Beginn der
Beobachtung eine einwandfreie Beurteilung des Gefässystems
nicht möglich war.

Bei 13 mit der gleichen Sorgfalt untersuchten normalen
Graviden im letzten und vorletzten Monat der Schwangerschaft
habe ich ähnliche Gefässveränderungen nicht gefunden. Um Sie
nun nicht zu langweilen, nur noch von zwei Fällen die objektiven
Unterlagen. Von den anderen Fällen gebe ich Ihnen die Aufnahmen herum. Da die Aufnahmen bei den meist schwerkranken
Patientinnen nur sehr schwierig durchzuführen waren, kann ich Ihnen
die Veränderungen immer nur an einzelnen Gefässästen demonstrieren. Auf der nächsten Aufnahme, die von einer 21jährigen
Erstgebärenden mit Präeklampsie stammt, sehen Sie besonders an
einem nach unten ziehenden Arterienast zwei hochgradige spastische
Einkerbungen, die bald nach der Entbindung langsam sich lösten
und, wie die nächste Aufnahme zeigt, 10 Tage nachher vollständig
geschwunden waren. Und nun noch einen Fall, den ich besonders
im Verein mit dem ersten für die Klärung der Entstehung retinitischer Veränderungen für wichtig halte. Er betrifft eine 23jährige
Erstgebärende. Bei dieser Patientin bestanden bei der ersten
ophthalmologischen Untersuchung so hochgradige Veränderungen
an den Arterienästen der Netzhaut beider Augen, dass ich zunächst
angenommen habe, dass es sich um organische Veränderungen
handele. Fast sämtliche Arterienäste wiesen hochgradige Einkerbungen auf und waren zum grössten Teil weit über den Papillenrand hinaus von Einscheidungen begleitet und verengt bei etwa
normal gefüllten Venen. Rechts kann ich Ihnen die Einkerbungen
an der nach unten ziehenden Arterie, links an der nach nasal oben
ziehenden gut demonstrieren. Die Aufnahmen sind leider nicht so
scharf, dass die Veränderungen an sämtlichen Arterienästen zur
Darstellung kommen. In den nächsten Tagen nahmen die Veränderungen an den Arterien noch zu, sie wurden besonders enger,
während die Venen jetzt gestaut erschienen. Zu dieser Zeit traten
dann vereinzelte weisse Plaques in die Erscheinung. Sämtliche

Veränderungen bildeten sich auch in diesem Falle nach der Entbindung langsam, aber vollständig, zurück. Die Gefässfüllung wurde eine bessere, die Einkerbungen und die Einscheidungen schwanden. Für die Gefässe des linken Auges kann ich Ihnen den objektiven Beleg bringen, die Aufnahmen des rechten Auges sind leider bei der Entwicklung belichtet und die Patientin zur Nachuntersuchung nicht wieder zu erreichen gewesen.

Ich glaube durch meine Untersuchungen den objektiven Beweis erbracht zu haben, dass funktionelle Veränderungen am Arteriensystem der Netzhaut, die als Ausdruck spastischer und tetanischer Zustandsänderungen der Gefässmuskulatur anzusprechen sind, nicht selten bei der Eklampsie und Präeklampsie nachweisbar sind. Dass es sich nicht um Zufallsbefunde handelt, kann keinem Zweifel mehr unterliegen. Ich selbst habe die nachweisbaren Veränderungen früher auch entweder übersehen oder teilweise als Ausdruck organischer Wandveränderungen gedeutet. Nur durch systematisch fortgesetzte und ständig wiederholte Untersuchungen war es möglich, den Nachweis des Vorkommens von funktionellen Veränderungen am Arteriensystem der Netzhaut bei der Eklampsie in einem recht grossen Prozentsatz der Fälle zu führen. Die Bilder, die diese Prozesse bedingen, sind überraschend mannigfaltig. Bei den leichten Formen laufen flache muldenförmige Eindellungen über die Gefässäste dahin, stehen dann für kürzere oder längere Zeit still und beginnen von neuem. Besonders in den Anfangsstadien können die Veränderungen bald sehr stark ausgesprochen sein und kurz darauf für kürzere oder längere Zeit fehlen, um dann wieder deutlich in die Erscheinung zu treten.

Sie ändern die äussere Form des Gefässzylinders, geben ihm vorübergehend Spindel-, Perlschnur-, Rosenkranzform, ohne dabei das Gefäss wie die Pulsationseffekte aus seiner Richtung abzulenken. Diese peristaltikartig ablaufenden Prozesse müssen als Ausdruck spastischer Zustandsänderungen der Muskulatur aufgefasst werden. Sie können in zu längere Zeit stationär bleibende Formänderungen übergehen, so dass man dann zweckmäßig von zunehmender Verkrampfung, von tetanischen Zuständen, redet. Diese mehr ruhenden Veränderungen können Bilder engumschriebener Einkerbungen oder streckenweiser Verengerungen der Gefässäste bedingen und zum Auftreten von Begleitstreifen führen. Alle diese Veränderungen dokumentieren durch vollständigen Rückgang nach Unterbrechung der Schwangerschaft ihren rein funktionellen Charakter. Wenn diese spastischen und tetanischen Prozesse primär auch der sichtbare Ausdruck rein funktioneller Zustandsänderungen der Gefässmuskulatur sind, was aus ihrer vollständigen Rückbildungsfähigkeit hervorgeht und wenn damit auch verständlich wird, dass bei etwaigen späteren anatomischen Untersuchungen organische Gefässveränderungen fehlen oder gering entwickelt sind, so müssen wir doch annehmen, dass sie organischen Gefässwandveränderungen den Weg ebnen können. Denn wenn die beobachteten Einscheidungen in allen diesen Fällen auch wieder schwanden, so bilden sie doch wohl schon das Bindeglied zwischen rein funktionellen und organischen, im Sinne nicht rückbildungsfähiger Veränderungen.

Im Verlaufe mehrerer meiner Fälle konnte ich auch die Entwicklung von Netzhautgewebsveränderungen beobachten. Auffallend war, dass dem Aufschiessen von Plaques und Ödem stets eine stärkere Füllung der Venen vorausging und dass einmal in den distal von den Spasmen gelegenen Gefässabschnitten verlangsamte Strömung einige Zeit vor dem Auftreten der Netzhautveränderungen beobachtet werden konnte. Ich möchte infolgedessen einstweilen noch mit Vorbehalt annehmen, dass dem Auftreten von diesen Prozessen nicht eine Anämie, wie Volhard es annahm, sondern eine mit Strömungsverlangsamung einhergehende Hyperämie im distal von diesen Prozessen gelegenen Gefässabschnitt, also hauptsächlich im Kapillarsystem, zugrunde liegt. Dass die distal von den spastisch tetanischen Prozessen gelegenen Gefässabschnitte häufig erweitert sind, kann keinem Zweifel mehr unterliegen, und einmal habe ich, wie bereits erwähnt, ja auch verlangsamte Strömung direkt nachgewiesen. Die mannigfachsten anderen Gründe, die mich zu dieser Auffassung gebracht haben, kann ich hier leider wegen der Kürze der Zeit nicht ausführen. Erwähnen möchte ich nur, dass wenn sich diese Annahme absolut sicherstellen lassen sollte, wir an den Kapillaren der Netzhaut ähnliche Prozesse wie an den Fingerkapillaren finden würden, wo wir ja in vielen Fällen von Eklampsie Erweiterung mit Strömungsverlangsamung bis zu langen Stasen feststellen können. Ähnliche Prozesse, wie die mitgeteilten, habe ich bei der Retinitis albuminurica non gravidarum trotz reichen Materials nicht beobachtet, so dass ich es für notwendig erachte, die Retinitis gravidarum streng von der Retinitis albuminurica zu trennen.

Aussprache.

Herr Scheerer
richtet an den Vortragenden die Frage, ob in seinen Fällen Bilder zur Beobachtung kamen, die unter anderen Umständen als „sichtbare Emboli" hätten gedeutet werden können.

Herr Mylius (Schlusswort)
antwortet auf die Anfrage Scheerers, dass er Bilder, die den Eindruck von Embolien machten, nicht gesehen habe.

LIII.

Über Ursache und Schicksal der Iritiden.

Von

Karl vom Hofe (Jena).

Mit 1 Abbildung im Text.

Die Erscheinungsform einer Krankheit unterliegt örtlichen und
zeitlichen Verschiedenheiten. Die Ansichten über Wesen und
Ursache wechseln mit fortschreitender Einsicht und veränderter
Anschauung. Das rechtfertigt die Sichtung eines über einen grösseren
Zeitraum verteilten Materials. Hinzu kommt bei der Iritis noch dies:
Wir lernen und lesen es immer wieder, die Iritis sei eine in der überwiegenden Zahl der Fälle ätiologisch geklärte Krankheit. Demgegenüber suchen wir in der Praxis oft vergebens nach einer Ursache
und sind gezwungen, uns mit reinen Vermutungen zu trösten. Ich
habe daher die in der Universitäts-Augenklinik zu Jena von 1920
bis 1927 klinisch behandelten Iritiden einer eingehenden Durchsicht
unterzogen und von diesen Patienten diejenigen, die sich auf unsere
Aufforderung hin einfanden, genau nachuntersucht, um so über
Ursache und Schicksal der einzelnen Fälle ein gewisses Urteil zu
gewinnen.

Dabei schicke ich gleich einige allgemeine Gesichtspunkte
voraus, die bei der Berechnung der Statistik maßgebend waren.
Besondere Schwierigkeiten boten die Entscheidungen über solche
Fälle, die als durch Tuberkulose und die anderen, die als rheumatisch
bedingt zu rubrizieren waren. Knötcheniritis, die uns sogleich an
Tuberkulose oder Lues denken lässt, ist in Thüringen nicht häufig.
Vielmehr zeigen die meisten Fälle in ihrem klinischen Bilde wenig
Verschiedenheiten. Ich sehe dabei zunächst vom Verlauf ab. Rein
seröse Formen ebenso wie rein fibrinöse sind selten, da man bei der
Untersuchung mit der Spaltlampe bei den einen oft eine Trübung
des Kammerwassers, bei den anderen mehr oder weniger feine bzw.
grobe Beschläge findet. Man war immer geneigt, die Iritis, die mit
groben, speckigen Präzipitaten einhergeht, als tuberkulös anzusehen.
Dagegen muss eingewandt werden, dass auch im Anschluss an z. B.
Katarakt-Operationen bisweilen schleichende Entzündungen beob-

achtet werden mit ebendenselben groben Präzipitaten. Bei dem
meist hohen Alter der Patienten fällt es einem schwer, selbst mit
Hilfe der Annahme eines Locus minoris resistentiae hier sich für
eine Tuberkulose zu entscheiden.

Der Allgemeinbefund bei Fällen von Iritis zeigt nur in den
seltensten Fällen Anhaltspunkte für eine aktive Tuberkulose, auch
unter Zuhilfenahme des Röntgenbildes. Der einzige Ausweg, der
sich uns bietet, ist die Annahme toxisch bzw. allergisch bedingter
Zustände, die durch klinisch und röntgenologisch als ausgeheilt
geltende Veränderungen der Lungen und Drüsen hervorgerufen
werden. Die einst so viel gerühmte Tuberkulin-Diagnostik lässt
uns auch im Stich. Unser Material weist eine ganze Reihe von
Fällen auf, die selbst auf hohe Dosen, unter Umständen 3—5 mg
subkutan, keine oder nur geringe Temperaturanstiege bemerken
liessen. Und wollten wir eine lokale Reaktion als ausschlaggebend
zu Hilfe ziehen, würde die Zahl der als tuberkulös anzusehenden
Fälle stark zusammenschrumpfen. Ich sehe davon ab, ausserdem
auf die verschiedene Empfindlichkeit völlig gesunder Personen
gegen Tuberkulin näher einzugehen.

Bleiben noch Anamnese und Verlauf der Krankheit. Bei der
grossen Unsicherheit in der Diagnosestellung einer tuberkulösen
Iritis werden wir unter Ausschluss anderer Allgemeinerkrankungen
uns trotzdem zu ihr bekennen, wenn Lungenaffektionen zweifellos
vorausgegangen sind und der Verlauf ausgesprochen schleichend
oder rezidivierend ist, bzw. der endgültige Ausgang der Erkrankung
oder tuberkuloseverdächtige Erscheinungen an den Drüsen usw.
in der Folgezeit uns dazu ein Recht geben.

Etwas besser liegen die Verhältnisse bei dem von Krückmann
genau umschriebenen Bilde der Iritis rheumatica, obgleich in
manchen Fällen auch hier Zweifel geltend zu machen sind. Diese
bestehen einmal in der Tatsache, dass die sogenannte rheumatische
Iritis unter Umständen auftritt, ohne dass wir irgend welche anderen
rheumatischen Erscheinungen gleichzeitig oder anamnestisch feststellen könnten. Treten sie gleichzeitig mit der Iritis auf, fällt uns die
Entscheidung nicht schwer. Mitunter kommt es aber auch vor, dass
vor langer Zeit mal eine Iritis bestanden hat und erst spät hinterher
die Patienten über rheumatische Beschwerden zu klagen haben.
Bei unserer mangelhaften Einsicht in das Wesen vor allem des
Muskelrheumatismus drängt sich uns des öfteren der Gedanke auf,
dass Rheumatismus und Iritis nicht so sehr im Verhältnis von
Ursache und Folge zueinander stehen als vielmehr, dass sie als

Erscheinungen einer bestimmten uns im einzelnen noch nicht bekannten Konstitutionsanomalie bzw. einer Diathese aufzufassen sind. Ähnliche Gedanken sind schon von verschiedener Seite geäussert worden.

Sodann noch ein Wort über die Bedeutung der Zahnerkrankungen für die Iritis. Dass sie, besonders in Form der Granulome, einmal eine ätiologische Rolle spielen können, ist wohl nicht zu bezweifeln. Dass diese Rolle aber z. Z. von einigen Seiten geradezu phantastisch übertrieben bewertet wird, dürfte wohl bei einer kritischen Einstellung ebensowenig in Zweifel gezogen werden. Wenn sich wirklich einmal eine Iritis nach Zahnbehandlung bessert, so ist das meines Erachtens kein stichhaltiger Beweis für den ursächlichen Zusammenhang. Schliesslich nützen wir ja den Zerfall von Blut und anderen eiweisshaltigen Stoffen auch bei der Iritis als oft mächtige therapeutische Waffen aus, treiben mit Erfolg Eigenblut- und andere parenterale Eiweisstherapie. Hinzu kommt, dass die wenigsten Menschen völlig gesunde Zähne haben, und dass gerade in den Altersstufen, wo sich am häufigsten karriöse Zähne, Wurzelreste usw. finden, die Häufigkeitskurve der Iritis abfällt.

Diese fand ich bei meinen 200 Fällen ebenso wie frühere Autoren, z. B. Gilbert, vom ersten bis dritten Lebensjahrzehnt steil ansteigend; dann fällt sie weniger steil ab derart, dass im fünften Lebensjahrzehnt fast nur die Hälfte der Fälle des dritten Lebensjahrzehnt zu verzeichnen ist. Für die noch höheren Lebensalter geht die Kurve weiter nach unten, was wohl in der Hauptsache dadurch bedingt ist, dass die Zahl der Lebenden vom sechzigsten Lebensjahr ab immer geringer wird.

Weiterhin war die Verteilung auf das männliche und weibliche Geschlecht gleich. Dieselbe Angabe macht Gilbert. Auch wiesen die Jahreszeiten keinen wesentlichen Unterschied auf. Rechnet man die wärmere Jahreszeit vom 1. April bis 30. September und die kältere vom 1. Oktober bis 31. März, so entfallen auf die erste 94, auf die letzte 106 Fälle. Diese Differenz fällt wohl nicht ins Gewicht. Auch wenn man die Berechnung so vornimmt, dass man ihr die Übergangsmonate Februar, März, April, Mai, Oktober und November zugrunde legt, entfallen auf diese Zeit insgesamt nicht mehr Fälle von Iritis als auf die andere Hälfte des Jahres. Eine Drucksteigerung war in 9% aller Fälle vermerkt.

Wenn ich nun auf die Frage der Ursache im einzelnen zu sprechen komme, muss ich nochmals betonen, dass das klinische Bild des Auges nur selten einen Anhaltspunkt geboten hat. Vielmehr

ergab bei gleichem klinischen Bilde die allgemeine Durchunter-
suchung des Körpers die verschiedensten Krankheiten, wenn überhaupt etwas gefunden wurde. Streng genommen kann man eigentlich nur sagen, bei dieser oder jener Gruppe finden sich zugleich
irgendwelche anderen Erkrankungen des Organismus. Einen
ursächlichen Zusammenhang sicher und einwandfrei festzulegen,
ist meistens unmöglich, eben weil uns Unterschiede im klinischen
Bilde sehr oft fehlen und eine Therapia ex juvantibus sich uns
ebensowenig als Stütze bietet.

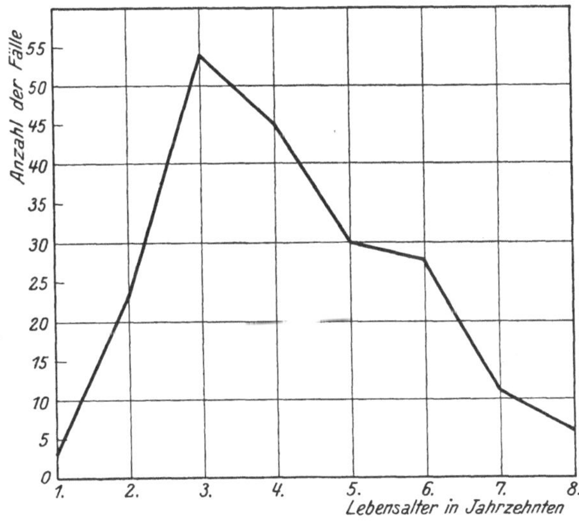

Abb. 1

Bei meinen 200 Fällen fand sich eine Lues in 14%, eine Zahl,
die mit Gilberts Angabe übereinstimmt. Bei 32% wurden irgendwelche, wenn auch öfter sehr anfechtbare Anhaltspunkte für
Tuberkulose gefunden und in 1% kamen Lues oder Tuberkulose
in Frage. Dabei betone ich, dass unter die Lues auch solche Fälle
eingereiht worden sind, die diese Krankheit sicher durchgemacht
hatten, wo aber die Wassermannsche Reaktion schon wieder
negativ war und die Iritis erst längere Zeit nach der luetischen
Erkrankung auftrat. Gelenk- oder Muskelrheumatismus wurde in
19% der Fälle anamnestisch oder durch Untersuchung festgestellt.
Dabei lässt sich eine genaue Entscheidung, ob Gelenk- oder Muskelrheumatismus, auf Grund der Angaben der Patienten nicht immer
durchführen. Diabetes war bei 1% vorhanden, Gonorrhoe bei 2%,
Malaria bei ½%. 29% liessen überhaupt jeglichen Anhaltspunkt

für eine andere Erkrankung vermissen. Bei den so rubrizierten Fällen fand sich ausserdem noch bisweilen eine geringe chronische Tonsillitis und in 1% wurde eine einwandfreie Erkrankung der Nebenhöhlen festgestellt. Gicht wurde nicht gefunden. Was die Zahl der völlig ungeklärten Fälle anbelangt, stimmt sie fast genau mit der Angabe Bielschowskys überein, der 30% fand.

Von den 200 Fällen haben sich 70 auf unsere Aufforderung hin zur Untersuchung eingefunden. Bei der Mehrzahl wurden nur geringfügige Folgeerscheinungen, mehr oder weniger alte Pigmentbeschläge an der Hornhauthinterfläche, umschriebene oder diffuse Atrophie der Iris mäßigen Grades, Pigment in gröberer oder feiner Anordnung auf der Vorderkapsel, Fehlen des Pigmentsaumes, einzelne oder mehrere hintere Synechien, Exsudatreste in Form von Flocken oder Streifen gefunden. Bei 58,5% war die Sehschärfe nicht oder nur eben beeinträchtigt; sie betrug 5/7—5/4. Der kleinere Teil, 41,5%, hatte eine stärkere Beeinträchtigung der Funktion erfahren, sei es nun durch Se- und Occlusio pupillae oder ungünstig im Pupillargebiet gelegene Pigmentklumpen, Cataracta complicata, Phthisis bulbi. Berechnet man die sehr ungünstigen Ausgänge, bei denen die Sehschärfe unter 1/10 gesunken war, gesondert, so ergeben sich etwa 20%.

Um einen gewissen Einblick in die Frage des Rezidivs zu gewinnen, wurden nur die Fälle bis zum Jahre 1923 verwertet, deren Ersterkrankung nun etwa fünf Jahre zurückliegt. Dabei stellte es sich heraus, dass von 34 Patienten 14 = 41% nur einmal eine Iritis durchgemacht und später nie wieder etwas gemerkt hatten. Gerade bei dieser Gruppe bereitet die Frage der Ätiologie die meisten Schwierigkeiten. Vielleicht spielen Erkältungseinflüsse in dem einen oder anderen Falle eine Rolle, werden auch dann und wann angegeben, obgleich, wie schon gesagt, ein Einfluss der Jahreszeit auf die Häufigkeit der Erkrankungen nicht ermittelt werden konnte und auch die Aussagen der Patienten meist nichts in dieser Richtung ergaben. Mangels anderer Momente kann man sich gerade hier zur Tuberkulose als Verlegenheitsdiagnose, die sie an und für sich schon oft genug ist, bekennen, namentlich, wenn man die Schwere des psychischen Insults bedenkt, den sie bei manchen Patienten setzen würde. Ebensowenig ist einem aber mit der Annahme einer anderen chronisch wirksamen Noxe in diesen Fällen gedient. Es weist somit das Kapitel der ätiologischen Erfassung der Iritiden grosse Lücken auf, und wir kommen in sehr vielen Fällen über blosse Annahmen nicht hinaus.

Aussprache.

Herr Franceschetti:

Die oft schwierige ätiologische Beurteilung der Iritiden dürfte durch die Untersuchung der Senkungsgeschwindigkeit der roten Blutkörperchen eine wesentliche Unterstützung erfahren. Grössere Untersuchungsreihen, die nächsthin veröffentlicht werden sollen, haben insbesondere ergeben, dass bei den rheumatischen Iritiden fast durchweg eine auffallend starke Senkungsbeschleunigung besteht, welche eine gewisse Abgrenzung gegenüber den tuberkulösen und gonorrhoischen Formen erlaubt.

LIV.

Über Glaskörperersatz.

Von

C. A. Hegner (Luzern).

Der Ersatz des Glaskörpers durch ein ihm möglichst adäquates Substrat ist ein Problem, das schon seit Jahren wegen seiner besonderen Wichtigkeit Gegenstand eines sorgfältigen Studiums und eingehender Versuche geworden ist. Noch lebhaft ist uns der interessante Vortrag, den Elschnig im Jahre 1911 über dieses Thema hier gehalten hat, in Erinnerung. Elschnig gab damals eine Methode bekannt, die es ermöglicht, eine bestimmte Menge des Glaskörpers durch das gleiche Quantum einer sterilen physiologischen Kochsalzlösung zu ersetzen. Die damit erzielten Ergebnisse liessen über den Wert des Verfahrens keinen Zweifel. Besonders günstig wurden nach Elschnigs Bericht Fälle von hämorrhagischen Trübungen beeinflusst, während anderseits die auf Iridocyklitis zurückzuführenden Glaskörpertrübungen sich dieser Behandlungsweise weniger zugänglich erwiesen.

Seither hat sich die Forschung mit diesem Problem, dann aber speziell mit der Frage der Glaskörperaufhellung überhaupt, wieder mehrfach beschäftigt. Das von Zur Nedden angegebene Verfahren der Glaskörperabsaugung, das ohne Zweifel eine sehr wertvolle Bereicherung unserer Therapie darstellt, lässt für manche Fälle einen Ersatz des Glaskörpers als unnötig erscheinen und hat vielleicht das Interesse an dem künstlichen Ersatz desselben etwas in den Hintergrund gedrängt. Wenn nun tatsächlich die blosse Absaugung eines Teiles des getrübten Glaskörpers sehr häufig zu befriedigenden Ergebnissen führt, so mag es doch, abgesehen vom rein wissenschaftlichen Interesse, in manchen Fällen erwünscht und zweckmäßig sein, den entnommenen Glaskörper durch eine andere Substanz zu ersetzen.

Wenn ich nun neuerdings mir erlaube, das Thema wieder aufzugreifen, so geschieht es in der Hoffnung, einen weiteren nützlichen Beitrag zu dem interessanten Problem des Glaskörperersatzes liefern zu dürfen. Meine Versuche, die mich schon seit einer Reihe von Jahren beschäftigen, führten mich zu dem Ergebnis, dass der Liquor cerebro-spinalis einen unschädlichen und vom Auge reaktionslos ertragenen Ersatz des Glaskörpers darstellt. Schon die einfache anatomische Überlegung legt uns den Gedanken nahe, dass die Flüssigkeit, welche in ununterbrochener Kontinuität vom Rückenmark zum Hirn und bis zur Lamina cribrosa strömt, und die in ihrem biochemischen Aufbau eine so enge Verwandtschaft zum Kammerwasser zeigt, sich biologisch auch im Augeninnern nicht als fremd oder störend erweisen wird. Die Versuche haben denn auch diese Annahme restlos bestätigt.

Wir können, um es gleich vorweg zu nehmen, unbedenklich ein ansehnliches Quantum des Glaskörpers mittelst einer Kanüle entfernen und als Ersatz dafür Spinalflüssigkeit in gleicher Menge in das Augeninnere bringen, ohne die geringste Reizwirkung zu erfahren.

Den ersten Versuch unternahm ich vor sechs Jahren bei einer Amotio retinae, wobei mir der Gedanke vorschwebte, durch Injektion der Spinalflüssigkeit die in grossen Falten abgehobene Netzhaut nach Punktion der Blase an die Unterlage anzupressen. Das gelang nun freilich nicht, aber ich wurde in einwandfreier Weise darüber belehrt, dass nach einer solchen Injektion auch nicht die leiseste Reizerscheinung zu befürchten ist.

Nach dieser Feststellung schien es eine lohnende Aufgabe zu sein, den durchbluteten, für Licht undurchlässigen Glaskörper in dieser Weise zu ersetzen. Die erste Gelegenheit bot ein Fall von Skleralruptur. Der ganze Glaskörper war von dichten Blutgerinnseln durchsetzt, ein roter Lichtreflex war nicht feststellbar, der Visus auf blosse Lichtempfindung herabgesetzt. Dieser Zustand hielt während vieler Wochen an, eine Tendenz zur Resorption des vorhandenen Blutes bestand scheinbar nicht. So wurde dann der Ersatz des Glaskörpers versucht. In einer Sitzung wurden 1,5 ccm von dem hämorrhagischen Glaskörper entnommen und durch Spinalflüssigkeit ersetzt. Der Erfolg war sehr ermutigend. Der Eingriff wurde ohne die kleinste entzündliche Reaktion ertragen, schon nach wenigen Tagen erhielt der Augenspiegel wieder roten Reflex, und der Visus besserte sich auf nahezu 0,1.

In der Folgezeit behandelte ich weitere vier Fälle in der gleichen Weise, die ich aber nicht in extenso anführen möchte. Sehr auffällig war der Erfolg bei einem Auge, das eine Perforation der Sklera und eine mächtige Glaskörperblutung erlitten hatte. Drei Tage nach dem Eingriff war wieder roter Reflex vorhanden und die Sehschärfe, die vorher auf Wahrnehmung von Lichtschein herabgesetzt war, betrug Fingerzählen in 2 m. Ich darf allerdings nicht verschweigen, dass in einem Fall von schwerer Glaskörperblutung infolge eines intraokularen Eisensplitters nach der Aufhellung des Glaskörpers sich eine ausgedehnte, flache Amotio retinae zeigte, doch kann ich nicht entscheiden, ob die Amotio durch das Trauma oder durch den späteren Eingriff verursacht wurde.

Ein weiteres Moment dürfte vielleicht noch ein gewisses Interesse bieten: ein Patient, den ich wegen schwerer Contusio bulbi mit dichter Glaskörperblutung in klinischer Behandlung hatte, bekam einige Wochen nach seiner Einlieferung in die Klinik einen schweren glaukomatösen Zustand im verletzten Auge. Die Drucksteigerung hielt sich während einer Reihe von Tagen auf über 50 mm Hg. Die Absaugung des Glaskörpers und der Ersatz desselben bewirkten einerseits eine sofortige Herabsetzung der Tension und anderseits eine namhafte Aufhellung. Seither ist überhaupt eine Drucksteigerung nie mehr erfolgt. Vielleicht ergeben sich da gerade in bezug auf das Sekundärglaukom gewisse brauchbare Gesichtspunkte.

In einer Beziehung scheint mir das Verfahren nicht zu dem gewünschten Ziel zu führen: bei einer durch Iridocyklitis verursachten schweren Glaskörpertrübung erlebte ich einen Misserfolg. Das Auge geriet in einen starken Reizzustand, die Trübung wurde noch intensiver. Somit erfordert die Anwendung dieses Ersatzverfahrens eine gewisse Auswahl der Fälle.

Das Verfahren, das ich zur Anwendung brachte, ist sehr einfach. Zuerst wird bei dem Patienten eine Lumbalpunktion vorgenommen, und es werden einige Kubikzentimeter Spinalflüssigkeit in eine sterile Schale aufgefangen. Hernach wird am Auge eine Spaltung der Konjunktiva vorgenommen, zwei Nähte werden angelegt, die nach erfolgter Operation einfach zusammengeknüpft werden können. Dann mache ich mit einem dünnen Schmalmesser einen Einstich in die Sklera und führe durch die entstandene Öffnung die Kanüle in den Glaskörperraum. Man kann nun, wenn man vorsichtig sein will, nur ca. 0,5 ccm Glaskörper absaugen und sofort das gleiche Quantum der bereit gehaltenen Spinalflüssigkeit wieder einspritzen. Diese Prozedur darf man wiederholen, so dass in der gleichen Sitzung bis 1,5 ccm ersetzt werden.

Dass eine reichliche Entnahme von Glaskörper zu verantworten ist, haben s. Z. die Versuche Schreibers gezeigt, auch Zur Nedden hält eine Entnahme von 1 ccm sogar ohne nachherigen Ersatz für erlaubt. Um eine richtige Wertung des geschilderten Verfahrens zu ermöglichen, bedürfen wir allerdings noch weiterer Versuche, wie es denn überhaupt Zweck dieser Mitteilung ist, eine kritische Prüfung der Methode auf ihre Nützlichkeit und Anwendbarkeit anzuregen.

LV.

Klinische Untersuchungen
über Wechselbeziehungen zwischen allgemeinem Blutdruck und einigen Erkrankungen des Auges auf Grund eines neuen Gesichtspunktes.

Von

Ed. Horniker (Triest).

Ausgangspunkt der Untersuchungen, deren Resultat ich Ihnen in aller Kürze auseinandersetzen möchte, war der Fall einer 62jährigen Patientin, bei der unter Ansteigen des Blutdruckes das entoptische Phänomen im linken Auge bei unverändert gutem Visus und bei vollständig negativem ophthalmoskopischem Befunde plötzlich unsichtbar geworden war. Drei Tage später erschien die Patientin mit einer ausgedehnten präretinalen Blutung in der Makula.

Da dieses Verschwinden des entoptischen Phänomens auf einen verstärkten Tonus der Kapillaren oder Präkapillaren, die die Makula umgeben, schliessen liess, lag es nahe, zu untersuchen, ob dieser Differenz im Kapillartonus beider Augen nicht auch eine Differenz im Blutdruck der beiden Brachiales entsprach. Dies war tatsächlich der Fall.

Bei den weiteren Untersuchungen, die allerdings sich ursprünglich hauptsächlich auf Patienten erstreckte, bei denen ich ein positives vasoneurotisches Zeichen (V.N.Z.) (siehe v. Graefes Archiv **119**, 488) konstatiert hatte, ergab sich die auffallende Tatsache, dass Seitendifferenzen im Blutdruck, deren Vorhandensein zumeist nur als seltene, nur unter bestimmten pathologischen Verhältnissen zu beobachtende Ausnahme gegolten hatte — wenigstens bei Patienten mit positivem V.N.Z. — ziemlich häufig waren.

Die Untersuchungen wurden weiterhin auch auf Fälle mit negativem, nicht bestimmtem oder nicht bestimmbarem V.N.Z. ausgedehnt und so konnte ich ein Material von insgesamt 1100 Fällen mit 1914 Messungen sammeln, welches in einer in v. Graefes Archiv erscheinenden Arbeit eine statistische Verarbeitung und vorläufige Zusammenfassung gefunden hat, die nicht nur das oben angedeutete Resultat bestätigt, sondern auch neue Eigenheiten aufdeckt, die ein interessantes Licht auf die bei Vasoneurotikern herrschenden Zirkulationsverhältnisse werfen. Der so gewonnene neue Gesichtspunkt gibt die Grundlage ab für Untersuchungen über einige interessante Beziehungen zwischen allgemeinem Blutdruck und einigen Erkrankungen des Auges, insbesondere Glaukom, Netzhautabhebung und intraokularen Zirkulationsstörungen (Blutungen, Thrombosen usw.).

Ich muss mich hier auf die blosse Anführung der allerwichtigsten Resultate beschränken und verweise bezüglich der Einzelheiten auf die oben erwähnte Arbeit.

In dieser Arbeit wurde das gesamte Material — Männer und Frauen separat — in die beiden bereits angedeuteten Gruppen (positives V.N.Z. und negatives, nicht bestimmtes oder nicht bestimmbares V.N.Z) geteilt und in Tabellen zusammengestellt.

Aus den nach diesen Gesichtspunkten zusammengestellten Tabellen ergibt sich:

1. In der Gruppe mit positivem V.N.Z. überwiegen die Frauen um ein Beträchtliches (600 Frauen, 253 Männer).

2. Diese Gruppe enthält eine auffallend hohe Anzahl (57%) von Fällen mit Seitendifferenzen im Blutdruck (die erst von 15 mm Hg aufwärts an berücksichtigt wurden und bis zu 70 mm Hg reichen können), während in der anderen Gruppe die Zahl der Fälle mit beiderseits gleichem Blutdruck überwiegt.

3. In den Fällen mit Seitendifferenzen ist in beiden Gruppen der niedrigere Blutdruckwert mit überwiegender Häufigkeit an der linken Körperseite anzutreffen.

4. Ein Teil der Fälle weist mit grosser Konstanz auch bei öfteren Messungen einen links niedrigeren Blutdruckwert auf. Solche Fälle finden sich bei der Gruppe mit positivem V.N.Z. in allen Lebensaltern, dagegen in der

negativen Gruppe mit einiger Häufigkeit erst nach der vierten Lebensdekade. In beiden Gruppen ist eine Zunahme mit steigendem Alter zu konstatieren. Zur Erklärung dieses Verhaltens werden anatomische Eigenheiten geltend gemacht, die bei den älteren Individuen in arteriosklerotischen Veränderungen der Aorta, bei den jüngeren in einer bei Vasoneurotikern besonders häufig vorhandenen Minderwertigkeit des vaskulären Apparates zu suchen sind. (Enge Aorta, Mitralstenosen (Lues congenita ?), Differenzen in der Lumenweite der Brachialis usw.).

5. Der Grossteil der Fälle weist stete Schwankungen auf, nicht nur in der Höhe des Blutdruckes, sondern auch in dem Sinne, dass der niedrigere Blutdruckwert sehr oft die Seite wechselt. Diese Fälle sind in der Gruppe mit positivem V.N.Z. in allen Lebensaltern, dagegen in der Gruppe mit negativem V.N.Z. erst vom 50. Lebensjahre ab sehr stark vertreten und können als Ausdruck einer funktionellen, für die vasoneurotische Diathese charakteristischen „Dysergie" am Gefässystem aufgefasst werden.

Angesichts des Umstandes, dass alle bisherigen Untersuchungen über das Verhältnis zwischen Glaukom und Blutdruck als Grundlage fast ausschliesslich eine einmalige an einer Brachialis vorgenommene Bestimmung des Blutdruckes hatten, somit den bei Glaukompatienten meist vorkommenden Blutdruckschwankungen keine Rechnung tragen konnten, und in anbetracht der Häufigkeit der Seitendifferenzen ist eine Revision dieses Verhältnisses angezeigt.

Das gesammelte Material enthält 36 Fälle von Glaukom, die in der oben erwähnten Arbeit in einer Tabelle mit besonderer Berücksichtigung ihrer Blutdruckverhältnisse zusammengestellt sind.

Von den 36 Fällen haben nur drei Fälle ein negatives V.N.Z. (ein jugendliches Glaukom bei Hasenscharte, ein Glaukom bei einem Luetiker und ein Glaukom bei quellender Katarakt). In einem Falle war das V.N.Z. wegen Trübung der Medien unbestimmbar, doch hatte dieser Fall alle Zeichen einer vasoneurotischen Diathese. Alle übrigen 32 Fälle hatten ein positives V.N.Z.

Für die Untersuchung der Frage über das Verhältnis zwischen Glaukom und Blutdruck müssen alle Fälle mit nur einer oder mit wenigen Messungen ausgeschaltet werden, am wertvollsten sind dagegen rezente, womöglich unbehandelte Fälle.

Bei diesem Vorgehen ergeben sich folgende Resultate:

Ein Teil der Fälle hat auch bei längerer Beobachtung zumeist niederen Blutdruck bei wenig Schwankungen und weist alle Anzeichen von mehr oder minder ausgesprochener Arteriosklerose auf, alle übrigen und zwar der grössere Teil sind Hypertoniker mit zumeist grossen Schwankungen und ausgesprochenen Seitendifferenzen im Blutdruck.

Aus den Beobachtungen ergibt sich — wie an mehreren Beispielen gezeigt wird —, dass das erste Stadium der Erkrankung an Glaukom überaus häufig von einem mehr oder weniger hohen Blutdruck bei häufigen Seitendifferenzen begleitet wird und zwar manchmal sogar in dem Sinne, dass der höhere Blutdruck auf der Seite des Glaukomauges gefunden wird.

Diese Beobachtungen machen es sehr wahrscheinlich, dass in der Glaukompathogenese der Faktor des allgemeinen Blutdruckes eine wichtige Rolle spielt, nicht etwa in dem Sinne, dass eine dauernde Blutdrucksteigerung die Ursache für das Glaukom abgeben könnte, sondern in der Weise, dass zeitweise plötzliche — oft einseitige — Erhöhungen des Blutdruckes zu Glaukom führen können. Allerdings gehört noch ein zweiter Faktor lokaler Natur dazu. — Auch spielt häufig und in hervorragendem Maße der psychische Faktor mit.

Eine Übersicht über die 16 beobachteten Fälle von Netzhautabhebung ergibt mit Rücksicht auf ihre Blutdruckverhältnisse gewisse Unterschiede den Glaukompatienten gegenüber.

Bei sämtlichen 16 Fällen von Netzhautabhebung (zwischen 20 und 70 Jahren) ist das V.N.Z. positiv. Die an denselben beobachteten Blutdruckwerte sind nicht sehr hoch und übersteigen nicht den Wert von 170, ausserdem sind die Seitendifferenzen meist klein und die Variationsbreiten gering. Irgend welche Schlussfolgerungen in bezug auf die Pathogenese der Netzhautabhebung können vorläufig aus diesen Beobachtungen nicht gezogen werden.

Was die im Beobachtungsmaterial vorhandenen Fälle von Blutungen und Zirkulationsstörungen im Auge (subkonjunktivale Ekchymosen, Glaskörperblutungen, plötzlich entstandene Glaskörpertrübungen, Thrombosen der Netzhautgefässe, Netzhautblutungen) anbelangt, so ergibt ihre Untersuchung mit Rücksicht auf ihr Verhältnis zu den Seitendifferenzen im Blutdruck, dass bei den intraokularen und den subkonjunktivalen Blutungen zumeist eine Blutdrucksteigerung über den bei dem betreffenden Individuum vorhandenen mittleren Wert hinaus sich nachweisen lässt, die in manchen Fällen schon am Tage früher einsetzt. Auffallend häufig (mit Ausnahme der Thrombosen der Netzhautgefässe) ist diese Blutdrucksteigerung auf die Seite des Blutungsherdes beschränkt und ist sogar noch nach Tagen nachweisbar, allerdings nicht mehr in der ursprünglichen Stärke.

Wahrscheinlich ist es nicht die Höhe des Blutdruckes an und für sich, sondern sind es vielmehr die plötzlichen Schwankungen, die bei vorhandener lokaler Schwäche des Gefässes die Blutung auslösen. Es liegen gewichtige Gründe vor, dass auch spastische Vorgänge an den Gefässen an dem Zustandekommen der Blutungen mitbeteiligt sind.

Die Untersuchung des entoptischen Phänomens ergibt in der Mehrzahl der Fälle mit Seitendifferenzen im Blutdruck eine weitgehende Unabhängigkeit desselben von der Höhe des Blutdruckes; nur in seltenen Fällen ist ein Zusammentreffen des erhöhten Kapillartonus im Makulagebiet mit einer krisenhaften Blutdrucksteigerung zu konstatieren.

Es ist aber nicht nur — wie wir dies bisher gesehen haben — ein weitgehender Einfluss des allgemeinen Blutdruckes auf die Zirkulationsverhältnisse im Auge nachweisbar, sondern es besteht auch die Möglichkeit, dass vom Auge aus der allgemeine Blutdruck beeinflusst wird. Ich möchte vor allem auf die Wirkung des Adrenalins und des Aminglaukosans hinweisen. Von der starken vasodepressorischen Wirkung des letzteren konnte ich mich mehrfach durch fortlaufende Blutdruckmessungen überzeugen und bei dieser Gelegenheit schon fünf Minuten nach der Einträufelung eine ca. eine Stunde dauernde Phase von Drucksteigerung nachweisen, die der Blutdrucksenkung voranging. Dieselbe Erscheinung war bei Einträufelung von Dionin zu beobachten.

Da die Wirkung des Adrenalins und des Histamins sich auf dem Wege über das Sympathikus-Vagussystem geltend macht, so muss auch vom Auge aus auf dem Wege des Reflexes eine Beeinflussung des allgemeinen Blutdruckes möglich sein. Diese Beeinflussung ist im Aschner-Reflex vorhanden, der auch eine vasodepressorische Komponente hat, ferner im Reflex von Bernstein, der darin besteht, dass bei Patienten mit Angina pectoris der linke Bulbus druckempfindlich ist, so dass in manchen Fällen bei stärkerem Druck auf denselben ein Anfall von Angina pectoris ausgelöst werden kann.

Bei dieser Gelegenheit möchte ich auf die neue von Mackenzie und Head begründete und von Knotz, Wernoe, Grgurina u. a. ausgebaute Lehre von den Halbseitenreflexen und Halbseitenfernreflexen aufmerksam machen, die auch für die Augenheilkunde von erheblicher Bedeutung zu werden verspricht, und ich glaube, die Seitendifferenzen im Blutdruck als solche vom Splanchnikusgebiet oder vom Gehirne aus ausgelöste Halbseitenfernreflexe vasomotorischen Charakters deuten zu dürfen. Auch bei verschiedenen Erkrankungen am Auge, besonders bei denjenigen, die eine plötzliche starke Spannung der Bulbuskapsel im Gefolge haben, könnten auf dem Wege solcher Halbseitenfernreflexe Asymmetrien im Blutdruck zustande kommen.

LVI.

Optisch-ophthalmologische Genauigkeit.

Von

E. Weiss (Charlottenburg).

Mit 2 Abbildungen im Text.

Durch die Arbeiten von Tscherning und Gullstrand wurde die exakte mathematische Behandlung, die in der Instrumentenoptik längst üblich war, auch in die Optik des Auges und der Brille eingeführt, und sie hat, wie die Entwicklung der letzten Jahre zeigt, reiche Früchte getragen, die in zahlreichen, speziellen und allgemeinen, oft sehr umfangreichen Arbeiten niedergelegt sind. Für den Ophthalmologen ist es allerdings überaus schwierig, die praktischen Folgen aus diesen Arbeiten zu ziehen; denn weitaus die meisten sind von den Mitarbeitern der grossen optischen Firmen, also von mathematischen Physikern, verfasst, deren Ausdrucks- und Darstellungsweise recht erheblich von der ophthalmologischen abweicht. Wohl sind auch von Ophthalmologen, ja sogar von Optikern, einzelne Versuche gemacht worden, die neuere Augen- und Brillenoptik zusammenfassend darstellen; aber man kann wohl sagen, in wenig befriedigender Weise. Denn entweder halten sich diese Darstellungen streng und einseitig an spezielle Originalarbeiten und sind dann ebenso schwer, oft sogar noch schwerer lesbar als diese, oder sie suchen mit möglichst wenig Mathematik auszukommen und sind dann ungenau, zum Teil auch sehr fehlerhaft. Aber das schlimmste Übel, das dabei sehr oft unterläuft, ist die unrichtige Einschätzung rechnerischer Zahlenergebnisse, wobei sowohl Über- wie Unterschätzungen vorkommen. Manche dieser Bearbeiter schwelgen geradezu in vielstelligen Zahlen, ohne sich bewusst zu sein, dass eine solche rechnungsmäßige Übergenauigkeit nicht nur überflüssig, sondern absolut falsch ist. Ich möchte dafür ein Beispiel geben, das einer solchen Arbeit entnommen ist. Die halbe Wurzel aus 3, also $\frac{1}{2}\sqrt{3}$ ist 0,866; multipliziert man diese letztere Zahl mit sich selbst nach den elementaren Rechnungsregeln, so erhält man

$$0,866 \times 0,866 = 0,749956$$

und der betreffende Autor ist über diese verblüffende Genauigkeit (sechsstellige Zahl) anscheinend sehr erfreut, übersieht aber ganz, dass von den sechs Stellen fünf falsch sind, denn es ergibt sich genau

$$\frac{1}{2}\sqrt{3} \times \frac{1}{2}\sqrt{3} = 3/4 = 0,75,$$

wie die hier überhaupt nur statthafte abgekürzte Multiplikation bestätigt.

Ein anderer Autor berechnet eine Bildgrösse im Auge beim Lesen auf

$$0,11655008,$$

also gar auf acht Stellen, was einer Genauigkeit von 1 : 10 Millionen entspräche! So genau müsste man also das Bild, oder zumindest das Leseobjekt ausmessen können, wenn die Sache irgendeinen Sinn haben soll. Nehmen wir z. B. die in der betreffenden Arbeit verwendeten Kleinbuchstaben von etwa 2 mm Höhe, so müsste demnach deren genaue Grösse auf 0,0000002 mm bestimmbar sein, was natürlich ganz ausgeschlossen ist, weil schon die Papierfasern mindestens 10000 mal breiter sind. Solche Rechenspielereien bedeuten aber nicht nur eine ganz wertlose Mehrarbeit, sondern sie sind vor allem deshalb zu verurteilen, weil sie eine Genauigkeit vortäuschen, die wissenschaftlich und praktisch nicht vorhanden ist. Das gilt auch für die Verallgemeinerung an sich richtiger Zahlenergebnisse, die aber nur unter ganz speziellen Voraussetzungen gewonnen sind. In diesem Sinne hat insbesondere das „exakte schematische Auge" nach Gullstrand viel Schaden gestiftet. Gullstrand hat, wie dies für exakte Rechnungen auch notwendig ist, ganz bestimmte Zahlenangaben für die Abmessungen des schematischen Auges zugrunde gelegt, z. B. für die Hornhaut +43,05 dptr, für die Achsenlänge 24,00 mm, für die Gesamtbrechkraft +58,64 dptr und für die Luftbrennweite 17,055 mm; nun werden diese Zahlen aber häufig genug so zitiert, als ob sie die auf 0,01 dptr oder 0,2 Promille genauen Kennzeichen für die Emmetropie eines Auges wären! Dass dieser Schluss absolut falsch ist, davon kann sich jeder durch eine auch nur kurze Reihe von ophthalmometrischen Messungen an emmetropen Augen leicht überzeugen; es kommen gar nicht selten Abweichungen bis zu 10%, also das 500fache der angeblichen Ungenauigkeit vor. Dabei übersehen solche Autoren trotz ihrer Genauigkeitssucht oft die Tatsache, dass dieses schematische Auge gar nicht emmetrop ist im gewöhnlichen Sinne, sondern bei der axialen Durchrechnung eine Hyperopie von einer ganzen Dioptrie hat, wie ja auch Gullstrand ausdrücklich erwähnt. Solche Versehen sind aber durchaus nicht bedeutungslos; kommt doch ein Autor dadurch zu dem verblüffenden Schluss, dass eine Änderung der Achsenlänge um 1 mm im Sinne einer Verlängerung eine Myopie von 1,18 dptr, hingegen im Sinne einer Verkürzung eine Hyperopie von 3,79 dptr, also einen mehr als dreifachen Betrag von Fehlsichtigkeit erzeugt. Selbstverständlich sind beide Zahlen falsch. Es ist überhaupt ganz unzweckmäßig, das exakte schematische Auge von Gullstrand zu zitieren, wenn es sich um die ophthalmologische Praxis handelt. Gullstrand hat ja deshalb selbst ein „vereinfachtes schematisches Auge" angegeben, und dafür bei gleicher Hornhautkrümmung und Achsenlänge die Gesamtbrechkraft zu 59,74 dptr bzw. die Luftbrennweite zu 16,74 mm angenommen, also Werte, die von den obigen um fast 2% abweichen, was den Sinn der bezüglichen Rechnungen für den Einsichtigen sofort kennzeichnet. Noch grösser werden die Unterschiede in der Lage des vorderen Augenbrennpunktes: in dem einen Fall liegt er 15,07 mm, im anderen 14,24 mm vor der Hornhaut, also um fast 1 mm verschieden. Tatsächlich ist aber infolge der erwähnten Variationen in den Abmessungen menschlicher Augen (mindestens 10%) die Lage noch viel unsicherer. Diese Tatsache ist von erheblicher praktischer Bedeutung; denn berechnet man die „absolute" Sehschärfe eines Auges, so müsste man die Lage des vorderen Augenbrennpunktes sehr genau kennen, sonst kann sogar der Vorzeichensinn der Umrechnung falsch werden, so dass man eine grössere als die gemessene Sehschärfe errechnet, während sie in Wirklichkeit kleiner ist, oder umgekehrt. Es empfiehlt sich deshalb überhaupt nicht, der errechneten absoluten Sehschärfe irgend einen praktischen Wert beizulegen, da sie niemals verbürgt werden kann. Wesentlich besser und verlässlicher ist die Berechnung der „natürlichen" Sehschärfe, weil sie sich erstens bei der Akkommodation nicht ändern soll, und weil sie zweitens die Abmessungen der Netzhaut-

elemente zu den übrigen Abmessungen des Auges ins Verhältnis
bringt. Nebenbei ergibt sich noch der Vorteil, dass auch die Berechnung einfacher ist. Freilich wäre nach den Originalformeln von
Gullstrand und M. v. Rohr die Lage der Brillenglashauptpunkte
zu ermitteln, was wiederum nicht direkt, sondern nur durch Messung
und Rechnung möglich ist; aber ich habe bereits früher einmal[1])
darauf hingewiesen, dass diese Berechnung vollkommen entbehrlich
ist, wenn man die „Eigenvergrösserung" N, d. i. das Verhältnis des
Scheitelbrechwertes zur Brechkraft bei jedem Glase durch Messung
oder durch Angaben der Lieferfirma kennt. Nennt man die gefundene
(relative) Sehschärfe S_r, so ergibt sich die natürliche Sehschärfe S_n

$$S_n = S_r \cdot (1 - \delta W)/N$$

ganz einfach aus lauter direkt messbaren Grössen, nämlich aus dem
Scheitelabstand δ und dem Scheitelbrechwert W des Glases. Durch
die Einführung der Eigenvergrösserung N kann man überhaupt den
für den Praktiker unanschaulichen und sowohl die Erörterungen
wie die Zeichnungen komplizierenden Begriff der „Hauptpunkte"
ganz umgehen. Dabei ist diese Eigenvergrösserung ein verhältnismäßig leicht zu veranschaulichender Begriff; sie gibt nämlich an,
um wievielmal das vorliegende Glas gegenüber einem sehr dünnen
Glase desselben Scheitelbrechwertes vergrössert. Auch experimentell ist die Eigenvergrösserung unschwer wenigstens annähernd
zu ermitteln: misst man nämlich zuerst den hinteren Scheitelbrechwert W des Glases in der richtigen Weise (an der Hinterfläche
des Glases) und dann den sonst belanglosen vorderen Scheitelbrechwert V (an der Vorderfläche), so ist das Verhältnis dieser beiden
Werte

$$W/V = N.$$

Alle diese Formeln sind für die Praxis überreichlich genau; man muss
sich nur stets vor Augen halten, dass man die (prozentuelle) Genauigkeit einer durch Messung gewonnenen Zahlenangabe niemals durch
irgendwelche Rechenoperationen erhöhen kann.

Eine falsche Einschätzung von Rechnungsergebnissen kann
aber auch dadurch eintreten, dass man Formeln, die nur An-
näherungen sind, über ihren Gültigkeitsbereich hinaus verwendet.
So hört man oft die Ansicht, eine Brillenglasreihe sei punktuell
abbildend, wenn die Flächenkrümmungen den Angaben der sogenannten Tscherningschen Kurve (Abb. 1) entsprechen. Dies
ist durchaus unrichtig; denn die Tscherningsche Kurve ist aus
Näherungsformeln abgeleitet, die nur für unendlich dünne Gläser

---

[1]) Zentralztg. f. Optik u. Mech. **45**, 181, 1924.

und für unendlich kleine Blickwinkel gelten; sie sind deshalb zwar
sehr wertvoll für Übersichtsbetrachtungen und als Vorrechnungs-
formeln, aber sie ersparen keineswegs die exakte trigonometrische
Durchrechnung für die wirklichen Brillenglasdicken und für die
wirklichen Blickwinkel, die durchaus nicht unendlich klein sind.
Bei der trigonometrischen Durchrechnung ergibt sich denn auch,
besonders für die schwachen Gläser, ein von der Tscherningschen
Kurve recht wesentlich abweichendes Bild, nämlich statt einer Linie
eine Fläche (Abb. 2), innerhalb derer die Krümmungen der punktuell

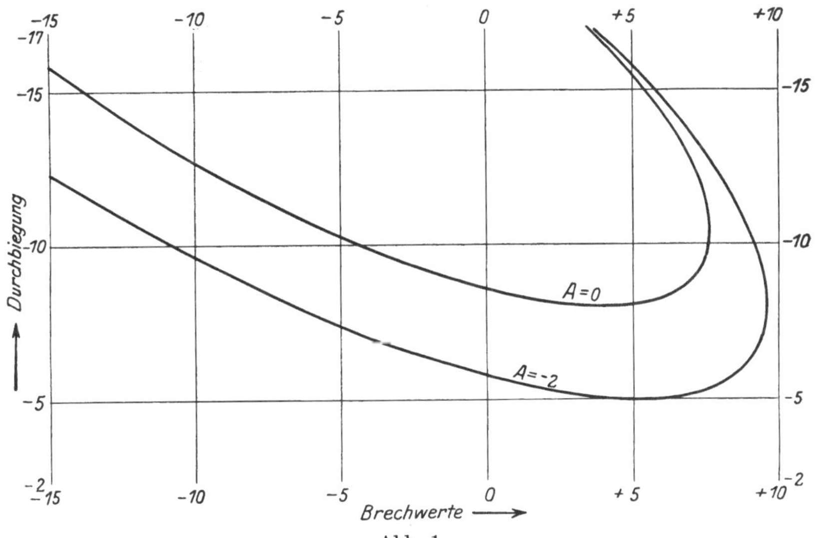

Abb. 1
Tscherningsche Kurven punktuell abbildender Gläser.
Für Ferne A = 0 und Nähe A = — 2 dptr.

abbildenden Gläser liegen müssen. Es wäre wiederum eine völlig
wertlose und irreführende Zahlenspielerei, wollte man innerhalb
dieser Fläche irgend einer auf Zehntel oder gar Hundertstel einer
Dioptrie berechneten Krümmung den Vorzug geben.

Ist bisher nur auf die ganz unwissenschaftlichen Übertreibungen
einer für die Praxis unbrauchbaren Scheingenauigkeit hingewiesen
worden, so muss umgekehrt betont werden, dass die für eine befriedigende Korrektion erforderliche Messgenauigkeit sehr häufig
gründlich unterschätzt wird. Was nützt es z. B., dass die Brillengläser von den grossen optischen Firmen auf wenige Hundertstel
einer Dioptrie genau, punktuell abbildend und in einwandfreier
Qualität geliefert werden, wenn bei einer Augenuntersuchung nicht
einmal der Abstand der Gläser von den Augen angegeben wird,
obwohl wenige Millimeter einer Abstandsänderung unter Um-

26*

ständen eine Fehlkorrektion von halben, ja sogar ganzen Dioptrien ergeben können? Dadurch kann eine Herabsetzung der Sehschärfe in solchem Ausmaß erzielt werden, dass alle Vorzüge wissenschaftlicher Korrektion zunichte gemacht werden. Weitaus die meisten Misserfolge in der Verwendung moderner Gläser bei starken Ametropien sind auf diesen Umstand zurückzuführen und nicht etwa, wie oft angenommen wird, auf die Bezeichnung nach Scheitelbrechwerten. Denn die für die Augenuntersuchungen verwendeten flachen Probiergläser sind schon seit Jahrzehnten nach dem Scheitel-

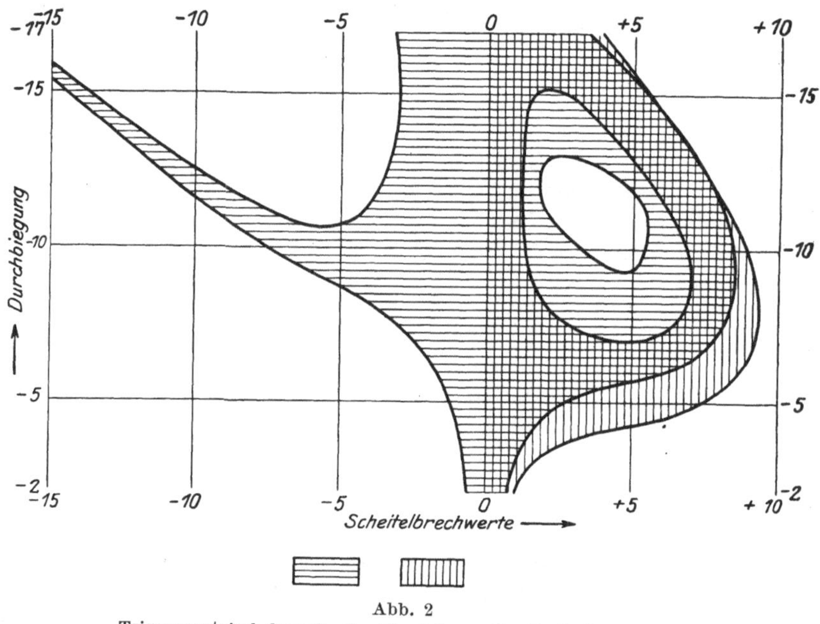

Abb. 2
Trigonometrisch berechneter Bereich punktuell abbildender Gläser.
Für Ferne A = 0 und für Nähe A = — 2 dptr.   Astigmatischer Fehler $\leq$ ¹/₈ dptr.

brechwert bezeichnet worden und nicht nach dem Sphärometerwert; es ist nun ganz klar — und deshalb wurde diese Bezeichnung ja auch ausgedehnt —, dass ein gewölbtes Glas desselben Scheitelbrechwertes genau denselben Korrektionserfolg geben muss, natürlich unter der Voraussetzung, dass in beiden Fällen der gleiche Scheitelabstand eingehalten wird. Ändert man aber den Abstand — und dies ist beim Übergang von der Probierbrille zur Gebrauchsbrille beinahe unvermeidlich — so kann dasselbe Glas nicht mehr dieselbe Korrektion ergeben; dies gilt jedoch wiederum in ganz gleicher Weise für flache und gewölbte Gläser. Für die Gebrauchsbrille wird der Optiker ganz allgemein angewiesen, einen Scheitelabstand von etwa 12 mm zu erzielen, aber in der Probierbrille sitzen die Gläser, besonders wenn mehrere hintereinander verwendet werden, oft viel weiter von den Augen ab; Unterschiede von 5 bis 10 mm sind dabei etwas Alltägliches. Sie sind bei schwachen Gläsern (bis etwa 6 dptr) belanglos, aber bei starken sehr bedeutungsvoll. Nehmen wir z. B. ein Glas von $+13$ dptr als Probierglas und einen Abstandsunterschied von 6 mm bei der Gebrauchsbrille, so wird das Glas im letzteren Fall um eine ganze Dioptrie zu schwach erscheinen. Misst nun der Arzt das Brillenglas $+13$ dptr, angenommen in gewölbter Form, mittels des Sphärometers nach, so findet er nur rund $11\frac{1}{2}$ dptr und glaubt, den Fehler in der Lieferung eines falschen Glases oder in dessen gewölbter Form gefunden zu haben, obwohl es den richtigen Scheitelbrechwert von $+13$ dptr hat. Würde er aber nun den Optiker veranlassen, das Glas durch ein Bi-Glas von $+13$ dptr zu ersetzen, so wäre der Erfolg noch ungünstiger; denn durch seine flache Form kommt das Bi-Glas (im gleichen Brillengestell) noch um etwa 5 mm näher an das Auge heran und wirkt deshalb noch schwächer, wenigstens in der zentralen Blickrichtung. Freilich kann dieses Bi-Glas bei schiefer Blickrichtung (exzentrischer Benutzung) unter Umständen einen etwas besseren Korrektionserfolg geben, weil es durch seine Refraktionsfehler von der Mitte gegen den Rand hin beständig stärker wird; aber ausser den Refraktionsfehlern hat es auch gewaltige astigmatische Fehler, d. h. falsche Zylinderwirkungen, und es ist nur durch Suchen möglich, eine Stelle des Glases zu finden, wo alle diese Fehler so zusammenwirken, dass sich eine annähernd erträgliche Korrektion ergibt; von einer befriedigenden Genauigkeit kann unter solchen Umständen natürlich nicht die Rede sein. Wird hingegen bei der Augenuntersuchung der Scheitelabstand gemessen und bei der Gebrauchsbrille die Abstandsänderung berücksichtigt, so bekommt im gewählten Beispielfall der Patient ein um 1 dptr stärkeres Glas $+14$ dptr in gewölbter Form; er wird dann nicht nur dieselbe Sehschärfe wie bei der Augenuntersuchung, sondern überdies noch ein viel grösseres brauchbares Gesichtsfeld haben.

Zusammenfassend sei gesagt: Jede übertriebene Scheingenauigkeit, die sich aus Rechnungen, Tabellenwerten u. dgl. ergibt, ist unwissenschaftlich und praktisch völlig zwecklos, zumal man durch Rechnungsoperationen doch niemals die Genauigkeit von Messresultaten erhöhen kann. Hingegen sollten alle Messungen am Auge, insbesondere die der Scheitelabstände der verwendeten Probiergläser, mit der grösstmöglichsten Genauigkeit ausgeführt werden, wenn es sich um starke Gläser handelt.

LVII.

Zur Bestimmung des Augendrehpunkts.

Von

H. Hartinger (Jena).

Mit 10 Abbildungen im Text.

Die Annahme, dass sich das Auge um einen festen Punkt im Innern dreht, ist schon über 300 Jahre alt; sie geht auf Anregungen J. Keplers, namentlich aber auf den Jesuitenpater Scheiner zurück. Aber auch den fruchtbarsten ophthalmologisch-optischen Arbeiten unserer Zeit, die von Allvar Gullstrand stammen oder unter seinem Einfluss entwickelt worden sind, liegt die Annahme eines Augendrehpunkts zugrunde. Wir wissen allerdings ganz genau, dass es sich nicht um einen mathematischen Drehpunkt handelt, wie das ja in dem Handbuch der physiologischen Optik von Helmholtz, 3. Auflage, 3. Band, S. 105 ff. dargelegt worden ist. Diese Abweichungen sind jedoch etwa von der Grössenordnung der Fehler, die beim Ausrichten von Sehhilfen und anderen optischen Instrumenten zum Auge unvermeidlich sind. Deshalb ist die Annahme eines mathematischen Drehpunkts für den rechnenden Optiker zulässig, und die Praxis hat gezeigt, dass diese Annahme zu Erfolgen geführt hat.

Ende 1927 ist nun in holländischer Sprache eine Arbeit eines Herrn Cornelis Schaap erschienen, deren Titel in der Übersetzung lautet: „Untersuchung bezüglich des Drehpunkts des Auges". Diese Arbeit, die in grösseren Tageszeitungen und in Fachblättern, z. B. in den Klinischen Monatsblättern für Augenheilkunde 1928, 80, S. 694, besprochen wurde, kommt zu dem Ergebnis, dass im allgemeinen von einem Augendrehpunkt überhaupt nicht die Rede sein könne, und dass daher die vorerwähnten ophthalmologisch-optischen Arbeiten infolge der unrichtigen Voraussetzungen falsch seien. Herr Schaap benutzt im wesentlichen eine Methode, die auf Anregung von Snellen durch Koster entwickelt worden war. Die mathematische Behandlung der Aufgabe durch Schaap ist unzulänglich. Die von Schaap vermeintlich ermittelten Drehpunkte bzw. Äquivalentdrehpunkte sind kinematisch bedeutungslos, da er zwecks Vereinfachung der Aufgabe jede Längsverschiebung des Auges ausdrücklich vernachlässigt hat. Schaap hat seine Untersuchungen an sechs verschiedenen Augen durchgeführt. Das

Ergebnis seiner ersten Untersuchung für die Bewegung in der
wagerechten Ebene zeigt Ihnen diese maßstäblich richtig durchgeführte Zeichnung (Bild 1), wobei das Auge etwa den Abmessungen
des Gullstrandschen schematischen Auges entspricht. Dass auf
Grund dieser Ergebnisse der Verfasser zu dem Schluss kommen
muss, von einem Drehpunkt könne keine Rede sein, ist natürlich
selbstverständlich. Aber ganz abgesehen davon, dass die von
Schaap ermittelten Punkte gar keine Äquivalentdrehpunkte in
bezug auf den Raum sind, können diese Werte nur durch ungenügende Genauigkeit des Apparats, durch nicht vollkommene
Festhaltung der Kopflage des Beobachtenden und vielleicht durch
ungenaue Beobachtung erklärt werden. Das müssen wir annehmen;

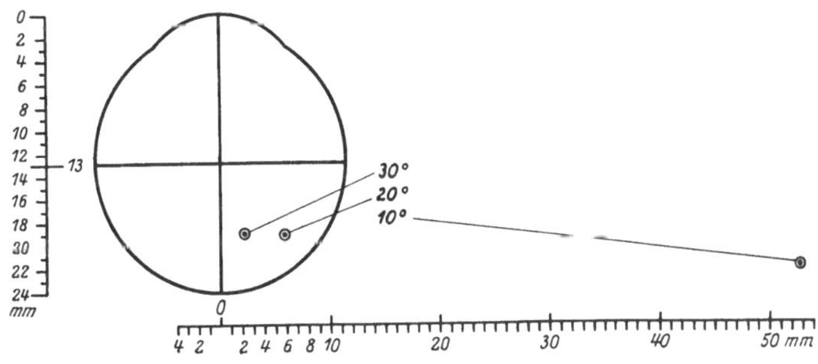

Abb. 1
Lage der Drehpunkte nach Schaap.
(Vergl. Seite 49 d. Diss.)

denn die mit unserem Apparat ermittelten „Schaapschen Drehpunkte" liegen praktisch genügend genau in der Mitte des Auges.

Um ein Urteil über die Brauchbarkeit der Kosterschen
Methode im allgemeinen zu bekommen, haben wir uns ein Gerät
gebaut, das die erforderlichen Messungen in der wagerechten Ebene
mit grosser Genauigkeit auszuführen gestattet. Das Messverfahren
kann am besten an dem Bilde 2 dargelegt werden. O ist der Leitstrahl für den Blick geradeaus, wobei der Leitstrahl definiert ist
als die Verbindungslinie zweier Punkte im Raum, die von dem
beobachtenden Auge in Deckung gesehen werden. In einem um
den Punkt M drehbaren Aluminiumrohr befinden sich 34 cm und
54 cm von diesem Drehpunkt M entfernt zwei Fadenkreuze, deren
Mittelpunkte die vorerwähnten Raumpunkte darstellen. Der
Hornhautscheitel S des beobachtenden Auges befindet sich beim
Blick geradeaus um die Strecke A = 20 mm von dem Drehpunkt M

entfernt. Sobald beim Blick geradeaus die erforderliche Deckung erzielt worden ist, wird der Diopter um einen Winkel α ($\alpha = 10,20$ und 30^0) nach rechts (Lage I) oder nach links (Lage II) gedreht. Nach erfolgter Drehung kann das beobachtende Auge die Fadenkreuze nicht mehr in Deckung sehen, da der Äquivalentdrehpunkt des Auges nicht mit dem Drehpunkt M des Diopters zusammenfallen wird. Der Beobachter muss nun das Visierrohr um eine bestimmte Strecke Q, ohne seine Richtung im Raume zu ändern, soweit verschieben, bis wieder die Deckung eintritt. Damit ist der Leitstrahl für die neue Blickrichtung α festgestellt. Da sich aber der Hornhautscheitel voraussichtlich nicht auf einer Kugelfläche bewegt, so muss der Ort S_1' des Hornhautscheitels für die Leitstrahlrichtung α ermittelt werden. Den Scheitelabstand $A_1 = C_1 S_1'$ bestimmt man mit Hilfe eines Messmikroskops, dessen optische Achse zum Visierrohr dauernd senkrecht steht. Nach einem kinematischen Grundgesetz ist es nun möglich, den Leitstrahl O in die Lage I und gleichzeitig den Hornhautscheitel S in den Hornhautscheitel S_1'

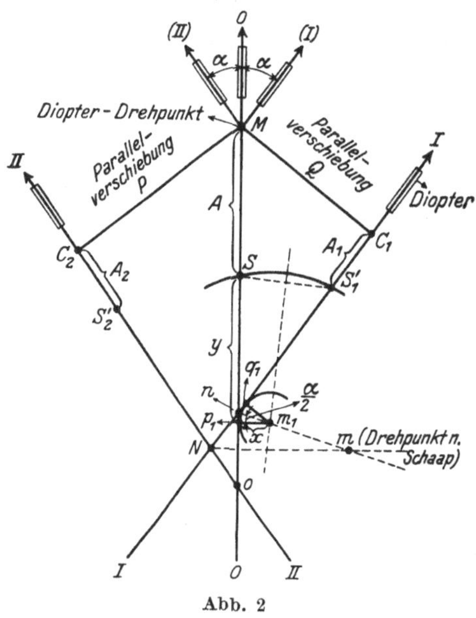

Abb. 2
Darstellung des Messverfahrens.

durch eine dem Blickwinkel α entsprechende Drehung um einen einzigen Punkt überzuführen. Dieser Drehpunkt m_1 ist der Schnittpunkt der Winkelhalbierenden $n\,m_1$ des stumpfen Winkels der beiden Leitstrahlen O und I mit dem Mittellot der Strecke $S\,S_1'$. (Schaap hält den Punkt m für den Drehpunkt, der die Überführung des Leitstrahls O in I und II ermöglicht, wobei er aber die tatsächlichen Lagen der Hornhautscheitel nach erfolgter Drehung unberücksichtigt lässt.) Als Anfangspunkt unseres Koordinatensystems gilt der Hornhautscheitel S beim Blick geradeaus und als Achse des Koordinatensystems der Leitstrahl O für den Blick geradeaus. Der Äquivalentdrehpunkt m_1 ist also bestimmt durch die Koordinaten $y = Sp_1$ und $x = p_1m_1$; es ist also x die seitliche Versetzung des Drehpunkts in bezug auf den Leitstrahl und y der Abstand des auf

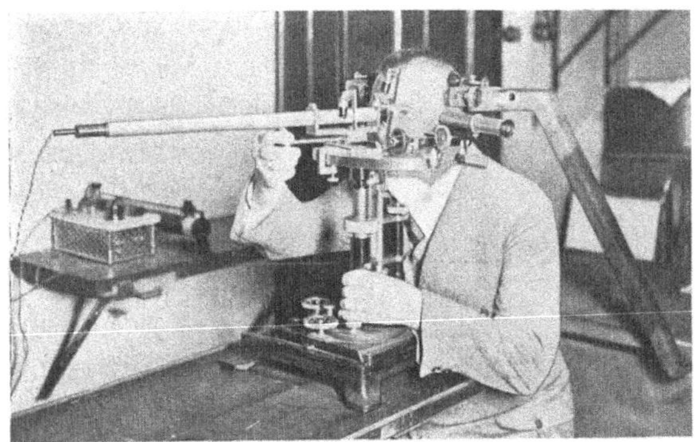

Abb. 3
Messgerät.

den Leitstrahl projizierten Drehpunkts vom Hornhautscheitel. Durch eine einfache Rechnung findet man, dass sich der Wert y nach der Formel berechnet

$$y = \frac{Q}{2} \cdot \operatorname{ctg} \frac{\alpha}{2} - \frac{A + A_1}{2}$$

und der Wert x nach der Formel

$$x = -\frac{Q}{2} + \frac{A - A_1}{2} \cdot \operatorname{ctg} \frac{\alpha}{2}.$$

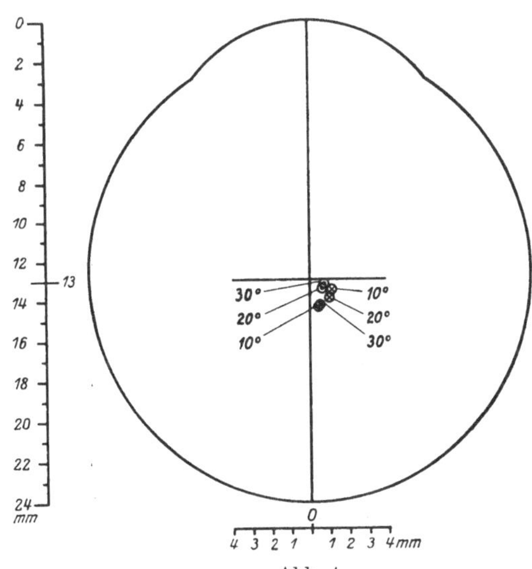

Abb. 4

Prüfperson: G. L.
Rechtes Auge: emmetrop.
Alter: 44 Jahre.
Lfd. Nr. 1.
Reihenfolge der Messungen ohne Unterbrechungen:
10° 20° 30° temporal $\otimes$, 10° 20° 30° nasal $\odot$

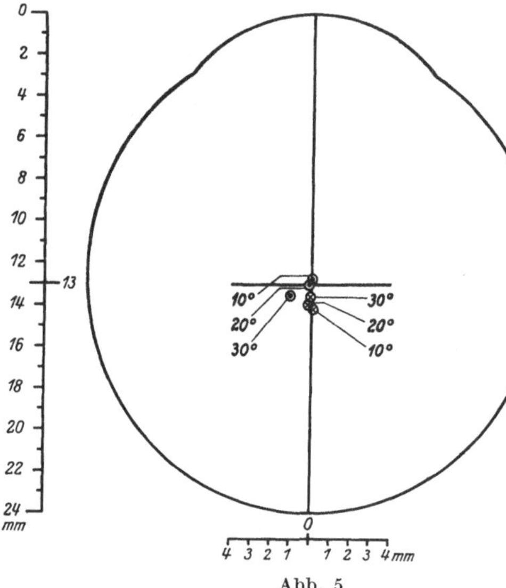

Abb. 5

Prüfperson: B. G.
Rechtes Auge: + 6 dptr.
Alter: 51 Jahre.
Lfd. Nr. 5.
Reihenfolge der Messungen ohne Unterbrechung:
10° 20° 30° temporal ⊗, 10° 20° 30° nasal ⊙

Das Bild 3 zeigt Ihnen unseren Apparat zugleich mit dem Beobachtenden. Man erkennt das lange Visierrohr mit elektrischer Beleuchtung, das Messmikroskop und den Teilkreis zur Messung der Verschwenkung des Visierrohres. Der Beobachtende betätigt gerade die Schraube zur seitlichen Parallelverschiebung des Diopterrohres. Die Winkeleinstellung (α) des Visierrohres geschieht auf 1′ genau. Die Parallelverschiebung (Q) des Visierrohres kann auf $^{1}/_{10}$ mm

abgelesen werden. Die neue Lage des Hornhautscheitels (A_1) dagegen wird mit Hilfe des Messmikroskops bis auf $^{1}/_{100}$ mm genau ermittelt.

Für die Festhaltung des Kopfes sind besondere Maßnahmen getroffen. An der Kinnstütze ist eine dicke Beissplatte aus Messing befestigt, mit einer Zahnabdruckmasse (Zedenta) überzogen. Der Beobachtende beisst in die erwärmte Abdruckmasse ein und wartet, bis die Masse erstarrt ist. Neben einer Kinnstütze ist noch

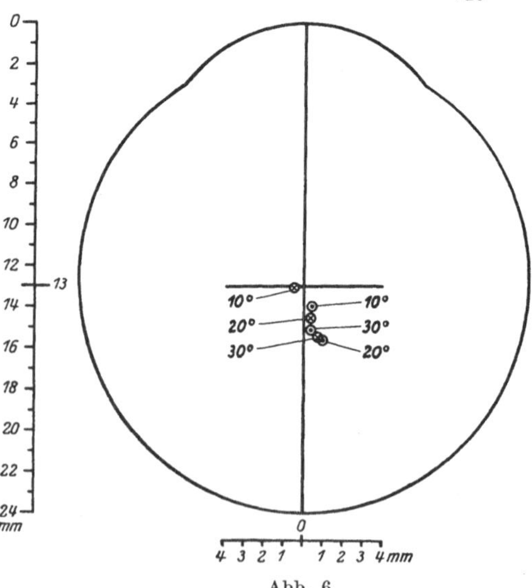

Abb. 6

Prüfperson: W. B.
Rechtes Auge: sph.— 8 ◡ cyl. — 0,5 A 20°.
Alter: 27 Jahre.
Lfd. Nr. 6.
Reihenfolge der Messungen ohne Unterbrechung:
10° 20° 30° temporal ⊗, 10° 20° 30° nasal ⊙

eine besondere Halte-
vorrichtung für den
Kopf vorgesehen, die
durch starke Winkel-
eisen mit einem Beton-
block verbunden ist.
Der Kopf erhält rück-
wärts eine Stütze und
wird an den Schläfen
festgeschraubt. Es hat
sich gezeigt, dass eine
solche Kopfbefestigung
noch neben der Beiss-
platte notwendig ist.

Durch Schlitten-
führungen und Hoch-
verstellungen kann der
Apparat so eingestellt
werden, dass der Prüf-
ling beim Blick gerade-
aus die Kreuze in

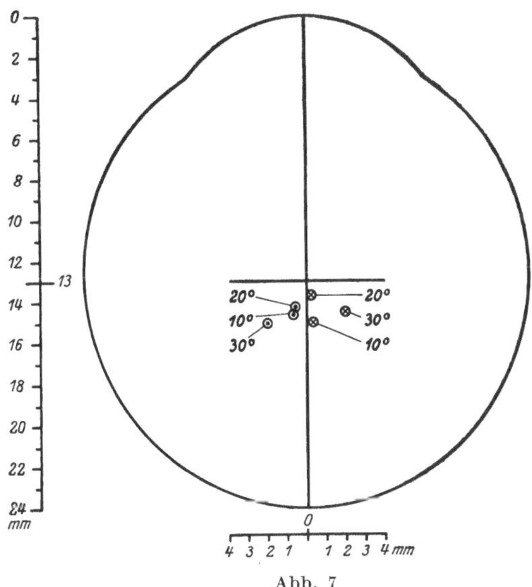

Abb. 7

Prüfperson: O. E.
Rechtes Auge: emmetrop.
Alter: 27 Jahre.
Lfd. Nr. 8.
Reihenfolge der Messungen ohne Unterbrechung:
10° 20° 30° temporal ⊗, 10° 20° 30° nasal ⊙

Deckung sieht. Hier-
auf beginnen die Beob-
achtungen bei den an-
gegebenen Winkeln von
10, 20 und 30°, wobei
der Beobachter jeweils
drei Einstellungen zu
machen hat und zu er-
höhter Sicherheit nach
der Einstellung die An-
fangsstellung wieder
herbeiführen muss. Die
Prüfung für die Ruhe-
stellung ist in allen
Fällen mit der dem
Apparat eignen Ge-
nauigkeit von $^1/_{10}$ mm
erfolgt. Mit noch
grösserer Genauigkeit
ging nach jeder Messung

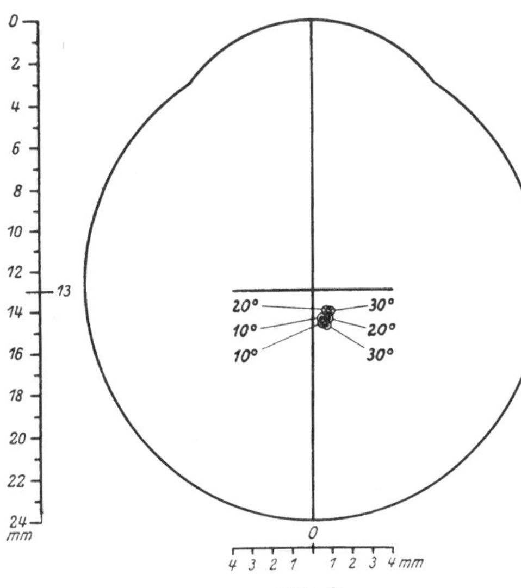

Abb. 8

Prüfperson: H. A.
Rechtes Auge: — 2,25 dptr.
Alter: 38 Jahre.
Lfd. Nr. 7.
Reihenfolge der Messungen ohne Unterbrechung:
10° 20° 30° nasal ⊙, 10° 20° 30° temporal ⊗

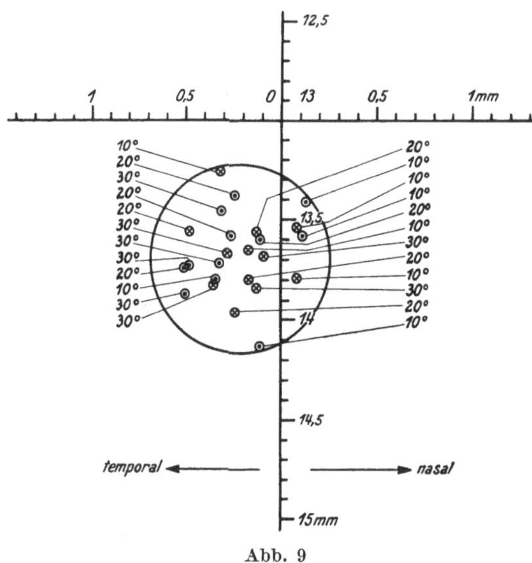

Abb. 9

Prüfperson: G. L.
Linkes Auge: emmetrop.
Alter: 44 Jahre.
Lfd. Nr. 22, 23, 24, 25.
Reihenfolge der Messungen:
10° 20° 30° temporal ⊗, 10° 20° 30° nasal ⊙

der Hornhautscheitel in seine Anfangslage zurück. Die Messungen wurden im Dunkelraum durchgeführt; sämtliche Teilungen des Apparates konnten nach erfolgter Einstellung mittels vorher abgeblendeterLichtquellen beleuchtet werden.

Wir haben zunächst an sechs verschiedenen Augen die Messungen durchgeführt. In den folgenden Bildern (4 bis 10) sind die Äquivalentdrehpunkte für die Winkel 10, 20, 30⁰ nasal und temporal maßstäblich in ein schematisiertes Auge eingetragen. Diese Darstellungsart der Versuchsergebnisse ist übersichtlicher als die tabellarische Wiedergabe der Messwerte. Mit Ausnahme eines einzigen Falles (7), bei dem sich die Äquivalent drehpunkte für die Richtungen von 30⁰ etwa 2 mm seitlich von der Achse ergeben haben, liegen die Drehpunkte so dicht zusammen, dass man für die Zwecke der praktischen ophthalmologischen Optik ohne weiteres von einem Drehpunkt des Auges sprechen kann.

Im ganzen wurden drei rechtsichtige (4, 7 und 10), zwei kurzsichtige bzw. astigmatische (6 und 8) Augen und ein übersichtiges Auge (5) untersucht. Es ist zu bemerken, dass das Brillenglas für jeden Fehlsichtigen fest am drehbaren Visierrohr angebracht worden war, da die Korrektion durch eine Brille vollständig unzulässig ist und verständlicherweise zur Bestimmung des scheinbaren Drehpunktes in dem Raum des Visierrohres führen würde. Den Bildern ist ohne weiteres zu entnehmen, dass für die rechtsichtigen Augen der Drehpunkt etwa 13 bis 14 mm hinter dem Hornhautscheitel gelegen ist, während sich dieser Abstand für übersichtige Augen etwas kleiner und für kurzsichtige entsprechend grösser ergibt

Mit einem Emmetropenauge haben wir nun das ganze Messverfahren an vier verschiedenen Tagen wiederholt, um zu sehen,
wie gross sich die zeitlichen Schwankungen der Drehpunktslage
ergeben. Im Bilde 9 sind maßstäblich richtig die sämtlichen, so
ermittelten Äquivalentdrehpunkte (24) aufgetragen. Der einge-
zeichnete Kreis mit einem Radius von knapp ½ mm umschliesst
sie sämtlich. Das Bild 10 zeigt nun diesen Kreis wiederum maßstäblich richtig in das schematische Gullstrandsche Auge versetzt.

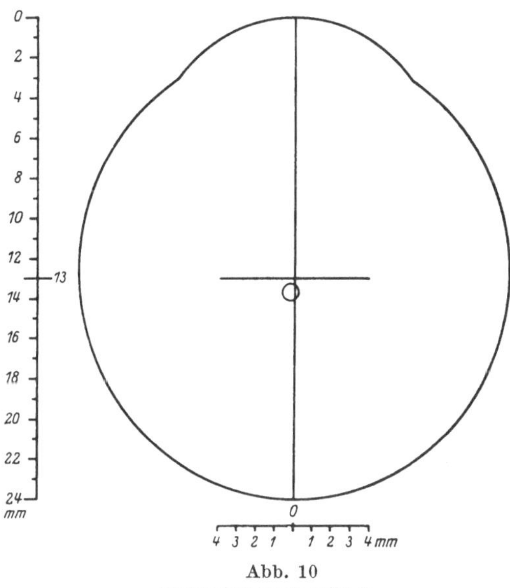

Abb. 10
Ergebnisse nach Bild 9,
eingetragen ins schematische Auge.

Dieser Beobachter G. L. hat es bei seiner grossen Übung dazu
gebracht, mit besonderer Sicherheit einzustellen. Für die beiden
rechtsichtigen Augen dieses Beobachters (4 und 9 und 10) können
die Augendrehpunkte ohne weiteres 13,5 mm hinter dem Hornhautscheitel und nur um wenige zehntel Millimeter seitlich von der
Bezugsachse, dem Leitstrahl, angenommen werden. Für die Drehung
des Auges in der wagerechten Ebene rechtfertigen also für die
Zwecke der rechnenden Optik unsere Ergebnisse wiederum die
Annahme eines einzigen Augendrehpunkts. Die gleichen Untersuchungen für Bewegungen in anderen Ebenen durchzuführen, war
mit unserem Apparat zunächst nicht möglich, weil man bei der
mikroskopischen Messung der Lage des Hornhautscheitels auf
Schwierigkeiten stiess.

LVIII.

Über ein neues Doppelfokusglas.
Von
H. Spanuth (Rathenow).
Mit 5 Abbildungen im Text.

M. D. u. H.! Wenn bei Presbyopen das Bedürfnis nach einer Nahbrille eingetreten ist, so erscheint es in vielen Fällen erwünscht, dem Fehlsichtigen eine Doppelfokusbrille zu verordnen. Besonderer Beliebtheit erfreuen sich die Kryptok- oder Telegic-Gläser. Bei diesen wird die Nahwirkung erzielt durch Einschmelzen einer Linse aus höherbrechendem Glase in das Fernteil. Auf diese Weise erhält man ein sehr unauffälliges Nahteil; das Telegic-Glas ist haltbar und relativ billig. Leider treten bei höheren Wirkungen geringe Farbenfehler auf, derart, dass beim Sehen durch Randstellen des Nahteils die Gegenstände farbig umsäumt erscheinen.

Nicht jedes Auge stört diese Erscheinung, aber manche hierfür empfindliche Augen können sich deswegen mit den Telegic-Gläsern nicht befreunden. Diesen Brillenbedürftigen gibt man dann Bifokalgläser, die keine Farbenfehler aufweisen. Dafür haben dann aber solche Gläser wieder andere kleine Mängel, die in ihrer jeweiligen Bauart begründet sind.

Selbstverständlich sind diese kleinen Fehler der verschiedenen Typen nicht derart, dass die Gläser nicht geeignet wären, getragen zu werden. Andererseits aber waren diese Mängel ein Anreiz und die Veranlassung, nach Verbesserungen zu suchen und ein Doppelfokusglas zu schaffen, welches frei von den verschiedenen Beanstandungen wäre. Bevor ich Ihnen schildere, wie man jetzt versucht hat, dieses Ziel zu erreichen, sei es mir gestattet, Ihnen kurz ins Gedächtnis zurückzurufen, welche Mängel überhaupt bei Bifokalgläsern auftreten können, und in welchem Maße die bisherigen Typen den Anforderungen, die man an ein Doppelfokusglas stellen möchte, gerecht werden.

Man pflegt hier optische und ästhetische Forderungen zu unterscheiden. Die optischen Forderungen sind:

1. Die optische Achse sowohl des Fern- wie des Nahteils soll durch den Augendrehpunkt gehen.
2. Das Fern- und Nahteil soll punktuell abbilden und
3. der Bildsprung, die Richtungsablenkung (prismatischer Fehler) und die Farbenfehler sollen möglichst klein sein.

Die ästhetischen Forderungen sind:

1. Die Trennungslinie soll möglichst unauffällig sein, und
2. Kittflächen sollen möglichst vermieden werden (letzteres auch aus Gründen der Haltbarkeit).

An den Abbildungen bitte ich, Ihnen die einzelnen Typen von Doppelfokusgläsern kurz erläutern zu dürfen:

Das Glas Nr. 1 wird aus einem Glasstück gefertigt und genügt daher den ästhetischen Forderungen in sehr vollkommener Weise. Denn da zwischen Fern- und Nahteil jede Stufe fehlt, ist die Trennungslinie kaum zu sehen. Die optischen Forderungen sind

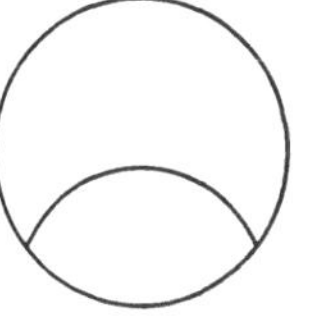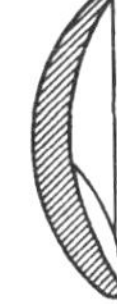

Abb. 1

allerdings nur unvollkommen erfüllt, namentlich bei grossem Nahteildurchmesser stört der Bildsprung; auch geht die Nahteilachse oft weit am Augendrehpunkt vorbei.

In optischer Hinsicht verhält sich ebenso ein Glas, bei dem auf das Fernteil eine kleine Linse aufgekittet ist; dieses Glas befriedigt auch noch in ästhetischer Hinsicht nur sehr wenig. Denn die Verkittung löst sich unter Umständen. Die stufenförmige und daher auffällige Trennungslinie verschmutzt durch vorquellenden Kitt und wird dadurch noch auffälliger.

Das optisch vollkommenste der älteren Doppelfokusgläser ist fraglos das Glas Nr. 2. Es kann so geschliffen werden, dass kein Bildsprung auftritt; die optische Achse des Nahteils verläuft hier in unmittelbarer Nähe des Augendrehpunktes; auch das Nahteil ist

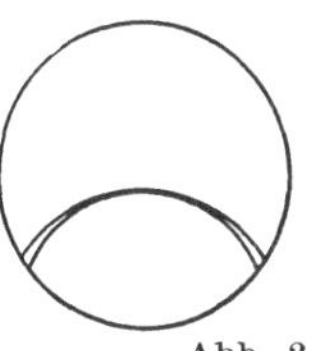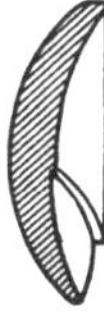

Abb. 2

in der Regel punktuell abbildend. Unbefriedigend ist lediglich die stufenförmig abgesetzte und daher auffällige Trennungslinie.

Endlich sieht man noch auf der Abbildung ein Kryptok- oder Telegic-Glas (Nr. 3), das bereits vorhin erwähnt worden war. So vollkommen dieses Glas in ästhetischer Hinsicht ist, optisch lässt es zu wünschen übrig. Einerseits stören die erwähnten Farbenfehler und der Bildsprung, andererseits ist das Nahteil hier kein zentriertes System und kann daher auch nicht punktuell abbilden.

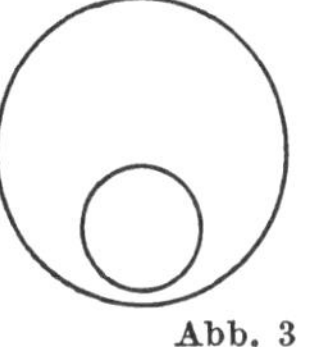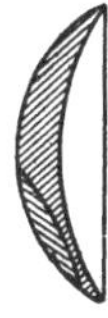

Abb. 3

Ähnlich liegen die Verhältnisse bei einem anderen Glase, bei dem die Nahteillinse auch aus einer höher brechenden Glassorte besteht; hier wird die kleine Linse in das Grundglas aber nicht eingeschmolzen, sondern eingekittet. Die Haltbarkeit und Unauffälligkeit ist daher herabgesetzt, während der Farbenfehler durch geeignete Glaswahl kleiner gemacht werden kann.

Ein wesentlicher Punkt ist bei diesen Vergleichen noch nicht erwähnt: Die Form, der Umriss des Nahteils. Es ist dies bei allen diesen Typen ein Kreis von verschieden grossem Durchmesser, von dem jedoch die Begrenzung des ganzen Glases unten einen mehr oder minder grossen Teil wegschneidet; sein oberer Rand liegt stets etwa 2 mm unter dem Fernteilmittelpunkt.

Man hat sich aber zu fragen, ob denn die kreisrunde oder kreiszweieckige Form des Nahteils in jedem Fall die zweckmäßigste ist. Das ist bestimmt nicht immer der Fall. Soll z. B. die Brille in erster Linie als Nahbrille dienen, so wird man der Konstruktion besser

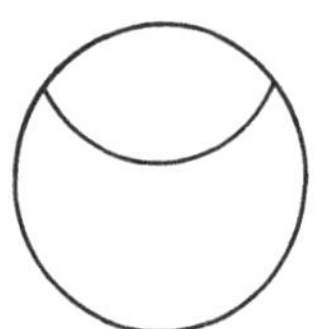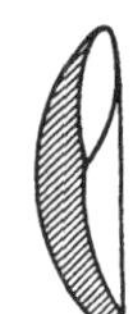

ein Nahglas zugrunde legen und in diesem ein kleines Fernteil oben anordnen. Auf solche Weise kommt man zu dem Glas, das ich Ihnen in der Abbildung Nr. 4 zeigen möchte.

Abb. 4

Wenn man aber auch von diesem speziellen Fall absieht, und wie gewöhnlich die Brille in der Hauptsache für die Ferne gebraucht, so sind die bisherigen Formen des Nahteils doch vielfach nicht recht vorteilhaft. Denn in der Regel wird das Nahteil zum Lesen benutzt. Die Schriftzeile hat ihre Hauptausdehnung in der Horizontalen, und weil die grösste Breite der bisherigen Nahteile meist sehr tief unter der Mitte liegt, muss der Lesende den Blick stark senken, was lästig ist und nicht gut aussieht. Wenn man das vermeiden will, so wird man dem Nahteil in der Mitte des ganzen Glases seine grösste Breite geben. Das lässt sich bei stark gekrümmter oberer Trennungslinie nicht erreichen, ist also am besten bei den Gläsern mit grossem Nahteildurchmesser, bei denen aber andererseits der Bildsprung gerade wieder besonders gross und störend ist.

Ferner hat man, insbesondere beim Treppenauf- oder absteigen, auch an der unteren Begrenzung des Brillenglases gern noch die Fernwirkung. Auch sonst beim Gehen wird man gern einmal etwas auf dem Boden scharf sehen wollen, ohne sich bücken zu müssen.

Man sieht aus alledem, dass jeder der Ihnen geschilderten Typen in dieser oder jener Hinsicht vor den anderen etwas voraus hat und in anderer Beziehung wieder etwas zu wünschen übrig lässt. Daher ist man schon längere Zeit bemüht, ein Doppelfokusglas zu schaffen, das alle Vorzüge in sich vereinigt, und ich glaube, dass

man mit dem neuen Glas dem Ideal einen guten Schritt näher
gekommen ist. Das neue Glas ist das sog. Telesin-Glas (Bild).

Man sieht sofort, dass die Form des Nahteils den beiden letzt-
erwähnten Forderungen genügt. Ungefähr in der Mitte des ganzen
Glases ist das Nahteil am breitesten; auch unterhalb des Nahteils
ist die Fernwirkung vorhanden.

Der optische Mittelpunkt des Nahteils wie des Fernteils liegt
hier in der Mitte der oberen Trennungslinie und fällt mit dem
geometrischen Mittelpunkt des ganzen Glases zusammen. Die
optische Achse des Fern- wie auch des Nahteils geht also durch den
Augendrehpunkt.

Da das Fernteil punktuell abbildet und
die wichtigsten Teile des Nahteils in der Mitte
des ganzen Glases liegen, ist auch das Nahteil
hinreichend frei von Astigmatismus schiefer
Büschel.

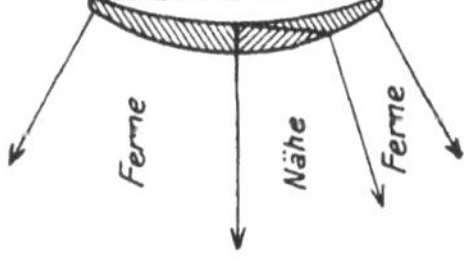

Auch der Bildsprung ist im oberen Teil der
Trennungslinie vermieden.

Durch Verwendung von hochwertigem
Spezialglas ist es ferner gelungen, den Farbenfehler auf ein Minimum zu reduzieren. Ein
kleiner Farbenfehler tritt ja am Rand eines
jeden Brillenglases auf, ohne dass ihn der

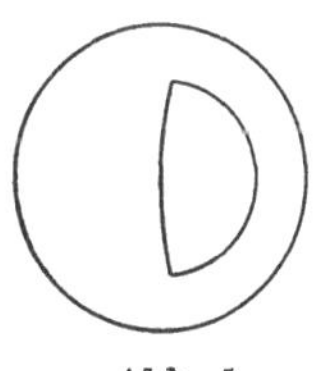

Abb. 5

Brillenträger störend empfindet. Da die Nahteillinse eingeschmolzen und die Oberfläche einheitlich geschliffen wird, ist das
Nahteil sehr unauffällig, durchaus haltbar und bietet nirgends
eine Stufe oder Rille, in der sich Schmutz und Staub festsetzen
könnte.

Das Telesinglas wird von der Firma Busch, Rathenow, hergestellt. Es ist augenblicklich noch nicht im Handel, wird aber im
nächsten Monat überall erhältlich sein.

Das Telesinglas hat rein äusserlich in bezug auf die Anordnung
des Nahteils eine gewisse Ähnlichkeit mit einem neuen Bifokalglas,
das Herr Dr. Schall, Plauen, für die Arbeit an Stickmaschinen
und Webstühlen konstruiert und in den Kl. M. f. A. 1928, S. 673
beschrieben hat. Bei diesem ist, ähnlich wie bei einem Lentikular-
glas, eine runde Nahteillinse mitten aufs Fernbrillenglas gekittet.
Vielleicht erweist sich das haltbarere Telesinglas auch für diesen
Zweck geeignet.

Herr Dr. Schall berichtet, dass diese Spezialarbeiter mit den
verordneten Bifokalgläsern voll und ganz zufrieden gestellt wären,

und dass ihnen damit eine grosse Erleichterung bei ihrer Arbeit verschafft sei. Hiermit im Zusammenhang möge es mir gestattet sein, noch einige andere Berufskategorien zu erwähnen, in denen ein Doppelfokusglas heute scheinbar noch wenig bekannt zu sein scheint. Ich denke da z. B. an die Eisenbahnschaffner und Zugführer, die ja meist schon ältere Beamte sind. Fast auf jeder längeren Bahnfahrt kann man beobachten, wie da der Klemmer erst umständlich aus der Tasche oder aus dem Futteral geholt wird, sobald die Fahrkarte kontrolliert oder wenn auf die Bitte eines Reisenden der Fahrplan mit seinen kleinen Ziffern eingesehen werden muss.

Ähnlich liegt es bei den Strassenbahnschaffnern. In Berlin z. B., wo jetzt die verschiedenen Umsteigemöglichkeiten von der Untergrundbahn zur elektrischen Strassenbahn oder zum Autoomnibus vorhanden sind, muss der Schaffner den Fahrschein heute viel genauer prüfen, als es früher nötig war. Und das kann er oftmals nur unter Zuhilfenahme einer Presbyopenbrille.

So gibt es noch eine Reihe von Berufen, bei deren Ausübung eine gute und geeignete Bifokalbrille nicht nur zweckdienlich, sondern geradezu unentbehrlich zu sein scheint.

Aussprache zu den Vorträgen LVI—LVIII.

Herr Nordenson:

Die Untersuchung des Herrn Hartinger wirkt beruhigend, denn wenn die kritisierte Untersuchung richtig wäre, würde es für mehrere Kapitel der physiologischen Optik eine Revolution bedeuten. Ich habe selbst einige Versuche über den Gegenstand vorgenommen, freilich mit einer einfacheren Apparatur, und dabei Werte erhalten, die weiter auseinanderliegen als die von Herrn Hartinger, aber doch lange nicht so weit wie diejenigen von Herrn Schaap.

Es sind wohl nun mehrere Untersuchungen über diesen Gegenstand zu erwarten, und es wäre wünschenswert, dass man dabei den optischen Drehpunkt von dem mechanischen auseinanderhielte. Ersterer ist ein zur Orbita festliegender Punkt, in dem sich die vor dem Auge liegenden Richtungen der im Auge gebrochenen Leitstrahlen, welche die Brennschneidenfläche in dem zum Sehen dienlichsten Punkte berühren, schneiden. Sicher treffen sich diese Leitstrahlenrichtungen nicht in einem Punkte, sondern bilden ein allgemeines Linienbündel, das eine Einengung hat. Das praktisch Wichtige ist nun, wie sich diese Einengung zur Genauigkeit verhält, mit der man die für den Drehpunkt korrigierten Gläser und Instrumente vor dem Auge anbringen kann.

Herr van der Hoeve:

Es ist mir sehr angenehm, dass Herr Hartinger und die Zeisswerke die Bestimmung des Augendrehpunkts wieder aufgenommen haben. Ich habe den Herrn Schaap veranlasst, Untersuchungen über den

Drehpunkt mit dem Kosterschen Apparat anzustellen. Er hat dieses mit grosser Sorgfalt gemacht. Jetzt hören wir, dass Herr Hartinger mit einem verbesserten Kosterschen Apparat andere Resultate bekommt als Schaap. Ich stimme überein mit Prof. Nordenson, dass in dieser Sache das letzte Wort noch nicht gesprochen ist und dass noch verschiedene Untersuchungen nötig sein werden. Bei einem der Untersucher von Dr. Hartinger sieht man, dass der Augendrehpunkt bei einer Bewegung des Auges 2 mm links, bei einer anderen Bewegung 2 mm rechts der Mittellinie liegt; ein Unterschied also von 4 mm. Ein so grosser Unterschied, dass derselbe nicht zu vernachlässigen ist, ja so gross, dass man sagen muss, bei diesem Untersucher gibt es keinen einheitlichen Drehpunkt. Ich hoffe, dass Dr. Hartinger seinen Apparat so abändern wird, dass er auch in anderen Meridianen benutzt werden kann. Wir sind beschäftigt, einen neuen Apparat zu bauen, um damit die Messungen zu machen, im Sinne wie Prof. Nordenson soeben angegeben hat. Vielleicht kann man bei den Zeisswerken auch noch mit anderen Apparaten untersuchen, z. B. dem Apparat von Prof. Henker, welcher sehr exakt arbeiten muss. Leider sind hiermit bis jetzt noch keine exakten Prüfungen gemacht worden. Die Versuche von Herrn Brennecke, welche zu demselben Resultat führten, als die Schaapschen Messungen, namentlich, dass es keinen Drehpunkt gibt, werden als unexakt verworfen.

Herr Hartinger (Schlusswort):

Den Ausführungen von Herrn Prof. Nordenson kann ich mich vollkommen anschliessen. Im allgemeinsten Sinne findet die Drehung des Auges wohl in der Weise statt, dass eine im Raum fest liegende Fläche auf einer mit dem Auge fest verbundenen Fläche abrollt, wie mir das vor kurzem auch von Herrn Prof. Gullstrand erklärt worden ist. Für die Bewegung in einer einzigen Ebene kommt man dann auf das von Nordenson erwähnte Linienbüschel. Doch bin ich der Ansicht, dass für die Zwecke des Optikers die Bestimmung einiger Äquivalentdrehpunkte praktisch genügt.

Zu den Ausführungen des Herrn Prof. van der Hoeve möchte ich mitteilen, dass wir die Absicht haben, unser Gerät so zu ändern, dass auch Untersuchungen in verschiedenen Ebenen durchführbar sind.

LIX.

Versuche über Nachbilder.

Von

W. Jablonski (Charlottenburg).

Mit 1 Abbildung im Text.

Die messenden Versuche, über die hier berichtet wird, beschäftigen sich ausschliesslich mit den komplementär gefärbten, negativen Nachbildern (N. B.), und zwar hauptsächlich mit den diesen N. B. zugrunde liegenden chromatischen Prozessen. Die verschiedenen N. B.-Phasen, welche im unmittelbaren Anschluss an die Exposition besonders nach kurzen starken Reizen erhalten werden. (Purkinjesches, Heringsches N.B.), wurden von der Betrachtung ausgeschlossen. Übrigens hat schon Iuhasz festgestellt, dass unter bestimmten Versuchsbedingungen, welche den unseren ziemlich ähnlich waren, bei einer Expositionsdauer von etwa 5—7 Sekunden das komplementäre N.B. auftritt, ohne dass vorher die erwähnten Schwankungen zu beobachten sind. Dass messende Versuche an N.B. sehr wohl möglich sind, ist unter anderen durch die Arbeiten von Comberg, Iuhasz, sowie von Gellhorn und seinen Mitarbeitern bewiesen. Als Maß für die N.B. verwandten wir die mittels einer Stoppuhr festgestellte Dauer; dies war um so mehr erlaubt, als schon Gellhorn festgestellt hat, dass im allgemeinen Intensität und Dauer des N.B. parallel gehen. Den Ausgangspunkt der Versuche bildete folgende Beobachtung: wenn man anstatt von einer umgrenzten, farbigen Figur auf deutlich verschiedenem Hintergrunde, die ein gutes komplementäres N.B. liefert, ein N.B. des von der Figurfarbe erfüllten Ganzfeldes zu erhalten sucht, indem man sich etwa in ein farbiges Papier einhüllt und die phänomenale Veränderung der Farbe infolge mangelnden Kontrastes durch passende Wahl der Beleuchtung ausgleicht, so gelingt es im allgemeinen nicht oder kaum, ein komplementäres N.B. zu erhalten. Dass diese Tatsache von der Forschung bisher verhältnismäßig wenig beachtet wurde, ist nur unter Zugrundelegung ganz bestimmter, recht anfechtbarer, theoretischer Anschauungen verständlich. Welches ist der Grund für die erwähnte Erscheinung? Zunächst ist zu fragen, ob einfach die Grösse des dargebotenen Objekts verantwortlich zu machen ist, und es ist die Vorfrage zu entscheiden, wie die Grösse des Vorbildes auf Intensität und Dauer des N.B. wirkt. Iuhasz sowie Gellhorn und Weidling kommen zu dem Ergebnis, dass mit der Ausdehnung des Vorbildes die Dauer des N.B. zunehme. Iuhasz prüfte Objekte bis zu einem Gesichtswinkel von 7,5⁰, Gellhorn und Weidling bis zu einem Winkel von 4—5⁰. Comberg dagegen gibt an, dass bei kleineren Flächen die Belichtung zur Erzielung gleich lebhafter N.B. nicht so lange einzuwirken braucht, setzt also wohl voraus, dass im allgemeinen kleinere Flächen bessere N.B. geben. Die genannten Untersucher arbeiteten mit Objekten von verhältnismäßig kleinem Gesichtswinkel. In eigenen Untersuchungen wurde zunächst für grüne Objekte auf weissem Grunde festgestellt, dass bei Fixation des Zentrums bis zu einem Winkel, der unter den besonderen Versuchsanordnungen 2—4⁰ betrug, die Dauer der N.B. zunahm, um von da an mit wachsender Grösse des Objektes eine deutliche Abnahme zu erfahren. Wir prüften bis zu Gesichtswinkeln von etwa 80⁰. Befand sich der seitliche Rand des Objektes etwa 10⁰ vom Fixierpunkt entfernt, wurde also exzentrisch betrachtet, so bestand diese kompliziertere Abhängigkeit nicht, sondern mit Zunahme der Objektgrösse stieg die Dauer der N.B. (s. Abb. 1). Dass die Erscheinungen nicht mit der rotgrün-blinden Zone zu erklären

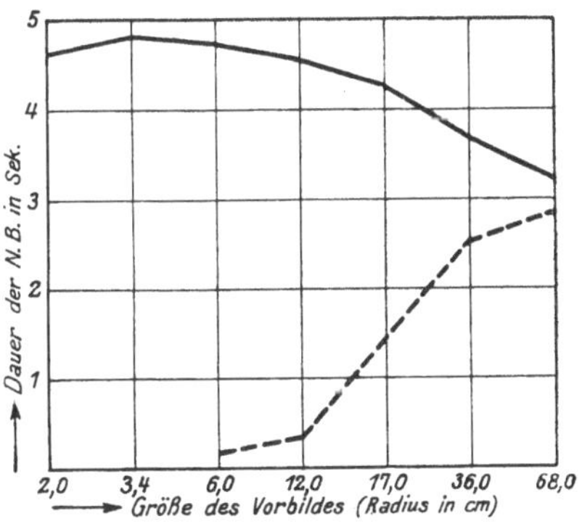

Abb. 1

Abhängigkeit der Nachbilddauer von der Grösse des Vorbildes.

——— Fixierpunkt zentral.

- - - Fixierpunkt 10⁰ seitlich vom Rande des Objekts.

Exposition: 5 sec.

Beleuchtung: 60 Watt in 2 m Entfernung.

Entfernung des Beobachters vom Fixierpunkt: 1¹/₂ m.

75 Versuche.

waren, liess sich dadurch nachweisen, dass mit schwarzen Objekten auf weissem Grund die gleichen Ergebnisse zu erzielen waren. Nach Abschluss vorliegender Untersuchungen stellten wir fest, dass Gellhorn und Kühnlein für zentral fixierte Objekte bezüglich der Intensität der N.B. die gleichen Feststellungen gemacht haben wie wir bezüglich der Dauer. Der Umschlag lag bei ihnen individuell verschieden zwischen etwa 1⁰ und 2,5⁰ und zwischen 2,5⁰ und 5⁰ Gesichtswinkel. Dass eine gewisse Mindestgrösse des Objektes nötig ist, um gute N.B. zu ergeben, ist weniger erstaunlich, als die Tatsache, dass weitere Vergrösserung des Objektes bei Fixation des Zentrums die N.B. verschlechtert. Welches ist hierfür der Grund? Nicht die Flächenvergrösserung an sich; das beweist die Prüfung bei exzentrischer Fixation. Zunächst kann man an den Kontrast bzw. die gegenseitige „Induktion" der Sehfeldstellen denken. Diese Annahme lässt sich auf ihre Berechtigung nachprüfen. Der Kontrast gibt sich als Verstärkung von Helligkeit bzw. Dunkelheit sowie von Farbsättigung des betreffenden Objektes kund. Nehme ich ein sehr grosses schwarzes Objekt auf hellem Grunde und vergleiche ich es bezüglich der N.B. mit einem dunkelgrauen Objekte günstiger Grösse, das phänomenal sicher heller ist als das grosse Objekt, habe ich somit den Kontrast überkompensiert, so erhalte ich trotzdem von dem kleineren Objekte dauerhaftere N.B. Ist vielleicht die in gewisser Nähe des Fixierpunktes gelegene Menge von Kontur entscheidend? In diesem Falle wären die Resultate für zentrale sowie für exzentrische Fixation unter einem Gesichtspunkte zu fassen. Wir prüfen die Bedeutung der Kontur für die Dauer des N.B., indem wir ein scharf konturiertes Objekt mit einem gleichgrossen — natürlich gleich gefärbten — vergleichen, dessen Grenzen völlig verwaschen in den Grund übergehen. In der Tat sind die N. B. des unscharf begrenzten Objektes wesentlich schwächer. Man kann die Frage, ob neben dem Kontrast noch ein durch die Kontur bedingtes wesentliches Moment in Betracht kommt, auch so prüfen, dass man etwa einmal ein rotes Objekt durch einen schmalen dunklen Rand von einem grünen Grunde abgrenzt, das andere Mal diesen dunklen Rand fortlässt. Die scharfe Kontur vermindert bekanntlich den Kontrast. Auch in diesem Falle ergibt sich bezüglich der N.B. eine — allerdings mäßige — Überlegenheit des konturierten Objektes auch bezüglich des chromatischen Prozesses.

Neben der Kontur kommt bei der üblichen Prüfung der N.B. mittels mittelgrosser Objekte auf dunklem oder hellem Grunde der Helligkeitssprung von Figur zu Grund wesentlich in Betracht. Wie verhalten sich N.B. bei Helligkeitsgleichheit, aber Verschiedenfarbigkeit von Figur und Grund? Entsprechende Versuche zeigen, dass sich zunächst bei möglichst vollkommener Helligkeitsgleichheit die Dauer der N.B. verkürzt, dass aber völlig neue Erscheinungen auftreten, sobald man bei der Darbietung des Vorbildes in die sogenannte „kritische" Zone gelangt. Die Phänomene, die hier auftreten, sind im grossen schon von Brücke beobachtet, neuerdings von Liebmann ausführlich untersucht worden. Es handelt sich darum, dass Objekte, auf verschiedenfarbigem, in der Nähe der Helligkeitsgleichheit liegenden Grunde aus einer bestimmten, jeweils wechselnden Entfernung betrachtet, ihre Grenzen verlieren, in den Grund übergehen, unwirklich werden, sich amöboid zu bewegen scheinen. Entwirft man N.B. von Objekten aus dieser Zone, so erhält man überhaupt nur bei längerer Einwirkung etwas Nachbildähnliches, jedoch völlig Unbestimmtes, Vorüberfliessendes, das noch schwächer ist als das im Vorbild Gesehene. Und doch sind die der Figur entsprechenden Netzhautstellen für sich betrachtet in gleicher Weise gereizt wie bei Helligkeitsverschiedenheit von Figur und Grund. Anderseits wirkt auch Farbverschiedenheit bei gleichem Helligkeitssprung verstärkend auf die N.B. ein. Ein rotes Objekt etwa auf helligkeitsverschiedenem grünen Grund gibt ein dauerhafteres N.B. als das gleiche Objekt auf einem dem Grün helligkeitsgleichen Grau.

Neben Kontur und Helligkeitssprung kommt bei der gewöhnlichen N.B.-Prüfung das Moment der Umschlossenheit der Figur zur Geltung. Was spielt sie für eine Rolle bei der Erzeugung von N.B.? Zur Beantwortung vergleichen wir einen Kreis günstiger Grösse mit einem Halbfelde, d. h. mit einem Felde, das durch eine mitten durch das Gesichtsfeld gehende senkrechte Trennungslinie in zwei Hälften geteilt ist, deren jede sich nach allen anderen Richtungen soweit erstreckt, als überhaupt Gesichtsfeld vorhanden ist, und deren eine bunt ist. Die Prüfung[1]) geschah an der von Engel hergestellten Apparatur, die für unter Prof. Wertheimers Leitung im Berliner Psychologischen Institut ausgeführte Ganzfelduntersuchungen benutzt wurde. Es war eine gleichmäßig weissgetünchte Fläche von etwa 6×5 m Grösse aufgestellt, an deren Grenzen sich im stumpfen Winkel allseits weitere Flächen anschlossen; in der unteren Fläche war ein Ausschnitt für den Beobachter angebracht, der, was sein Sehen betrifft, gleichsam in einem grossen Kasten sass und nichts sah als eine gleichmäßige Fläche. Zur Beleuchtung waren zwei Projektionslampen von je 2000 Watt auf einem $3\frac{1}{2}$ m hohen Gerüst in etwa 5 m Entfernung von der Fläche aufgestellt. Mit abgestuften farbigen Gläsern und entsprechenden Ausschnitten konnten Figuren, Ganzfelder, Halbfelder dargeboten werden. Zwecks N.B.-Entwicklung wurde die Fläche grau belichtet. Es ergab sich zunächst, dass das Halbfeld mit seiner langen, das Gesichtsfeld zerteilenden Kontur häufig noch etwas bessere N.B. gab als eine Figur günstigster Grösse auch dann, wenn die Kontur dieser Figur durch den Fixierpunkt ging. Die

---

[1]) Dem Berliner Psychologischen Institut spreche ich an dieser Stelle meinen ergebenen Dank aus.

„Umschlossenheit" scheint also neben Kontur und Helligkeitssprung nicht so sehr in Betracht zu kommen. Ebenso scheint die von Gell - horn angeführte „Überschaubarkeit" nicht wesentlich zu sein; denn das Halbfeld ist überhaupt nicht zu überschauen. Hier beantwortet sich auch die Frage wiederum mit „Nein", ob die Grösse an und für sich für die relativ schlechteren N.B. des Ganzfeldes verantwortlich ist. Denn das Halbfeld ist viel grösser als die mit ihm verglichene Figur.

Was geschieht nun mit dem N.B., wenn wir alle besprochenen Faktoren: Kontur, Helligkeitssprung, Farbsprung, Umschlossenheit ausschliessen, d. h. wenn wir ein farbiges Ganzfeld darbieten? Zunächst geben Expositionszeiten, die bei phänomenal gleich gefärbten Figuren schon gute N.B. liefern, keine oder fast keine komplementären Prozesse am Ganzfeld, trotzdem die Abnahme der Farbsättigung während der Exposition am Ganzfeld bedeutend schneller vonstatten geht als bei der Figur. Höchstens tritt ohne Latenzzeit ein ganz schwacher komplementär gefärbter Schimmer von momentaner Dauer auf. Auch durch Verdoppelung der Intensität des Vorbildes lässt sich hier ein Ausgleich nicht schaffen. Verlängert man die Expositionszeit stark, so gelingt es, entgegen der Annahme z. B. von Iuhasz, auch vom Ganzfeld ein komplementär gefärbtes N. B. zu erhalten. Ja bei sehr langer Expositionsdauer — von etwa einer Minute — kann das N.B. des Ganzfeldes dasjenige der Figur an Dauer und Intensität erreichen oder sogar übertreffen. Hierbei sind verschiedene Besonderheiten zu beachten. Auch wo ein nur ganz schwaches N.B. des Ganzfeldes zu erhalten ist, tritt es meist ohne jede Latenzzeit auf, während bei den Figuren die Latenzzeit um so grösser ist, je schwächer das N.B. ist. Ferner hat das N.B. des Ganzfeldes in seinem Charakter etwas Flaumiges, während das Figur-N.B. vergleichsweise kompakt ist. Während sodann das N.B. der Figur in seinem An- und Abschwellen durch einen flachen Wellenberg darzustellen wäre, evtl. in seinem Verschwinden und Wiederauftauchen durch eine Wellenlinie, fällt das N.B. des Ganzfeldes meist von der stärksten Sättigung allmählich und geradlinig zum Nullpunkte ab, den es fast asymptotisch erreicht. Schliesslich besteht die eingangs erwähnte Parallelität zwischen Dauer und Intensität bzw. Sättigung nicht mehr, wenn man die Ganzfeld-N.B. zu den Figuren-N.B. in Beziehung setzt. Die Ganzfeld-N.B. können andauernder und dabei doch schwächer sein als entsprechende Figuren-N.B.

Die theoretische Auswertung der Ergebnisse kann hier nur andeutungsweise gegeben werden. Die Heringsche

Theorie von der Wechselwirkung der einzelnen Netzhautstellen bedürfte wohl verschiedener Hilfshypothesen, um alle berichteten Erscheinungen zu erklären. Wir werden den Tatsachen vielleicht besser gerecht, wenn wir sagen: für das, was beim N.B.-Prozess physiologisch an den einzelnen Netzhautstellen geschieht, sind nicht die Reizungen dieser einzelnen Stellen entscheidend; sondern was geschieht, hängt in wesentlichen Zügen davon ab, wie die Reizverteilung im ganzen Felde ist. Hierdurch wäre es begreiflich, dass Vorgänge, die das Sehfeld als Ganzes betreffen, sich in wichtiger Hinsicht unterscheiden von solchen, bei denen Gegensätzlichkeiten, Gefälle, dynamische Geschehnisse innerhalb des Feldes vorliegen.

Als Anmerkung mögen noch zwei Tatsachen Erwähnung finden.

1. Comberg hat für die Periodizität der N.B. festgestellt, dass sie weitgehend von der Individualität des Beobachters abhängt. Es scheinen hierbei aber auch objektive Gegebenheiten mitzuspielen. So ist die Periodizität meist stärker, wenn man ein rotes Objekt auf grünem Grunde zum Vorbild wählt, als wenn man das gleiche Objekt unter gleichen Bedingungen auf grauem Grunde betrachtet. Es liegt nahe, an die Erscheinung der „flatternden Herzen" und deren theoretische Deutungen zu denken.

2. Bezüglich der Plateauschen Oszillationen, die bekanntlich in einem mehrmaligen Wechsel des komplementären mit dem gleichgefärbten N.B. bestehen, hat Comberg, der eine eingehende Erklärung des Phänomens gibt, die Vermutung ausgesprochen, dass das Dunkelauge eine ganz besondere Rolle spielt. Stellt man auf dem einen Auge durch 1½stündiges Verdecken vollkommene Dunkeladaptation her, während das andere Auge im gewöhnlichen Arbeitsraum mäßig helladaptiert bleibt, so kann man nach Betrachtung etwa eines grünen Objektes die Schwankungen zwischen Grün und Rot schon im Eigengrau der Netzhaut bei geschlossenen Augen leicht beobachten. Combergs Annahme wird hierdurch bestätigt.

Aussprache.

Herr Comberg
begrüsst es, dass u. a. auch die Resultate seiner eigenen, sehr zeitraubenden Untersuchungen (v. Graefes Arch. f. O., 1922) nun zum Teil nachgeprüft werden konnten. Die Nachbildversuche haben trotz der vielen Schwierigkeiten einen ganz besonderen Reiz; nach einer persönlichen Bemerkung des verstorbenen C. v. Hess waren sie für diesen etwas so Wunder-

volles, dass er bis an sein Lebensende niemals ganz von der Beschäftigung
mit den dahingehörenden Versuchen abgekommen ist.

Comberg fragt, ob die Untersuchungen von Jablonski, die
offenbar grösstenteils mit Nachbildern im äusseren Lichte unternommen
wurden, auch an den autonomen Nachbildern des Dunkelauges nachgeprüft wurden.
Die Abhängigkeit der periodischen Wechsel von objektiven Veränderungen hat Comberg keineswegs bestritten, er hat im Gegenteil
sogar Versuche mit systematischer Abstufung der Reize als Erster unternommen, um die Art und den Umfang der Abhängigkeiten zu ergründen.
Es zeigte sich indes bei diesen Versuchen (v. Graefes Arch. f. O., 1922)
eine starke subjektive Komponente, die auch bei noch so einfachen
objektiven Versuchsbedingungen der Erscheinung ein ganz individuelles
Gepräge gab, so dass man an individuelle Verschiedenheiten in dem
Aufbau der Sinnessubstanz denken könnte.

Herr Jablonski (Schlusswort):
Es wurden auch Versuche unter Ausschluss des äusseren Lichtes
ausgeführt. Die Resultate waren im wesentlichen die gleichen.

LX.

Über Akkommodationshilfen.

Von

H. Erggelet (Jena).

Mit 3 Abbildungen im Text.

Wenn mit zunehmendem Alter die Akkommodationsbreite
schrumpft, so kommt bei Rechtsichtigen oder durch die Fernbrille
ausgeglichenen Fehlsichtigen allmählich ein immer grösserer Teil
des Naharbeitsfeldes ausserhalb des Akkommodationsgebietes zu
liegen und wird nicht mehr deutlich gesehen. Man hilft sich dann
mit dem Altersglas dadurch, dass man den Rest des Akkommodationsgebietes in der Nähe abbildet (dabei wird es in der bekannten
Weise nach Maßgabe seiner Longitudinalvergrösserung verkürzt)
und oft genug geschieht diese Versorgung des einen Abschnittes
unseres Arbeitsfeldes auf Kosten eines anderen. Je nach der verschiedenen Art der Beschäftigung (Weben, Spinnereiarbeit, Malen,
Klavier-, Violinspiel, Singen, Lesen, Zeichnen, Gravieren und dgl.)
werden nicht nur zwei, sondern mehrere verschieden starke Brillen
nötig. Der Alterssichtige ist auf das lästige Gläserwechseln angewiesen. Mit verschiedenen Mitteln, Vorschieben, Klappbrillen,

Vorhängern, suchte man die Aufgabe bequemer zu lösen und konnte dabei die Feldgrösse unvermindert erhalten. Wenn sich in einem Arbeitsgang die Notwendigkeit, fernere und nähere Stellen deutlich zu sehen, häufig und in unregelmäßiger Folge wiederholt, wird das an sich schon immer lästige Wechseln vollends unmöglich. Um diesen misslichen Zustand zu vermeiden, zerlegt man, wo es angeht, das Blickfeld im Scheibenbereich in zwei oder mehrere Teile und gibt jedem eine andere Einstellung, wie z. B. bei den Doppel- und Mehrstärkengläsern. Wie vielseitig aber die Anforderungen sind, das zeigt die bunte Mannigfaltigkeit der im Lauf der Zeit entwickelten Formen der Altersbrille, und wie wenig befriedigt viele der mit einem Glas versehenen Alterssichtigen oft sind, weiss jeder Augenarzt. Das Missliche dieser Lage hat dazu geführt, dass man sich nach Verbesserungen umsah. So kam es zu dem Plan der Wölbungsbrillen, und 1915 konnte H. Lauber über eine Akkommodationsbrille berichten, die nach der Berechnung von M. v. Rohr bei C. Zeiss gebaut worden war. Sie vermittelt auch einem völlig akkommodationslosen Träger nach Wunsch die Einstellung auf Entfernungen zwischen 25 cm und unendlich. Die dazu nötige Änderung der Brechkraft führt man dadurch herbei, dass man den Zwischenraum zwischen den beiden Gliedern der Linsenfolge mit Hilfe eines Schneckenganges vergrössert oder verkleinert.

Nun erhebt sich die Frage, ob man nicht auch ohne die bekannten, verhältnismäßig groben optischen Verlagerungen des Akkommodationsgebietes und ohne solche mechanische, mit der Hand oder dem Mund zu betätigende Einrichtungen, nämlich auf rein optischem Weg, imstande ist, das äussere Akkommodationsgebiet des Alterssichtigen zu strecken. Diese Möglichkeit hat der Vortragende im Rahmen seiner Übungsabende in der Jenaer Klinik Anfang 1919 vor Kollegen auseinandergesetzt. Die erste Veröffentlichung in der Fachpresse erschien in einer kurzen Bemerkung M. v. Rohrs 1921. E. Weiss berührte 1925 diesen Zusammenhang.

Seit langem (F. C. Donders) ist bekannt, dass unsere gewöhnlichen Einzelgläser einen gar nicht unmerklichen Einfluss auf den Erfolg der Akkommodationsanstrengung des Trägers ausüben, und zwar ist der äussere Akkommodationserfolg bei Übersichtigen kleiner, bei Kurzsichtigen grösser als bei Rechtsichtigen. Die Wirkung gründet sich auf den endlichen Abstand zwischen dem (dünnen) Glas und dem Auge und nimmt mit ihm zu. Dieser Zusammenhang legt den Gedanken nahe, durch geeignete Verfügung

über den Glasabstand den äusseren Akkommodationserfolg zu
steigern. Dazu hat man das ausgleichende Glas beim Übersichtigen
in kürzerer, beim Kurzsichtigen in grösserer Entfernung anzubringen (s. Abb. 1). Beides hat seine Grenzen aus verschiedenen
offensichtlichen Gründen. Doch kommt es nicht auf die Lage des Glasscheitels an, sondern auf die des hinteren Brillenhauptpunktes H'_1.
Diesen kann man, ohne den Ort des letzten Glasscheitels aufzugeben,
bei dicken Linsen nach vor- oder nach rückwärts hinausverlegen.
Der Sinn der erforderlichen Hauptpunktsverlagerung ist durch
unsere Aufgabe bestimmt; sie muss für Übersichtige mit, für
Kurzsichtige entgegen der Lichtrichtung erfolgen. Ferner ist auch

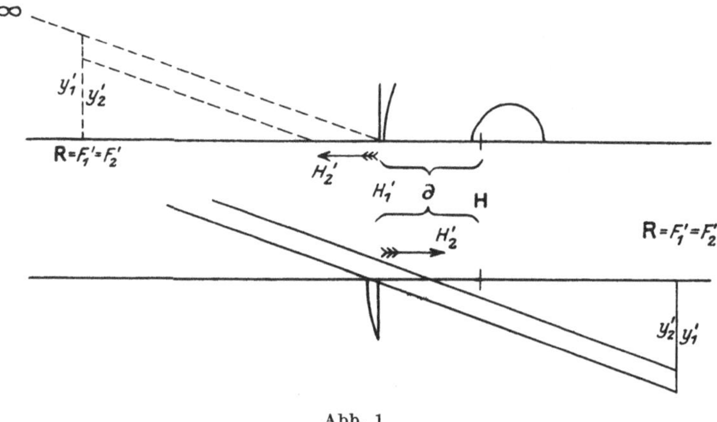

Abb. 1

Die Verlagerung des hinteren Brillenhauptpunktes im Sinn des Pfeiles erhöht den
äusseren Akkommodationserfolg, verkleinert aber zugleich durch Verkürzung der
Brennweite ($H'_1 F'_1 > H'_2 F'_2$) das Bild.

über den Ort des bildseitigen Brennpunktes F'_1 verfügt, wenn anders
der Brechungsfehler des Auges ausgeglichen werden soll, d. h. F'_1
muss mit dem Fernpunkt **R** des Auges zusammenfallen. Damit
ist aber endgültig über die Brennweite entschieden; sie schrumpft
in beiden Fällen zusammen. Der Brennweite aber geht wieder
die Bildgrösse ferner Gegenstände gleich. Daraus folgt: Sowohl
bei übersichtigen, als auch bei kurzsichtigen Augen gelangen wir
zwangsläufig zu einer Verkleinerung des dem Auge dargebotenen
Bildes. Diese Bildverkleinerung ist der Preis, um den wir die
Steigerung des Akkommodationserfolges erwerben. Die erforderliche
Hauptpunktsverlagerung erzielen wir mit einer sehr dicken Linse
oder mit einem Linsenpaar mit endlichem Zwischenraum und
entgegengesetztem Vorzeichen, kurz einer verkleinernden Fernrohrbrille.

Diesen Zusammenhang kennen wir schon, wenigstens in seinem Gegenteil. Wir wissen nämlich, dass bei einer vergrössernden Fernrohrbrille meist eine Einbusse an Akkommodationserfolg in Kauf genommen werden muss, verglichen mit der dünnen Brille.

Haben wir bisher aus bestimmten Gründen nur die Fehlsichtigkeit betrachtet, so gelangen wir zu allgemeineren Aussagen, wenn wir uns die Fernrohrbrille des Fehlsichtigen in Gedanken zerlegen. Von ihrem augenseitigen Glied soll ein solcher Anteil weggenommen werden, als er für den Fehlsichtigkeitsausgleich nötig ist. Zurück bleibt dann ein brechkraftloses Fernrohr. Über die Wirkung des ausgleichenden Brillenglases auf den Akkommodationserfolg wissen wir Bescheid. Bei Kurzsichtigen würde es eine Steigerung, bei Übersichtigen eine Minderung verursachen. Hinsichtlich der Netzhautbildgrösse wäre dieses Glas ohne jede Wirkung, wenn sein hinterer Hauptpunkt H'_1 gerade in den vorderen Augenbrennpunkt F zu liegen käme. Die gleichwohl in jedem Fall, nicht bloss bei Übersichtigen, durch die Fernrohrbrille erzeugte Minderung des Akkommodationserfolges ist somit offenbar mit ihrer ebenfalls in jedem Fall vorhandenen Vergrösserung verknüpft. Da diese Vergrösserung bei unserer Voraussetzung allein von dem brechkraftlosen Fernrohr geliefert werden kann, das nach der Abspaltung des ausgleichenden Glases übrig geblieben ist, so kommt diesem vergrössernden brechkraftlosen Fernrohr eine überlegene schwächende Wirkung auf den Akkommodationserfolg zu.

In dieser Weise lässt sich auch die umgekehrte Wirkung, die Steigerung des äusseren Akkommodationserfolges, klarmachen und auf ein verkleinerndes Fernrohr zurückführen.

Die Verbindung zwischen der Über- und der Kurzsichtigkeit bildet jetzt ganz zwanglos der Fall der Fehlsichtigkeit Null, bei dem von der Fernrohrbrille der Linsenanteil Null, also nichts, abzuspalten ist, und der somit seine Steigerung (Minderung) des Akkommodationserfolges ebenso wie die beiden anderen Fälle durch das gleiche verkleinernde (vergrössernde) brechkraftlose Fernrohr gewinnt.

Mit Hilfe des Sampsonschen Zeichenverfahrens erhält man übrigens eine anschauliche Darstellung dieser Verhältnisse.

Will man den geschilderten Zusammenhang etwa zum Bau einer Akkommodationshilfe verwenden, so ist zunächst zu ermitteln, welcher Beträge dieses Steigerungsmittel fähig ist, und mit welchen Mitteln sie zu erzielen sind. Es mag hier genügen, zu sagen, dass der maßgebende Einfluss, der Abstand zwischen den einander zugewendeten Hauptpunkten H'_1 der Brille und H des Auges, seinerseits wieder abhängt von der Dicke der Linsenfolge und von der Brechkraft und der Dicke ihrer Glieder. Eine Beschränkung der verfügbaren und zu betrachtenden Mittel liegt in der Forderung,

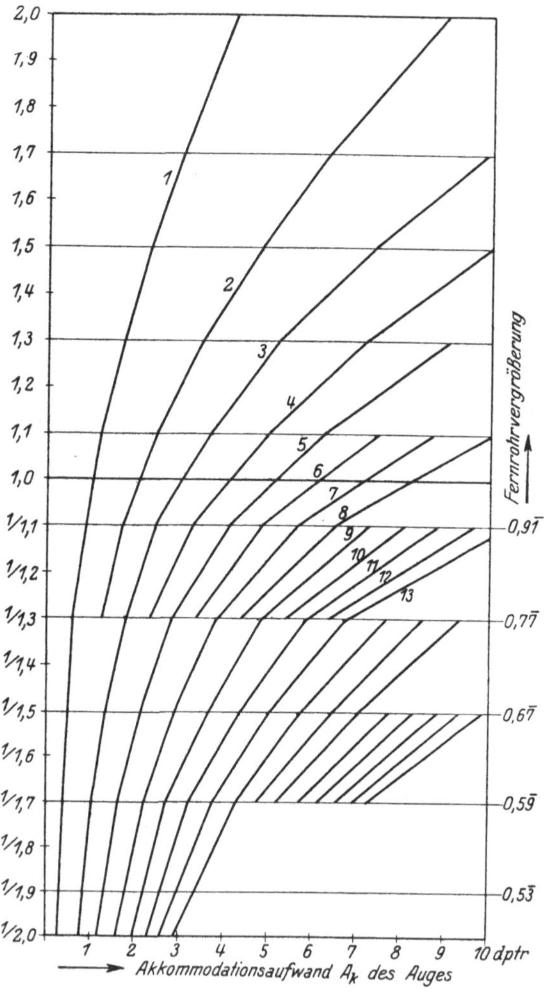

Abb. 2

Kurven gleichen äusseren Akkommodationserfolges $\mathfrak{A}_k$ in seiner Abhängigkeit vom Akkommodationsaufwand A_k des Auges nur der Fernrohrvergrösserung v für holländische Fernrohre aus dünnen Linsen mit 15 mm Zwischenraum im üblichen Brillenabstand vorn.

dass sich die Linsenfolge soll als Brille tragen lassen. Damit sind nämlich schon ihre Dicke und ihr Abstand vom Auge in engen Grenzen festgelegt, und damit wieder die Vergrösserung bzw. Verkleinerung dieser Brille, weil die Stärke der einzelnen Linse mit Rücksicht auf ihre Grösse und Krümmungshalbmesser auch nicht beliebig ist. Unter gewissen vereinfachenden Annahmen (zweier dünner Einzellinsen mit 15 mm Zwischenraum bei 12 mm Abstand des hinteren Scheitels vom Hornhautscheitel) habe ich die Rechnung für eine grössere Anzahl von Fällen durchgeführt. Die Ergebnisse sind aus dem beigegebenen Bild zu ersehen (siehe Abb. 2). Darin sind als Abszisse der Akkommodationsaufwand A_k des Auges, als Ordinate die Fernrohrvergrösserung v angegeben[1]), während die Kurvenzüge Punkte gleichen äusseren Akkommodationserfolges $\mathfrak{A}_k$ miteinander verbinden. Man sieht, wie sich diese Kurven nach unten, also bei den verkleinernden Fernrohren, nach links, im Bereich der geringen Akkommodationsbeträge des Auges, häufen. Ein Rohr mit dem Bild-Ding-Verhältnis $\frac{1}{2}$ gibt z. B. bei einer Akkommodation von 1 dptr den äusseren Erfolg von reichlich 4 dptr. Zu dieser reinen Fernrohrwirkung würde im Einzelfall für die Fehlsichtigkeit der Einfluss des ausgleichenden Brillenglases nach den bekannten Schichtenbildern beizufügen sein, sei es im Sinne einer Minderung (bei Übersichtigkeit) oder Steigerung (bei Kurzsichtigkeit). Die Steigerung erfolgt in etwas erhöhtem Maße, wenn der Akkommodationsaufwand an und

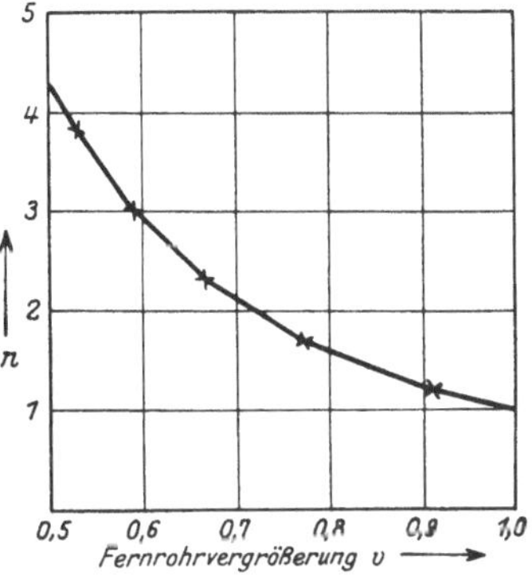

Abb.3

Einer Fernrohrvergrösserung v entspricht eine Steigerung des äusseren Akkommodationserfolges auf das n-fache. (Streng gültig nur für eine Akkommodation des Auges von 1 dptr.)

für sich hoch ist. Für den Plan einer Akkommodationshilfe steht also nach diesem Überschlag etwa der Betrag einer Steigerung bis nahezu auf das Vierfache zur Verfügung. Sieht man aber zunächst einmal von der Erheblichkeit der Forderung ab, so könnte man sich etwa die Aufgabe stellen, die Wirkung der noch vorhandenen Akkommodation auf den Betrag zu heben, den das Auge bei Beginn der Alterssichtigkeit besitzt, also auf etwa 4 dptr. Voraussetzung jeder Hilfe in diesem Zusammenhang ist natürlich zum Unterschied von der Lauberschen Anlage der Besitz eines gewissen Akkommodationsbetrags. Je nachdem vom Auge noch 3, 2 oder nur 1 dptr Akkommodation aufgebracht werden können, muss die Steigerung das 4/3-, 2- oder 4fache betragen. Dazu

---

[1]) Der Vollständigkeit der Übersicht wegen sind im oberen Teil auch die Fernrohrvergrösserungen über 1 mit ihrer Minderung des Akkommodationserfolges aufgenommen worden.

sind nach der kleinen Kurve (s. Abb. 3) Verkleinerungen auf 0,88, 0,72 und 0,52 nötig. Will man eine erhebliche Steigerung erzielen, so muss man auch eine erhebliche Verkleinerung in Kauf nehmen. Dies ist aber theoretisch schon hinsichtlich der Sehschärfe, aber auch hinsichtlich der Raumerfüllung zumal im beidäugigen Sehen nicht erfreulich, und man wird sich in seinen Wünschen nach Steigerung bescheiden müssen. Die Frage nach dem Betrag der zu fordernden Steigerung des Akkommodationserfolges läuft also auf die nach dem erträglichen Maß der Verkleinerung hinaus. Um darüber ein Urteil zu gewinnen, wurden mir auf meinen Wunsch von der optischen Werkstätte C. Zeiss in Jena — es sei an dieser Stelle der schuldige Dank dafür ausgesprochen — zwei solche Brillen zur Verfügung gestellt, und zwar eine mit der Verkleinerung 0,61 und eine zweite mit der Verkleinerung auf 0,82. Dem entsprechen Steigerungen des Akkommodationserfolges auf das 2,7- bzw. 1,5fache der aufgewendeten Akkommodation. So wurde z. B. ohne die Akkommodationsbrille kleiner Druck bis auf 26 cm, mit der letzten der beiden Brillen ($v = 0{,}82$) bis auf 17 cm gelesen, d. h. es ist eine Steigerung des Akkommodationserfolges von 3,8 auf 5,8 dptr eingetreten, also, wie es sein muss, eine Vermehrung auf das 1,5fache. Durch Herrn Dr. Boegehold waren die störenden Abbildungsfehler im Blickfeld ganz oder nahezu ganz beseitigt, so dass ein einwandfreier Gebrauch bei der Arbeit möglich war. Dabei zeigte sich, dass die Verkleinerung mit ihren Folgen für die Raumwahrnehmung (Vertiefung des Raumes) sehr erheblich empfunden wird, obwohl der Grössenunterschied merkwürdigerweise in der Nahsehschärfe nicht recht zum Ausdruck kam. Zumal beim Blick in die Ferne fällt die Verkleinerung auf, besonders im beidäugigen Sehen. In der Nähe greift man zuerst daneben. Diese Erscheinungen wirken zweifellos ungemein auf den Träger der Brille. Das ist verständlich, wenn man sich daran erinnert, dass sogar eine so geringe Vergrösserung, wie sie beim Übergang vom Sehen naher Gegenstände ohne Glas zur Beobachtung der gleichen Dinge mit dem schwachen Altersglas (von $+ 1{,}0$ oder 1,5 dptr) deutlich bemerkt (es handelt sich dabei nur um die zweite Dezimale) und meist erheblich überschätzt wird. Wir wissen, dass hierbei nicht bloss das Netzhautbild, sondern auch die Blickwinkelgrösse eine Rolle spielen. Das ist aber auch bei der Akkommodationsbrille der Fall. Diese Erfahrung bestätigt unsere Erwartung, dass man zweifellos gut daran tut, die Forderung an Akkommodationssteigerung nicht zu hoch zu stellen, um eben mit einem erträglichen

Verkleinerungsmaß auszukommen. Das scheint bei 0,8 wohl gerade noch der Fall zu sein, 0,6 ist schon zu klein. Diese Untersuchungen müssen also zum Verzicht auf die zweite und dritte der oben erwogenen Forderungen veranlassen, die eine Steigerung des Akkommodationserfolges auf das 2- bzw. 4fache enthielten und eine Fernrohrverkleinerung im Betrag von etwa 0,75 bzw. 0,55 verlangten. Wie schon angedeutet, nimmt sich die Streckung des Akkommodationsgebietes, die uns die Akkommodationsbrille mit der beschränkten Verkleinerung liefert, wesentlich stattlicher aus, wenn man es nicht nur mit einem Rest von Akkommodation zu tun hat. So anziehend auch die dargelegten Zusammenhänge sind, so geht aus den Versuchen doch hervor, dass das Anwendungsgebiet einer solchen Akkommodationshilfe ziemlich klein ausfallen dürfte. Auch abgesehen von der Begrenzung der Wirkung, wird es sich auf solche Fälle beschränken, in denen der Beobachtungsabstand nicht beliebig gewählt bzw. zwischendurch verändert werden kann, wo also in schneller Folge eine grössere Raumtiefe deutlich gesehen werden muss, als sie das Akkommodationsgebiet des freien oder mit einer gewöhnlichen dünnen Brille versehenen Auges umfasst. Die Brillen werden vorgezeigt und dabei noch bemerkt, dass die Brille Abbildungsfehler zeigt, wenn sie nicht einwandfrei sitzt, ferner, dass das beidäugige Nahfeld kleiner ist als das einäugige Blickfeld, weil die Glasachsen in dieser Ausführung gleichgerichtet sind.

LXI.

Raumwahrnehmung und Tonus.

Von

H. Kleint (Frankfurt a. M.).

Die Versuchsperson erhält in Anlehnung einer Machschen Versuchsanordnung ein Band um den Kopf gewickelt, dessen freies Ende nach hinten über eine Rolle hängt und an ein Gefäss gebunden ist. Durch Füllung dieses Gefässes (bzw. Leerung) kann auf den Kopf eine stetige Anspannung der Kopf- und Halsmuskulatur bewirkt werden, indem die Versuchsperson der versuchten Drehung Widerstand entgegensetzt. Ein fixierter Leuchtpunkt macht dabei eine scheinbare Bewegung nach der entgegengesetzten Seite, nach der die Drehwirkung einsetzt (z. B. nach rechts, wenn der Kopf nach links zu drehen versucht wird). Eine fixierte Leuchtlinie neigt sich ähnlich nach der entgegengesetzten Seite der Zugwirkung, bei Entspannung richtet sie sich auf und geht in die umgekehrte Neigung über.

Fixiert die Versuchsperson eine Leuchtlinie und erhält dabei auf die bereitgehaltenen Handflächen zwei verschiedene Gewichte gelegt, so neigt sich die Linie nach der Seite, auf der das schwerere Gewicht gehalten wird. Die Versuche wurden mit mehreren Versuchspersonen und unter Benutzung eines Reissbrettchens ausgeführt.

Für die Beurteilung der Augenstellung ist wichtig, dass sich an Nachbildern dieselben Erscheinungen zeigen. Das Nachbild einer vertikalen Linie neigt sich ebenfalls nach der der Zugwirkung entgegengesetzten Seite, bzw. nach der Seite, auf der das schwere Gewicht gehalten wird.

Die Versuche führten zu einer neuen Untersuchung der Raumwerte der Netzhaut, insbesondere des Kundtschen Teilungsversuches und ähnlicher klassischer Experimente. Es zeigte sich, dass ein dem Kundtschen Teilungsfehler analoger Fehler gemacht wird, wenn zwar beidäugig, aber unter verschiedenen Tonuseinwirkungen (Kopfneigung, Drehstuhl usw.) geteilt wird und dass der Kundtsche Fehler selbst in grosser Entfernung umgekehrt als in kleiner ausfällt, ob er nun typisch, wie in den meisten Fällen, oder atypisch ist.

Die Versuche über Streckenteilungen führten zu Grössenbeurteilungen nebeneinanderliegender Figuren (Quadrate, Kreise), es zeigte sich eine deutliche Beeinflussung der scheinbaren Grösse z. B. während und nach der Drehung auf dem Drehstuhl.

In Anlehnung an weitere Versuche wurde kurz die These angedeutet, dass die Raumwahrnehmung nicht einfach Sache des Auges (im weitesten Sinn) einschliesslich akzessorischer, nichtgesetzlicher Faktoren sei, sondern dass insbesondere eine enge Beziehung zu Innervationszuständen des Gesamtmuskelapparates („Tonus") bestehe. Und zwar kann von jeder Stelle des Gesamtsinnesapparates aus der Tonus beeinflusst werden (und umgekehrt) und damit auch jede andere Stelle des Sensoriums. Nur in diesem Sinn kommen den Netzhäuten „Raumwerte" zu, während von einer Stabilität im alten Sinn nicht mehr gesprochen werden kann.

Demonstrations-Sitzung.

Montag, den 6. August 1928, nachmittags 3 Uhr.

Vorsitzender: Herr S a l z m a n n (Graz).

I.

Herr v. W a s i e l e w s k i und S o r g e n f r e i (Rostock): L e b e n d -
photographie der geimpften Kaninchenhorn-
haut.

Mit 3 Abbildungen im Text.

Den meisten von Ihnen werden die Mitteilungen von Paul-
Wien in der Erinnerung sein, der in dieser Gesellschaft vor zwölf
Jahren ein Verfahren beschrieb, um aus den Veränderungen des
geimpften und nach 48 Stunden enukleierten Kaninchenauges die
Pockendiagnose zu stellen. Er glaubte an der erfolgreich mit
Variola-Virus geimpften Kaninchenhornhaut im Sublimatbad
typische Veränderungen mit blossem Auge oder Lupenvergrösserung
feststellen zu können, deren positiver Nachweis die Pockendiagnose
erleichtern sollte.

Uns schien es wünschenswert, zunächst einmal das Verhalten
der Vakzine-Epitheliosen am lebenden Kaninchenauge zu verfolgen und stereophotographisch festzulegen. Diese Aufgabe ist
die leichtere, weil feststeht, dass Vakzine-Virus im Hornhautepithel
sicher haftet.

Nur selten hat der Kaninchen-Hornhautversuch für den
Ophthalmologen ein praktisches Interesse, wenn es gilt, eine Vakzine-
infektion des Augenlides aus der Umgebung von Erstimpflingen als
solche sicherzustellen. Gewöhnlich genügt ja die Anamnese, der
klinische Befund und der gutartige Verlauf zur Stellung der Diagnose.
Bisweilen treten gleichzeitig mit der Lidrandschwellung echte Kuh-
pocken an der Hand auf. Dann kann sowohl mit dem Pustelinhalt
wie mit Tränenflüssigkeit des stark entzündeten Auges durch den
Guarnieriversuch die typische Vakzine-Epitheliose der Kaninchen-
und Meerschweinchenhornhaut erzeugt werden.

Aber noch einer anderen praktischen Aufgabe dient der
Guarnierische Impfversuch: der Bestimmung der Virulenz der
Kuhpockenlymphe, die neuerdings gefordert werden muss, um ein-
mal minderwertige Impfstoffe auszuschalten, andererseits die
Virulenzgrade nicht unnötig hoch zu wählen.

28*

Um hierbei die Versuchsbedingungen möglichst einheitlich zu gestalten, **gittern** wir das Hornhautepithel des luxierten Auges (Abb. 1) mit einem **Hornhautkratzer** (Abb. 2) und können dann damit rechnen, dass bei jedem Versuch annähernd die gleichen Epithelverletzungen gesetzt werden, in die der auf Glasspatel ausgebreitete Impfstoff sorgfältig verrieben wird. Der Virusgehalt der Lymphe lässt sich meist annähernd genau nach der Zahl der auftretenden Impfgeschwüre schätzen, nicht immer, da merkwürdige Reaktionsverschiedenheiten, selbst auf beiden Hornhäuten desselben Tieres, beobachtet werden. Auch für den Gehalt von Organbrei geimpfter Tiere an Vakzinekeimen gibt eine regelmäßige Kontrolle der so geimpften Hornhaut einen gewissen Anhalt. Nach den Erfahrungen der Berliner Impfanstalt entspricht eine Kuhpockenlymphe, die, in der Verdünnung von 1:1000 auf die Meerschweinchenhornhaut gebracht, binnen 48 Stunden eine allgemeine Trübung des Hornhautepithels bedingt, den praktischen Anforderungen der Schutzpockenimpfung, ohne zu starke Reaktionen auszulösen.

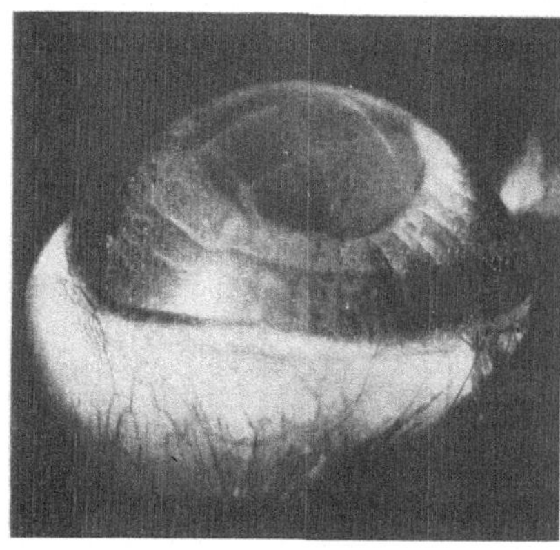

Abb. 1

Steril mit Hornhautkratzer gegitterte Kaninchenhornhaut, sofort nach Gitterung aufgenommen. Lebendphotographie bei seitlicher Beleuchtung mit Punktallampe. Vergrösserung 4 fach. Original.

Wie steht es nun mit der Empfänglichkeit des Kaninchenauges für das Variola-Virus? Wir wissen seit 1893, dass auch Variola-Virus ähnliche Veränderungen am Hornhautepithel hervorrufen kann, wie Vakzine-Virus. Aus den Mitteilungen von Paul-Wien, die zum grossen Teil von Gins-Berlin bestätigt wurden, geht

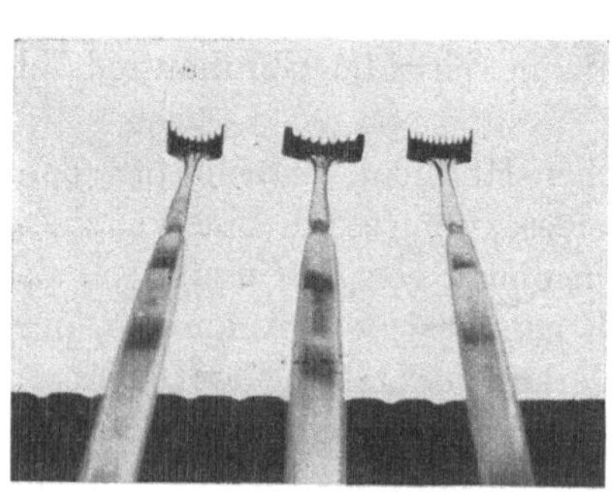

Abb. 2

Hornhautkratzer.

a) für Meerschweinchenhornhaut, Messerabstand 1,0 mm;
b) für Kaninchenhornhaut, Messerabstand 1,5 mm;
c) desgleichen, Messerabstand 1,0 mm.

Angefertigt von der Firma R. Wurach, Augeninstrumente, Berlin C, Neue Promenade 5; können hier oder von der Firma E. Leitz, Berlin NW 6, Luisenstr. 45, bezogen werden.

hervor, dass der Hornhautimpfversuch auch für die Variola- und Variolois-Diagnose verwendbar ist, während die Verimpfung von Varizellen - Bläscheninhalt derartige Epithelveränderungen nicht hervorbringt. Das ist wichtig, denn gerade die Windpocken-erkrankung kann häufig diagnostische Schwierigkeiten bereiten und sollte deshalb in Pockenländern anzeigepflichtig sein.

Wenn man jedoch, wie Paul es empfiehlt, mit verdächtigem Pustelinhalt geimpfte Hornhäute nach zweimal 24 Stunden in Sublimat taucht, so wird nur ein Teil der durch Variola-Virus bedingten Impfveränderungen festgestellt.

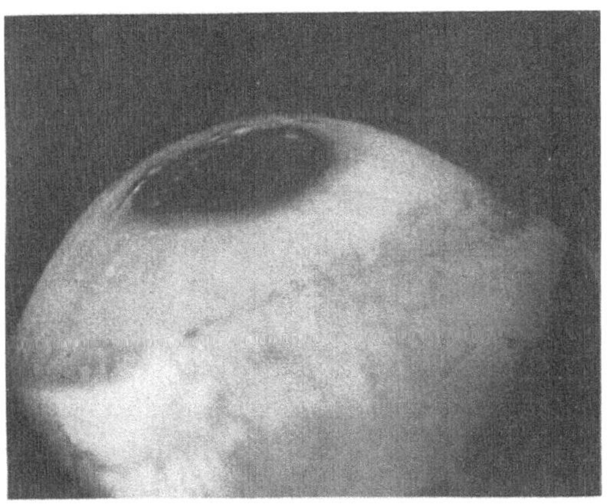

Abb. 3

Lebendphotographie einer variolisierten Hornhaut. 43 Stunden nach Impfung.
Vergrösserung 6 fach. Original.

Dagegen kann durch sorgfältige Beobachtung der gegitterten Hornhäute mit Lupe oder Hornhautmikroskop sowohl vor wie nach der von Paul angegebenen Zeit die von ihm richtig beschriebene begrenzte tautropfenartige Variola-Epitheliose beobachtet und auch photographisch abgebildet werden (Abb. 3). Je nach Virulenz und Alter des Impfstoffs wechselt die Zeit ihres Auftretens. Trotz ihrer Zartheit hat mein Mitarbeiter Dr. Sorgenfrei mit einer Technik, an deren Ausbau sowohl Kollege Drüner-Quierschied wie General-arzt Richter-Berlin-Werder beteiligt waren, diese Veränderungen stereophotographisch aufnehmen können. Die dazu verwandten Apparate befinden sich im Ausstellungsraum der Firma Zeiss. Proben dieser Aufnahmen sind im Saal aufgestellt. Wir können damit belegen, dass die charakteristischen Variola-Epitheliosen sich ganz anders verhalten wie die Vakzine-Epitheliosen, die stets progredient sind und meist erst nach Ausbreitung über das gesamte Hornhautepithel ausheilen[1]).

Im Gegensatz dazu sind die uns bisher zugänglichen Proben von Variola-Virus aus der Schweiz, aus England, Russland, Portugal und China, die wir allerdings zum grössten Teil erst in älterem abgeschwächtem Zustand untersuchen konnten, nur imstande, isolierte, selten ulzerierende Epithelhöcker auf der Kaninchenhornhaut zu erzeugen, die zuweilen erst fünf bis sieben Tage nach der Impfung auftreten und stark zur Rückbildung neigen. Die Hornhaut-Grundsubstanz kann dabei völlig klar und reaktionslos bleiben, auch die nach Vakzine-Impfung fast stets auftretenden starken Entzündungserscheinungen der Konjunktivalschleimhaut und Nickhaut können völlig fehlen.

Es lag nahe, die möglichst frühzeitige und sichere Erkennung von Variola-Epitheliosen durch ein Verfahren anzustreben, das uns für den Nachweis kleinster Vakzineherde auf der geimpften Hornhaut gute Dienste geleistet hat, nämlich mit Hilfe von Lumineszenzstrahlen. Wir wandten hierfür zunächst die Hanauer chemische Analysenlampe an, die für den Nachweis von Vakzine-Epitheliosen völlig ausreicht. Nach 1′ langer Einwirkung einer 0,1% Fluoreszinlösung, die mit physiologischer Kochsalzlösung abgespült, bei gewöhnlichem Licht kaum sichtbare Spuren auf der Hornhaut hinterlässt, leuchten die Vakzineherde unter dem Dunkel-Ultraviolett der Spektrallinie 366 hell auf, so dass mit einem Blick auch die kleinsten Impfreaktionen deutlich hervortreten. Freilich bedarf es der mikroskopischen Kontrolle des abgeschabten Epithels der Leuchtstellen, um festzustellen, ob auch wirklich Vakzineherde vorliegen oder ob sie durch zufällige Verletzungen der Hornhaut vorgetäuscht werden, die gleichfalls das Eindringen des Fluoreszins ermöglichen. Das Frischzupfpräparat in essigsaurer Kristallviolettlösung gestattet diese Entscheidung binnen zehn Minuten durch den Nachweis von Guarnierikörperchen. Der geübte Untersucher fühlt dann häufig schon an der Lockerung des Epithelfetzens, ob er vakziniertes Epithel unter der Nadel hat und findet die gequollenen, mit Riesenzellen durchsetzten Epithelherde mit schwacher Ver-

---

[1]) Der Notgemeinschaft der Deutschen Wissenschaft verdanken wir die Leihgabe optischer Hilfsmittel, sowie die Möglichkeit des Arbeitens mit echtem Pockenmaterial in der Schweiz, in England und in Berlin, wo wir, dank dem Entgegenkommen des Herrn Präsidenten des Reichsgesundheitsamtes, einen Teil der Pockenversuche in der Zweigstelle Scharnhorststrasse durchführen durften.

grösserung, in denen die Guarnierikörperchen das Epithel auf weite Strecken hin verändern[1]).

Leider weicht der Aufbau der Variola-Epitheliosen soweit von demjenigen der Vakzineherde ab, dass die Fluoreszinmethode ohne und mit Anwendung der Dunkel-Ultraviolettstrahlung der Hanauer Lampe in der Regel versagt. Das Variola-Virus regt zwar auch die Epithelwucherung und Quellung der Epithelzellen an. Aber es kommt nicht zu so starker Auflockerung oder gar zu energischer Abstossung der Epitheldeckschicht. Infolgedessen kann Fluoreszin nur ausnahmsweise in geringer Menge aufgenommen werden. Die Strahlen der Analysenlampe wirken nicht konzentriert genug auf diese kleinen mit geringen Mengen Fluoreszin durchtränkten Epithelherde ein, um ein Aufleuchten zu bewirken. Es bedurfte einer intensiveren Lichtquelle, wie sie die Jaenickelampe der Deutschen Tonzeugwerke in handlicherer Form liefert, um die im Zerfall begriffenen kleinen Variolaherde im Hornhautmikroskop sichtbar zu machen. Mehrfach gelang Sorgenfrei auf diesem Wege der Variolanachweis, wo sonst die kleinsten Epitheliosen übersehen worden wären. Da sie ausserdem auf der Kaninchenhornhaut offensichtlich zur Rückbildung neigen, lässt sich also der mikrobiologische Pockennachweis mit diesen Hilfsmitteln noch verfeinern.

Für jeden Hinweis auf technische Verbesserungs- und Vereinfachungsmöglichkeiten werden wir dankbar sein.

II.

Herr Krückmann (Berlin): Demonstrationen anatomischer Präparate von extraokular gelegener Tuberkulose.

In Ergänzung der Ausführungen vom Vormittage möchte ich noch an farbigen Diapositiven in einer gewissen programmatischen Reihenfolge verschiedene Formen des Primärkomplexes demonstrieren, soweit diese mit den heutigen Mitteilungen in Beziehung stehen. Zum Vergleiche sind die zugehörigen Originalpräparate der Lunge in verschlossenen Glasgefässen mitgebracht und auf besonderen Tischen dieses Saales der Besichtigung zugänglich gemacht

---

[1]) Die Herstellung der Frischzupfpräparate ist in der „Encyklopädie der Mikroskopischen Technik", Bd. III, 3. Auflage 1927, S. 1836 und 1851 genauer beschrieben.

worden. Ich beschränke mich auf Thoraxdemonstrationen, weil von vielen Heilstättenleitern und Fürsorgeärzten das Einfallstor für die sesshaft werdenden Tuberkelbazillen hauptsächlich in das Thorax-innere verlegt wird. Andererseits ist mir bekannt, dass manche Internisten und namentlich auch zahlreiche Pädiater geneigt sind, die tuberkulöse Erstinfektion unterhalb des Zwerchfells zu suchen. Zwar habe ich niemals einen Primärinfekt in der Bauchhöhle gesehen. Dagegen hatte ich des öfteren Gelegenheit, mich von der Anwesenheit käsig veränderter Mesenterialdrüsen zu über-zeugen. Diese Beobachtungen stammen vom Sektionstisch und aus dem Operationssaal, wo ich unter anderem auch einen Fall erlebte, der für mich in mancher Beziehung richtunggebend wurde.

Eine Frau Mitte der 20er, die seit der Kindheit von Anginen geplagt wurde, war seit zwei Jahren an einer milden Form von Iridozyclitis erkrankt, die wochenlange Remissionen aufwies und das Sehen nur wenig störte. Eine sichere Ätiologie konnte trotz aller einschlägigen Untersuchungen nicht nachgewiesen werden. Unerwartet stellten sich in der Iliozoekalgegend Druckempfindlich-keiten, spontane Schmerzhaftigkeit und subfebrile Temperaturen ein. Gleichzeitig trat intraokular ein stärkerer Nachschub auf (Präzipitate, Synechien etc.). Die früheren Untersuchungen wurden wiederholt und namentlich durch Röntgenaufnahmen in ver-schiedenen Körperstellungen ergänzt, wobei ganz besonders der Bauch berücksichtigt wurde. Ausser einem seit langem bekannten und unveränderten Hilusbefund war nichts zu entdecken. Es wurde ein operativer Eingriff beschlossen, bei dem ich zugegen war. Nach Eröffnung der Bauchhöhle erwies sich der Wurm-fortsatz mit einem Drüsenpaket verwachsen. Beides wurde ge-meinsam entfernt. Er selbst war völlig gesund, dagegen zeigten die Drüsen neben einigen alten Kalkherden ausgedehnte, frische Verkäsungen. Während der Kindheit stellt ein solcher Befund nichts Ungewöhnliches dar, aber in diesem Alter erscheint er immerhin beachtenswert. Seit dieser Zeit habe ich auf Röntgen-aufnahmen des Bauches, wegen der Aussichtslosigkeit, verkäste Mesenterialdrüsen zu erkennen, mehr oder weniger verzichtet.

Ausser diesem sicheren Fall von Augentuberkulose im An-schluss an eine Mesenterialdrüsenerkrankung verfüge ich nur noch über drei andere, bei denen ein intraabdominaler Primärherd angenommen wurde. Es handelte sich um zwei Männer und eine Frau an der Wende des dritten Jahrzehntes, die von Augentuber-kulose befallen wurden. Bei allen dreien fanden sich vergrösserte

und verkalkte Mesenterialdrüsen, welche röntgenologisch als tuberkulös erkrankt angesprochen wurden und wegen eines unzu-
reichenden intrathorakalen Befundes für die Augentuberkulose
verantwortlich gemacht werden konnten. Es mag beiläufig erwähnt
werden, dass bei der Frau und dem einen Manne diese Drüsen
monatelang für Uretersteine gehalten worden waren. Diese
Fehldiagnose weist darauf hin, dass man röntgenologisch sehr
vorsichtig sein muss. Es mag daran erinnert werden, dass
namentlich im kleinen Becken auch eine Verwechslung mit
Phlebolithen möglich ist.

In der Lunge liegen nun die Verhältnisse folgendermaßen:
Bei den herausgesuchten Demonstrationsfällen ist die Lunge mit
Ausnahme des Primärinfektes völlig frei und gesund; auch an den
übrigen Körperorganen ist nichts von Tuberkulose gefunden worden.

1. Der Primärherd liegt peripheriewärts im rechten Unterlappen, unweit vom Mittellappen. Frische käsige Veränderungen
verlieren sich unscharf in die Umgebung mit unregelmäßiger,
zackiger Begrenzung und ausgesprochen perifokalen Entzündungserscheinungen. Letztere sind durch die Nachhärtung wesentlich
reduziert worden. Von den Drüsen sind nur zwei beteiligt, aber
diese sind enorm geschwollen und in deutlicher Verkäsung begriffen. Sie befinden sich im unteren Hilusdrittel der gleichen Seite.
In diesem Falle kommen nur frische Veränderungen in Frage. Es
ist daher wohl anzunehmen, dass das untere lymphoglanduläre
Drittel des Hilusgebietes dem Unterlappen zugerechnet werden kann.

2. Der verkäste Primärherd sitzt ebenfalls im rechten Unterlappen, aber innerhalb des Phrenikokostalwinkels. Er ist von einer
festen Kapsel umgeben. Die betroffenen Drüsen sind hauptsächlich
unterhalb des Abganges der Bronchien und der Lungengefässe zu
finden. Eine einzige ist weiter höher gelegen, doch überschreitet sie
den mittleren Hilusteil nicht. Die unteren Drüsen sind völlig
verkäst, die etwas höher gelegene ist vorwiegend geschwollen, aber
auch mit einigen Käseherden durchsetzt. Man hat bei ihr den
Eindruck einer späteren Weiterinfektion von den unteren Drüsen-
stationen aus.

3. Der von einer zarten Kapsel umgebene Primärherd liegt im
Aussenteil des linken Unterlappens neben dem Lungenrande. Die
gleichseitigen Hilusdrüsen sind in ausgiebigem Maße verkäst; auch
die Bifurkationsdrüsen sind in Mitleidenschaft gezogen und gleichfalls verkäst. In diesem Falle scheinen die Veränderungen der

Bifurkationsdrüsen dem Primärkomplex anzugehören, weil alle Drüsenveränderungen zeitlich und pathologisch übereinstimmen.

4. Beim Betasten der Lunge liess sich im linken Unterfelde, dicht neben der kostalen Pleura, ein harter Körper durchfühlen, der sich als ein flüssigkeitsarm gewordener, abgegrenzter, runder, völlig verkalkter und von einer festen Kapsel umgebener Primärherd erwies. Dieselben Zustände findet man an den Hilus- und auch an den Bifurkationsdrüsen. Da die ausgiebige Verkalkung eine zeitliche Beurteilung nicht mehr zulässt, so bleibt die Frage offen, ob die Beteiligung der Bifurkationsdrüsen bereits dem Primärkomplex zuzusprechen ist, oder ob diese Drüsen erst später erkrankten. Es scheint beides vorzukommen.

5. Ein verhältnismäßig frischer Primärherd befindet sich am Lungenrande des rechten Mittellappens; in der gleichen Höhe liegen die befallenen Drüsen. Der untere Teil des Hilus ist nur verhältnismäßig wenig in Mitleidenschaft gezogen, um so mehr aber die Umgebung der Bifurkationsstelle. Alle befallenen Drüsen sind in Verkäsung begriffen. Das Lymphgebiet des rechten Mittellappens scheint dem rechten lymphoglandulären Bezirk der Hilusmitte und der Bifurkationsgegend anzugehören.

6. Der verkäste Primärherd liegt am unteren, äusseren, peripheren Lungenrande des rechten Oberlappens. Die Drüsen in der Bifurkation und neben der Trachea sind ausgiebig verkäst.

7. Ein in Vernarbung begriffener, teilweise stark verkäster, aber auch schon etwas verkalkter Primärherd ist im Unterlappen neben der Herzspitze gelagert. In diesem Falle ist die ganze Drüsenkette käsig beteiligt vom Hilus bis zur Bifurkation und in die Paratrachealgegend hinein. Die Kalkablagerungen und Indurationen nehmen von unten nach oben ab, und im umgekehrten Verhältnis die käsigen Veränderungen zu.

Die beiden letzten Fälle zeigen, dass die Paratrachealdrüsen sowohl direkt aus ihrem Quellgebiet (6), als auch durch aszendierende, lymphoglanduläre Nachschübe erkranken können (7). Da nun der Primärherd im Oberlappen verhältnismäßig selten gefunden wird, im Mittellappen schon öfter, und am häufigsten im Unterlappen vorkommt, so ist in sehr vielen Fällen die Annahme berechtigt, dass eine Ausbreitung der Infektion von unten nach oben stattgefunden hat, und dass derartige Infektionen auch in Unterbrechungen auftreten können. Das heisst: sie vermögen zu beliebigen Zeiten und auch in grösseren Abständen zu erfolgen. Ganz allgemein möchte ich noch bemerken, dass die Bifurkationsdrüsen oft miterkrankten, und zwar beim Primärkomplex (3, 4, 5, 6), als auch sekundär (4, 7).

Zum Schlusse hebe ich nochmals hervor: Keineswegs will ich mich der Möglichkeit verschliessen, dass von nicht paratracheal gelegenen, verkästen Drüsen aus auf Umleitungswegen — beispielsweise unter Vermittlung von lymphatischen Hauptstämmen und den Duktus — eine hämatogene Augentuberkulose entstehen kann, denn es ist ja bekannt, dass tuberkulöse Drüsendepots als ausschliessliche Lieferanten von Bazillen anzusprechen sind, da von hier aus die Aussaat in den Kreislauf und die Weiterverschleppung in die Organe erfolgt. Ein solches Ereignis tritt sehr prägnant in Erscheinung, wenn eine Miliartuberkulose, ohne Erkrankung anderer Organe und speziell ohne Beteiligung des Lungenparenchyms, ausschliesslich auf verkäste Lymphdrüsen zurückzuführen ist. Das Suchen und Aufspüren von vergrösserten Paratrachealdrüsen scheint mir aber deswegen bedeutungsvoll zu sein, weil diese als letzte schwammartige Sammelstelle unmittelbar vor der venösen Einmündungspforte liegen, nach deren Passage eine hämatogene, bazilläre Überschwemmung nicht nur erfolgen kann, sondern auch erfolgen muss.

III.

Herr Stock (Tübingen): Über Röntgenbehandlung extra-okularer Tuberkulose.

Ich möchte Ihnen ganz kurz drei Fälle von Tuberkulose zeigen, die durch Röntgenbestrahlung geheilt worden sind:

1. Ein 53jähriger Bauer kommt in die Klinik mit der Angabe, er beobachte seit vier Wochen eine Verdickung und Schwellung der Lider des rechten Auges. Man fühlt sowohl hinter dem Unter- als dem Oberlid, in der Höhe des Bulbus, ovale, bohnengrosse, harte Tumoren. Eine Allgemeinuntersuchung konnte keinerlei Erkrankung sonst feststellen.

Es wurde der eine Tumor hinter dem Unterlid unter Lokalanästhesie entfernt, im mikroskopischen Präparat zeigt sich eine ganz typische Tuberkulose mit Epitheloid und Riesenzellen.

Er wird darauf am 25. Februar mit 20% der Hauteinheitsdosis bestrahlt. Der Tumor im Oberlid wird nach 10 Tagen schon deutlich kleiner, nach vier Wochen ist er spurlos verschwunden und auch jetzt ist nichts mehr nachzuweisen.

Ich bin der Ansicht, dass es sich in diesem Falle nicht um einen Primärinfekt von der Konjunktiva aus gehandelt hat, sondern dass die Infektion auf endogenem Wege entstanden ist, denn es fehlt die Eingangspforte in der Konjunktiva (kein Ulkus) und auch die regionären Drüsen waren nicht geschwollen.

2. Ein 18jähriger Junge kam mit einer schweren Iritis und sekundärem Glaukom in die Klinik. Da trotz Schwitzen und lokaler Behandlung die Entzündung nicht zurückging, da das Auge amaurotisch war und die Schmerzen unerträglich wurden, musste nach 14 Tagen die Enukleation gemacht werden. Bei der Enukleation platzte das Auge, es entleerte sich eine gelbliche Flüssigkeit. Die Wunde der Konjunktiva heilte anscheinend primär, nach sechs Tagen wurde eine Prothese eingesetzt und der Junge sollte entlassen werden. Aber nach zehn Tagen trat eine Schwellung des Orbitalinhalts ein, die Prothese konnte nicht mehr getragen werden, in der Orbita bildeten sich nach weiteren acht Tagen ganz harte Tumormassen. Es wurde ein Stückchen davon operativ entfernt und anatomisch untersucht. Anatomisch ist es eine ganz typische Tuberkulose mit Riesenzellen, und verkästen Partien. Im Gewebe lassen sich Tuberkelbazillen in grosser Zahl nachweisen. Auch das anatomische Präparat des Bulbus zeigt einen grossen Solitärtuberkel in der Gegend des hinteren Pols, der die Sklera eben durchbricht.

Es handelte sich also um eine bei der Operation eingetretene Impfung der Wundfläche mit Tuberkulose, nach der typischen Inkubationszeit von 14 Tagen kommt die Infektion der Orbita zur Wirkung, indem sich eine schwere Tuberkulose des ganzen Orbitalgewebes einstellt.

Es wird nun mit 20% der Hauteinheitsdosis bestrahlt und darauf geht sofort nach einigen Tagen die Schwellung zurück, nach drei Wochen ist nur noch ein kleines Ulkus der Wundfläche vorhanden und jetzt ist der Junge geheilt, es ist nur noch eine leichte Verdickung in der Orbita zu fühlen, die ich als Narbengewebe ansehen möchte.

Ganz zweifellos ist die Solitärtuberkulose der Chorioidea in diesem Falle ja metastatischer Natur, dagegen die Orbitaltuberkulose als Superinfekt aufzufassen. Da der Junge an einer Allgemeininfektion leidet, hat dieser Superinfekt nicht zu einer regionären Drüsenschwellung geführt.

Also auch hier wieder eine ganz evidente Wirkung der Röntgenbestrahlung.

Und nun noch ein dritter Fall:

Ein 56jähriger Mann wird seit einem Jahr wegen einer schweren diffussen Schwellung der Konjunktiva von den verschiedensten Kollegen behandelt. Er kommt in die Klinik mit hart geschwollenen Lidern, enormer Lichtscheu, ist ganz unfähig nur eine Auge zu öffnen. Die ganze Konjunktiva ist blaurot, diffus verdickt, ganz gleichmäßig schwartig, sehr erhebliche Sekretion.

Ich hatte ein solches Bild nie gesehen und nahm an, dass es sich um eine Atropinkonjunktivitis handeln könnte. Da aber trotz Absetzen jeder Behandlung der Zustand nicht besser wurde, exzidierte ich ein Stückchen der Konjunktiva und konnte im mikroskopischen Präparat eine typische Tuberkulose des subkonjunktivalen Gewebes feststellen.

Es wurden beide Augen mit 20% Hauteinheitsdosis bestrahlt, schon nach vier Tagen wurden die Augen geöffnet, jetzt nach drei Wochen fühlt sich der Mann so wohl, dass er wieder zur Arbeit gehen will. Ich habe ihn noch in Behandlung und bin überzeugt, dass auch diese Konjunktivaltuberkulose ausheilen wird.

Ich wollte Ihnen diese Fälle, deren Zahl ich leicht vergrössern könnte, zeigen, um die Wirksamkeit der Röntgentherapie vorzuführen. Allerdings mehren sich die Fälle der Röntgenschädigungen, die ich selbst gesehen habe und die mir berichtet werden. Man sollte solche Bestrahlungen eben nur von wirklich ausgebildeten Röntgenärzten in erstklassigen Röntgeninstituten machen lassen.

IV.

Herr Gonin (Lausanne): Abbildungen von operativ verschlossenen Netzhautrissen bei Ablösung.

Mit 2 farbigen Abbildungen im Text.

Als Beispiele von den verschiedenen Bedingungen, die sich bei der operativen Verschliessung von Netzhautrissen vorfinden können, werden folgende Fälle bildlich demonstriert:

1. Blasenförmige Ablösung im oberen äusseren Quadrant, mit hufeisenförmigem Riss, ungefähr 6 Pd weit von der Ora. Ignipunktur 18 mm vom Limbus. Acht Tage später, breite chorioretinale Narbe, wo die Rissränder vollständig eingeschlossen sind. Keine Spur mehr der Ablösung; seitdem dauerhafte Heilung (19 Monate).

2. Flache Ablösung der unteren Hälfte und der Makula bei starker Myopie, mit hufeisenförmigem Lappenriss unten, 4 Pd weit von der Ora. Ignipunktur 15 mm vom Limbus. Die Narbe sitzt mitten auf dem Lappen, verbreitet sich nach und nach und bringt vollständige Heilung, die seit 14 Monaten dauert.

3. Faltenreiche Ablösung der äusseren Hälfte bei Myopie 10 D, mit zwei Netzhautrissen dicht beieinander im äusseren unteren Quadrant; beide werden durch eine einzige Kauterisationsnarbe verschlossen. Dauer der ganzen Behandlung zehn Tage. Heilung besteht seit acht Monaten (Abb. 1 u. 2).

4. Fünf Monate alte Ablösung der zwei unteren Drittel der Netzhaut mit breiter Losreissung an der äusseren unteren Peripherie. Durch zwei Ignipunkturen, 12 mm weit vom Limbus, wird eine „Barrage" auf der hinteren Lippe des Risses angelegt. Bei Wiedervorstellung der Pat. nach zehn Monaten zeigt sich die Netzhaut vollständig angelegt mit breiten, peripheren, chorioretinalen Narben.

5. Zwei Monate alte Ablösung nach oben aussen, mit grossem halbmondförmigen Riss. Die erste Ignipunktur trifft die obere Hälfte der Öffnung und verengt sie; 14 Tage später vervollständigt eine zweite den Verschluss. Nach brieflicher Mitteilung Endresultat gut.

6. Vier Monate alte Ablösung bei Myopie 22 D der ganzen unteren Hälfte; Schrumpfung der Netzhaut an der Makula und 5 Pd langer sichelförmiger Riss mit gezacktem Lappen, 4 Pd weit von der unteren Peripherie. Nach Ignipunktur 17 mm vom Limbus, unterm Rand des Rectus inferior, ist die hintere Lippe des Risses von der Narbe an der Aderhaut wie angenagelt, der Lappen bleibt aber frei beweglich und die beiden Enden der Öffnung klaffend; durch zwei neue Ignipunkturen werden auch diese Seitenhörner des Risses in die Narbe eingezogen, und nach und nach vervollständigt sich der Verschluss. Zugleich legt sich die Netzhaut langsam sogar an der Makula wieder an.

7. Ablösung der äusseren Hälfte mit drei Rissen übereinander, nahe bei der Peripherie. Erste Ignipunktur 3 mm zu weit nach hinten und 1 mm zu tief ausgefallen, um den unteren Riss zu treffen: nachkorrigierend wird die zweite durch den Sehnenansatz des Rectus internus vorgenommen und bringt den Riss zum Verschluss. Dann werden die beiden übrigen Öffnungen mittels einer dritten und vierten Kauterisation vernarbt. Vollständige Heilung besteht seit 18 Monaten.

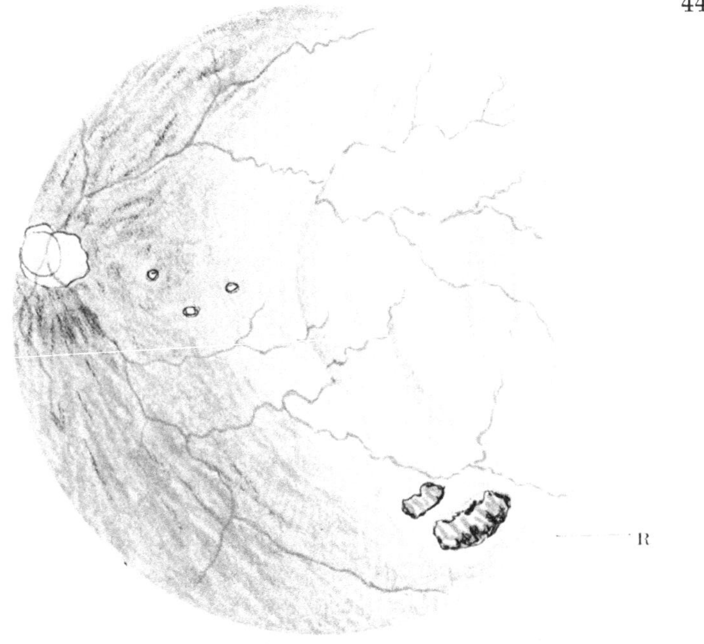

Abb. 1

Netzhautablösung der äusseren Hälfte bis zur Makula, bei einäugiger 47 jähr. Patientin mit Myopie 10 D. Fingerzählen auf 4 Meter. ——R zwei Netzhautrisse im äusseren-unteren Quadrant.

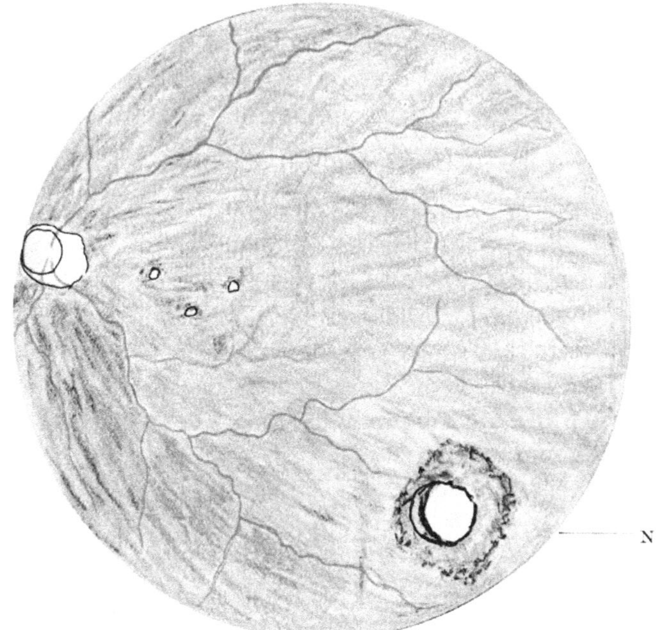

Abb. 2

Vollständige Wiederanlegung der Netzhaut nach einziger Ignipunktur; V = 0,5 und freies Gesichtsfeld. ——N Narbe der Kauterisation, die beide Risse zusammen eingeschlossen hat.

V.

Herr E. Engelking (Freiburg i. Br.): Metastatische Myositis der äusseren Augenmuskulatur.

Die äussere Augenmuskulatur beteiligt sich bekanntlich an metastatischen oder von der Umgebung fortgeleiteten Entzündungsprozessen der Orbita sehr häufig. Pflegen wir doch geradezu die Veränderungen an der Muskulatur oder der Funktion der Augenmuskeln als wichtiges Hilfsmittel zur Beurteilung des Sitzes, der Ausdehnung und des Charakters der Orbitalerkrankung zu benutzen! Wenn derartige Kranke zur Sektion kommen, so findet man in einer grossen Anzahl der Fälle mikroskopische Infiltrationen oder gar Einschmelzungen auch im Bereich der Muskulatur. Aber fast ausnahmslos handelt es sich, wie die histologischen Bilder erkennen lassen, um ein Übergreifen der Phlegmone oder des Abszesses sekundär auf den Augenmuskel.

Dem gegenüber sind primäre metastatische Myositiden so gut wie unbekannt. Ich habe in der Literatur nur den Hinweis Axenfelds auf das Vorkommen einer isolierten metastatischen tuberkulösen Myositis und die kurze Demonstrationsbeschreibung eines Falles von Cords finden können. Es seien deshalb hier zwei Fälle vorgewiesen, die zwar in ihren Einzelheiten dem Cordsschen nicht unmittelbar an die Seite gestellt werden dürfen, dennoch aber zweifellos als metastatische Myositis der äusseren Augenmuskulatur aufgefasst werden müssen.

Im ersten Falle traten bei einem zuvor anscheinend gesunden Patienten (K. Tr.) zeitweise Doppelbilder mit Schmerzen in der linken Orbita auf. Die erste Untersuchung mit objektivem Befunde ergab Symptome einer Abduzensparese links mit Schmerzen in der linken Orbita, besonders bei Bewegungen der Augen nach links.

Etwa vier Wochen nach Auftreten der ersten Doppelbilder wurde ein geringer Exophthalmus links und eine stärkere Beweglichkeitseinschränkung, wiederum besonders nach links, nachweisbar. Jetzt war auch die Gegend der linken Tränendrüse geschwollen.

Innerhalb der nächsten Tage Zunahme der Schmerzen, des Exophthalmus, der Beweglichkeitsbeschränkung nach allen Richtungen hin, aber vor allem wie früher nach links; Temperatursteigerung. Palpable Resistenz in der Gegend der Tränendrüse. Ophthalmoskopisch kein Befund. Nebenhöhlen und Periorbita nicht nachweislich verändert. Diagnose: Metastatische Myositis des Abduzens und Dakryoadenitis. Infektionsquelle unbekannt.

Eröffnung der Orbita nach Schnitt wie zum Krönlein. Eitrige Dakryoadenitis, kleiner Abszess in der Fossa lacrimalis und Infiltration der dem Musculus abduzens entsprechenden Orbitalteile. Bakteriologisch: Staphylokokkus pyogenes aureus. Orbita sonst frei. Entfernung der infiltrierten Tränendrüsenteile und Drainage.

Heilung, wobei sich die Funktion des Musculus abduzens auffallend spät und erst ganz allmählich wieder vollständig herstellt.

Es muss auf Grund des Krankheitsverlaufes wie des Operationsbefundes eine selbständige metastatische Myositis angenommen werden, zu der sich dann der Abszess in der Fossa lacrimalis und die eitrige Dacryoadenitis hinzugesellte.

Der zweite Fall (E. N.) kam mit einer erheblichen Schwellung und Rötung der Lider des rechten Auges, Chemose und ziemlich genau sagittaler Protrusio bulbi zur Aufnahme. Die Funktion des Sehnerven, Visus, ophthalmoskopisches Bild, Pupillenweite und -reaktion, überhaupt die gesamte Ziliarnervenfunktion durchaus unverändert. Dabei eine hochgradige, fast vollständige Aufhebung der Beweglichkeit des Bulbus, so dass sogleich an eine selbständige Beteiligung der äusseren Augenmuskulatur gedacht wird. Ausserdem aber findet sich eine palpable Resistenz in der Gegend der Tränendrüse und entsprechende Ptosis des Oberlides.

Die Anamnese ergibt, dass der Patient an einer chronisch rezidivierenden Tonsillitis leidet, und dass in den letzten Wochen Doppelbilder sowie rezidivierende Schwellungen in der Gegend abwechselnd beider Tränendrüsen bestanden haben.

Die erste Operation, die unter Schonung der eigentlichen Orbita zunächst nur die Tränendrüsengegend freilegt, ergibt eine stark geschwollene, missfarbene, tiefdunkelrote Tränendrüse ohne Abszessbildung.

Da trotz Drainage usw. kein Absinken der Temperatur und kein Rückgang des Exophthalmus erfolgt, auch die fast vollständige Aufhebung der Beweglichkeit des Auges (bei dauernd intakter Funktion des Optikus und der Ziliarnerven) fortbesteht, wird bei einem zweiten Eingriff der infiltrierte Teil der Tränendrüse entfernt, dann aber auch absichtlich eine vorsichtige Eröffnung des Orbitalgewebes in der Gegend des Abduzens vorgenommen. Das Orbitalgewebe ist in der unmittelbaren Umgebung des Muskels derb, rötlich, der Muskel selbst verdickt und hyperämisch. Keine Abszessbildung. Ein tieferes Eingehen in den Orbitaltrichter unterbleibt, um die so gut funktionierenden zentralen orbitalen Elemente nicht zu schädigen. Wundversorgung in der üblichen Weise. Absinken der Temperatur, langsamer Rückgang des Exophthalmus und nach mehrfachem Rezidivieren der entzündlichen Schwellungen im Bereich beider Tränendrüsen allmähliche klinische Heilung. Dabei fällt aber auf, dass die Funktion der Augenmuskeln auch weiterhin unverhältnismässig stark beeinträchtigt bleibt. Insbesondere besteht noch nach Monaten eine fast vollständige Paralyse im Bereich des Rectus superior, obwohl die entzündlichen Erscheinungen lange verschwunden sind. Wahrscheinlich ist hier eine bindegewebige Verschwartung im erkrankten Muskel eingetreten.

Im vorliegenden Falle handelt es sich demnach um eine — wahrscheinlich ursprünglich von den Gaumenmandeln ausgehende — metastatische Myositis und Dakryoadenitis. Die Infektion muss verhältnismäßig leicht gewesen sein, da es weder in der Muskulatur, noch auch in einer der Tränendrüsen je zur Abszedierung oder zum Übergreifen auf d'e Nachbarorgane gekommen ist. Gerade dieser letztere Umstand spricht auch zugleich für eine von vornherein selbständige Metastasierung in die Muskulatur der rechten Orbita, die bereits aus dem dauernden Missverhältnis zwischen einerseits schwerster Schädigung der Muskelfunktion, andererseits relativer Unberührtheit der übrigen Orbitalteile mit Ausnahme der Tränendrüsen (klinische Untersuchung und Inspektion bei der Operation) zu erschliessen war.

VI.

Herr A. v. Szily (Münster i. W.): Demonstrationen:

      a) Angeborene, familiäre „Ringstarlinse".

      b) Zur Einführung von neuen Modellen für Forschung und Unterricht.

    a) Angeborene, familiäre „Ringstarlinse".

Die angeborenen Stare zeichnen sich bekanntlich sowohl klinisch als anatomisch durch besondere Merkmale aus, so dass ihr Formenkreis im allgemeinen als mit genügender Sicherheit umrissen und, abgesehen von einigen abweichenden Befunden, in der Hauptsache schon als bekannt bezeichnet werden muss.

Hierher gehören in erster Linie die Mehrzahl der Schichtstare, die hinteren und ein Teil der vorderen Polstare, der Spindelstar, der Zentralstar und ein Teil der angeborenen „Totalstare".

Allen diesen Formen des angeborenen Stares ist zunächst gemeinsam, dass trotz der mehr oder weniger umfangreichen und so verschiedenartige Typen aufweisenden Trübungszonen, die äussere Form der Linse, wenn nicht sekundäre Prozesse, verbunden mit einem Schwund des Linsenbestandes, hinzutreten, in ihrer charakteristischen Gestalt erhalten bleibt, ja zumeist auch normale Wölbung und Umfang besitzt.

Aber selbst bei Spontanberstungen der Kapsel oder bei ihrer angeborenen Aplasie an der Hinterfläche, oft verbunden mit Einwuchern von Ästen der embryonalen Glaskörpergefässe, wie z. B. beim echten Lenticonus posterior, kommt es, ohne die soeben erwähnten Komplikationen, nicht etwa zu einer Resorption des Linsenkerns, sondern höchstens zu einer Verlagerung desselben nach hinten, ohne Verlust im Bestand der vorderen Rindenschichten.

Alle Erfahrungen sprechen dafür, dass nicht nur im späteren Alter, sondern auch in der jugendlichen Linse der Linsenkern der Resorption oder dem Spontanschwund am wenigsten zugänglich ist.

Um so mehr Interesse dürfte daher die folgende, eigenartige, neue, angeborene und familiäre Kataraktform finden, die sich von den bisher bekannten in erster Linie dadurch unterscheidet, dass bei ihr zwar die Linsenperipherie in Ringform erhalten ist, dagegen der Linsenkern vollständig fehlt. Seine Stelle wird durch eine dünne Starmembran eingenommen, die den Glaskörperraum gegen die vordere Kammer abschliesst.

Es handelt sich um eine Familie mit neun Kindern, von welchen vier die hier gezeigte Starform an beiden Augen aufwiesen.

Die erste Abbildung zeigt die merkwürdige Beschaffenheit der Linsen beim jüngsten — zwölf Jahre alten — der Geschwister. Die Linsen erweisen sich bei maximal weiter Pupille leicht symmetrisch nach oben — innen verschoben. Die äusserste Peripherie ist vollkommen klar und durchsichtig. Dann folgen zwei konzentrische, schichtstarähnliche Trübungszonen. Das Bemerkenswerte ist dabei nur, dass genau in der Mitte der Linse ein unregelmäßig begrenztes, aber nahezu kreisförmiges Areal vorhanden ist, das ungefähr die Ausdehnung der mittelweiten Pupille besitzt und in welchem die Linse bis auf eine dünne, nachstarähnliche Membran vollständig fehlt.

Auch bei den übrigen Geschwistern von 20, 26 bzw. 32 Jahren liegen ganz ähnliche Verhältnisse vor. Die schichtstarähnlichen Zonen sind überall, wenn auch nicht immer mit gleicher Schärfe zu erkennen. Auch der zentrale Linsendefekt ist allen Linsen gemeinsam, wobei allerdings seine Grösse bei den einzelnen Individuen etwas variiert. Die dünne Verschlussmembran zeigt unregelmäßige wolkige und kleinfleckige Trübungen und ist für Licht auch stellenweise durchlässig.

Durch Diszission bzw. Extraktion der Verschlussmembran mit der Kapselpinzette ist eine Verbesserung der Sehkraft erzielt worden. Danach zeigte es sich, dass die tieferen Teile normal und dass auch keine Reste von Glaskörpergefässen vorhanden waren.

Gemeinsam ist allen acht Linsen der vier Geschwister eine Linsenform, welche am besten durch einen vollkommenen Mangel des axialen Linsenbestandes, einschliesslich des Linsenkerns gekennzeichnet wird. Bis auf die zentral gelegene Verschlussmembran gleicht also die Linse einem gewulsteten Rettungsring und ich möchte für sie daher den Namen angeborene, familiäre „Ringstarlinse" in Vorschlag bringen.

Dieser Name soll aber nur die typischen klinischen Merkmale kennzeichnen, während die Entscheidung, ob es sich um eine angeborene Aplasie des Linsenkerns oder um sekundären Schwund des zentralen Linsenbestandes handelt, noch weiteren Feststellungen überlassen bleiben muss.

Ringförmige Linsen nach Diszission und nachfolgender Extraktion der Linse bei Kaninchen sind von Gonin (1896) und Wessely (1910) beschrieben worden, indes handelt es sich ja hier um ganz andere Verhältnisse, mit einer nur rein äusserlichen Ähnlichkeit des Befundes.

Dass die Linsenveränderungen in Augen mit Art. hyaloidea pers. ganz anders aussehen, zeigt der folgende Befund, bei welchem gerade die Linsenrinde vollständig resorbiert ist und nur der geschrumpfte und verkrümmte Linsenkern übrig geblieben ist.

Zufallsbefunde an histologisch untersuchten Linsen, die recht wohl als Grundlage unserer Linsenmissbildung dienen könnten, habe ich an einem eigenen Präparat und in einer Mitteilung von Vossius (1893) gefunden. Bei diesen recht seltenen Befunden aus der Linsenpathologie handelt es sich im grossen und ganzen im Querschnitt um hantelförmige, also tatsächlich um Ringlinsen, mit einem zentralen Defekt, der von einem kapselstarähnlichen Gebilde eingenommen wird.

Die grösste Ähnlichkeit mit unserer „Ringstarlinse" zeigt ein von Hess (1911) als „Zentralstar" beschriebener Fall, bei welchem auch schon klinisch schichtstarähnliche Zonen beobachtet worden sind.

Für die von mir gezeigte Form der angeborenen familiären Ringstarlinse bin ich am ehesten geneigt, eine angeborene Aplasie des axialen Linsenabschnittes mit Einschluss des Linsenkerns anzunehmen. Dass so etwas vorkommen kann, zeigen mir einige Beobachtungen an embryonalen Linsen.

Bei einem 16 Tage alten Kaninchenembryo aus einem Stamm mit erblichen angeborenen Staren besteht z. B. im Querschnitt gleichfalls schon eine komplette Trennung des Linsenfaserbestandes in zwei sich dem äquatorialen Kernkranz anschliessenden Hälften, so dass die Hauptmasse des Linsenbestandes Ringform besitzt, in der Axis unterbrochen durch den zylinderförmigen und von Pol zu Pol ziehenden Haufen zerfallender Linsenelemente.

Es bedarf nur noch der keineswegs unbegründeten Annahme der sekundären Schrumpfung des axialen Zylinders, um aus diesem Befunde im fertigen Zustande eine „Ringstarlinse" mit zentral gelegener nachstarähnlicher Verschlussmembran hervorgehen zu lassen, so wie es unsere Starfamilie zeigt.

b) Zur Einführung von neuen Modellen für Forschung und Unterricht.

Im Laufe der letzten Jahre sind so oft Anfragen an mich gelangt, ob es nicht möglich wäre, Reproduktionen meiner Plattenrekonstruktionsmodelle aus dem Gebiete der normalen Entwicklungsgeschichte und der Missbildungslehre des Auges zu erhalten, dass ich mich diesem Wunsche nicht mehr länger verschliessen konnte. Es gelang mir, Herrn Dr. med. h. c. Friedrich Ziegler in Freiburg i. Breisgau für diese Aufgabe zu gewinnen. Er hat in seinem bekannten Atelier für wissenschaftliche Plastik zunächst zwei Modellserien nach meinen Vorlagen hergestellt, die nunmehr bei ihm zu haben sind[1]).

Die erste Serie besteht aus drei Modellen von verschiedenen Entwicklungsstadien der „Papilla nervi optici primitiva s. epithelialis" vom Typus „Säuger". Um den Ablauf

---

[1]) Zu beziehen durch Fr. Ziegler, Atelier für wissenschaftl. Plastik, Freiburg i. Brsg.

des damit in Beziehung stehenden Entwicklungsgeschehens in allen seinen Phasen verfolgen zu können, war es nötig, die Modelle in geeigneter Weise zu eröffnen, um nach Beseitigung eines Teiles der dorsalen Augenbecher- und Stielwandung Einblick zu gewinnen in den Hohlraum zwischen Retina und Pigmentblatt.

Die Modelle zeigen, wie es auf dem Umwege der Becherspalte erst zu einer seichten, dann einer immer steiler in den Restraum des Sehventrikels hineinragenden Falte kommt, die sich schliesslich ventral von ihrer Unterlage vollständig ablöst. Dadurch kommt es zur Ausbildung eines röhrenförmigen „Schaltstückes", das in freiem Verlaufe die Netzhaut mit dem Becherstiel verbindet und die embryonale Anlage der „Papilla nervi optici primitiva s. epithelialis" bildet.

Die zweite Serie bringt die Genese der Kolobome und des Mikrophthalmus mit und ohne Netzhautzysten an fünf verschiedenen Entwicklungsstadien zur Darstellung. Es handelt sich um Plattenmodelle von Kaninchenembryonen mit erblichen Spaltaugen. Bei der Auswahl der zur Vervielfältigung gelangenden Modelle wurde sowohl auf die Veränderungen der Gesamtanlage der Missbildung mit zunehmendem Wachstum, als auch darauf besonderes Gewicht gelegt, dass die wichtigsten Erscheinungsformen in der Modellsammlung vertreten seien. Wir sehen somit neben Augenanlagen mit in ganzer Länge offener Becherspalte auch solche mit nur teilweise gestörtem Becherspalten-verschluss, mit Netzhautduplikaturen und zystisch erweiterten Netzhautfalten. Auch die sog. „abirrenden Sehnervenfasern" und die infolge der Missbildung der embryonalen Papillenanlage unabhängig vom Hauptstamm austretenden „Nebensehnerven" sind auf den Modellen zu erkennen.

Bei den komplizierten morphologischen Verhältnissen ist es selbst für den Geübten fast unmöglich, aus Schnittserien allein eine auch nur halbwegs zutreffende plastische Vorstellung über das Wesen jener Vorgänge zu gewinnen, die dem hier zur Dar-stellung gelangenden Entwicklungsgeschehen zugrunde liegen. Die alten Manzschen Modelle der normalen Entwicklung des Auges sind freihändig modelliert und nicht nach dem Plattenrekon-struktionsverfahren hergestellt; sie waren für manche Zwecke recht gut brauchbar, können aber nicht als naturgetreue Wiedergabe der tatsächlichen Verhältnisse gelten.

Ich hoffe, dass meine jetzt allgemein zugänglich gemachten Modelle — denen nach Bedarf die anderen Serien folgen sollen —

für das Selbststudium und den Unterricht willkommen sein werden.
Es ist eine alte Erfahrung, dass man ähnliche morphologische
Vorgänge, wie sie hier zur Darstellung gebracht worden sind, nur
dann richtig zu beurteilen vermag, wenn sie an naturgetreuen
plastischen Modellen studiert werden, die man auch in die Hand
nehmen und in Ruhe von allen Seiten betrachten kann.

VII.

Herr P. A. Jaensch (Breslau): Hydrophthalmus congenitus
und Encephalocele orbitae posterior.

Mit 2 Abbildungen im Text.

In zahlreichen Arbeiten wird über das Zusammentreffen von
Hydrophthalmus mit anderen kongenitalen Missbildungen berichtet.
Die eine Gruppe, der wohl unmittelbare Beziehungen zum kindlichen
Glaukom zugeschrieben werden dürfen, ist repräsentiert durch
Kolobome, Aniridie und Lentikonus, die andere hingegen steht
mit dem Hydrophthalmus nur in mittelbarem Zusammenhang
— Feuermal — oder ist als koordinierte Anomalie bzw. Erkrankung
zu bewerten — Polydaktylie, Neurofibromatose und Elephantiasis —.
Zusammentreffen von Hydrophthalmus und Enzephalozele
ist meines Wissens bisher noch nicht beschrieben.

Wir beobachteten bei einem 15 jährigen Knaben mit infantilem
Habitus (Grösse 1,30 m, Gewicht 31,5 kg, schlecht entwickelte, sekundäre
Geschlechtsmerkmale) typischen Hydrophthalmus congenitus:
Vergrösserung des Bulbus, besonders des vorderen Abschnittes mit
starker Verbreiterung des Limbus, tiefe Vorderkammer, leichthauchige
Trübung der vergrösserten Hornhaut (14 mm Durchmesser, 8,4 mm
Radius), an der mehrere Deszementrisse und Glashautleisten nach-
weisbar waren. Linse und Glaskörper klar. Tiefe glaukomatöse
Exkavation mit temporalem Konus. Visus rechts — 8,0 sph. = 0,1
— 0,16. Gesichtsfeld: Ausfall des nasalen unteren Viertels bei starker
konzentrischer Einengung. T = 35 mm Hg. Linkes Auge o. B. Visus = 1,0.

Das rechte Oberlid ist wesentlich verdickt. Es besteht Ptosis
mittelbaren Grades. Bei geöffneter Lidspalte steht der rechte, stark
vergrösserte Bulbus 8—10 mm tiefer als der linke. Dennoch werden
nur seitendistante Doppelbilder angegeben im Sinne einer Parese des
rechten Lateralis, zu denen sich vertikaldistante erst bei Blickhebung
gesellen. Sie betragen im rechten oberen Blickfeld bis 15^0 (—) VD,
im linken aber nur bis 4^0. Daraus folgt, dass der R. sup. stärker
paretisch ist als der Obl. inf. In der unteren Blickfeldhälfte (besonders
bei LW) Parallelstellung der Bulbi.

Der prominente rechte Bulbus (5 mm Exophthalmus) pulsierte
synchron der Karotis. Kompression der Halsschlagader hob

die Pulsation nicht auf; in Rückenlage nahm der Exophthalmus etwas ab, bei längerer Kopfbeugung zu. Bulbus ausserordentlich leicht und ohne Hirnerscheinungen zurückdrängbar. Das Röntgenbild zeigt links normale Verhältnisse, die rechte Orbitalöffnung ist stark vergrössert, die knöchernen Wandungen fehlen, also ein für die hintere orbitale Enzephalozele charakteristischer, als Hemmungsbildung zu wertender Befund. Er war vergesellschaftet mit einem Knochendefekt der rechten Schläfenschuppe. Die verhältnismäßig geringen Motilitätsstörungen lassen erkennen, dass der Annulus tendineus normal entwickelt ist, und dass die Paresen mit grosser Wahrscheinlichkeit auf

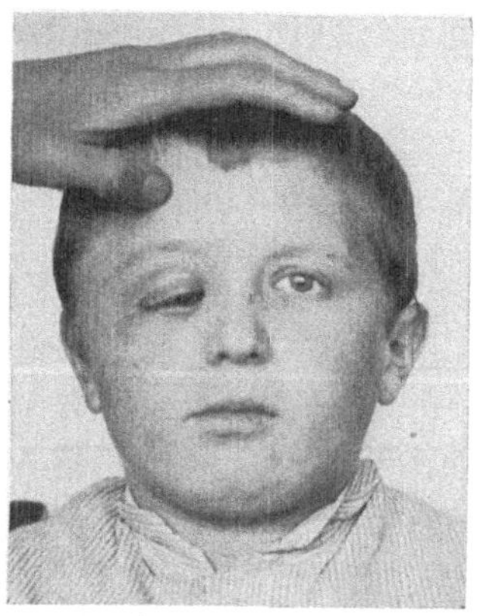 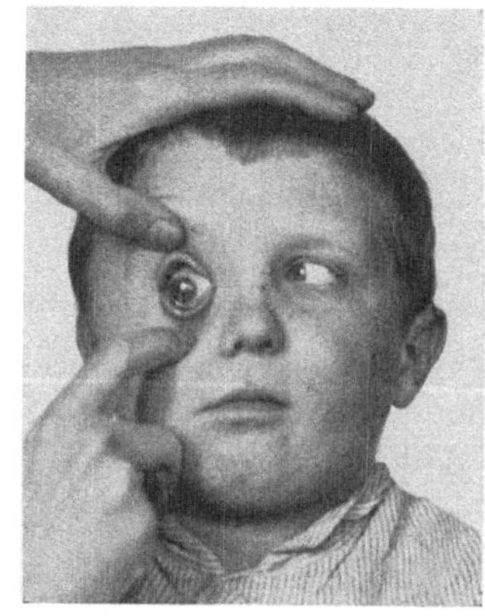

Abb. 1   Abb. 2

mechanischer Schädigung der drei vorwiegend betroffenen Muskeln (Rr. lat. und sup. sowie Levator palpebrae) durch die fortgeleitete Hirnpulsation beruhen.

Die interne Untersuchung ergab bis auf eine ganz geringe Erweiterung der Sella turcica keinen krankhaften Befund. Prüfung des vegetativen Nervensystems und Stoffwechselversuch, Blut-Wassermann und Pirquetsche Reaktion waren negativ.

Nach Angaben der Mutter bestanden die Vorwölbung an der rechten Schläfe, die Vergrösserung des rechten Bulbus und das Pulsieren schon bei Geburt des Knaben. Aber erst seit etwa zwei Jahren soll das rechte Auge wiederholt gerötet gewesen sein und geträngt haben.

Durch eine Trepanation nach Elliot wurde die Hypertension beseitigt (drei Monate post op. 10—12 mm Hg).

Wenn auch das Zusammentreffen von Hydrophthalmus und hinterer Enzephalozele höchstwahrscheinlich zufällig ist, so gewinnt es insofern Bedeutung, als wir im ersteren nach unseren heutigen Kenntnissen eine Folge einer Hemmungsbildung der Abflusswege der intraokularen Flüssigkeit sehen, die sich hier mit einer Entwicklungsstörung des knöchernen Schädels vergesellschaftet.

VIII.

Herr Rössler (Bozen): Demonstration der neuen Kobaltlampe.

Mit 1 Abbildung im Text.

Vor einem Jahr führte ich Ihnen das erste Modell der Kobaltlampe vor, welche zur chromatischen Untersuchung dienen sollte.

Diese erste Lampe hatte verschiedene Fehler, so dass ihre
Verwendbarkeit nicht ganz einwandfrei war.

Die jetzige ist zwar im Wesen unverändert, die Untersuchung
erfolgt wie früher bei einer Blendenöffnung 8 mm aus einer Distanz
von 2,5 m in verdunkeltem Raume, die Lichtverhältnisse sind

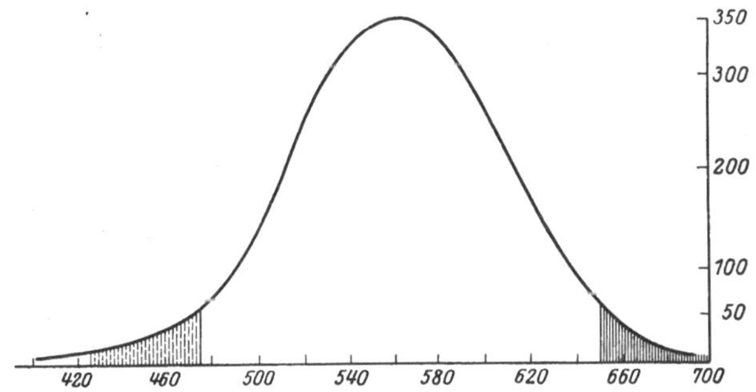

Intensität in relativem Maß.   Empfindlichkeitskurve f. d. menschl. Retina.
(Illuminating Engineering Society.)

jedoch besser abgestuft, die radiären Lichtspalten grösser, licht-
schwächer, das Violettfilter nach langen Versuchen so gewählt,
dass sich die Rot- und Blaueindrücke bei der Verwendung einer
100kerzigen Lampe die Wage halten.   Es kommen nur mehr
Strahlen von 425 $\mu\mu$ bis 475 $\mu\mu$ und von 560 $\mu\mu$ bis 750 $\mu\mu$
durch, alle Zwischenstrahlen sind ausgelöscht.

Eingetragen in die Empfindlichkeitskurve für Strahlen verschiedener Wellenlänge, wie sie die Illuminating Engineering
Society verwendet, sehen Sie, dass die verwendeten Strahlen
gegenüber den mittleren Strahlen nur einen Bruchteil an Helligkeit
aufweisen.   Um eine gewisse Helligkeit der Bilder zu erreichen,
muss die Lichtquelle sehr stark gewählt werden und die Abdeckung
herumirrender Strahlen eine exakte sein.

Auch jetzt zeigt natürlich eine relative Vergrösserung des
Rotbildes eine mehr hypermetrope Einstellung der Netzhaut an
und umgekehrt die des Blaubildes eine mehr myope.

Ein Astigmatismus gibt das bekannte Kreuz mit roten und
blauen Balken, wenn die Netzhaut in der interfokalen Strecke

liegt: dies zu erreichen ist sehr leicht — dabei zeigt der rote Balken die Lage der schwächerbrechenden Achse an, deren Gradzahl man mit Hilfe der radiären Lichtspalte genau einstellen und ablesen kann.

Eine Asymmetrie wird sich dadurch kenntlich machen, dass die Zerstreuungsbilder exzentrisch sind, nach einer Richtung hin breiter als nach der andern, eine Dezentrierung in der Verschiebung des Rotbildes gegen das Blaubild, und zwar entspricht einer Verschiebung der Linse nach oben eine Lichterscheinung, bei der der obere Rand rot, der untere blau ist.

Nun möchte man nach den theoretischen Erwägungen glauben, dass die Netzhaut, wenn sie in der Mitte zwischen Rot und Blau eingestellt ist, also gleich grosse Zerstreuungskreise hat, auf die Entfernung der Kobaltlampe eingestellt sein sollte: dem ist aber nicht so.

Trotzdem ich in einer Entfernung von weniger als 3 m untersuchte und so einstellte, dass um die hellrote Scheibe ein leichter blauer Halo zu sehen war — also eine leicht myope Einstellung —, musste ich für die Leseprobe in 6 m Entfernung noch regelmäßig plus 0,5 D sph dazugeben, um die beste Sehschärfe zu bekommen.

Die subjektive Bestimmung gestaltet sich ausserordentlich einfach, wenn man nur systematisch vorgeht, zuerst den Astigmatismus durch Zylinder möglichst beseitigt und achtet, dass durch die Mitte des Glases gesehen wird.

IX.

Herr J. W. Nordenson (Upsala): Farbenaufnahmen des toten Augenhintergrundes.

Als erstrebenswertes und bisher nicht erreichtes Ziel der Photographie des Augenhintergrundes steht die Aufnahme desselben in Farben. Es wird augenscheinlich noch lange dauern, ehe die erforderliche Belichtungszeit Augenhintergrundaufnahmen erlauben wird. Unterdessen sind wir darauf hingewiesen, uns am toten Auge eine Vorstellung von dem, was man dabei erreichen könnte, zu bilden.

Ich möchte nun hier einige Aufnahmen vom toten Augenhintergrunde demonstrieren, die mit Autochromplatten von Lumière gemacht wurden. Dieselben sind zu verschiedenen Zeiten nach dem Tode aufgenommen und zeigen somit den Gang

der postmortalen Veränderungen an demselben. Sie sind bzw.
zwei, vier, acht und zwölf Stunden nach dem Tode aufgenommen.
Es ist bemerkenswert, dass man die Makula graurot sieht und
nicht einmal so gelb wie die Papille.

X.

**Herr Dohlman (Upsala): Demonstration eines Apparates
zur optischen Registrierung der vestibulären
Augenbewegungen.**

Das Problem der Registrierung der Augenbewegungen ist
nicht neu und ausserdem auch mehrfach gelöst worden. Wenn
ich aber trotzdem versucht habe einen Apparat herzustellen zu
demselben Zweck, habe ich es aus folgenden Gründen getan:

Um 1. eine leicht messbare und richtige Wiedergabe der ausgeführten Augenbewegungen zu bekommen,

2. eine gleichzeitige Registrierung der Augenbewegungen in
zwei Ebenen zu erhalten,

3. eine genügende Vergrösserung zu bekommen, die klare und
übersichtliche Kurven gibt, aber unter Vermeidung einer Veränderung oder Verzerrung der Augenbewegungen durch die Träg-
heit schwingender Massen.

Darum habe ich eine optische Überführung gewählt und in
folgender Weise verwendet. Ein kleiner Hohlspiegel von 10 mm
diam. wird an einer kleinen Saugglocke aus Gummi befestigt.
Diese Saugglocke passt in seiner Grösse genau über die Kornea
und saugt sich nach leichtem Andrücken gegen den Limbus fest.
Der in dieser Weise für das Auge vollkommen ungefährlich fixierte
Spiegel folgt jetzt jeder ausgeführten Augenbewegung, ohne sie zu
verändern, da der kleine Ansatz mit Spiegel zusammen nur 0,6 g
wiegt. Der Spiegel kann jetzt auf einen bestimmten Abstand
einen scharfen Lichtpunkt von $<$ ½ mm Durchmesser auf dem
photographischen Papier werfen, wenn der Lichtstrahl einer punkt-
förmigen Lichtquelle gegen ihn gerichtet wird. An dem Apparat
ist jetzt Lichtquelle und Registrierkamera für das lichtempfindliche
Papier zusammengebaut und in allen Ebenen beweglich auf einem
schweren Stativ befestigt. Steht das Auge still, zeichnet der
Lichtpunkt auf dem bei der Registrierung mit gleichmäßiger
Geschwindigkeit vorbeibewegten lichtempfindlichen Papier eine
gerade Linie. Wird das Auge bewegt, entsteht eine der Bewegung

entsprechende Kurve. Ist der Spiegel frontal gestellt, auf dem Auge fixiert, werden die horizontalen sowie vertikalen Bewegungen gleichzeitig registriert. Will man die horizontalen mit den rotatorischen Bewegungen zusammen aufschreiben, muss der Spiegel lateralwärts gerichtet, an der Gummisaugglocke befestigt sein.

XI.

Herr Wessely (München): Technische und klinische Demonstrationen.

Mit 1 Abbildung im Text.

a) Stereoskopische Augenhintergrundsphotographien.

Wie die stereoskopische Ophthalmoskopie uns für viele Fälle unentbehrlich geworden ist, so sind auch stereoskopische Aufnahmen des Augenhintergrundes den Einzelphotographien beträchtlich überlegen. Die an sich ausgezeichnete Nordenson-Kamera hat noch keine Einrichtung zu gleichzeitigen Doppelaufnahmen und dürfte sich nur mit Überwindung ziemlicher technischer Schwierigkeiten hierzu einrichten lassen. Eine besondere stereoskopische Kamera ist aber auch, wie uns unsere über zwei Jahre fortgesetzten Versuche bewiesen haben, und inzwischen ebenso Metzger (Frankfurt a. M.) an seinen sehr guten Aufnahmen gezeigt hat, entbehrlich. Der frühere Assistent meiner Klinik, Dr. Gescher, hat auf der letzten Tagung der bayerischen augenärztlichen Vereinigung ausgeführt, dass bei dem Mangel einer eigentlichen Fixiervorrichtung an der Nordenson-Kamera die geringen Einstellfehler bei festgehaltener Fixation oft genügen, einen ausreichenden stereoskopischen Effekt durch zwei hintereinander vorgenommene Aufnahmen zu erzielen. Wird der Patient aufgefordert, den Blick des freien Auges jedesmal nach der gleichen Stelle im Raum zu richten, so erfolgen fast ausschliesslich Einstellschwankungen in der Horizontalen und die dadurch bedingte Querdisparation der Bilder kann in der Tat eine sehr befriedigende stereoskopische Tiefenwirkung geben. Ein Teil der ausgestellten Photogramme wurde noch so gewonnen. Man bleibt aber dabei natürlich dem Zufall ausgesetzt. Viel zuverlässiger ist darum die Benutzung einer kleinen von mir zu dem Zwecke konstruierten Wechselfixiervorrichtung, die an dem Zentralrohr des Apparates verschieblich angebracht ist und unter Kontrolle des Beobachtungsokulars so postiert wird, dass jeweils bei Blickrichtung auf das

grüne oder rote Lichtpünktchen das ophthalmoskopische Bild sich
um etwa $^2/_3$ Papillenbreite zum Fadenkreuz verschiebt. Nach Bedarf lässt sich die Parallaxe auch wesentlich variieren. Auf diese
Weise gelingen, wie Sie sich überzeugen können, sehr zuverlässige
klare stereoskopische Aufnahmen, besonders wenn man, wie dies
mein Assistent Dr. Wertheimer durchgeführt hat, die Kamera
vorher am Zeissschen Augenmodell geeicht hat und sie von vornherein auf die genau bestimmte Refraktion des Patientenauges
einstellt.

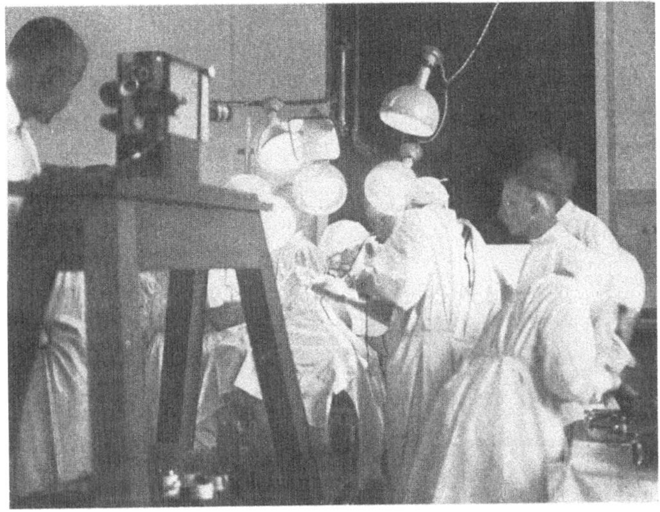

b) Kinematographische Aufnahmen von Augenoperationen im Spiegel.

Kinematographische Aufnahmen von Augenoperationen begegnen der Schwierigkeit, dass bei von der Decke herabhängendem
Aufnahmeapparat das Bild des Auges besonders bei Blicksenkung
in allzu starker Verkürzung erscheint. Um diesem Übelstande
abzuhelfen, und damit der Patient durch den Apparat möglichst
wenig belästigt wird, lasse ich die Aufnahmen mittels eines schräg
gestellten Spiegels machen, der neben und etwas oberhalb des
Operierenden angebracht ist, während der elektrisch betriebene
kinematographische Aufnahmeapparat hinter dem Kopfende des
Operationstisches steht. Das Bild des zu operiernden Auges und
der ganze Vorgang der Operation erscheinen dann in der Photographie nahezu in der gleichen Richtung gesehen, wie sie sich
dem Operierenden selbst darstellen, nur muss beim Filmablauf

rechts und links vertauscht werden. Der Spiegel ist an einem eisernen an der Decke des Operationssaales angebrachten Stativ verschieblich angebracht, welches zugleich einen Kranz von Zeissschen Lampen zur genügenden Beleuchtung des Operationsfeldes trägt. Die projizierte Abbildung (Abb. 1) veranschaulicht die Anordnung, ein Probefilm die Wirkung.

c) Die Beziehungen von Netzhautgefässveränderungen und Retinahämorrhagien zur Hypertonie.

Auf dem Gebiete der Gefässerkrankungen steht kaum ein Problem z. Z. so sehr im Mittelpunkte der allgemein-medizinischen Diskussion wie das der Hypertonie und ihrer Abgrenzung gegen die Arteriosklerose. In der Rombergschen Schule bemüht man sich durch funktionelle Prüfungen zu einer besseren Scheidung der verschiedenen Hypertoniekrankheiten zu gelangen. Das Schema, welches Dr. Lange zu diesem Zwecke auf Grund seiner Untersuchungen entworfen hat, gebe ich in Demonstration wieder:

Tabelle I.

Unterschiede zwischen Arteriosklerose und Hypertonie.

Schematisch.		
	Reine Hypertonie	Reine Arteriosklerose

Klinisch:	Blutdruck:
	             erhöht
	maximal über 160
	minimal über 100
	mittel erhöht
		Normal oder erniedrigt
		  maximal nicht üb. 140
		  minimal unter 100
		  normal oder erniedrigt

	Arterien:
	periphere
	  gleichmäßig wand-
	    verdickt, keine
	  Kalkeinlagerung
		periphere
		  ungleichmäßig wand-
		    verdickt, Kalkeinlage-
		  rung

	Aorta verlängert
	  schmal, schlank ev.
	  abgebogen (Cooper-
	  scheerenform)
		Aorta kurz
		  plump, erweitert,
		  schattentief

	Herz:
	linker Ventrikel mus-
	  kulär hypertrophisch,
	  straff, aufrecht
		niemals hypertrophisch,
		  schlaff, liegend

	Harn:
	kein Eiweiss, keine
	  Zylinder
		Eiweiss, Zylinder,
		  fixiertes spezifisches
		  Gewicht

Schematisch.

	Reine Hypertonie	Reine Arteriosklerose
Funktions- prüfungen:		
Nachströmungsversuch:	Nachströmungszeit in Fingerkapillaren auf Wärme stark ver- längert, auf Kälte verkürzt	Nachströmungszeit durch Wärme und Kälte unbeeinflusst
Einströmungsversuch:	Einströmungszeit nach Fingerabwicklung länger als normal (Spasmus)	Einströmungszeit kürzer als normal
Sperrversuch:	Starke Blutdrucksteige- rung bei Abschnürung der Extremitäten	keine Blutdruckver- änderung
Hautversuch Kälte:	Schnelle Wiedererwärm- ung nach Abkühlung	langsame Wiedererwärm- ung nach Abkühlung
Hautversuch Wärme:	Schnelle Abkühlung nach Erwärmung	langsame Abkühlung nach Erwärmung
Alkoholversuch Magen:	Starke Erwärmung	keine Erwärmung
Nieren-Belastung und Entlastung:	Starke Verdünnungs- u. Konzentrationsfähig- keit	geringe Verdünnungs- und Konzentrations- fähigkeit

Ohne mich diesem Schema ganz anzuschliessen, hielt ich eine sorgfältige Durchführung der funktionellen Prüfungen in jedem Falle doch für sehr wünschenswert und ich begrüsste es daher als einen besonders günstigen Umstand, dass Frau Dr. Lange, seit mehreren Jahren Volontärärztin meiner Klinik, zusammen mit ihrem Gatten sowohl das einschlägige Material der Rom- bergschen wie das der Augenklinik in entsprechender Weise systematisch untersuchen konnte. Die Ergebnisse sind in der nachstehenden Tabelle zusammengefasst.

Tabelle II.

Retina-Hämorrhagien (mit Ausschluss derjenigen bei Retinitis nephritica, bei Diabetes, perniziöser Anämie und allen Blutkrankheiten).

60 Fälle, davon 40 Fälle Blutdruck maximal über 200 mm Hg
17 ,, ,, ,, 160—200 ,, ,,
3 ,, ohne Hypertonie

von den 57 Fällen mit Hypertonie waren
15 reine Hypertoniker
42 Hypertoniker mit Arteriosklerose.

Veränderungen der Netzhautarterien (mit Ausschluss der schweren arteriosklerotischen).

Kaliberdifferenzen und Wandverdickungen

47 Fälle, davon   32 Fälle Blutdruck maximal über 200 mm Hg

11 „   „   „   160—200 „   „

4 „ ohne Hypertonie

von den 43 Fällen mit Hypertonie waren

21 reine Hypertoniker

22 Hypertoniker mit Arteriosklerose.

Das wichtigste scheint mir demnach, dass die spontanen, d. h. bisher meist auf die Arteriosklerose als solche zurückgeführten Retinalblutungen im wesentlichen an den Hochdruck geknüpft sind, mag er entstehen wie er will, und dass sie sogar bei der reinen essentiellen Hypertonie nicht selten sind. Das gleiche gilt von den bei genügender Übung im aufrechten Bild feststellbaren und wohl zu charakterisierenden Kaliberdifferenzen und Wandverdickungen der Netzhautarterien. Ich meine damit den Zustand, wo die Arterien besonders auf und nahe der Papille nicht einem schön geschwungenem Rohr, sondern mehr einem knorrigen in seiner Dicke wechselnden Ast gleichen, erhöhten Glanz zeigen und die überkreuzenden Venen komprimieren. Auch diese Bilder kommen selbst bei der familiären Form vorzeitiger Hypertonie vor und können nicht selten zu ihrer Diagnostik führen. Es kann dabei der Befund im Einzelfalle zeitlich wechseln.

Auf diese Ergebnisse, die für die Auffassung der essentiellen Hypertonie als einer funktionellen Gefässerkrankung und für die Deutung der ophthalmoskopischen Befunde an den Netzhautgefässen bedeutungsvoll erscheinen, wollte ich hier in Kürze vorläufig aufmerksam machen.

d) Bilder und Präparate von maligner progressiver Melanose der Bindehaut.

Bei der relativen Seltenheit der Fälle wirklich maligner progressiver Melanose der Bindehaut und da durch verschiedene Untersuchungen aus jüngster Zeit das Interesse an dem Problem der Nävusbildung in der Konjunktiva wieder neu belebt worden ist, mögen vielleicht die projizierten Bilder Beachtung verdienen, die von einer 78jährigen, seit vier Jahren von mir beobachteten Patientin stammen, bei der sich innerhalb zwölf Jahren eine zunehmende Schwarzfärbung der Konjunktiva des linken Auges entwickelt hat. Anfänglich handelte es sich nur um eine flächenhaft fortschreitende Melanose, erst im Laufe des vergangenen Jahres gesellte sich dazu ein grosser melanotischer Tumor im Unterlid.

Da es sich um das einzig sehtüchtige Auge der Kranken handelte, kam Radikaloperation nicht in Frage, doch wurde zwecks besserer Wirkung der in diesem Falle vorerst erfolgreich einsetzenden Röntgenbestrahlung der Tumor unter Erhaltung des Lides subkutan grösstenteils entfernt und auch aus der Konjunktiva ein flächenhaftes Stück entnommen. Die Präparate von letzterem zeigen die bekannten Bilder der Nävuszellen, die unregelmäßige Anordnung des Pigments in den tieferen Lagen des Epithels, das Heraustropfen dieser Zellen aus ihrem Verbande und das Hineinsprossen becherzellenreicher, epithelialer drüsenartiger Schläuche in das verdichtete Bindegewebe, ähnlich wie ich es in meinen Versuchen subkonjunktivaler Scharlachrotölinjektionen zeigen konnte. Spricht schon dieses Verhalten für gleichzeitige Veränderungen im Epithel und im subepithelialen Gewebe, so wird diese Auffassung noch mehr dadurch gestützt, dass der melanotische Tumor des Unterlides teils den Bau eines Spindelzellensarkoms, teils mehr den eines Melanokarzinoms aufweist. Ich möchte mich daher in dem Streit über die ektodermale oder mesodermale Herkunft der Nävi dahin aussprechen, dass es sich um ineinandergreifende Veränderungen in beiden Schichten handelt.

XII.

Herr Karl Mylius (Hamburg): Störungen der Netzhautzirkulation bei einem Fall von Polycythaemie.

M. D. u. H.! Die Befunde, die ich Ihnen im folgenden demonstrieren möchte, habe ich bei einem 52jährigen Manne erhoben, der an einer schweren Polycythaemia megalosplenica non hypertonica mit schwankenden Erythrozytenwerten zwischen 7,5 und 15 Mill. und mit enorm gesteigertem Hämoglobingehalt leidet. Aus der Anamnese ist folgendes als wichtig hervorzuheben: Er war nach seiner Angabe früher immer ein ausgesprochenes Blassgesicht. Erst im Jahre 1924 trat eine vollständige Umstellung ein. Die Hautfarbe wurde ausgesprochen rötlich und die Schleimhäute nahmen eine blaurötliche Färbung an.

Im Juli 1926 trat zum ersten Male eine ausgesprochene Sehstörung auf dem rechten Auge auf, nachdem er in früheren Jahren zuweilen vor beiden Augen eine Art von Schlangenlinien bemerkt hatte. Der intensive Schleier, der sich eingestellt hatte, wurde jedoch schnell durch lochartige, rasch sich vergrössernde Aufhellungen zerrissen und zerfiel unter Rückkehr normaler Sehschärfe. Diese Anfälle von etwa $\frac{1}{4}$ Minute Dauer wiederholten sich zuweilen mehrmals am Tage. Nach streng diätetischer Lebensweise und nach regelmäßiger Nahrungsaufnahme, die bis dahin nicht durchgeführt war, war die Zeit von August 1926 bis Januar 1928 anfallsfrei. Im Januar 1928 traten wieder flüchtige Anfälle auf und am 8. Februar 1928 verschwand die Verfinsterung nach einem solchen Anfall nicht wieder sofort. Der zu Rate gezogene Augenarzt soll damals eine Embolie festgestellt haben. Drei Tage darauf trat die erste Aufhellung ein und machte weitgehende Fortschritte, so dass am 21. Februar wieder feine Druckschrift gut gelesen werden konnte; an diesem Tage untersuchte ich den Patienten zum ersten Male in einer anderen Klinik, stellte gute Füllung sämtlicher Netzhautgefässäste fest und behielt endgültige Entscheidung über den Grund der periodisch auftretenden Sehstörung des rechten Auges klinischer Untersuchung vor.

Am nächsten Morgen überraschte mich der Befund, den diese Aufnahme wiedergibt. Es bestand vollständiger Zirkulationsstillstand mit Zerfall der Blutsäule bei verengten Venen ohne stärkeres Ödem am Fundus. Nur zwei glasige Herde waren in Papillennähe nachweisbar. Die erneute Verdunkelung war kurz vorher aufgetreten. Während der $3\frac{1}{2}$ Stunden, die der Patient in der Klinik war, trat keine Veränderung im ophthalmoskopischen Bilde ein. Die Blutkörperchenzylinder blieben an Ort und Stelle, an den übrigen Stellen waren die Arterienäste plasmagefüllt und trugen helleuchtende Reflexe. Die nächste aus äusseren Gründen erst zwei Tage später durchführbare Untersuchung liess fast sämtliche Arterienäste wieder gut gefüllt erscheinen. Nur der nach nasal unten ziehende Ast lässt noch Zerfall der Blutsäule erkennen.

In den folgenden Tagen trat Besserung des Allgemeinbefindens, Besserung der Funktionen des Auges auf Sehschärfe $\frac{1}{8}$, aber keine Änderung im ophthalmoskopischen Befunde ein.

Die nächste Aufnahme gibt den am 28. Februar festgestellten Befund wieder. Es ist jetzt an der nach temporal unten ziehenden Arterie, kurz hinter einer Astabgabe, eine starke umschriebene Einkerbung aufgetaucht und distal von dieser Stelle Zerfall der Blutsäule festzustellen. Die Venen sind sehr dunkel gefärbt, an der nach nasal oben ziehenden sind deutlich die von Uhthoff erstmalig 1906 hier vorgetragenen Veränderungen auch im Bilde zu erkennen. Die nächste Aufnahme demonstriert diese Veränderungen an dem Venenast noch besser.

Darauf traten mehrere Tage keine Veränderungen ein. Vom 4. März ab löste sich die erwähnte Einkerbung und war am 6. März vollständig geschwunden. Die nach nasal unten ziehende Arterie wies fortschreitende Veränderungen auf und war stärker als bisher verdünnt. Der direkt auf der Papille gelegene Spasmus an diesem Gefässast ist in der Aufnahme nicht zu erkennen. Die Funktionen des Auges besserten sich zunehmend.

Das nächste Bild zeigt den Befund am 20. März. Die Sehschärfe betrug an diesem Tage korrigiert $^6/_{36}$. Alle Arterienäste sind gut gefüllt. Nur der nach nasal unten ziehende Ast ist fast vollständig geschwunden, was ich besonders zu beachten bitte.

Um so grösser war mein Erstaunen, als ich bei einer Nachuntersuchung am 23. Mai den vor der Entlassung Ende März fast vollständig geschwundenen Arterienast wieder gut gefüllt vorfand, was aus der Aufnahme auch zu erkennen ist.

Das linke Auge liess während der ganzen Zeit der Beobachtung, ausser sehr dunkel gefärbten Venen, ophthalmoskopisch keine Veränderungen erkennen.

Wir haben es in diesem Falle mit schweren Zirkulationsstörungen im Ausbreitungsgebiete der Zentralarterie des rechten Auges zu tun. Wichtig für die Vervollkommnung unserer Kenntnisse über die Pathologie der Netzhautzirkulation beim Menschen erscheinen mir besonders folgende Beobachtungen, die in diesem Falle erhoben wurden. Erstens, dass mehrstündiger, vollständiger Zirkulationsstillstand in den Netzhautgefässen eine weitgehende Erholung der Funktion des Auges nicht ausschliesst, dass auch nach solchem mehrstündigen Zirkulationsstillstand die Zirkulation wieder in Gang kommen kann, dass kein allgemeines Netzhautödem eintrat, und dass ein mindestens einen Monat dauernd von der Zirkulation ausgeschlossener Gefässast, der nach dem ophthalmoskopischen Bilde als endarteriitisch schwer verändert angesehen werden musste, selbst nach dieser Zeit wieder gut durchblutet werden und ein Aussehen darbieten konnte, als wenn keine Veränderungen ihn betroffen hätten.

Es geht aus den Beobachtungen und aus der Anamnese wohl einwandfrei hervor, dass embolische, thrombotische und endarteriitische Prozesse für die Zirkulationsstörung nicht in Betracht kommen. Ein Nachlassen der Triebkraft des Herzens, Unterbrechung der Zirkulation durch gesteigerten Hirndruck kommen aus den verschiedensten Gründen, die ich hier nicht aufzählen kann, nicht als Ursache der beobachteten Veränderungen in Be-

30*

tracht. Es bleiben als Ursache nur spastische Prozesse, die im Verlauf des Falles an zwei Stellen auch direkt nachgewiesen werden konnten.

XIII.

Herr Rud. Thiel (Berlin): Pathologische Veränderungen im Bereich der vorderen Ziliargefässe beim Glaukom. (Spaltlampenbeobachtung).

Mit 1 farbigen Abbildung im Text.

Durch die Spaltlampenuntersuchungen von Koeppe (v. Grf. Arch. f. O. 92, 341; 1917. — 93, 275; 1917. — 97, 1; 1918.) ist beim Glaukom die streifenförmige Ansammlung von dunkelbraunem Pigment entlang den vorderen perforierenden Ziliargefässen bekannt. Koeppe entscheidet nicht, ob das Pigment mit einem Flüssigkeitsstrom aus dem Augeninnern (Iris) durch die Skleraemissarien der vorderen Ziliargefässe in die subkonjunktivalen Lymphspalten geschwemmt oder an Ort und Stelle hämatogen entstanden ist.

Bei eigenen Untersuchungen über den Abtransport des ins Kammerwasser nach oraler Darreichung ausgeschiedenen Fluoreszein-Natriums konnte ich gelegentlich einen Durchtritt dieses Farbstoffs durch die Emissarien der Sklera beobachten (Zeitschr. f. A. 58, 86; 1925).

Eine bisher nur wenig beachtete Veränderung im Gebiete der Skleraemissarien, die die beiden eben mitgeteilten Befunde (Pigment- und Flüssigkeitsdurchtritt) zu vereinigen scheint, sei hier mitgeteilt[1]).

Untersucht man bei Glaukomkranken die vorderen Ziliargefässe, die nach Heerfordt (v. Grf. Arch. f. O. 87, 494 u. 514; 1914), Koeppe (v. Grf. Arch. f. O. 91, 117; 1917) und Köllner (Arch. f. A. 91, 181; 1922) an ihrem geschlängelten Verlauf, der fehlenden Verästelung und der Richtung des Blutstromes als Arterien zu erkennen sind, im Spaltlampenlicht, so kann man gelegentlich folgende charakteristischen Veränderungen wahrnehmen.

Das Emissarium ist um das Doppelte bis Dreifache erweitert. Die durchtretende Ziliararterie füllt das Lumen nicht mehr aus.

---

[1]) Im Nachlass von Köllner fand sich die Zeichnung eines ähnlichen Falles, den Schieck in der Universitäts-Augenklinik Königsberg beobachtet hat.

Sie knickt entweder unmittelbar am Rande des Emissariums in die Tiefe um oder läuft vorher noch eine Strecke weit parallel zu ihm. Durch einen Druck scheint das Gefäss an die Innenwand des Emissariums gepresst zu sein (vgl. nasale Verdrängung der Retinagefässe in der glaukomatösen Exkavation).

Die Konjunktiva, die normalerweise glatt über das Emissarium hinweggespannt ist, wird oftmals halbkugelig zu einer kleinen umschriebenen Zyste aufgebläht.

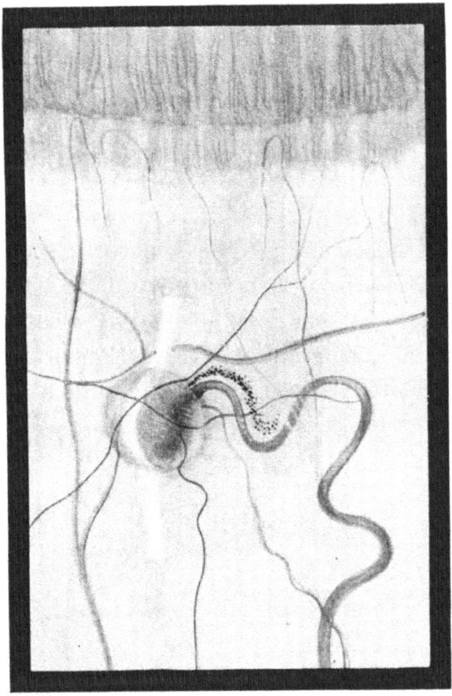

Sehr häufig findet sich dunkelbrauner Pigmentstaub an der Innenwand dieser Zyste. Pigment liegt ferner im subkonjunktivalen Gewebe als schmaler feiner Saum neben der Ziliararterie bereits vor ihrem Durchtritt durch die Sklera. Zwischen Pigmentstreifen und Gefäss ist eine schmale freie Zone sichtbar. Anordnung und Farbe des Pigments sind so typisch, dass eine Verwechslung mit Pigment eines Nävus oder durchbrechenden Tumors kaum möglich ist.

Wird einem solchen Patienten Fluoreszein-Natrium per os oder intravenös gegeben, so erscheint der Farbstoff in der Zyste wenige Minuten später als in der Vorderkammer. Es ist nicht anzunehmen, dass das Fluoreszein durch die Wand des gestauten Gefässes direkt in die Zyste übergetreten ist. Sonst müsste das Fluoreszein zur gleichen Zeit auch ausserhalb der Konjunktivalzyste in der Nachbarschaft der Arterie angetroffen werden. Dies ist nicht der Fall, ebensowenig ist es um diese Zeit an anderen Gefässen zu beobachten.

Es ist wahrscheinlich, dass der ständig wirkende, beim Glaukom erhöhte intraokulare Druck das Emissarium allmählich erweitert und die nachgiebige Konjunktiva darüber sackförmig vorgewölbt hat. Kammerwasser und mit ihm Irispigment können, wie der Farbstoffversuch zeigt, durch das erweiterte Emissarium hindurchtreten. Die zystische Erweiterung der Konjunktiva über dem Emissarium könnte im Sinne eines Ventils als Schutzvorrichtung gegen einen Überdruck im Augeninnern aufgefasst werden. Hierfür spricht, dass sie nicht nur im Endstadium des Glaukoms gesehen wird, sondern auch in solchen Fällen, in denen durch Belastungsproben (z. B. Kopfstauung) eine willkürliche vorübergehende Dekompensation (Elschnig) erzeugt wurde.

Diese mit der Spaltlampe leicht zu beobachtenden Veränderungen können neben anderen Funktionsprüfungen vielleicht dazu dienen, die Frühdiagnose des Glaukoms zu einem Zeitpunkt zu stellen, wo andere klinische Symptome noch nicht manifest geworden sind.

XIV.

Herr C. Pascheff (Sofia): Demonstrationen:
a) Subkonjunktivaler besonderer Nematode des Auges.
Mit 2 Abbildungen im Text.

Es handelt sich um einen 47jährigen Holzkohlarbeiter, der vor vier Monaten an der äusseren Wand des Augapfels einen kleinen Tumor bemerkt hat. Das Auge hat sich zuerst äusserlich gerötet und er hat schwache Schmerzen gefühlt. Das hat ungefähr drei Tage gedauert, danach hat sich der Tumor entwickelt und ist nicht mehr verschwunden.

In seiner Vergangenheit hat der Kranke nur an Ikterus und Rheumatismus gelitten, nie an einer Augenkrankheit.

Status praesens. Am linken Auge (Abb. 1) bemerkt man 4—5 mm nach aussen von dem äusseren Limbus einen kleinen, runden Tumor, mit gleicher, weisser Oberfläche und Grenze, die in der umgebenden Augapfelbindehaut sich verlieren und stark vaskularisiert sind. Die Geschwulst ist etwas weich beim Tasten, nicht schmerzhaft, ohne deutliche Fluktuation. Sie ist 4 mm breit und 8 mm lang.

Das Auge ist sonst normal.

Visus = 6/6.

Der Tumor wurde wie eine dermoidale Zyste exstirpiert, in Formalin fixiert, in Alkohol gehärtet, in Paraffin eingebettet und verschieden gefärbt.

Die mikroskopische Untersuchung ergab:

Schon bei schwacher Vergrösserung sieht man, dass es sich um eine Zyste mit stark infiltrierter Basis handelt. Ganz an der Oberfläche sind die Schnitte von einem einzigen besonderen Nematoden von granulationsgewebigen dünnen Häutchen bedeckt zu sehen. Es liegen 7 längliche Schnitte des Parasiten (Abb. 2) vor.

Bei stärkerer Vergrösserung sieht man, dass die Infiltration in der Umgebung des Nematoden von zahlreichen Leukozyten gebildet ist. Etwas weiter findet sich ein Granulationsgewebe auch reich an Leukozyten.

Die Struktur des Nematoden ist folgende: Von aussen nach innen bemerkt man folgende Schichten:

1. Die Kutikula; 2. die Subkutikula, die vier nach innen vorspringende Leisten, die Seiten- und Medianlinien zeigt; 3. die Muskelfibrillen und ihr Protoplasma, die in vier Feldern zwischen den Linien liegen, zwei dorsale und zwei ventrale. In der Mitte des Schnittes steht der Darm. Im Schnitte hat der Durchmesser des Parasiten 0,35 mm Länge und 0,243 mm Breite.

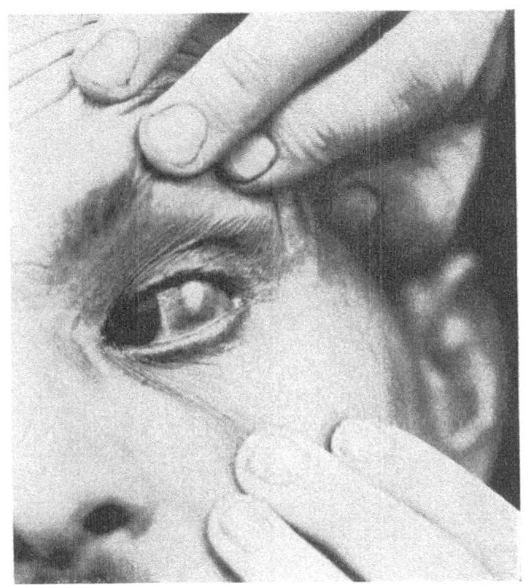

Abb. 1
Subkonjunktivaler Nematode (Filaria).

Der Parasit wurde in Königsberg, London, Paris und Hamburg untersucht. Die Meinungen der dortigen Helminthologen sind meist zugunsten der Filaria.

Prof. Leiper, von der Londoner „School of Hygiene and tropical Medicine" findet die Kutikula des Parasiten etwas dicker als diejenige der Filaria. Er kann nicht die richtige Diagnose stellen. Vielleicht handelt es sich um eine unreife Askaris mit anormaler Struktur.

Prof. Fülleborn von dem Hamburger Institut für Tropenkrankheiten glaubt, dass es sich um eine Filaria conjunctivae handelt. Interessant sind, nach Dr. Vogel, die histologischen Veränderungen, die der Wurm durch seine Reizstoffe bewirkt.

Er findet sich umgeben von einem eigenartigen entzündlichen Granulationsgewebe, das eosinophile Zellen enthält. Der Parasit selbst scheint eine noch nicht geschlechtsreife Filaria conjunctivae zu sein.

Der Kranke wurde auch gründlich in der inneren Klinik (Prof. Molloff) untersucht: Fäzes, Urine, Blut.

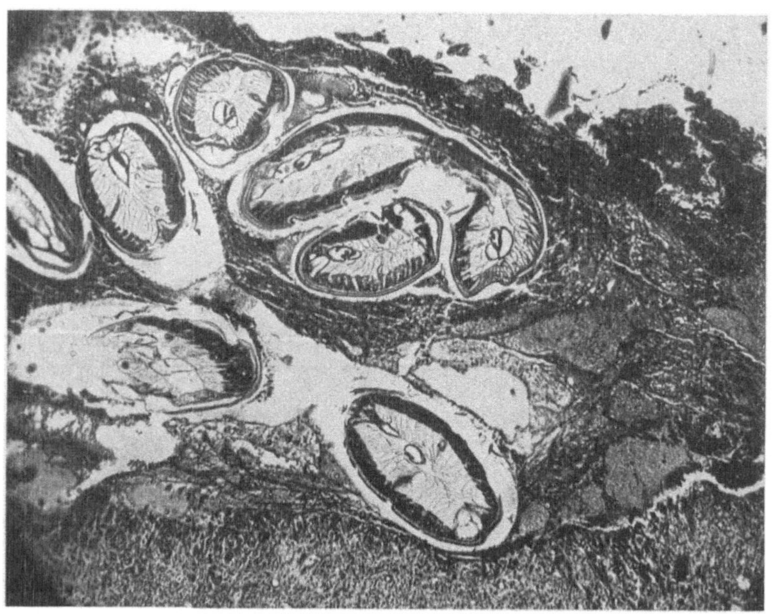

Abb. 2
Der subkonjunktivale Nematode (Filaria) im Schnitt.

Die Blutuntersuchung ergab:

Erythrozyten	3,920,000
Lymphozyten	6,250
Sahli	70%
O. I.	0,9

	I.	II.	III.
Stabkerne	3%	1%	3%
Segmentkerne	69%	78%	74%
Lymphozyten	21%	24%	18%
Mononukleäre	1%	2%	2%
Eosinophile	6%	5%	3%

b) Retinitis stellata transitoria.

Mit 1 Abbildung im Text.

Es handelt sich um eine achtjährige Schülerin, die erzählt, dass sie seit 20 Tagen mit beiden Augen nicht mehr lesen kann.

In ihrer Vergangenheit hat sie nur zwei- bis dreimal Kopfschmerzen und oft Epistaxis gehabt.

Die Untersuchung der Augen ergab:

Die einzigen Veränderungen sind im Hintergrund beider Augen
zu sehen.

Die Papilla ist etwas hyperämisch. In der Gegend der Makula
bemerkt man die Bildung von sehr deutlichem Stern, von zahlreichen, feinen, weisslichen, matten Punkten und Strichen gebildet,
die strahlenweise von der Fovea ausgehen (Abb. 1).

An der Peripherie der rechten Makula, oben und innen, sieht
man eine kleine, hufeisenförmige, matte Trübung.

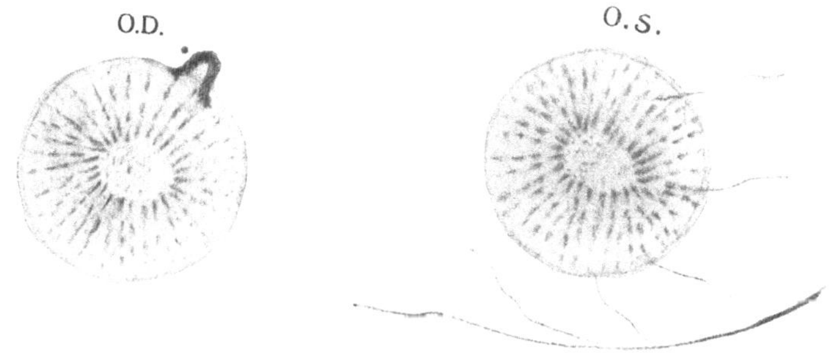

Abb. 1
Retinitis stellata transitoria.

Der Foveoli-Reflex der linken Makula ist nicht ganz deutlich.
Visus: R. A. = $^6/_{30}$. In der Nähe: Die Patientin kann nicht
L. A. = $^6/_{50}$. lesen.

Die Perimetrie ergab: Zentrale Skotome, besonders für Farben.
Das Gesichtsfeld ist etwas eingeengt.

Die Kranke wurde besonders auf Nephritis in der Kinder-
klinik (Prof. Wateff) untersucht, ohne jedoch Symptome für
Nephritis zu finden.

Die Untersuchung des Urins gab kein Albumen, viele
Leukozyten und einige platte epitheliale Zellen. Der Blutdruck
war: R. R. 96/58.

R. W. — negativ.

Die rhinologische Untersuchung war auch negativ.

Pat. ist einen Monat in der Augenklinik beobachtet worden.
Innerlich bekam sie Syrupus jodotanici und als Nahrung vege-
tarische Speisen.

Schon am 11. Februar 1928 hat sie angefangen zu lesen:
das Sehen verbesserte sich bis $^6/_{15}$ für das rechte Auge und $^6/_{10}$
für das linke. Akkommodation: Nieden 2 bis 10 cm. Als Pat. die

Klinik am 10. März 1928 verliess, habe ich folgenden Status oculorum gefunden:

Die strahlige Anordnung der makularen Trübungen in beiden Augen ist fast verschwunden. In der rechten Makula sieht man noch Spuren von der hufeisenförmigen Trübung. In der linken Makula sind die weisslichen punkt- und strahlenförmigen Trübungen noch unten und aussen zu sehen.

Visus für beide Augen = $^6/_6$.

Gesichtsfeld ist normal.

3. April 1928 (brieflich): die Kranke kann gut lesen.

c) Follikelbildung auf der Hornhaut bei Frühjahrskatarrh.

Mit 2 Abbildungen im Text.

Die Erblindung nach Frühjahrskatarrh ist auch bei uns, wo es viele Fälle dieser eigentümlichen Bindehauterkrankung gibt, sehr selten. In den letzten 28 Jahren habe ich vier solcher Fälle beobachtet. Der letzte Fall verdient aber unsere grösste Beachtung.

Es handelt sich um einen 12jährigen Bauernjüngling, der erzählt, dass seit zwei Jahren seine Augen angefangen haben sich zu röten, zu tränen und das Licht zu meiden. Mit der Zeit hatte das Sehvermögen so abgenommen, dass er die eigenen Hände kaum sehen konnte. Deswegen trat er am 7. Juni 1926 in die Klinik ein, um dort Hilfe zu suchen.

Die Untersuchung der Augen ergab:

Die tarsale Bindehaut ist etwas verdickt, weinrötlich, matt, ungleich, aber ohne deutliche Papillen.

Die Conjunctiva bulbi ist von erweiterten Gefässen durchkreuzt. Die Hornhaut, besonders am linken Auge (Abb. 1a), ist von einer ungleichen, geschwulstartigen Verdickung mit knötchenförmiger Oberfläche bedeckt. Die Verdickung ist am stärksten in der Peripherie der Hornhaut entwickelt, wo sie ringförmig verläuft und sich gegen das korneale Zentrum hin kraterförmig verdünnt. Im Zentrum ist die Hornhaut undurchsichtig, grau, mit tiefen, erweiterten Gefässen durchkreuzt.

Die periphere Verdickung ist etwas grau, mehr knötchenförmig, hart beim Befühlen und arm an Gefässen an der Oberfläche.

Das Innere der Augen ist undurchleuchtbar.

Visus: Sieht nur die Bewegung der Hand vor den Augen.

Der Kranke wurde nach allen Richtungen hin untersucht. Die Untersuchung ergab eine schwache lymphatische Konstitution mit gut entwickelten adenoiden Vegetationen in Nasopharynx. Die Blutuntersuchung ergab:

Lymphozyten	4,922,000
Hämoglobin	82%
Weisse Blutkörperchen	5,500

Stabkerne	. . . .	2%
Segmentkerne	. . . . . .	43,5%
Lymphozyten	. . . . . .	44%
Lymphoblasten	. . . .	0,5%
Rieder Form	. . . .	1%
Plasmazellen	. . . .	0,5%
Mononukleäre	. . . . . .	3%
Eosinophile	. . . .	5,5%

Die geschwulstartigen Verdickungen an der Hornhaut wurden exzidiert und histologisch untersucht.

Die histologische Untersuchung, besonders am linken Auge, ergab (Abb. 2):

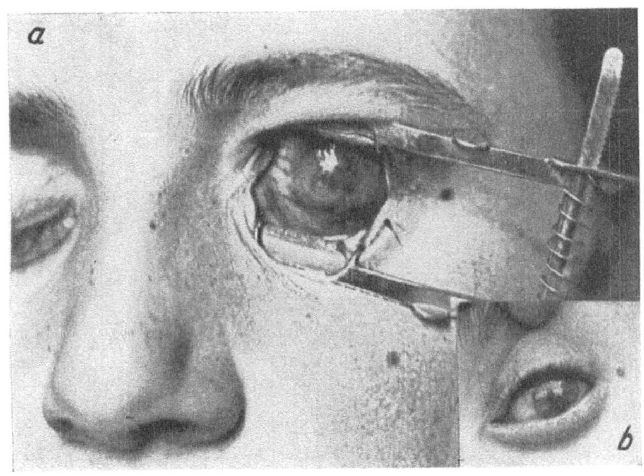

Abb. 1
Hornhautveränderungen bei Frühjahrskatarrh.

Papillenartige Verdickung des Epithels, starke Neubildung von Gefässen, starke Wucherung der Adventitia und des Bindegewebes, starke lymphozytäre Infiltration mit Bildung von echten Keimzentren (Abb. 2a, b). Es sind auch Plasmazellen, viel Eosinophilezellen und Mastzellen im Gewebe und im Epithel zu sehen.

Nach der Operation hat sich das Sehvermögen mit der Zeit sehr verbessert: oc. dex. = 3/50, oc. sin. 2/50.

Am 1. April 1927: Die Augen sind wieder rot geworden, tränen und meiden das Licht. Die sklerale Bindehaut ist stark injiziert, besonders in der Umgebung der Hornhaut beider Augen. Die Verdickungen bilden sich von neuem auf den Hornhäuten.

Am 29. April 1927: Die knötchenförmigen Verdickungen auf beiden Hornhäuten haben sich wieder gebildet, mehr auf der linken als auf der rechten Hornhaut. Sie setzen sich nicht fort von der Limbusbindehaut, sondern stehen ganz auf der Hornhaut an ihren Grenzen. Zahlreiche weisse Punkte sind auf ihrer Oberfläche zu sehen.

An der Conjunctiva bulbi, 2—3 mm von der Hornhaut entfernt, ist eine neue phlyktäneartige, harte Verdickung zu sehen.

Vis. oc. dex. = Fingerzählung in 0,30 m.

oc. sin. = Handbewegung.

Zahlreiche Eosinophile in der Bindehaut-Absonderung.

1. Juli 1927: Die Verdickung auf der linken Hornhaut und die knötchenförmige Verdickung der Conjunctiva bulbi wurden exzidiert.

Die histologische Untersuchung der Hornhautverdickung ergab dieselbe Struktur, mit Ausnahme des Bindegewebes. Das letztere ist stärker gewuchert und mehr hyalin entartet.

Die knötchenförmige Verdickung ergab: Verdickung des Epithels, starke Gefässneubildung, starke lymphozytäre Infiltration und Keimzentren an der Basis. Es sind auch viele Eosinophilezellen, einige Plasmazellen und Mastzellen zu sehen.

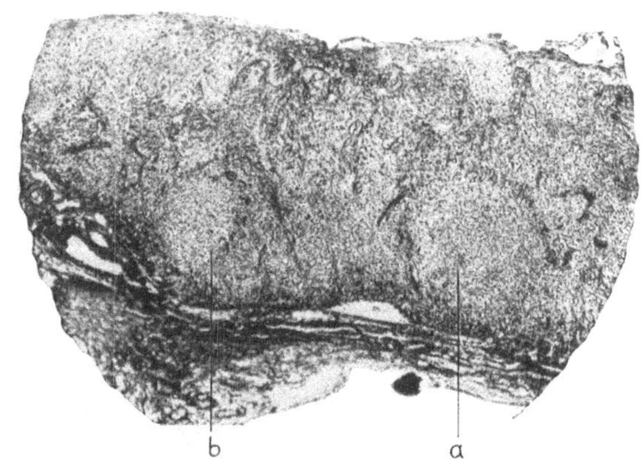

Abb. 2

Follikelbildung auf der Hornhaut bei Frühjahrskatarrh.

10. März 1928: Das Sehvermögen hat sich sehr gebessert: oc. dex. = 5/50, oc. sin. = 3/50 (Abb. 1b).

8. Mai 1928: Wieder Rezidiv. An den Hornhäuten haben sich neue fibröse, knötchenförmige Verdickungen gebildet. An der Conjunctiva bulbi des linken Auges hat sich eine neue phlyktäneartige Verdickung gezeigt.

Der Visus hat stark abgenommen. Der Patient sieht nur die Handbewegung.

Die knötchenförmige Verdickung der Conjunctiva bulbi wurde wieder exzidiert. Die Struktur war fast dieselbe. An der Basis bemerkt man starke lymphozytäre Herde.

Der Kranke bleibt noch in der Klinik. Seit zwei Jahren steht er unter Beobachtung und Behandlung.

Das Blut wurde in verschiedenen Perioden in der Inneren Klinik (Prof. Molloff) von Dr. Klein untersucht. Die Untersuchung ergab:

	28. VII. 1926	4. I. 1927	2. II. 1927	20. VI. 1928
Lymphozyten . .	36%	22%	44%	36%
Mononukleär . .	5%	6%	3%	5%
Eosinophile . . .	3%	2%	5,5%	7%

Der Kranke wurde verschieden behandelt.

Die adenoiden Vegetationen wurden schon nach seinem Eintritt in der Augenklinik entfernt. Er bekam Lebertran im Winter und Syrup. jodotanici im Sommer. Während der Krise wurde er mit Milchinjektionen behandelt. Lokal: Die kornealen Verdickungen wurden mehrere Male exzidiert und der Kranke mit Adrenalin, Acid. acetic., ultravioletter Bestrahlung (allgemein und lokal), Ung. pr. flavum behandelt. Trotz alle dieser Behandlungen kommen die Rezidive regelmäßig im Frühling.

Dieser merkwürdige Fall ist in mehreren Beziehungen interessant.

Bemerkenswert sind erstens die Lokalisation des Prozesses an der Hornhaut, zweitens das schwache Sehvermögen, drittens die Anwesenheit von Follikeln (Keimzentren) in dem neugebildeten Gewebe auf der Hornhaut, viertens die regelmäßigen Rezidive in jedem Frühling, und fünftens die allgemeine Lymphozytosis.

Die interessanteste Erscheinung aber war das neugebildete Gewebe auf der Hornhaut. Wenn wir diese Hornhauterscheinung des Frühjahrkatarrhs mit derjenigen des Trachoms vergleichen wollen, so sehen wir, dass bei Frühjahrskatarrh das Gewebe härter, fibröser ist, von Lymphozyten infiltriert, die manchmal Keimzentren bilden und reich an Eosinophilen sind. Bei Trachom ist das Gewebe weicher, von zahlreichen Folliken gebildet, die oft zusammenfliessen.

Beide aber entwickeln sich auf der Hornhaut, durchdringen die Membrana Bowmani, sind gewöhnlich in der Jugend zu sehen, rezidivieren sehr oft und sind von Lymphozytosis begleitet.

Eine Analogie finden wir im Nasopharynx, wo neben den follikulären adenoiden Wucherungen auch fibröse Bildungen zu sehen sind.

XV.

Herr C. H. Sattler (Königsberg i. Pr.): Neue stereoskopische Bilder für schielende Kinder.

Mit 1 Abbildung im Text.

Im Verlag von Ferdinand Enke (Stuttgart) erscheinen jetzt neue stereoskopische Bilder zur Untersuchung und Übung des beidäugigen Sehaktes schielender Kinder.

Diese Bilder, bei deren Zeichnung ich die Hilfe einer Künstlerin, Fräulein Burdach, hatte, unterscheiden sich von den bisher im Handel befindlichen dadurch, dass sie möglichst dem kindlichen

Interessenkreis und Verständnis angepasst sind und gleichzeitig
die beidäugige Tiefenwahrnehmung anregen.

Die beiden Teilbilder befinden sich nicht auf einem Blatt,
sondern getrennt auf zwei kleinen Blättern und können auf einem
der Packung beigegebenen Hintergrundkarton, der unten einen
Falz besitzt, im Stereoskop verschoben werden.

Unter den 45 Bildpaaren besitzen die beiden ersten keine
zur Verschmelzung kommenden Bildteile. Mit diesen stellt man
zunächst fest, welches der richtige Bildabstand bei dem Patienten
für die Betrachtung der stereoskopischen Bilder ist.

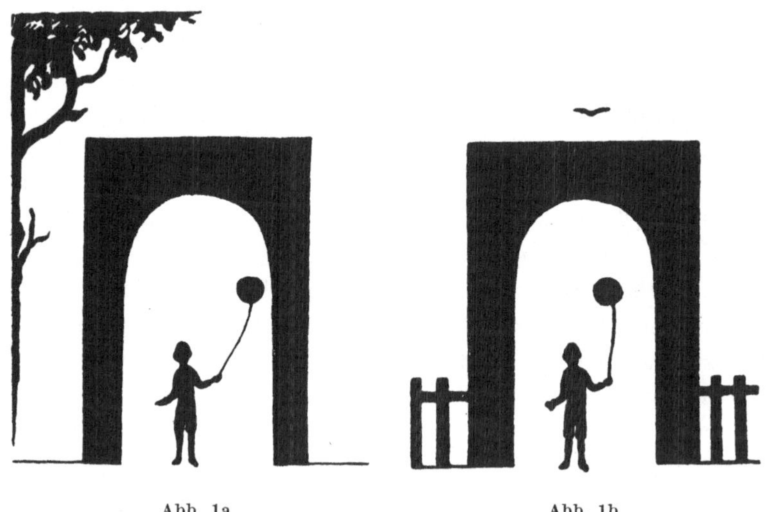

Abb. 1a　　　　　　　　　　　　　　　Abb. 1b

Die übrigen 43 Bildpaare geben alle bei beidäugiger Betrachtung
einen Tiefeneindruck.

Ich habe von einigen meiner Bildpaare Anaglyphendiapositive
herstellen lassen und bitte Sie zu deren Betrachtung die rotgrünen
Brillen aufzusetzen, und zwar das rote Glas links. Die Bildpaare,
deren Einzelbilder Sie durch Verdecken erst ihres einen, dann ihres
anderen Auges sich zur Wahrnehmung bringen können, bestehen
erstens aus völlig gleichen Bildteilen, diese scheinen in gleicher
Entfernung zu liegen, bei dem jetzt projizierten Bild (Abb. 1a und 1b)
also der Torbogen und der Junge; zweitens aus seitlich nach dem
Nachbarbilde zu oder von diesem fort verschobenen Bildteilen,
diese werden dadurch vor oder hinter der Bildebene gesehen (der
am Faden befestigte Luftballon wird scheinbar vom Wind durch
das Tor nach vorn geblasen) und drittens aus Bildteilen, die nur

auf jedem einzelnen Teilbild zu sehen sind (Baum, Vogel, Zaun). An diesen kann man feststellen, ob der Untersuchte gleichzeitig beide Teilbilder wahrnimmt.

Durch Vertauschen des rechten und linken Bildes kann der Tiefeneindruck geändert werden. Ich bitte Sie daher, die Brillen so umzudrehen, dass das rote Glas jetzt vor das rechte Auge kommt. Sie erkennen nun sofort, dass dann der Luftballon in entgegengesetzter Richtung durch das Tor geblasen wird. Durch ein mehrmaliges Umtauschen der Bilder wird nicht nur die Sicherheit der Tiefenwahrnehmung des Untersuchten kontrolliert, sondern auch das Interesse beim Kinde wachgehalten.

Wegen der kurzen mir zur Verfügung stehenden Zeit zeige ich Ihnen rasch nur noch wenige Bildpaare. Sie sehen bei binokularer Betrachtung sowohl die nur durch das rote Glas sichtbare Schraube, wie den durch das grüne Glas erkennbaren Nagel. Ist das rote Glas links, so erscheint die Kneifzange weit hinter dem Hammer. Bei dem nächsten Bild springt das Mädchen nicht über den Stuhl, sondern es ist viel näher als der Stuhl, ein Frosch hüpft nicht durch einen Ring, sondern dahinter, ein Apfel fällt vom Baum vor einen Zaun usw.

Den stereoskopischen Bildern ist ein Begleitwort beigegeben, in dem die bei jedem Bildpaar an das Kind zu richtenden Fragen abgedruckt sind.

XVI.

Herr F. P. Fischer (Leipzig): Demonstration einer vereinfachten Apparatur zur Reflektographie.

Mit 1 Abbildung im Text.

An der in der vorjährigen Demonstrationssitzung vorgezeigten Apparatur zur Reflexphotographie habe ich einige Vereinfachungen durchgeführt, die die Unterbringung und Handhabung des Gerätes erleichtern, die Anschaffung desselben sehr verbilligen und ermöglichen, die Reflektographie sowohl als einfache visuelle Methode im klinischen Betriebe zu betreiben, als auch als kompliziertere photographische. Im Gegensatz zum ersten Modell (Demonstration), das auf ein schweres, fahrbares und teures Gestell montiert war, steht die neue Ausführung auf zwei kleinen Füssen, was durch den Einbau einer Leitzschen Liliputbogenlampe ermöglicht wurde. Sie erkennen aus dieser Werkzeichnung die

Vereinfachung und Verkleinerung des neuen Gerätes (Abb.). Die Liliputbogenlampe ist in einem lichtdichten Gehäuse untergebracht, das durch eine Blende unterteilt wird, jenseits welcher auf einem prismatischen Stabe das Linsensystem, welches das Licht parallel macht, und eine Wasserpfanne verschieblich angebracht sind. Das Gehäuse geht mit einer Gesichtsfeldblende in ein Lichtrohr über, das vor dem Kassettenrahmen, der den Schirm trägt, endet. Schirm, Kinnstütze und Messvorrichtung sind unverändert geblieben. In dieser Ausführung ohne Momentverschluss gestattet die Vorrichtung lediglich die visuelle Be-

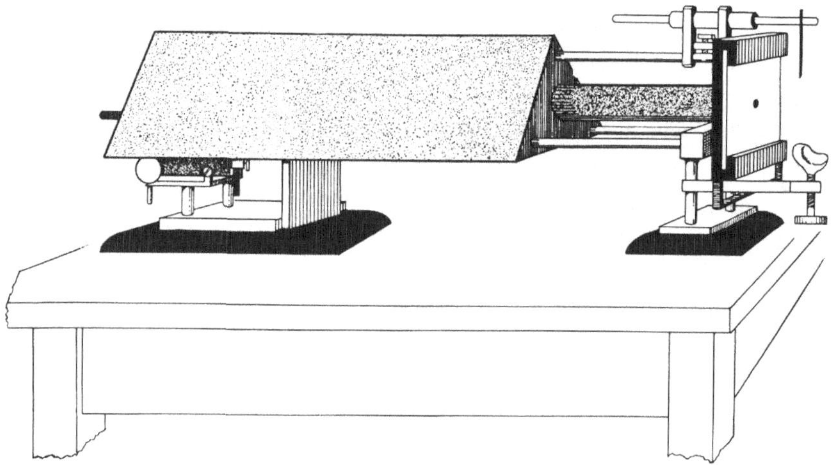

Vereinfachte Apparatur zur Reflektographie.

trachtung der Reflexbilder. Im klinischen Betriebe und für die Praxis der Hornhautuntersuchung im allgemeinen bringt nämlich die Betrachtung der Reflexbilder noch vor der Spaltlampenuntersuchung den Vorteil, in einfachster und kürzester Weise über die Beschaffenheit der Hornhautoberfläche zu orientieren und zu verhindern, dass feine Veränderungen, die bei der Spaltlampenuntersuchung auch aufmerksamen Untersuchern ihrer Kleinheit und Lage wegen entgehen könnten, übersehen werden, denn die Darstellung im Reflexbild deckt nicht nur sonst nicht beobachtbare Veränderungen der Oberfläche auf, sie lässt auch an der Spaltlampe nur schwer auffindbare feine Einzelheiten schon auf den ersten Blick erkennen. Bei der nachfolgenden Spaltlampenuntersuchung können sie dann sehr leicht aufgefunden werden, und die Gefahr des Übersehens sehr feiner Veränderungen ist behoben. Das vereinfachte Gerät kann weiters zur Photographie des Reflexbildes verwendet werden, wenn das Lichtrohr durch ein kürzeres Rohr ersetzt wird, welches an einem Ende zu einer zylinderischen Büchse ausgebildet ist, die den Momentverschluss mit dem Pendelmechanismus enthält (Demonstration). In den Tisch, auf den das Gerät gestellt wird, muss dann ein Einschnitt, in dem der Pendel schwingen kann, gemacht werden, oder es wird auf zwei kleine Tische aufgestellt. Die herstellende Werkstatt[1]) liefert das Gerät mit und ohne Momentverschluss, also als visuelles oder photographisches Gerät, das in der geschilderten Weise jederzeit nach Wunsch zu beiden Zwecken adaptiert werden kann.

XVII.

Herr W. Comberg (Berlin): Eigenartige Verhältnisse in der Gegend der Staehlischen Linie.

Staehli hat angenommen, dass sich die nach ihm benannte, in der Höhe des Unterlidrandes verlaufende zarte, horizontale Pigmentlinie in einer sonst normalen Hornhaut finde. Es ist immerhin auffallend, dass auf beiden Abbildungen, die Vogt in seinem Atlas von dem ganzen Verlauf einer solchen Linie gibt, auch Hornhautflecken eingezeichnet sind. In der Tat wird man an Hornhäuten, welche die Staehlische Linie in ziemlich typischem Verlauf erkennen lassen, sehr häufig noch irgendwelche kleinen Makulae und eine auffallend deutliche Sichtbarkeit der Hornhautnervenfasern entdecken.

Ich möchte hier einige Befunde zeigen, die schon wegen der Eigenart des noch niemals beschriebenen Bildes Interesse verdienen und vielleicht dazu bestimmt sind auch an der Aufklärung über die Entstehung der Staehlischen Linie beizutragen.

Im Jahre 1922 beobachtete ich einen Fall, bei dem eine typisch verlaufende Staehlische Linie in der eigenartigen Hirtenstabkrümmung endete, die Sie auf der Abbildung erkennen können. An dem Ende sass ein kleines epitheliales Fleckchen.

Bei Fall 2 sehen Sie ein weiteres Beispiel von einer eigenartigen Schneckenlinienbildung; in diesem Falle ist es eine Doppellinie in dem mittleren Teile der Staehlischen Linie abzweigend, von dem gleichen eigenartigen wirbelähnlichen Verlauf, und es sitzt ebenfalls wieder an der Spitze des Wirbels eine punktförmige Hornhauttrübung.

---

[1]) Fa. H. Diel, Leipzig, Albertstrasse 28.

Die wichtigsten Beobachtungen konnte ich bei einem Patienten (Hauptmann R.) machen, den ich im Verlaufe eines Jahres viermal zeichnen liess. Am 10. August 1927 fand ich bei ihm nur zwei fleckförmige Trübungen entsprechend zwei Flecken einer Keratitis punctata superficialis mit zwei zugehörigen epithelialen Schneckenlinien, die sich in der Mitte trafen. Die Linien waren genau so gefärbt wie die Staehlische Linie, nur schärfer begrenzt. Ausserdem sah man noch einige ungefärbte Punkttrübungen der gleichzeitig vorhandenen Keratitis superficialis.

Im Dezember 1927 hatte sich zu meiner grössten Überraschung an der Stelle des Zusammenschlusses der beiden Schneckenlinien eine weitere Linienbildung angeschlossen, die nach links oben ausstrahlte, und zwar mit einer Verzweigung, wie man sie sonst nur bei Nervenfasern findet. Gleichzeitig sah man etwas oberhalb, etwa entsprechend der Gegend des Unterlidrandes diese Verzweigungen kreuzend, den Beginn einer Linie, welche auch an Farbton und Verlauf durchaus der Staehlischen Linie glich.

Im Mai 1928 fand sich eine weitere überraschende Änderung. Die links gelegene punktförmige Trübung mit dem anschliessenden Schenkel der Schneckenlinie war gänzlich verschwunden; auch die Verzweigung war weniger deutlich. Die der Staehlischen Linie entsprechende Trübung war noch vorhanden.

Bei der letzten Untersuchung, im Juli dieses Jahres, sah man an dem übriggebliebenen Flecken eine doppelte Schneckenlinie ähnlich dem Fall 2, und ausserdem eine langgestreckte, schon verhältnismäßig deutliche horizontale Linie, welche ganz einer echten Staehlischen Linie entspricht.

Mir erscheint es denkbar, dass auch die fleckförmige Trübung, die jetzt noch zusammen mit einer Schneckenlinie zu sehen war, mit dieser ebenso verschwinden könnte. Dann würde also hier bei einer Hornhaut, die vorher keine Spur einer Staehlischen Linie erkennen liess, im Anschluss an eine eigenartige superfizielle Erkrankung ein Gebilde entstanden sein, welches in nichts von einer Staehlischen Linie zu unterscheiden wäre.

Alle hier beschriebenen Gebilde lagen rein epithelial, wie bei der Spaltlampenuntersuchung jedesmal leicht festzustellen war. Wodurch die eigentliche Schneckenlinienform bestimmt ist, kann noch nicht erklärt werden. Wegen des Zusammenhanges mit einer dendritischen Verzweigung könnte man an die Beteiligung von Verzweigungen des epithelialen Nervengeflechtes denken. Es wäre nicht unmöglich, dass ähnliche Vorgänge, wie die hier beobachteten, bei der Entstehung der Staehlischen Linie häufiger oder sogar hauptsächlich eine Rolle spielen.

XVIII.

Herr E. Metzger (Frankfurt a. M.): Durchsichtiger Augenverband aus Zellon.

Als Ersatz für den Uhrglasverband, der neben seinen anerkannten Vorteilen von jeher einige Misslichkeiten in der Anpassung, in der Befestigung und schliesslich wegen der Zerbrechlichkeit mit in Kauf nehmen liess, hat sich die Verwendung von klaren Zellonfolien von 0,2 bis 0,6 mm Dicke bewährt. Das Material ist glasklar, unzerbrechlich, biegsam, wasserfest und feuersicher. Es lässt sich mit jeder Verbandschere leicht auf die brauchbare Grösse zurecht schneiden. Durch einen Einschnitt am temporalen Rand, der etwa $2\frac{1}{2}$ cm nach der Mitte der Scheibe zielt, lässt sich auch eine hohle, durchsichtige Klappe bilden, wenn die Schnittränder übereinander geschoben werden. Die Biegsamkeit des Materiales gestattet es, noch eine weitere Verbesserung anzubringen: durch Einknicken des nasalen unteren Randes nach innen, lässt sich eine etwa $\frac{1}{2}$ cm breite Rinne bilden, die das Eindringen von Tränenflüssigkeit oder Sekret zwischen Pflaster und Haut verhindern soll. Die Befestigung geschieht mit zwei Leukoplaststreifen, die den Rändern des Films entlang von der Nasenwurzel zur Wange ziehen. Für den praktischen Gebrauch hält man am besten rechteckige Tafeln vom Format 6 : 9 cm vorrätig.

XIX.

Herr W. Thorner (Berlin): Ein reflexloser, stereoskopischer Handaugenspiegel.

Mit 2 Abbildungen im Text.

M. H.! Als ich vor jetzt 30 Jahren meine Arbeiten über die Verbesserung der ophthalmoskopischen Untersuchungsverfahren begann, führten diese zunächst zu einer Methode, um den Hornhautreflex zu beseitigen, einer Methode, die man weiterhin als reflexlose Ophthalmoskopie bezeichnet hat. Sie besteht darin, dass die Hornhaut des Untersuchten in getrennte Zonen zur

Beobachtung eingeteilt wird, und dass diese Einteilung durch reelle Bilder von Eintrittsöffnungen der zur Beleuchtung und zur Beobachtung dienenden Strahlen bewirkt wird. Schon zwei Jahre

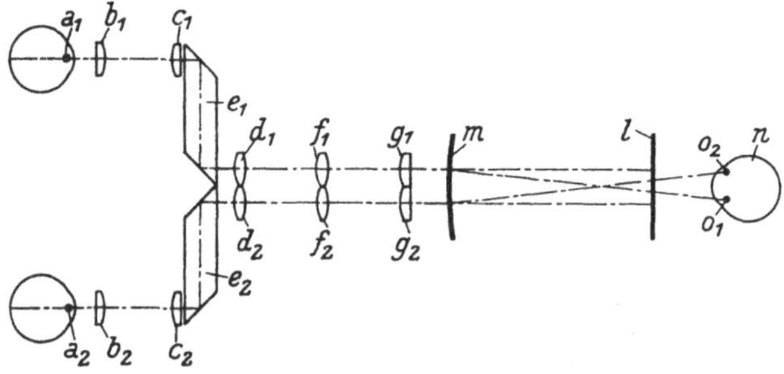

Abb. 1

später konnte ich diese Methode mit Erfolg auf die Aufgabe der stereoskopischen Betrachtung des Augenhintergrundes anwenden. Es existierte bis dahin nur der Giraud-Teulonsche binokulare Augenspiegel, und man war sich noch nicht klar, ob dieser überhaupt eine stereoskopische Wirkung zeigte. Ich habe dann nachgewiesen, dass beim Giraud-Teulon die stereoskopische Wirkung in der Tat vorhanden, aber sehr schwach war, und dass es zu einer

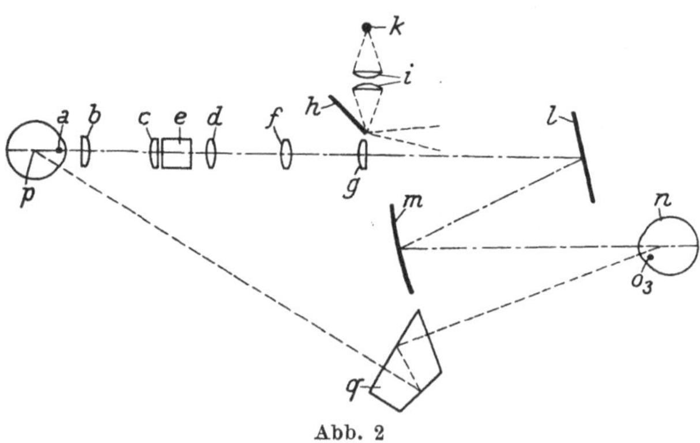

Abb. 2

wirklich stereoskopischen Beobachtung des Augenhintergrundes notwendig sei, die beiden Pupillen des Beobachters in genügendem Abstand innerhalb der Pupille des Untersuchten abzubilden. Diese Maßnahme in Verbindung mit dem Prinzip der reflexlosen Ophthalmoskopie führte dann zu der Konstruktion der stereoskopischen Augenspiegel.

Man kann nun auf verschiedene Weise die Teilung der Strahlenbündel in ein Beleuchtungs- und ein Beobachtungssystem vornehmen und hat dies bisher auf drei verschiedene Arten ausgeführt, die aber alle noch gewisse Nachteile aufweisen:

1. Wenn man die Trennung des Beleuchtungs- und Beobachtungssystems schon dicht am Auge des Untersuchten vornimmt, so ergibt sich daraus der Nachteil, dass einmal das Bild nach den Seiten vignettiert ist, andererseits aber das Instrument eine starke Annäherung an den Patienten erfordert, die für viele Untersuchungen unbequem ist.

2. Wenn man die Trennung des Beleuchtungs- und Beobachtungssystems durch eine spiegelnde Glasplatte nach Art des ersten Helmholtzschen Ophthalmoskops vornimmt, so muss diese Glasplatte sehr intensiv beleuchtet werden und gibt einen diffusen Schleier, der sich über das ganze Bild legt, abgesehen davon, dass eine solche Glasplatte auch mechanisch gegen Beschädigungen sehr empfindlich ist.

3. Wenn man die Trennung des Beleuchtungs- und Beobachtungssystems schon am Auge des Beobachters vornimmt, und zum Entwerfen des Bildes eine Konvexlinse benutzt, wie bei der gewöhnlichen Betrachtung im umgekehrten Bild, so hat man zwar einen genügend weiten Abstand des Apparates vom Untersuchten, aber die Konvexlinse ergibt an ihrer Vorder- und Rückseite je einen glänzenden Reflex, der noch dazu für jedes Auge des Beobachters an einer anderen Stelle liegt, so dass dieser im ganzen vier helle Reflexe sieht, die die Beobachtung sehr stören.

In dem neuen Instrument, das ich Ihnen vorführe, habe ich nun diejenige Methode benutzt, welche bisher noch nicht zu diesem Zwecke angewandt war, nämlich das Entwerfen des Hintergrundbildes durch einen Hohlspiegel.

Ein solcher Hohlspiegel gibt keine Reflexbilder, andererseits erlaubt er einen genügenden Abstand vom untersuchten Auge. Es schwebte mir der Zweck vor, das Instrument so leicht und kompendiös herzustellen, dass es auch am Krankenbett gebraucht werden kann, und ich glaube, dass dies nunmehr gelungen ist. Die genaue Konstruktion ergibt sich aus den Abbildungen, von denen Abb. 1 eine Ansicht von oben, Abb. 2 eine solche von der Seite darstellt. Für den Handgebrauch ist auch ein Sucher unerlässlich, d. h., man muss die Stellung der Pupille während der Beobachtung kontrollieren können. Um den richtigen stereoskopischen Effekt zu haben, müssen die Bilder in dem stereoskopischen Ansatz zweimal umgekehrt werden, was hier im Interesse der Leichtigkeit des ganzen Instrumentes durch ein besonderes Umkehrsystem für jedes Auge erfolgt. a_1 und a_2 sind die Pupillen des Beobachters, welcher in die Okulare b_1, c_1 und b_2, c_2 blickt. Die Feldlinsen c_1 und c_2 bilden die Pupillen a_1 und a_2 auf den Hinterlinsen d_1 und d_2 des Umkehrsystems ab. Zwischen c_1 und d_1 sowie c_2 und d_2 sind je ein strahlenverschiebendes Prisma e_1 und e_2 eingeschaltet. f_1 und f_2 sind die Mittellinsen des Umkehrsystems, auf dem sich die Pupillen a_1 und a_2 wiederum abbilden. Dicht oberhalb der Linsen g_1 und g_2 befindet sich ein Planspiegel h, auf dem die Lichtquelle k mittels des Kondensors i abgebildet wird. Der Spiegel h sendet das Licht auf den Planspiegel l, dieser auf den Hohlspiegel m und dieser auf das untersuchte Auge n. c_1 und c_2 sind die Bilder der Pupillen a_1 und a_2, welche sich auf dem Wege zum Auge hin sowohl in d_1 und d_2, als auch in g_1 und g_2 abgebildet haben. Das Licht tritt durch den Punkt o_3 in die Pupille von n ein. Wenn der Beobachter seine Augen um den Punkt p nach unten dreht, so erblickt er in dem doppelt reflektierenden Prisma q die Pupille von n und kann danach das Instrument einstellen.

Das Instrument kann natürlich wie bei jeder stereoskopischen Beobachtung nur bei erweiterter Pupille angewandt werden, erlaubt aber bei dieser leicht die Auffindung der Papille. Es ist durch ein Licht, das der Untersuchte fixiert, dafür gesorgt, dass die Papille ohne weiteres eingestellt wird. In den besonderen Fällen, wo man andere Teile des Augenhintergrundes stereoskopisch beobachten will, kann dies durch Dirigieren der Blickrichtung in der gewöhnlichen Weise bewirkt werden. Sie werden sich bei der Demonstration überzeugen, dass das ganze Bild absolut reflex- und schleierfrei ist. Das Instrument wird von der Firma Emil Busch in Rathenow hergestellt, und ich bin dem wissenschaftlichen Mitarbeiter derselben, Herrn Dr. Spanuth, für seine Unterstützung bei der Konstruktion zu besonderem Danke verpflichtet.

Nach Erledigung der Tagesordnung nimmt das Wort Herr A. Wagenmann (Heidelberg):

M. D. u. H.! Wir sind am Schluss unserer Tagung, die uns erhebende Stunden gebracht hat durch die Festsitzung mit der ausgezeichneten Rede unseres verehrten Vorsitzenden, durch die Überreichung der Graefe-Medaille an den von uns allen so verehrten Prof. Allvar Gullstrand und durch seine Antwortrede. Die wissenschaftliche Arbeit hat wieder reiche Ergebnisse der Forschung gebracht. Wir können mit Stolz auf die geleistete Arbeit zurückblicken. In 61 Vorträgen und 19 Demonstrationen wurden wichtige Forschungsergebnisse mitgeteilt. Daneben kam die Gelegenheit zu persönlicher Aussprache und Anknüpfung freundschaftlicher Beziehungen nicht zu kurz. Heidelberg hat sich wieder in seinem Glanz gezeigt; wir waren wie selten vom Wetter begünstigt. Es bleibt uns nur noch übrig, unseren aufrichtigen Dank abzustatten, vor allem an die Vortragenden des In- und Auslandes, die hier die Ergebnisse ihrer Forschungsarbeit uns mitgeteilt haben, Dank an die verehrungswürdige Alma mater, die uns wie immer in hochherziger Weise ihre Räume zur Verfügung gestellt hat, Dank an die Firmen, die uns durch die Ausstellung wichtiger Instrumente und Apparate unterstützt haben, Dank an die Assistenten und Beamten der Augenklinik, die zum Gelingen und zur glatten Abwicklung der Geschäfte beigetragen haben, und besonderen Dank Herrn Hofheinz, der das Epidiaskop in geschickter Weise bedient und allen Wünschen der Vortragenden möglichst Rechnung getragen hat.

Mit voller Befriedigung können wir an die Tage des Zusammenseins zurückdenken. Ich schliesse in Vertretung unseres Vorsitzenden, der leider heute nachmittag abreisen musste, die diesjährige Versammlung und rufe Ihnen zu: Auf Wiedersehen in Heidelberg zu Pfingsten 1930.

Mitgliederversammlung

der

Deutschen Ophthalmologischen Gesellschaft

Dienstag, den 7. August 1928, 12¹/₂ Uhr mittags.

Vorsitzender: Herr Th. Axenfeld-Freiburg i. Br.

Leiter der Verhandlungen: Herr A. Wagenmann-Heidelberg.

Anwesend: ca. 150 Mitglieder.

Vor Beginn der Tagesordnung gibt Herr Wagenmann folgende Erklärung des Vorstandes ab:

Der Vorstand hat nicht erwartet, dass beim offiziellen Essen jemand ohne Bevollmächtigung des Vorstandes das Wort nimmt.

I. Mitteilungen.

Die Räume für die Festsitzung in der alten Aula und für die wissenschaftlichen Sitzungen im neuen Kollegiengebäude sind der Gesellschaft seitens der Universität wieder unentgeltlich freundlichst überlassen worden. Das Epidiaskop hat die Universitätsaugenklinik Heidelberg zur Verfügung gestellt.

Über die Haager Delegation im Juli 1927 wird berichtet, dass die Herren Axenfeld und Wessely als unsere Vertreter in Holland gewesen sind. Beschlossen wurde u. a. die Abhaltung eines internationalen Kongresses im September 1929 in Amsterdam. Zur Deckung der Auslagen des Internationalen Rates wurden seitens der Gesellschaft fünf englische Pfund übersandt. Die Mitgliederversammlung stimmt dem vom Leiter ausgesprochenen wärmsten Dank·an die Herren, die sich um die Wiederanknüpfung der internationalen Beziehungen verdient gemacht haben, besonders die Herren Gullstrand und van der Hoeve, sowie an unsere beiden Delegierten freudig zu.

Dem v. Graefe-Museum wurde überwiesen ein im Mai d. J. übersandtes Geschenk der drei Geschwister von Graefe: Die Nachbildung der Hand A. v. Graefes in weissem Marmor. Ferner wurden überwiesen durch Herrn Greeff Photographien Albrecht v. Graefes und seiner drei Kinder, sowie ein Bild: Aus v. Graefes Sprechzimmer, ferner das Manuskript von Saemisch für seinen Beitrag zum Handbuch und zwei Vorlesungshefte über A. v. Graefes Vorlesungen, nachgeschrieben von dem 1896 verstorbenen

Dr. R. v. Haselsberg. Herr Blessig, Dorpat, überwies einen an seinen Onkel gerichteten Brief A. v. Graefes und Herr v. Grosz übersandte zwei von ihm verfasste Druckschriften betr. die hundertste Wiederkehr des Geburtstages von A. v. Graefe.

Am 22. Mai 1928, an dem Tage der Wiederkehr des hundertsten Geburtstages A. v. Graefes, ist das v. Graefe-Denkmal in Berlin auf Kosten der Gesellschaft geschmückt worden. Beglückwünschungen zu diesem Tage liefen ein von der Kiewer Ophthalmologischen Gesellschaft und von der Ungarischen Ophthalmologischen Gesellschaft. Zahlreiche Kollegen, die an der Teilnahme unserer Festsitzung verhindert waren, haben uns ihre Glückwünsche zugehen lassen. Ich nenne nur u. a. die Herren Sattler, Schleich, Öller, Haab, Vogt, Siegrist, Elschnig.

Hinsichtlich der Optikerfrage hat Herr Hertel als Vorstand der Kommission für die Optikerfrage berichtet, dass die Kommission der deutschen Optikerschaft am 27. Juli d. J. in einem Schreiben an ihn die Bereitwilligkeit zur Aufnahme neuer Verhandlungen ausgedrückt und Richtlinien mit acht Punkten als Grundlage der Verhandlungen aufgestellt hat. Herr Hertel schlug dem Vorstand vor, in neue Verhandlungen einzutreten, über deren Ergebnis er später berichten werde. Der Vorstand stimmte dem Vorschlag zu und wünscht, da ja auch die wirtschaftliche Vereinigung der Augenärzte sich mit diesen Fragen befasst hat, möglichst die Kommissionen zu vereinigen. Die Mitgliederversammlung stimmt dem Vorschlag des Vorstandes zu.

II. Chronik und Mitgliederbestand der Gesellschaft.

Die Zahl der Mitglieder betrug am 1. August 1928 795. Hinsichtlich der Aufnahme hat der Vorstand beschlossen, in Zukunft Assistenten nur mit vollständiger oder nahezu vollständiger Facharztausbildung aufzunehmen.

Die Gesellschaft hat folgende Mitglieder durch den Tod verloren:

1. Dr. med. Joseph Schneider in Milwaukee (Amerika).
2. Geh. Sanitätsrat Professor Dr. Braunschweig in Halle a. d. Saale.
3. Dr. med. Eckard Weisner, Assistenzarzt in Tübingen.
4. Dr. med. Bjerke in Linköping (Schweden).
5. Dr. med. H. Bartels in Lageado (Brasilien).

6. Hofrat Obermedizinalrat Dr. Otmar Purtscher in Klagenfurt.
7. Professor Dr. med. H. Schiötz in Oslo.
8. Professor Dr. med. Karl v. Hoor in Budapest.
9. Dr. med. Adolph in Mannheim.
10. Dr. med. Lindgren in Aarhus.
11. Dr. med. de la Vega in Buenos-Aires.
12. Sanitätsrat Dr. Carl Hubrich in Nürnberg.

Unter den Verstorbenen finden sich wieder viele alte, treue Mitglieder unserer Gesellschaft und Zierden der ophthalmologischen Wissenschaft. Mit Wehmut gedenken wir der Dahingeschiedenen und versichern, dass wir allen ein treues Andenken bewahren werden. Die Anwesenden bitte ich zur Ehrung der Verstorbenen sich von den Plätzen zu erheben.

Freiwillig ausgeschieden sind:
1. Dr. med. Ruff in Augsburg.
2. Dr. med. Menacho in Barcelona.
3. Dr. med. A. Erb in Chailly bei Lausanne.
4. Sanitätsrat Dr. Pincus in Magdeburg.
5. Dr. med. A. Schmitt in Ravensburg i. W.

Neu aufgenommen sind folgende Damen und Herren:
1. Dr. med. K. T. A. Halbertsma, Augenarzt in Delft (Holland).
2. Dr. med. P. C. Römer, Augenarzt in Leewards (Holland).
3. Frl. Dr. med. Nolzen, Assistentin an der Univ.-Augenklinik in Köln a. Rhein.
4. Dr. med. J. Uudelt, I. Assistent an der Univ.-Augenklinik in Dorpat-Tarpu.
5. Dr. med. Friedrich Keller, Augenarzt in Reval, Gr. Kerristr. 4.
6. Dr. med. Walter Meerhof, I. Assistent der Univ.-Augenklinik in Montevideo.
7. Dr. med. Magnus Sundquist, Göteborg (Schweden), Avenuyen 1.
8. Dr. med. Jaroslaw Kubik, Prag, Deutsche Univ.-Augenklinik, Tschechoslowakei.
9. Frau Dr. Anna Müller, Assistentin an der Augenklinik in Zittau (Sachsen).
10. Dr. med. Baumert, Assistenzarzt an der Univ.-Augenklinik in Köln-Lindenburg.

11. Dr. med. Wachendorff, Assistenzarzt an der Univ.-Augenklinik Köln-Lindenburg.
12. Dr. med. Utermann, Volontärarzt an der Univ.-Augenklinik Köln-Lindenburg.
13. Dr. med. Aron, Volontärarzt an der Univ.-Augenklinik Köln-Lindenburg.
14. Dr. med. Kuhlgatz, Volontärarzt an der Univ.-Augenklinik Köln-Lindenburg.
15. Dr. med. Sasse, Volontärarzt an der Univ.-Augenklinik Köln-Lindenburg.
16. Professor Dr. med. Tschirkowsky, Direktor der Univ.-Augenklinik in Kasan (Russland).
17. Dr. med. Walter Knepper, Volontärarzt der städt. Augenheilanstalt in Essen.
18. Dr. med. Kurt Hammer, Augenarzt in Stettin, Königstor 8.
19. Privatdozent Dr. med. Max Amsler, Lausanne (Schweiz).
20. Professor Dr. med. M. Nakashima, Kanazawa (Japan), Univ.-Augenklinik, zur Zeit Berlin.
21. Dr. med. Vinko Lussich-Matkovich, Zagreb (Jugoslavien), Opaticka ul. 2.
22. Dr. med. Walter Rau, Assistent an der Univ.-Augenklinik Giessen.
23. Dr. med. Richard Lier, Assistent an der Univ.-Augenklinik Giessen.
24. Frl. Dr. med. Käte Mehlhose, Assistentin an der Univ.-Augenklinik Giessen.
25. Dr. med. Walter Behrend, Assistenzarzt an der Univ.-Augenklinik Tübingen.
26. Dr. med. Ernst Custodis, Assistenzarzt an der Univ.-Augenklinik Tübingen.
27. Dr. med. Hans Baumgärtner, Augenarzt in Schwäbisch Hall.
28. Dr. med. J. Etten, I. Assistent der Akademie-Augenklinik, Düsseldorf, Moorenstrasse 5.
29. Dr. med. Stoewer, Assistent an der Univ.-Augenklinik Breslau.
30. Dr. med. Hans Carl Müller, wissenschaftlicher Assistent an der Univ.-Augenklinik in Basel.

31. Sanitätsrat Dr. Schulte, Augen- und Ohrenarzt in Fulda, Lindenstrasse 6.
32. Dr. med. Karl Mylius, Sekundärarzt an der Univ.-Augenklinik Hamburg-Eppendorf.
33. Dr. med. Otto Reimers, Assistenzarzt an der Univ.-Augenklinik Hamburg-Eppendorf.
34. Dr. med. Heinz Wille, Assistenzarzt an der Univ.-Augenklinik Hamburg-Eppendorf.
35. Dr. med. Hans Meves, Assistenzarzt an der Univ.-Augenklinik Hamburg-Eppendorf.
36. Dr. med. H. Krebs, Augenarzt in Köln, Mauritius-steinweg 41.
37. Dr. med. Krause, Assistent an der Akademie-Augenklinik in Düsseldorf.
38. Dr. med. G. Elkes, Leningrad, zur Zeit Frankfurt a. M., Institut für experimentelle Therapie, Paul Ehrlichstrasse 44.
39. Dr. phil. Spanuth in Rathenow. Emil Busch A.-G.
40. Dr. med. H. Schulz, Augenarzt in Gütersloh.
41. Dr. med. Ernst Hessenberger, Assistent an der Univ.-Augenklinik in Freiburg i. Br.
42. Dr. med. Friedrich Saeger, Assistent an der Univ.-Augenklinik in Freiburg i. Br.
43. Dr. med. L. Burgener, Augenarzt, Rorschach (Schweiz), Signalstrasse 17.
44. Dr. med. S. Tengroth, Stabsarzt in Upsala (Schweden).
45. Privatdozent Dr. med. G. Dohlman, Upsala (Schweden).
46. Dr. med. A. F. Nicati, Augenarzt, Neuchatel, Rue Louis Favre 2.
47. Dr. med. G. A. Schaly, Augenarzt, Arnheim, Nieuwe Plein 19.
48. Dr. Tresling in Groningen (Holland).

Trotz der vielen Bemühungen des Rechnungsführers Herrn Buhmann und trotz wiederholter Aufforderung ist eine grosse Anzahl von Mitgliedern mit ihren Mitgliederbeiträgen rückständig. Der Vorstand richtet die dringende Bitte an die Mitglieder, die Beiträge pünktlich zu bezahlen, damit auch der Bericht allen Mitgliedern rechtzeitig zugehen kann. Die Nichtbezahlung der Beiträge erschwert die Geschäftsführung des Rechnungsführers und die Versendung des Berichtes seitens des Verlages und verursacht der Gesellschaft unnötige Kosten an dem doch jetzt hohen Porto. Wir sehen uns genötigt, auf Grund von § 9 unserer Satzungen die Mitglieder, die trotz wiederholter Aufforderung ihre Mitgliederbeiträge innerhalb von zwei Jahren nicht entrichten, als ausgetreten zu betrachten und in der Mitgliederliste zu streichen.

III. Kassenbericht.
Aufstellung über die Einnahmen und Ausgaben
im Geschäftsjahr 1927/28 bis einschl. 10. Juli 1928
durch unseren Rechnungsführer, Herrn Buhmann, Heidelberg.

Einnahmen:

Bestand der laufenden Rechnung bei der Rheinischen Kreditbank am 1. Juli 1927	RM.	685.55
Eingegangene Beiträge	„	14 940.38
Bankzinsen aus Guthaben	„	133.75
Umtausch der Zinsen aus dem Schweizerischen Guthaben für die Beschaffung der v. Graefe-Medaille	„	136.85
Übertrag aus dem Spar-Konto Nr. 1385	„	1 000.—
		RM. 16 896.53

Ausgaben:

Spesen der Bank	RM.	69.93	
Vergütung der Auslagen von Herrn Prof. Wagenmann für Porto etc.	„	223.—	
Vergütung an die Universitätskasse für elektrischen Strom bei der Überlassung des Saales zur Sitzung	„	50.—	
Portoersatz an den Schriftführer	„	40.—	
Depotgebühren und Stahlkammermiete bei der Rheinischen Kreditbank	„	24.50	
Ausprägung der v. Graefe-Medaille	„	138.—	
Überweisung an Herrn Dr. Leslie Paton in London für den Internationalen Rat	„	103.05	
Schmücken und Kranz des Denkmals von Albrecht v. Graefe	„	190.—	
Drucksachen, Umschläge, Rundschreiben, Porto, Nachnahme etc.	„	838.95	
Vergütung an Herrn Prof. Wagenmann	„	1 000.—	
Vergütung an Herrn Buhmann	„	400.—	
Versch. Überweisungen an den Verlag Bergmann, München, für Druck des Berichtes und Versand	„	9 582.80	
Vergütung an den Verlag Bergmann, München, für Klischees	„	3 198.30	RM. 15 858.53
Bestand per 10. Juli 1928			RM. 1 038.—

Vermögens-Aufstellung per 10. Juli 1928

durch unseren Rechnungsführer, Herrn Buhmann, Heidelberg.

Bar-Bestand der laufenden Rechnung, Rheinische Kreditbank	RM.	1038.—
Spar-Rechnung Nr. 1385 inkl. Zinsen, Rheinische Kreditbank	,,	626.35
Spar-Rechnung Nr 1698, Rheinische Kreditbank . .	,,	1600.—
von Welzscher Graefe-Preis, aufgelaufene Zinsen daraus	,,	423.15
Verschiedene ausländ. Banknoten im Safe, Rheinische Kreditbank.	,,	195.50
	RM.	3883.—

Ferner liegen im Safe der Rheinischen Kreditbank:

Depositenheft Nr. 4285 der Schweizerischen Kreditanstalt, Basel	sfrs.	1297.20
+ aufgelaufene Zinsen ab 1. 1. 1928 . . . ca.	,,	25.80
	sfrs.	1323.—

Wertpapiere-Depot Nr. 1875 bei der Rheinischen Kreditbank
RM. 175.— Anleiheablösungsschuld
    aus Umtausch   . . . . von M. 2000.— 5% Kriegsanleihe
RM. 175.— dergl. Rechte der Aus-
    losung . . . . von   ,, 5000.— $3^1/_2$% Konsols

Wertpapiere-Depot Nr. 2360 bei der Rheinischen Kreditbank
    Schneider von Welz-Stiftung
RM. 150.— Anleiheablösungsschuld aus Um-
    tausch . . . . } von M. 6000.—
RM. 150.— dergl. Auslosungsrechte . . . } verschied. Reichsanleihe
RM. 70.— $4^1/_2$% Rheinische Hyp.-Bank-Liquid.-
    Pfandbrief aus Umtausch . . . . } von M. 700.—
RM. 70.— dergl. Anteilscheine. . . . . . } 4% Rheinbriefe

Ferner besteht bei der Reichsschuldenverwaltung Berlin ein Eintrag von:
RM. 750.— Anleiheablösungsschuld aus Umtausch } von M. 30000.—
RM. 750.— dergl. Auslosungsrechte . . . . . } 4% Baden

IV. Mitgliederbeiträge.

Der Vorstand schlägt vor, als Mitgliederbeitrag 20 Mark für das Jahr 1929 zu erheben. Die Ausgaben für den Bericht haben sich durch die Lohnsteigerung erheblich erhöht; es ist für den nächsten Bericht mit weiterer Erhöhung der Herstellungskosten zu rechnen. Wir sind beim vorigen Bericht wieder zu den Friedensverhältnissen der Ausstattung, des Druckes, des Satzspiegels usw. zurückgekehrt und können auf unseren letzten Bericht stolz sein. Der Vorstand ist der Ansicht, dass wir bei dem nächsten Bericht wieder in dieser guten Form, und mit Beigabe guter Abbildungen verbleiben. Der Bericht wird ja sämtlichen Mitgliedern unentgeltlich übersandt und stellt damit ein grosses Wertobjekt dar; so kostet der letzte Bericht im Buchhandel über 20 Mark. Die Ausgabe dieses Berichtes war nur möglich, weil die Mitgliederbeiträge von zwei Jahren zur Verfügung standen. Da wir in diesem Jahre schon wieder tagen, und der Bericht Anfang 1929 ausgegeben wird, so ist ein Mitgliederbeitrag von 20 Mark für das Jahr 1929 notwendig. Auch die übrigen Unkosten der Gesellschaft haben sich erhöht, vor allem durch die Erhöhung des Portos und Verteuerung der Herstellung der Programme. Der Vorschlag des Vorstandes wird ohne Widerspruch angenommen.

V.

Der Vorstand schlägt vor: die nächste Versammlung unserer Gesellschaft Pfingsten 1930 in Heidelberg abzuhalten und die nähere Festsetzung der Zeit dem Vorstand zu überlassen. Die Mitgliederversammlung nimmt den Vorschlag des Vorstandes ohne Widerspruch an.

Da nach Aufforderung des Leiters niemand sonst etwas vorzubringen hat, wird die Mitgliederversammlung geschlossen. Schluss der Mitgliederversammlung 12¾ Uhr.

Satzungen

der

Ophthalmologischen Gesellschaft[1]

beschlossen in der Sitzung vom 15. September 1903.

§ 1.

Der unter dem Namen: „Ophthalmologische Gesellschaft"[1] bestehende Verein bezweckt die Förderung der Ophthalmologie und hat seinen Sitz in Heidelberg. Der Verein soll in das vom Amtsgericht zu Heidelberg geführte Vereinsregister eingetragen werden.

§ 2.

Der Vorstand des Vereins besteht aus acht von der Mitgliederversammlung frei gewählten Vereinsmitgliedern und aus einem Schriftführer, welcher auf Vorschlag der übrigen acht Vorstandsmitglieder auf 8 Jahre von der Mitgliederversammlung gewählt wird. Von den acht ersteren Vorstandsmitgliedern scheiden alle zwei Jahre je zwei Mitglieder aus, und zwar diejenigen, welche seit ihrer Wahl, beziehungsweise Wiederwahl, dem Vorstand am längsten angehört haben.

Wenn in einem Jahre, in dem der Austritt und die Neuwahl zweier Mitglieder zu erfolgen hätte, keine Mitgliederversammlung stattfindet, werden Austritt und Neuwahl der Vorstandsmitglieder auf das nächste Jahr verschoben.

Die austretenden Vorstandsmitglieder sind wieder wählbar.

Bei eintretenden Lücken in der Zahl der Mitglieder des Vorstandes werden in der nächsten Mitgliederversammlung Ersatzmänner gewählt.

§ 3.

Der Vorstand wählt aus seiner Mitte einen Vorsitzenden und einen Stellvertreter desselben, die bis zu ihrem satzungsmäßigen Ausscheiden aus dem Vorstand ihr Amt behalten.

§ 4.

Der Vorstand fasst seine Beschlüsse durch mündliche Abstimmung in einer vom Vorsitzenden unter Angabe der Tages-

---

[1] Durch Beschluss der Mitgliederversammlung vom 6. August 1920 soll der Name jetzt lauten: „Deutsche Ophthalmologische Gesellschaft".

ordnung einzuberufenden Vorstandssitzung oder durch schriftliche Abstimmung vermittelst eines vom Vorsitzenden ausgehenden,
bei allen Mitgliedern des Vorstandes umlaufenden und wieder
zum Vorsitzenden zurückkehrenden Anschreibens. In beiden Fällen
ist zur Beschlussfassung einfache Mehrheit der abgegebenen Stimmen
notwendig und genügend.

Über die Beschlüsse in einer Vorstandssitzung wird ein vom
Vorsitzenden zu unterzeichnendes Protokoll geführt.

§ 5.

Der Vorstand sorgt sowohl in der Zwischenzeit als auch
während der Dauer der Versammlung für die Interessen des Vereins.
Er ladet zu den wissenschaftlichen Sitzungen und zu der Mitgliederversammlung ein, trifft die Vorbereitungen dazu, bestimmt
die Reihenfolge der Vorträge, besorgt die Herausgabe der Sitzungsberichte und die Kassenführung. Die Einladung zu den Versamm-
lungen erfolgt durch ein vom Vorsitzenden und Schriftführer
unterzeichnetes, gedrucktes Zirkular mit Angabe der Tagesordnung,
das an alle Mitglieder zu versenden ist.

§ 6.

Der Vorsitzende oder in dessen Verhinderung sein Stellvertreter
vertritt den Verein nach aussen, sowohl gerichtlich als auch ausser-
gerichtlich. Ist eine Willenserklärung gegenüber dem Verein abzugeben, so genügt die Abgabe gegenüber einem Mitgliede des
Vorstandes.

§ 7.

Der Schriftführer hat die Korrespondenz des Vereins, den
Druck und die Versendung der Zirkulare zu besorgen, die Protokolle
zu führen und die Sitzungsberichte zu redigieren.

§ 8.

Die wissenschaftlichen Sitzungen und die Mitgliederversammlung finden in der Regel einmal jährlich in Heidelberg statt.

Die wissenschaftlichen Sitzungen sind öffentlich. Ihre Eröffnung geschieht durch ein Mitglied des Vorstandes. Die Vorsitzenden der einzelnen Sitzungen werden auf Vorschlag des Vorstandes von den anwesenden Mitgliedern gewählt.

In der Mitgliederversammlung werden die Angelegenheiten
des Vereins beraten, Beschlüsse darüber gefasst und die Wahlen
vorgenommen. Bei den Abstimmungen entscheidet einfache
Majorität. Über die Beschlüsse der Mitgliederversammlung wird

ein vom Vorsitzenden und Schriftführer zu unterzeichnendes Protokoll geführt.

§ 9.

Wer Mitglied der Ophthalmologischen Gesellschaft werden will, wendet sich durch Vermittelung des Schriftführers an den Vorstand, der über die Aufnahme durch einen nach § 4 zu fassenden Beschluss entscheidet.

Der Austritt erfolgt durch Anzeige an den Schriftführer. Auch gilt als ausgetreten, wer zwei Jahre seinen Mitgliedsbeitrag nicht entrichtet hat.

Ein Mitglied kann aus der Gesellschaft ausgeschlossen werden, wenn es sich durch die Art seiner Berufsausübung zu den Grundsätzen der Gesellschaft dauernd in erheblichen Widerspruch setzt oder wenn seine fernere Mitgliedschaft aus sonstigen, in seiner Person liegenden, wichtigen Gründen mit dem gedeihlichen Bestand der Gesellschaft unvereinbar erscheint. Die Ausschliessung erfolgt auf Antrag des Vorstandes durch einen mit $2/_3$ Mehrheit der Erschienenen gefassten Beschluss der Mitgliederversammlung, nachdem dem Auszuschliessenden vorher Gelegenheit zu schriftlicher Äusserung gegeben worden ist. Eine Anfechtung des formgerecht ergangenen Ausschliessungsbeschlusses findet nicht statt[1]).

§ 10.

Jedes Mitglied zahlt für jedes Kalenderjahr einen Beitrag von 6 Mk.[2]), welcher von der Oberrheinischen Bank[3]) in Heidelberg eingefordert wird. Auch kann die Zahlung der Jahresbeiträge durch Entrichtung eines einmaligen Beitrages von 120 Mk.[4]) abgelöst werden, von dem aber beim etwaigen Austritt eine Rückzahlung nicht stattfindet[5]).

§ 11.

Vorstehende Satzung ist am 15. September 1903 durch Beschluss der Mitgliederversammlung errichtet worden.

---

[1]) Der letzte Absatz ist durch Beschluss der Mitgliederversammlung vom 6. August 1918 aufgenommen worden.

[2]) Durch Beschluss der Mitgliederversammlung vom 5. August 1910 auf 10 Mk. erhöht. Durch Beschluss der Mitgliederversammlung vom 7. Aug. 1928 wird für das Jahr 1929 ein Mitgliederbeitrag von 20 Mk. erhoben.

[3]) Jetzt Rheinischen Kreditbank, Filiale Heidelberg, Ludwigsplatz und Wredeplatz.

[4]) Durch Beschluss der Mitgliederversammlung vom 5. August 1910 auf 200 Mk. erhöht.

[5]) Laut Beschluss der Mitgliederversammlung vom 9. Juni 1922 und vom 4. August 1925 findet die Ablösung der Zahlung der Jahresbeiträge durch Entrichtung eines einmaligen Beitrags nicht mehr statt.

Bestimmungen

für die

Erteilung des von Prof. Dr. von Welz gestifteten
„von Graefeschen Preises".

Die Stiftungsurkunde lautet folgendermaßen:

Hochverehrte Ophthalmologische Gesellschaft!

Im treuen Andenken meines unvergesslichen Freundes und Lehrers, des am 19. Juli 1870 verstorbenen Professors der Ophthalmologie in Berlin, Dr. Albrecht von Graefe, und im dankbaren Gefühle für alles, was ich seiner Lehre und seinem Beispiele schulde, glaube ich ganz in dessen Sinne zu handeln, wenn ich eine Bestimmung ins Leben rufe, welche den Zweck hat, hervorragenden Leistungen in der Ophthalmologie eine besondere Anerkennung zu zollen, sowie es hinwiederum ein Bedürfnis meines Innern ist, hierfür den Namen „des von Graefeschen Preises" zu wählen.

Zu diesem Behufe übergab ich der von mir gegründeten „Marienstiftung für Heilung von armen Augenkranken in Würzburg", die als juristische Person von allerhöchster Stelle anerkannt ist, 10 Stück Prioritäts-Obligationen der vereinigten südösterreichisch-lombardisch- und zentral-italienischen Eisenbahn-Gesellschaft à 500 Fr. im Nominalwerte von 5000 Fr. mit den betreffenden Coupons vom 1. April 1874 bis 1. April 1886, deren jährliche Zinsen 150 Fr. = 120 Mark betragen, wobei eine allenfallsige Vermehrung des Kapitals vorbehalten ist[1]).

Es soll nun der „von Graefesche Preis" mit 450 Fr. = 360 Mark alle drei Jahre von der Ophthalmologischen Gesellschaft, die in der Regel jährlich in Heidelberg tagt, der besten Arbeit zuerkannt werden, welche in den dreien, dem Verteilungsjahr um ein Jahr vorausgehenden Jahrgängen in deutscher Sprache im „Archiv für Ophthalmologie" erschienen ist[2]).

Nachdem sowohl das „Archiv für Ophthalmologie" als die Ophthalmologische Gesellschaft in Heidelberg von

---

[1]) Da das Kapital der Stiftung durch die Folgen des Weltkrieges entwertet ist, wurde durch Beschluss der Mitgliederversammlung am 4. August 1925 aus den Ersparnissen der Gesellschaft ein Kapital abgezweigt und ein Sparkonto errichtet, aus dessen Zinsertrag die weitere Zuerkennung des v. Graefe-Preises erfolgen kann.

[2]) Wissenschaftliche Arbeiten der Preisrichter selbst können auch noch bei der nächsten Verteilung des Preises rückwirkend in Betracht kommen.

A. von Graefe ins Leben gerufen worden, so erschien es mir vor allem als ein Akt der Pietät, diesen Preis, dem sein Name erst die rechte Weihe geben soll, mit diesen seinen beiden Lieblingsschöpfungen in Verbindung zu bringen.

Preisrichter, deren im ganzen fünf sein sollen, sind deshalb in erster Reihe die Mitglieder des Ausschusses der Ophthalmologischen Gesellschaft, in der Art, dass immer zwei aus demselben, durch den Ausschuss selbst hierzu bestimmt, die übrigen drei aber in der betreffenden Sitzung aus sechs von dem Ausschuss vorgeschlagenen Gesellschaftsmitgliedern durch einfache Majorität gewählt werden. Unter Umständen können hierzu auch Nichtmitglieder ernannt werden. Über die Vorschläge selbst entscheidet die Majorität der Preisrichter. Die Bekanntmachung des zuerkannten Preises geschieht dann stets in der ersten Sitzung der Ophthalmologischen Gesellschaft des betreffenden Jahres, zum ersten Male 1876, und hat der Sekretär des Ausschusses, durch das Sitzungsprotokoll gehörig legitimiert, von der „Marienstiftung" die betreffende Summe zu erheben, die Übergabe des Preises in geeigneter Form zu übermitteln, eventuell auch an die Erben, und die Bekanntmachung desselben im „Archiv für Ophthalmologie" zu veranlassen.

Unbenommen bleibt es den genannten Preisrichtern im Fall der Zweckdienlichkeit, den „von Graefeschen Preis" einmal für die glückliche Lösung einer Preisaufgabe zu bestimmen, welche Arbeit aber dann nach Erteilung des Preises im Archiv erscheinen muss.

Sollte das „Archiv für Ophthalmologie" als solches zu erscheinen aufhören oder seinen Charakter wesentlich verändern, oder in dem angegebenen Zeitraum gerade keine preiswürdige Arbeit enthalten, so würde, solange die Ophthalmologische Gesellschaft in ihrer jetzigen Verfassung besteht, der Ausschuss an der Stelle des Archivs ein anderes in deutscher Sprache erscheinendes Journal ophthalmologischen Inhalts zu setzen haben, in welchem Falle auch Monographien zuzulassen, grössere Werke aber auszuschliessen sind.

Sollte nun aber die zur Zeit bestehende Ophthalmologische Gesellschaft sich einmal auflösen, so wird die „Marienstiftung" das Ersuchen der Preiszuerkennung an die medizinische Fakultät in Würzburg stellen, und diese dann dieselbe ihrerseits unter Beobachtung obiger Modalitäten betätigen, nachdem sie vorher noch das Gutachten dreier ordentlicher Professoren der Ophthalmologie einer deutschen Universität eingeholt hat.

Solange der Unterzeichnete am Leben ist, kann eine Änderung dieser Bestimmungen nur mit seiner Einwilligung stattfinden;

nach dessen Tode müssen, bei den Wandlungen der Zeit, solange es möglich ist, immer nachstehende Gesichtspunkte festgehalten werden:

1. soll, um das Andenken von Graefes zu ehren, stets der Name „von Graefescher Preis" erhalten bleiben;
2. soll damit immer der wissenschaftliche Fortschritt in der Ophthalmologie gefördert und anerkannt werden.

Würzburg, den 6. August 1874.

Dr. Robert Ritter von Welz,

öffentl. ordentl. Professor der Ophthalmologie an der Universität zu Würzburg.

Statut

betreffend die

Zuerkennung und Verleihung der Graefe-Medaille.

1. Die Graefe-Medaille soll alle 10 Jahre demjenigen zuerkannt werden, der sich unter den Zeitgenossen — ohne Unterschied der Nationalität — die grössten Verdienste um die Förderung der Ophthalmologie erworben hat. Niemals soll die Medaille zweimal derselben Person verliehen werden.

2. Die Zuerkennung des Preises erfolgt durch direkte Wahl, mit absoluter Mehrheit der gültigen Stimmen der stimmfähigen anwesenden Mitglieder.

3. Stimmberechtigt sind alle diejenigen, welche bis einschliesslich der letzten Versammlung als Mitglieder aufgenommen und als solche in dem letzten offiziellen Mitgliederverzeichnis aufgeführt sind.

4. Am Ende der Sitzung des ersten Sitzungstages hat die erste freie Abstimmung mit geschlossenen Zetteln stattzufinden. Das Resultat wird sofort festgestellt und bekanntgemacht. Ist dabei eine absolute Majorität erreicht, so erfolgt unmittelbar die Proklamation. Andernfalls erfolgt sofort Stichwahl zwischen den zwei Personen, die bei der ersten Abstimmung die meisten Stimmen erhielten. Bei Stimmengleichheit werden beide proklamiert und es wird beiden die Medaille ausgehändigt werden.

Vom Ausfall der Abstimmung wird dem Gewählten sofort Mitteilung gemacht.

5. Am Schlusse der Sitzung des nächsten Jahres wird die Ehrenmünze dem Erwählten durch den Präsidenten in feierlicher Weise mit einer Ansprache überreicht, in welcher die unsterblichen

Verdienste Albrecht von Graefes in Erinnerung gebracht und
der Gewählte als würdiger Nachfolger geehrt wird. Im Falle der
Abwesenheit des Gewählten wird demselben die Medaille zugeschickt
und eine entsprechende Ansprache an die Versammlung gerichtet
werden.

6. Die vorzunehmende Wahl soll jedesmal im Jahre vorher
angekündigt und diese Ankündigung in das Protokoll aufgenommen
und mit demselben veröffentlicht werden. Auch soll bei der Einladung zur Zusammenkunft die Wahl in Erinnerung gebracht
werden.

7. Im Falle der Auflösung der Ophthalmologischen Gesellschaft
soll das vorhandene Kapital der Heidelberger Medizinischen Fakultät
zur ferneren Zuerkennung der Graefe-Medaille übergeben und derselben überlassen werden, bei der Zuerkennung den ihr zweck-
mäßigst scheinenden Modus zu befolgen.

Bestimmungen

der

Dr. Joseph Schneider-von Welz-Stiftung zur Förderung der Augenheilkunde.

Die Stiftungsurkunde lautet folgendermaßen:

Milwaukee, 15. April 1913.

In dankbarer Erinnerung an meinen väterlichen Freund und
Lehrer, den 1878 verstorbenen Dr. Robert Ritter von Welz,
ordentlicher Professor der Augenheilkunde an der Universität
Würzburg, übergebe ich der Ophthalmologischen Gesellschaft zu
Heidelberg, die als juristische Person von Allerhöchster Stelle
anerkannt ist, die Summe von Dreißigtausend Mark zum Zwecke
einer Stiftung unter dem Namen „Dr. Joseph Schneider-
von Welz-Stiftung", zur Förderung der Augenheilkunde,
mit folgenden Bestimmungen:

Erstens: Das Stiftungskapital soll in sicheren zinstragenden
Werten angelegt und im Depositorium der Gesellschaft auf-
bewahrt werden.

Zweitens: Die Einkünfte der Stiftung sollen dazu verwandt
werden, Augenärzte, welche sich darum bewerben, zur Förderung
von wissenschaftlichen Arbeiten auf dem Gebiete der Augenheil-

kunde, zu Reisestipendien behufs Studien an fremden Anstalten und ähnlichen Zwecken durch nach dem jemaligen Verdienst und den Bedürfnissen zu bemessende Beiträge zu unterstützen. Arbeiten über sympathische Ophthalmie und Trachom sollen, solange die Kenntnis dieser Krankheiten noch dringend der Förderung bedarf, besonders berücksichtigt werden.

Drittens: Die Bewerbungen sind immer bis zu einem vom Vorstand der Gesellschaft zu bestimmenden Termin, welcher in den Versammlungsberichten bekanntgegeben werden soll, dem Schriftführer einzureichen.

Viertens: Über die Zuerkennung von Bewilligungen hat der Vorstand zu entscheiden.

Fünftens: Werden die Einkünfte eines Jahres nicht vollständig oder gar nicht verwandt, so können dieselben in einem der nächsten 3 Jahre zur Verwendung kommen; nach dieser Zeit sollen dieselben dann aber zum Kapital geschlagen werden.

Sechstens: Die Bestimmungen der Stiftung, sowie Berichte über gemachte Bewilligungen sollen im Jahresbericht der Ophthalmologischen Gesellschaft im Druck veröffentlicht werden.

Siebentens: Die unterstützten Arbeiten sollen in „v. Graefes Archiv für Ophthalmologie" veröffentlicht werden. Sollte dieses jedoch eingehen oder seinen Charakter als Organ für Augenheilkunde wesentlich verändern, so kann, solange die Ophthalmologische Gesellschaft in ihrer jetzigen Verfassung besteht, der Vorstand der Gesellschaft an Stelle des Archivs ein anderes, in deutscher Sprache erscheinendes Journal ophthalmologischen Charakters zur Veröffentlichung benutzen.

Achtens: Sollte die Ophthalmologische Gesellschaft in Heidelberg sich auflösen, so soll das Stiftungskapital und Ausführung des Stiftungszweckes der Medizinischen Fakultät der Universität Heidelberg übertragen werden.

Neuntens: Zu Lebzeiten des Stifters kann eine Änderung der Stiftungsbedingungen nicht ohne seine Einwilligung stattfinden; nach seinem Tode sollen, solange es bei den Wandlungen der Zeit möglich ist, folgende Bestimmungen gehalten werden:

a) der Name „Dr. Joseph Schneider-von Welz-Stiftung",
b) soll damit immer dem wissenschaftlichen Fortschritte der Augenheilkunde gedient werden.

gez. Dr. Joseph Schneider.

Mitglieder der Deutschen ophthalmologischen Gesellschaft.

Name	Wohnort	Genauere Adresse
Prof. Abelsdorff	Berlin	90 Bülowstrasse
Prof. Adam	Berlin W 15	37 Joachimsthaler Str.
*Dr. Agricola	Hannover	
Dr. Albrich, Konrad, Privatdozent	Pécs (Ungarn)	Univ.-Augenklinik
Dr. Alkan, Reinhold	Coburg	15 A Mohrenstrasse
Dr. Altland	Duisburg	
*Dr. Amsler, Marc, Privatdozent	Lausanne (Schweiz)	
Dr. Andrews, Joseph A.	Santa Barbara, Californien (Amerika)	2155 Mission Ridge
*Dr. Apetz, Wilhelm	Würzburg	5 Eichhornstrasse
Dr. Arens, Paul	Duisburg	1 Scheffelstr.
*Dr. Arnold, Gottfried	Gronau i. W.	Bahnhofstrasse
Dr. Arnstein, Gottlieb, k. k. Generalstabsarzt	Prag II (Tschechoslowakei)	7 Vrchlického Sady
Dr. Aron	Köln-Lindenburg	Univ.-Augenklinik
Dr. Aron, Rudolf	Breslau	6 Gneisenauplatz
*Dr. Arruga	Barcelona (Spanien)	271 Aragon
*Dr. Ascher, Karl, Privatdozent	Prag (Tschechoslowakei)	32 Jungmannstrasse
Prof. Ask, Fritz,	Lund (Schweden)	
Dr. Asmus	Düsseldorf	
Dr. Augstein sen.	Labiau (Ostpreussen)	
Dr. Augstein, H., jun.	Freiburg i. Br.	
*Prof. Avižonis, Peter	Kowno (Litauen)	21 Maironio g. vé.
*Prof. Axenfeld, Th.	Freiburg i. Br.	11 Schwaighofstr.
Prof. Baas	Karlsruhe i. B.	
Dr. Bachmann	Bad Mergentheim	
*Dr. Baege	Merseburg a. S.	
*Dr. Bänziger, Theod.	Zürich VIII (Schweiz)	15 Billrothstrasse
Dr. Bär, Arthur	Essen a. d. R.	43 Huyssenallee
Dr. Baeumler	Dresden	2 I Plauenscher Platz, Ecke Ammon- und Chemnitzer Strasse
Dr. Bahr	Bad Oeynhausen	25 Charlottenstrasse
Dr. Ballaban	Lemberg (Polen)	7 Wallgasse
Dr. Bamberger, S.	Frankfurt a. M.	
Dr. Barck, C.	St. Louis, M. (Amerika)	3438 Rusell Aven.
Dr. Barczinski	Allenstein	2 Schillerstrasse
Prof. Barkan, A., sen.	San Francisco (Amerika)	Union Trustey
Prof. Barkan, Hans, jun.	San Francisco (Amerika)	Medico-Dental-Building 480 Post Street
Prof. Bartels	Dortmund	Städt. Augenklinik

Name	Wohnort	Genauere Adresse
*Dr. Basten	Saarbrücken	
Dr. Fürst v. Batthyány L.	Körmend, Komitat Vas (Ungarn)	
*Dr. Baum	Dortmund	27 Rheinische Strasse
Dr. Baumert	Köln-Lindenburg	Univ.-Augenklinik
Dr. Baumgärtner	Schwäbisch Hall	
*Dr. Baurmann, Priv.-Doz.	Göttingen	Univers.-Augenklinik
Dr. Bayer, Franz	Reichenberg (Böhmen)	
Dr. Bayer, Heinrich	Baden-Baden	2 Augustaplatz
*Dr. Becker	Naumburg a. S.	
Dr. Becker, Hermann	Dresden	9 Carolastrasse
Dr. Bedell, Arthur	Albany (V. St. Amerika)	344 State Street
*Prof. Behr, C.	Hamburg	Univ.-Augenklinik, Eppendorf
Dr. Behrend, Walter	Tübingen	Univ.-Augenklinik
Prof. Bellarminoff, L.	Leningrad (Russland)	10 Saperny pereulok
Dr. Berg, Fredrik	Göteborg (Schweden)	1 Vasa Kyrko gatan
Dr. Berger	Plauen	2^{II} Windmühlenstrasse
Dr. Berger, Arthur	Tübingen	Univ.-Augenklinik
Dr. Bergmeister, Rudolf, Privatdozent	Wien I (Österreich)	12 Landesgerichtsstr.
Dr. Berneaud, George	Elberfeld	25 Herzogstrasse
Dr. Bernouilli	Stuttgart	36 Neckarstrasse
*Prof. Best, Friedrich	Dresden A.	17^{II} Pragerstrasse
*Dr. Betsch, Alwin	Tübingen	Univ.-Augenklinik
Dr. Bickart, Paul	Nürnberg	16^{II} Königstrasse
Dr. Bieling, Peter	Gelsenkirchen	22 Florastrasse
Prof. Bielschowsky, A.	Breslau	Univ.-Augenklinik, 2 Maxstr.
Dr. Bielski-Schartenberg, Frau	Essen	61 Lindenallee
*Prof. Bietti, A.	Bologna (Italien)	Clinica oculistica
Prof. Birch-Hirschfeld	Königsberg i. Pr.	4^{I} Lisztstrasse
Dr. Birckhäuser, R.	Basel (Schweiz)	20 Wallstrasse
Prof. Bistis, J.	Athen (Griechenland)	19 Acadimias
*Prof. v. Blascovics, L.	Budapest III (Ungarn)	15 Jlles ù
Dr. Blatt, Nicolaus	Targul-Muras (Siebenbürgen-Rumänien)	
Dr. Blaauw, Edmond E.	Buffalo (Amerika)	190 Ashland Ave.
Dr. Bleisch	Breslau I	18 Gravestrasse
Prof. Blessig, Ernst	Dorpat (Estland)	53 Mühlenstrasse
*Dr. Bloch, Fritz	Nürnberg	$6 a^{I}$ Fürther Strasse
Dr. Blüthe	Frankfurt a. M.	7 pt. Unterlindau
Dr. Blum, Paula, Frl.	Pirmasens (Pfalz)	11 Turnstr.
*Dr. Bodenheimer, Ernst	Frankfurt a. M.	2 Kesselstädter Strasse (Ostbhf.)
Dr. Böhm, sen.	Heilbronn	82 Friedenstrasse

Name	Wohnort	Genauere Adresse
*Dr. Böhm, jun.	Heilbronn	82 Friedenstrasse
Dr. Boehm, Karl	Beuthen (Oberschlesien)	39 Tarnowitzer Strasse
Dr. Boehmig, Alfred	Leipzig	71¹ Dresdener Strasse
Prof. Boeckmann, Ed.	St. Paul Minnesota (Amerika)	448 Building Lowry
Dr. Bögel, Max	Recklinghausen	23 Martinistr.
*Dr. Boernstein	Berlin-Friedenau	29 Rheinstrasse
*Dr. Bogatsch, Günther	Breslau V	47 Gartenstrasse
Dr. van den Borg, J.	Rotterdam (Holland)	5 Schiedamsche Singel
Dr. Bornemann, Alfred	Blasewitz/Dresden	1 Sachsen-Allee
Dr. van den Bosch, Hans	Lütgendortmund	
Dr. Boström, C. G., Marine-Oberstabsarzt	Stockholm (Schweden)	11 Götgatan
Prof. Botteri, Alb.	Zagreb (Jugoslawien)	3 Jelacicevtrg.
Dr. Brana, Johann, Privatdozent	Budapest (Ungarn)	22 Révay utca
Dr. Brandenburg	Trier	
Dr. Brandt	Jena	1 Sophienstrasse
Dr. Brenske, Otto	Hannover	52 Königstrasse
Dr. Brinkhaus, Karl	Rendsburg	
*Dr. Brons	Dortmund	8 Königswall
Dr. Brown, E. V. L.	Chicago (Amerika)	122 Michigan Avenue
Prof. Brückner, Arthur	Basel	Univ.-Augenklinik
*Dr. Brukker, D. J.	Groningen (Holland)	50 O. Boteringestr.
Dr. Bruns	Neumünster	Univ.-Augenklinik
Dr. Bryn, Arne	Drontheim (Norwegen)	38 Kjöbmandsgatan
Dr. Bublitz, Augenarzt	Stolp	
Dr. Bücklers, Max	Berlin-Lichterfelde-Ost	20 Mittelstrasse
Dr. Burgener, L.	Rorschach (Schweiz)	17 Signalstrasse
Dr. Burk	Hamburg	18¹ Glockengiesserwall
*Dr. Busse	Bremerhaven	
Dr. Butler, J. H.	Birmingham (England)	2 Stirling Court, Stirling Road, Edgbaston
Dr. Butt, Ataullah	Lahore (Indien)	
Dr. Calderon, J. L.	Lima (Peru)	273 Apartado
Dr. Cauer	Stettin	10 Moltkestrasse
*Dr. Causé, Fritz	Mainz	5 Dominikanerstrasse
Prof. Charlin, Carlos	Santiago (Chile)	2115 Rua compania
*Prof. Clausen, W.	Halle a. S.	Univ.-Augenklinik
Dr. Clausnizer	Rottweil a. N.	10 Königstrasse
*Dr. Cohn, Paul	Mannheim	C. 3. 16
Dr. Colden, Kurt	Breslau XIII	76 Kaiser-Wilhelm-Str.
Prof. Collin	Berlin-Lichterfelde	12 Holbeinstrasse
*Prof. Comberg	Berlin N 24	5/9 Ziegelstrasse
*Prof. Cords, R.	Köln-Lindental	17 Kinkelstrasse
Dr. Cramer	Cottbus	56a Bahnhofstrasse
Dr. Cremer	Godesberg	2 Kronprinzenstrasse

Name	Wohnort	Genauere Adresse
Dr. Cremer	Oldenburg	
*Dr.Freih.Cronstedt,Louis	Stockholm (Schweden)	41 A. Birger Jarlsgatan
Dr. v. Csapody, Stefan, Privatdozent	Budapest I (Ungarn)	141 Krisztina-Körut
Dr. Cuny, F.	Basel (Schweiz)	20 Klybechstr.
Dr. Custodis, Ernst	Tübingen	Univ.-Augenklinik
Dr. Dahmann, Franz	Emmerich	
Dr. Dahmann, Kurt	Dinslaken (Rheinland)	
Dr. Danco, Adolf	Neunkirchen (Saar)	
Dr. Davids, Hermann	Münster i. W.	
*Dr. Decking	Stadtlohn i. Westf.	
Prof. Denig	New York (Amerika)	56 East 58te Street
Dr. Depène	Breslau VIII	5 p. Klosterstrasse
Dr. Derby, G. S.	Boston Mass. (Amerika)	23 Bay State Road
Dr. Deters	Mainz	9 Kaiserstrasse
Prof. Deutschmann	Hamburg	19 Alsterkamp
*Dr. Deutschmann, Franz	Hamburg	24 Jungfrauental
Dr. Dickmann, Paul	Bottrop i. W.	
Dr. Dieter, Walter, Privatdozent	Kiel	Univ.-Augenklinik
Dr. Distler	Stuttgart	16a Uhlandstrasse
Dr. Döhler	Bremen	4 Hagenauer Strasse
Dr. Doehring, Walter	Königsberg i. Pr.	6—7 Weissgerberstr.
Dr. Doerr, Frl., Lotte	Nürnberg	17 I Roonstrasse
*Dr. Dohlman, G., Privat-dozent	Upsala (Schweden)	
Dr. Dohme	Berlin-Charlottenburg	11 Niebuhrstrasse
Dr. Dolman, Percival	San Francisco (Californien, Amerika)	Flood Building 490 Post Str.
*Dr. Dorff, Harry	Rastatt	7 Bismarckstr.
Dr. Driver, Robert	München	27 Elisabethstrasse
Dr. Dufour, Auguste	Lausanne (Schweiz)	1 Rue du Midi
Dr. Ebeling	Leipzig	7 II Gellertstrasse
Dr. Eigel, Walter	Köln-Lindenburg	Univ.-Augenklinik
*Dr. Elkes, G.	Leningrad (Russland)	z. Z. Frankfurt a. M. Institut für experim. Therapie. 44 Paul Ehrlich-Strasse
Prof. Elschnig, Anton	Prag II (Tschechoslowakei)	15 I Palacké hotrida
Dr. Elschnig, jun. Herm.	Prag (Tschechoslowakei)	
Dr. Emanuel, Carl	Frankfurt a. M.	28 I Hochstrasse
Dr. Engelbrecht, K.	Darmstadt	
*Prof. Engelking	Freiburg i. Br.	11 Albertstr.
Dr. Engmann	Düsseldorf	Akad. Augenklinik, Moorenstrasse
Dr. Engels, Oberstabsarzt	Marburg a. L.	
Dr. Enroth, Emil	Helsingfors (Finnland)	3 Boulevardsgatan

Name	Wohnort	Genauere Adresse
Dr. Enslin, Eduard	Fürth i. Bayern	
Dr. Enslin	Berlin-Dahlem	38 Peter-Lenné-Strasse
Dr. Eppenstein	Berlin NW 23	36 Altonaer Strasse
Prof. Erdmann	Hannover	23 Tiergartenstrasse
Dr. Erdmann, Leonhard	Düren (Rhld.)	95 Oberstrasse
Dr. Erdös, Edmund	Budapest (Ungarn)	Ungar. Univ.-Augenkl.
*Prof. Erggelet	Jena i. Th.	Univ.-Augenklinik
*Dr. Esser, Albert	Düsseldorf	13 Kavalleriestrasse
*Dr. Etten	Düsseldorf	Akad. Augenklinik, 5 Moorenstrasse
Dr. Euler	Hannover	15 Georgstrasse
Dr. Evers, G.	Reichenbach i. V.	
Dr. Eversheim, Max	Koblenz	10a Mainzer Strasse
Dr. Eyer, Alois	Bad Nauheim	
Dr. Faber	Luxemburg	6/7 Zittastrasse
Dr. Fabian, E.	Kolberg i. Pr.	
Dr. Fecht, Wilhelm	Saarbrücken III	23/25 Bahnhofstrasse
Prof. Fehr, Oskar	Berlin W 62	10 Keithstr.
Dr. Feigenbaum	Jerusalem (Türkei)	Augenabtlg. des Rothschildschen Hospitals P. O. B. 13.
Dr. Ferge	Weimar	2e Wielandstrasse
*Dr. Fikentscher, Marine-Stabsarzt	Berlin-Friedenau	40 Spreeholzstrasse
Dr. Filbry, Ewald	Emmerich a. Rh.	32 Geistmarkt
*Dr. Finke, Alois	Köln-Nippes	241 Neusser Strasse
Dr. Flamm	Bensheim a. d. B.	17 Hauptstrasse
*Prof. Fleischer, Bruno	Erlangen	Univ.-Augenklinik
Dr. Förster, Willy	Liegnitz i. Schl.	6 I Dovestrasse
Dr. Förtner	Schwerin	
Dr. v. Forster	Nürnberg	35 Aegidienplatz
*Dr. Franceschetti, A.	Basel (Schweiz)	Univ.-Augenklinik
Dr. Frank, E.	Landau i. Pf.	46 Kirchstrasse
Dr. Frese	Berlin NW 6	41 Luisenstrasse
Prof. Freytag, Gustav	München	21 I Elisabethstrasse
Dr. Freytag, G. Th.	Leipzig	3 II Königsplatz
Dr. Fricke	Arnsberg i. W.	
Dr. Frieberg, Torsten	Malmö (Schweden)	8 Regementsg.
*Prof. Friedenwald, Harry, sen.	Baltimore (Amerika)	1212 Eutaw Place
Dr. Friedenwald, Jonas S.	Baltimore (Amerika)	1212 Eutaw Place
Dr. Fröhlich, Frl. Carrie	Marburg (Lahn)	33 Moltkestrasse
Dr. Fuchs, Adalbert, Privatdozent	Wien VIII (Österreich)	13 Skodagasse
*Prof. Fuchs, Ernst	Wien VIII (Österreich)	13 Skodagasse
*Dr. Fuchs, Eva	Mannheim	L 15, 14 Kaiserring
Dr. Fuchs, Robert	Mannheim	L 2, 13

Name	Wohnort	Genauere Adresse
Dr. Gallus	Bonn a. Rh.	
Dr. Gamper	Winterthur (Schweiz)	2 Bahnhofsplatz
*Dr. Gasteiger, Hugo	Innsbruck (Tirol)	Univ.-Augenklinik
Dr. Geis, Franz	Dresden	3 I Gerokstrasse
Dr. Gelb, Privatdozent	Frankfurt a. M.	148 EschenheimerLdstr.
Dr. Gelencsér, Maximilian	Budapest VIII (Ungarn)	30/32 Josephsring
*Dr. Geller, Karl	Siegen i. W.	29 I Sandstrasse
Dr. Genth	Wiesbaden	
Dr. Gerok	Ludwigsburg	
Dr. Germer	Kreuznach	5 Luisenstrasse
Dr. Gessner, C.	Pasing	
Dr. Giesecke	Eschweiler (Aachen)	
Dr. Gil, Romulok	Buenos-Aires (Argentinien)	Hospital Nacional de clinicas
*Prof. Gilbert, W.	Hamburg 39	37 Agnesstrasse
Dr. Ginsberg, Siegmund	Berlin SW	
Dr. Girth, Max	Steele a. d. Ruhr	
Dr. Gjessing, Harald	Drammen (Norwegen)	
Dr. Gleue	Minden i. Westf.	
Dr. Gloor, Arthur	Solothurn (Schweiz)	151 Rathausgasse
*Dr. Göring, H.	Wiesbaden	5 Rathausstrasse
Dr. Goerlitz	Hamburg	40 p. Esplanade
Prof. Goldschmidt, M.	Leipzig	Univ.-Augenklinik
Prof. Golowin, S.	Moskau II (Russland)	10 p. Serpow
*Prof. Gonin, Jules	Lausanne (Schweiz)	Richemont
Dr. Goy, C.	Karlsruhe i. B.	
Dr. Gradle, H. S.	Chicago (Amerika)	22 East Washington Street
*Dr. Grafe, E.	Frankfurt a. M.	84 Schifferstrasse
*Prof. Greeff, Richard	Berlin W	1 B. Carlsbad
Dr. Grimm, Reinhold	Peking (China)	Arzt am deutschen Hospital. Adresse in Deutschland: San.-Rat Dr. Bartels, Hameln, Blütstr. 10.
Prof. Groenouw, A.	Breslau XIII	95 Kaiser-Wilhelm-Str.
Prof. Groenholm, V.	Helsingfors (Finnland)	9 Skillnadsgatan
Prof. Groethuysen	München	Nymphenburg, 2 Montenstrasse
Dr. Grossmann	Halle a. S.	Univ.-Augenklinik
Dr. Gros, Franz	Giessen	18 Goethestrasse
*Prof. v. Grósz, Emil	Budapest (Ungarn)	VIII. 10 Baross-utcza
Dr. Grube	Köln a. Rh.	
*Prof. Grüter	Marburg a. d. Lahn	Univ.-Augenklinik
*Prof. Grunert, Carl	Bremen	5 A. d. Brake
*Gstettner, Frl. Math.	Wien VII (Österreich)	80 Neubaug. 4. Wesola
Dr. Günther	Schwerin	5 Augustenstrasse
*Prof. Gullstrand, Allvar	Stockholm (Schweden)	2 Lovisagatan

Name	Wohnort	Genauere Adresse
Prof. Gutmann, Adolf	Berlin W	36 Augsburger Strasse
Prof. Gutmann, G.	Berlin-Charlottenburg	19 Hardenbergstrasse
*Dr. Gutzeit, Richard	Neidenburg i. Ostpr.	Johanniterkrankenhaus
Dr. Guzmann, Ernst	Wien VIII (Österreich)	14 Wickenburggasse
Prof. Haab, O., sen.	Zürich (Schweiz)	41 Pelikanstrasse
Dr. Haab, O., jun.	Zürich (Schweiz)	41 Pelikanstrasse
Dr. de Haan, L. Bierens	Almelo (Holland)	11 Haven Noordzijde
Dr. Haas, H. K. de	Rotterdam (Holland)	37 Witte de Withstraat
Dr. Haass, F.	Viersen	16 Kasinostrasse
Dr. Hack	Hamburg	14 Dammtorstrasse
*Dr. Haessig-Beda	St. Gallen (Schweiz)	Kantonspital
Prof. Hagen, S.	Oslo (Norwegen)	15 Piletstraedet
Dr. Haitz, Ernst	Mainz	23 Kaiserstrasse
*Dr. Halbertsma, K. T. A.	Delft (Holland)	
Prof. Hallauer, O.	Basel (Schweiz)	147 Spalenring
Dr. Hamburger, C.	Berlin NW 87	21 Händelstrasse
Dr. Hamma, A	Augsburg	40 Karolinenstr. D.
Dr. Hammer, Kurt	Stettin	8 Königstor
Dr. Hanke, Victor	Wien IX (Österreich)	15 Schwarzpanierstr.
Dr. Hannemann, Erich	Stargard (Pommern)	2 Jägerstrasse
Prof. Hanssen, R.	Hamburg	39 p. Esplanade
Dr. Hanson, J.	Reval (Estland)	1 Tartarenstrasse
*Dr. Happe	Braunschweig	1 Augusttorwall
Dr. Hartig, Fritz	Leipzig	29 Braustrasse
*Dr. phil. Hartinger, H.	Jena	Carl Zeisswerk
Dr. Hartmann, Karl	Emden (Ostfriesl.)	
Dr. von Haselberg W.	Berlin, Tegel	13 Hauptstrasse
Dr. v. Haselberg, Walter	Spandau	22 Breitestrasse
*Dr. Haubach	Hörde	52 Hermannstrasse
Dr. Heerfordt, C. F., Privatdozent	Kopenhagen (Dänemark)	15 Wester Boulevard
*Prof. Hegner, Carl Aug.	Luzern (Schweiz)	5 Schlossweg
Dr. Heilbrun	Erfurt	5 a Bahnhofstrasse
Dr. Heimann, Ernst	Berlin-Charlottenburg	5 Joachimsthaler Str.
Prof. Heine	Kiel	Rennerstift z. Augenklinik
*Dr. Heinersdorff, H.	Elberfeld	33 Kaiserstrasse
Prof. Helbron	Berlin W 50	64 Nürnberger Strasse
Dr. Helmbold	Danzig	Rennerstiftsgasse
Dr. Hentschel, Franz	Breslau	Univ.-Augenklinik, 2 Maxstrasse
Dr. Herford, E.	Königsberg i. Pr.	5 a Tragh. Pulverstr.
Prof. v. Herrenschwand	Innsbruck (Tirol)	Univ.-Augenklinik
Dr. Herrmann	Worms a. Rh.	18 Rathenaustrasse
*Prof. Hertel, E.	Leipzig	Univ.-Augenklinik
Dr. Herzau	Erfurt	

Name	Wohnort	Genauere Adresse
Dr. Herzog, Hermann	Blankenburg a. Harz	
Dr. Herzum, G.	Tetschen (Böhmen)	
*Dr. Hessberg, Richard	Essen	24 Bahnhofstrasse
Dr. Hessenberger, Ernst	Freiburg i. Br.	Univ.-Augenklinik
Prof. Hethey	Berlin-Wilmersdorf	23 Kaiserallee
Dr. Heuser, Adolf	Gelsenkirchen i. W.	5 Neustrasse
*Dr. v. Heuss, General-oberarzt	München	11 Kaiserplatz o. R.
Dr. Heykes	Neumünster (Holstein)	
Dr. Heyl	Ulm	
Dr. Hillemanns, Max	Freiburg i. Br.	
Dr. Hinrichs	Berlin-Wilmersdorf	18 Brandenburg. Str.
*Prof. v. Hippel, E.	Göttingen	45 Düsterer Eichenweg
*Dr. Höhl, H.	Memel	Libauer Strasse
Dr. Höhmann	Augsburg	D. 27
Dr. Höltring, Georg	Wattenscheid	
*Prof. van der Hoeve	Leiden (Holland)	6 A. Rijnsburgerweg
Dr. Hoffmann, F. W.	Darmstadt	62 Hochstrasse
*Dr. Hoffmann, R.	Braunschweig	Wolfenbüttelstrasse
Dr. Hoffmann, Victor	Berlin-Charlottenburg	29 Schlosstrasse
*Dr. Hoffmann, Wolfgang, Privatdozent	Königsberg i. Pr.	Univ.-Augenklinik
Dr. v. Homeyer	Halberstadt	
Dr. Holland, Rudolf	Rheydt	12 Vienhausstrasse
Dr. Holth, S.	Christiania (Norwegen)	28 Pilestradet
Prof. Hoppe	Köln a. Rh.	9 Hohenzollern-Ring
Dr. Horay, Gustav	Budapest VIII (Ungarn)	I. Univ.-Augenklinik, 39 Mariengasse
*Dr. Horniker, Ed.	Triest (Italien)	6 Piazza Giovanni
Dr. Horowitz	Frankfurt a. M.	20 Langestrasse
Dr. Howe, Lucien	Buffalo (Amerika) N. Y.	520 Delaware Avenue
Dr. Hübener	Dresden N 8	4^{I} Fischhausstrasse
Dr. Hübner, W.	Kassel	42^{II} Königsplatz
Prof. Hummelsheim	Bonn	17 Hofgartenstrasse
*Dr. Huwald	Pforzheim	17 Schlossberg
Dr. v. Hymmen, H.	Mainz	19 Lotharstrasse
*Dr. Jablonski, Walter	Berlin-Charlottenburg	6 Fasanenstrasse
Dr. Jacobsohn, Leo	Berlin C	19 Prenzlauer Strasse
Dr. Jacoby, Julius	Insterburg	
Dr. Jäger, E.	Stade (Niederelbe)	
Dr. Jäger, Ernst	Traunstein (Oberbayern)	29 Oswaldstrasse
*Dr. Jaensch, P. A., Privatdozent	Breslau XVI	Univ.-Augenklinik 2 Maxstrasse
*Dr. v. Jarmersted, Kurt	Königsberg i. Pr.	Univ.-Augenklinik
*Dr. Jendralski	Gleiwitz	44^{I} Oberwallstr.
Prof. Jess	Giessen	Univ.-Augenklinik

Name	Wohnort	Genauere Adresse
*Prof. Igersheimer	Frankfurt a. M.	1 Brentanostrasse
Dr. Illig	Stargard i. Pomm.	
Dr. Illig, H.	München	25 Luisenstrasse
Prof. Imre, sen.	Budapest I (Ungarn)	18 Bors-útca
*Prof. v. Imre, jun.	Budapest (Ungarn)	IV.14Kecskeméti-Utcza
Dr. Shintaro Imai	Sendai (Japan)	26 Higashi. Jobanche
Dr. Nobuo Inouye	Tokio (Japan)	5 Akasaka Tameike
Dr. Tatsuji Inouye	Tokio (Japan)	11 Higashi Kobaicho Kanda
Dr. Ischreyt, Gottfried	Libau (Latwija)	22 Scheunenstrasse
Dr. Israel, Norma, Frau	Houston (Texas U. S. A.)	
Dr. Juda, M.	Amsterdam (Holland)	263 Weteringschanz
*Dr. Jung, J.	Köln a. Rh.	1 Hunnenrücken
Dr. Junghäusel, Kurt	Leipzig	Univ.-Augenklinik, 14 Liebigstrasse
Dr. Jungmann, Ernst	München	Univ.-Augenklinik
*Prof. Junius	Bonn a. Rh.	24 Marienstrasse
Dr. Kako, Momoji	Nagoya (Japan)	Aichi Hospital
Dr. Kalbe, Otto	Eisfeld i. Thüringen	
Dr. W. Kalbfleisch	Worms a. Rh.	36 p. Renzstrasse
*Frau Dr. Kaltwasser	Dresden-Löbtau	13 I Hermsdorfer Str.
Dr. Kampherstein	Wanne	
Dr. Kanter	Altenburg (Sa.-Thüringen)	
Dr. Karpow, Curd	Cannstadt	17 Wilhelmstrasse
Dr. Kassner, Hans	Gelsenkirchen-Schalke	12 Oststrasse
*Dr. Katz, Augenarzt	Karlsruhe	46 Stefanienstrasse
Dr. Katz, Heinrich	Hamburg	5 Kolonnaden
Dr. Kauffmann, Fr.	Ulm	
Dr. Kawakami, Riiti	Tokio (Japan)	Keio-Universität
Dr. Kayser, B.	Stuttgart	51 Rotebühlstrasse
Dr. Keiner, G. B. J.	Zwolle (Holland)	1 Weezenland
Dr. Keller, Friedrich	Reval (Estland)	4 Grosse Kerristrasse
*Dr. Keller, Joseph M. K.	St. Louis (Amerika)	416 Metropolitan Bldg.
Dr. Kenny, A. L.	Melbourne (Australien)	Collins Street
Dr. Kerf	M.-Gladbach (Rhld.)	46 Bismarckstrasse
Dr. Kertsch	Quedlinburg	
Dr. Kestenbaum, Alfr.	Wien IX	5/10 Mariannengasse
*Dr. Kiefer, Helmuth	Saarlouis	
Dr. Kiel	Emden	38 Am Delft
Dr. Kiribuchi	Tokio (Japan)	35 Shitaja, Neribedaio
Dr. Kirsch	Sagan	6 Pestalozziplatz
Dr. Klein, Oberarzt	Hamborn	24 Forststrasse
Prof. Klein, S.	Wien IX 2 (Österreich)	15 Mariannengasse
*Dr. Klostermann	Mannheim	O. 7. 6
*Dr. Knapp, A.	New York (Amerika)	10 East, 54th Street
Dr. Knapp, P., Priv.-Doz.	Basel (Schweiz)	31 Klingenthalgraben

Name	Wohnort	Genauere Adresse
Dr. Knepper, Walter	Essen	Städt. Augenheilanstalt
Dr. Koch, Ernst	Bochum	12 Marienplatz
Dr. Köhne	Duisburg	
Dr. Köhne, W.	Hannover	5 I Andreaestrasse
Dr. Koenig, F.	Zürich (Schweiz)	10 Sonnenquai, Zürder hof
Prof. Koeppe	Halle a. S.	49 II Mühlweg
*Dr. Körbling	Speyer a. Rh.	
*Dr. Koll, Clemens	Elberfeld	
Dr. Koller, K.	New York (Amerika)	30 East 58 th Street
Dr. Kothe, Karl	Hanau	20 Krämerstrasse
*Dr. Kottenhahn	Nürnberg	12I Frommannstrasse
Dr. Kraemer, Richard, Privatdozent	Wien VIII (Österreich)	25 Kochgasse
Dr. Krailsheimer, Rob.	Stuttgart	24 Uhlandstrasse
Dr. Kranz, H. W.	Giessen	
Dr. Kraupa	Brünn C. S. R.	4. Beethovenstrasse
Dr. Kraus, Jobst	Nürnberg	9 Kaiserstrasse
Dr. Krause	Düsseldorf	Akad. Augenklinik 5. Moorenstrasse
Prof. Krauss, W.	Düsseldorf	18 d Steinstrasse
Dr. Krausse, Waldemar	Giessen	Univ.-Augenklinik
*Dr. Krebs, H.	Köln	41 Mauritiussteinweg
Dr. Kreiker, Aladár, Privatdozent	Debrecen (Ungarn)	Univ.-Augenklinik
Dr. Kreuzfeld	Lübeck	39 I Breitestrasse
Dr. Kronfeld, Peter	Wien (Österreich) I	Univ.-Augenklinik 4 Alserstrasse
Dr. Kronheim, A.	Glatz i. Schlesien	
Dr. Kropp, Ludwig	Essen a. d. Ruhr	Städt. Augenklinik
*Prof. Krückmann	Berlin NW 87	35 I Altonaer Strasse
Dr. Krüdener, von	Riga (Lettland)	27 Rainis-Boulev.
Dr. Krukenberg	Halle a. d. S.	21 Kirchtor
Dr. Kruse, W.	Hagen i. W.	22 Bahnhofstrasse
Prof. Krusius	Helsingfors	24 Unionsgatan und Mainz a. Rh., 7 Pfaffengasse
Dr. Kubik, J.	Prag (Tschechoslowakei)	Deutsche Univ.-Augenklinik
Dr. Kubli, Theodor	S. S. S.-R. Leningrad 5 (Russland)	60 Strasse des 3. Juli, W. 4
*Prof. Kuffler	Berlin W 9	23/24 Linkstrasse
*Dr. phil. Kühl, August	München	41—44 Isartalstrasse
Prof. Kümmell, R.	Hamburg 21	10 Am langen Zug
Dr. Kuhlgatz	Köln-Lindenburg	Univ.-Augenklinik
Dr. Kuhlmann, Oskar	Valparaiso (Chile)	1963 Casilla
Dr. Kunz, Hermann	Altenessen bei Essen (Rheinland)	

Name	Wohnort	Genauere Adresse
Dr. Kurzezunge, Dagobert	Frankfurt a. M.	7 I Kaiserstrasse
Dr. Kyrieleis	Hameln	
Dr. Laas, R.	Frankfurt a. d. O.	
Dr. Landau, Jakob	Czernowitz	
Dr. Landau, Otto	Koblenz	49—53 Kasinostrasse
*Dr. Landenberger	Schramberg (Württemberg)	
Prof. Landolt	Lugano (Schweiz)	
Dr. Laspeyres, Kurt	Zweibrücken	
*Prof. Lauber, Hans	Wien VIII (Österreich)	25 Alserstrasse
Prof. Leber, Alfred	Java, Malang (Niederl.-Ind.)	5 Tjelaket
Dr. Lederer, Rudolf	Teplitz-Schönau (Böhmen)	37 Frauengasse
Dr. Leimbrock	Herne i. W.	
Dr. Leipprand, Ober- stabsarzt	Tübingen	3 I Karlsstrasse
*Prof. Lenz, Georg	Breslau V	16 a Schweidnitzer Stadtgraben
Dr. Leonhardt, Arthur	Landshut	
Dr. Leopold	Hannover	
Dr. Leser, Oskar	Leipzig	33 Königsstrasse
Dr. Leser, Oskar	Zeitz (Thüringen)	11 Lindenstrasse
Prof. Leser, Ottokar	Prag II (Böhmen)	Allgem. Krankenh. 499 Böhm. Augenklinik
*Prof. Levinsohn, G.	Berlin-Charlottenburg	232 Kurfürstendamm
Dr. Levy, A.	London (England)	67 Wimpol Street, CavendishSquare,W.
Dr. Levy, Emil	Frankfurt a. M.	1 a Bockenh. Anlage
Dr. Licsko, Andreas	Budapest VIII (Ungarn)	I. Univ.-Augenklinik 39 Mariengasse
Dr. Lichtwer, M.,	Wittenberge	32—34 Schützenstrasse
Dr. Lieb, Albert	Freudenstadt	
Prof. v. Liebermann, Leo	Budapest IV 9 (Ungarn)	34 Veres Pálné-utcza
Dr. Liebrecht	Heidelberg	72 Bergstrasse
*Dr. Lier, Richard	Giessen	Univ.-Augenklinik
Dr. Limbourg, Ph.	Köln a. Rh.	54 Hohenstaufenring
Dr. Lindberg, J. G.	Viborg (Finnland)	
Dr. Lindemann, F.	Meiningen	8 Marienstrasse
Dr. Lindenmeyer	Frankfurt a. M.	4 Rüsterstrasse
Prof. Lindner, Karl	Wien I (Österreich)	12. Novemberring 12
Dr. Lins, Marinestabsarzt	Kiel-Wik	
*Prof. Löhlein, W.	Jena i. Thür.	Univ.-Augenklinik
Prof. Loewenstein	Prag II (Böhmen)	2 Trojická
Prof. Lohmann, W.	Schwelm i. Westf.	15 Untermauerstrasse
Dr. Lucanus, C.	Hanau	
Dr. Lucanus, Heinr.	Gotha	12 Bürgeraue. Augenkl.
Dr. Ludwig, Curt	Leipzig	20 Emilienstrasse
Dr. Ludwig, A.	Dresden A.	1 Mosczinskystrasse (Ecke Prager Strasse)

Name	Wohnort	Genauere Adresse
Prof. Luedde	St. Louis, Missouri (Amerika)	311—314 Metropolitan Building
*Dr. Lünenborg	Ludwigshafen a. Rh.	178 Lisztstrasse
Dr. Lundsgaard, K. K. K.	Kopenhagen (Dänemark)	32 Hanserplads
Dr. Lundgren, Per Gordon	Umea (Schweden)	
Dr. Lunecke, Hermann	Herford	
*Dr. Lussich-Matkovich, Vinko	Zagreb (Jugoslavien)	Opaticka ul. 2
Dr. Mac Callan, A.	London W (England)	33 Welbeck Street
Dr. Maillard, Bruno	Soltau (Hannover)	
Dr. Märtens	Braunschweig	17 Wilhelmitorwall
Dr. v. Mandach, Fritz	Bern (Schweiz)	28 Spitalgasse
Dr. Magnus, Hans	Göttingen	Univ.-Augenklinik
Prof. Manolescu	Bukarest (Rumänien)	10 Bulevard Domnitie
Dr. Manzutto, Giuseppe	Triest (Italien)	42 via Valdirivo
*Dr. Marchesani, Oswald, Privatdozent	München	Univ.-Augenklinik
Prof. Márquez, Manuel	Madrid (Spanien)	7 Moret (Mencloa)
Dr. Marx, Stabsarzt	Frankfurt a. O.	16 Bahnhofstrasse
Dr. Marx, E.	Leiden (Holland)	Univ.-Augenklinik
Dr. Massur, Fr. W.	Berlin	Augenabt. Rudolf-Virchow-Krankenh.
Dr. Masur, Martin	Gleiwitz	49 Wilhelmstrasse
*Dr. Mayweg	Hagen i. Westf.	8 u. 10 Friedrichstr.
Dr. Meerhoff, Walter	Montevideo (Uruguay)	
Prof. Meesmann, Alois	Berlin NW 6	Charité, 21 Schumannstrasse
Dr. Mehlhose, Frl. Käte	Giessen	Univ.-Augenklinik
Prof. Meisner	Greifswald	10 Werderstrasse
Prof. Meller	Wien IX (Österreich)	I. Univ.-Augenklinik, 4 Alserstrasse
*Dr. Mellinghoff, R.	Düsseldorf	114 Duisburger Strasse
Dr. Mende, Erwin	Bern (Schweiz)	50 Marktgasse
Dr. Mengelberg, R.	Aachen	25 Wallstrasse
Dr. Mertens, W.	Wiesbaden	52 Wilhelmstrasse
Dr. Merz, Hans	Rosenheim (Oberbayern)	9 Königstrasse
Dr. Messmer	Heidelberg	84 Hauptstrasse
*Dr. Metzger, Ernst	Frankfurt a. M.	Univ.-Augenklinik
Dr. Meves, Hans	Hamburg-Eppendorf	Univ.-Augenklinik
Dr. Meyer	Brandenburg a. H.	
*Dr. Meyer-Waldeck, Fritz	Rio Grande do Sul Bagé (Brazil)	8 Ca-postal
Dr. Meyer, Otto	Breslau	17¹ Kaiser-Wilhelm-Str.
Dr. Meyer, Waldemar Lothar	Dresden N 6	10 Weintraubenstrasse
*Dr. Meyerhof, M.	Kairo (Ägypten)	Rue Emad-el-dine, Imm. S.
Dr. Michelsen	München	Schlössersche Augenklinik

Name	Wohnort	Genauere Adresse
Dr. Mischell	Opladen	58 Kölner Strasse
Dr. von Mittelstädt	Tuttlingen	
Dr. Modrze	Karlsruhe i. B.	66 Stefanienstrasse
*Dr. Mohr, Th.	Breslau XIII	11 Goethestrasse
Dr. de Moraes, Eduardo Rodriguez	Bahia (Brasilien)	68 Rua Victoria
*Dr. Mügge, E.	Eisleben	
Dr. Mühlner, E.	Gera	13 Markt
*Dr. Mühsam, W.	Berlin W	79 Motzstrasse
Dr. Müller, Fr. Anna	Zittau (Sachsen)	Augenheilanstalt
Dr. Müller, Friedrich	Porto Alegre (Brasilien)	Rio Gr. do Sul 59 Independenzia
*Dr. Müller, Hans, Carl	Basel (Schweiz)	Univ.-Augenklinik
Dr. Müller, Leopold	Wien VI (Österreich)	1 D Mariahilferstrasse
Dr. Müller, Max	Frankfurt a. M.	109 Bockenh. Landstr.
Dr. Müller, Otto	München	5, c - o Sophienstr. (Ecke Arcisstrasse)
Dr. Müller, Paul	Magdeburg	1 Himmelreichstrasse
*Dr. Mündler	Heidelberg	4 Wilhelm-Erb-Strasse
Dr. Münz, L.	Chemnitz	38 Helenenstrasse
Dr. Mürau	Stettin	19 Königsplatz
*Dr. Mutschler	Posen	4 Wesola
*Dr. Mylius, Carl	Hamburg-Eppendorf	Univ.-Augenklinik
Dr. Nagano, Oberstabsarzt	Tokio (Japan)	Militärärztl. Akademie
*Prof. Nakashima	Kanazawa (Japan)	Univ.-Augenklinik. Derz. Adr.: Japanische Botschaft Berlin, Ahornstr. 1
Prof. Napp, Otto	Charlottenburg	41 Bleibtreustrasse
Prof. zur Nedden	Düsseldorf	112 Worringer Strasse
Dr. Nelson	Rostock	101 Alexandrinenstr.
Dr. Neubner, Hans	Köln a. Rh.	10 Zeughausstrasse
Dr. Neuburger	Nürnberg	8 Carolinenstrasse
Dr. Neunhöffer, Ferd.	Stuttgart	4 Reinsbergstrasse
Dr. Nicati, A. F.	Neuchâtel (Schweiz)	2 Rue Louis Favre
Dr. Nicolai, C.	Nymwegen (Holland)	
*Dr. Nienhold, Frl. Else	Crailsheim	
Dr. Noll	Krumbach (Schwaben)	
Dr. Nolzen, Frl.	Köln	Univ.-Augenklinik
Dr. Nonnenmacher	Bautzen	6 Theatergasse
*Prof. Nordenson, J. W.	Upsala (Schweden)	
*Dr. Nussbaum, Friedr. H	Friedberg i. Hessen	
Prof. Oeller, J. N.	Erlangen	
Prof. Oguchi	Nagoya (Japan)	Univ.-Augenklinik
Prof. Ohm	Bottrop i. W.	
Dr. Olin, Frau	Helsingfors (Finnland)	Diakonissenanstalt

Name	Wohnort	Genauere Adresse
*Prof. Oloff	Kiel	37 I Dänische Strasse
Dr. Oncken	Wilhelmshaven	
Dr. Osborne, Alfred	Alexandrien (Ägypten)	21 Rue Nebi Daniel
Dr. Oswald, Adolf	Itzehoe	
Dr. Otto, Oberstabsarzt	Pirna i. S.	
Dr. Paderstein	Berlin NW	7 Claudiusstrasse
Dr. Pagenstecher, Adolf H., jun.	Wiesbaden	63 Taunusstrasse
Prof. Pagenstecher, H., sen.	Wiesbaden	59 Taunusstrasse
Dr. Palich-Szántó, Olga	Belgrad (Jungoszlaeven)	53 Kralja Petra
Dr. Pallesen	Heide i. Holst.	52 Neue Anlage
Dr. Pape	Detmold	
Dr. Park-Lewis	Buffalo (Amerika)	454 Franklinstreet
*Prof. Pascheff, C	Sofia (Bulgarien)	151 Rue Rakowska
*Prof. Passow, Arnold	München	13 Hubertusstrasse
Dr. Paton, Leslie	London W (England)	29 Harley Street
Dr. Patry, A.	Genf (Schweiz)	18 Rue de Candolle
Dr. Paul	Halle a. S.	66 Leipziger Strasse
*Dr. Paul, Ludwig	Lüneburg	14 Wandrahmstrasse
*Dr. Paulmann, O.	Bremen	98 Am Dobben
Dr. Peerenboom, Frl. Helene	Göttingen	Univ.-Augenklinik
Dr. Peltesohn	Hamburg	15 Kolonnaden
Dr. Penner	Danzig	11 Langgasse
*Dr. Peppmüller, F.	Zittau (Sachsen)	
Dr. Perlia	Krefeld	
Dr. Perlmann	Iserlohn	
Dr. Peter, Max	Bielefeld	
Prof. Peschel	Frankfurt a. M.	18 Kaiserplatz
Prof. Peters	Rostock	
Dr. Peters	Buër (Westfalen)	
Dr. Pflüger, Ernst	Bern (Schweiz)	12 Taubenstrasse
*Prof. v. Pflugk	Dresden N 6	9 Querallee
Dr. Pfuhl	Leipzig	Univ.-Augenklinik, 14 Liebigstrasse
Prof. Pick	Königsberg i. Pr.	27 Tragh. Kirchenstr.
Dr. Piekema	Arnheim (Holland)	11 Velperplein
Dr. Piesbergen	Stuttgart	53 Schlosstrasse
Dr. Pillat	Wien IX (Österreich)	II. Univ.-Augenklinik, Allgem. Krankenhaus
Dr. Pilzecker	Henner/Säckingen	
Dr. Pincus, F.	Köln a. Rh.	74 Hohenzollernring
Prof. Pinto, da Gama	Lissabon (Portugal)	14 a R. S. Sebastião (a. S. Pedro d'Alcantara).
Dr. Pischel, Dohrmann Kaspar	San Franzisco (Amerika)	Medico-Dental Building Post and Mason Str.

Name	Wohnort	Genauere Adresse
Dr. Plange, O.	Münster (Westfalen)	
*Dr. Plitt, Wilhelm	Nürnberg	76 Königstrasse
Dr. Ploman, K. G., Privatdozent	Stockholm (Schweden)	K. Karolinisches Institut
Dr. Pöllot, Wilhelm	Darmstadt	5 Wilhelminenstrasse
*Dr. Podestà	Torgau a. d. Elbe	2 II Westring
*Dr. Poos, Fritz	Münster i. W.	Univ.-Augenklinik
Dr. v. Poppen, A., Dozent	Reval (Estland)	N. 3 Wismarstrasse
Dr. Prinke, Theodor	Düsseldorf	67 Grafenberger Allee
Prof. Pröbsting	Köln a. Rh.	9 Zeughausstrasse
*Dr. Prumbs	Duisburg	19 Sonnenwall
Dr. Pulvermacher	Berlin W 50	23 Prager Strasse
Dr. Purtscher, A.	Klagenfurt (Österreich)	Augenabteilung Landeskrankenhaus
Dr. Quint, Augenarzt	Solingen	
*Dr. Qurin, Augenarzt	Wiesbaden	
Dr. Raffin, Albert	Herne	5 Heinrichstrasse
*Dr. Rahlson	Frankenthal (Pfalz)	
Dr. Ransohoff	Frankfurt a. M.	12 Bleichstrasse
Dr. Rath, Edmund	Nienburg a. W.	
Dr. Rath, Wilhelm	Hannover	39 I Lavesstrasse
Dr. Rau, Walter	Giessen	Univ.-Augenklinik
Dr. Rauh, Fritz	Königsberg i. Pr.	Univ.-Augenklinik
Dr. Raupp	Kaiserslautern (Pfalz)	
Dr. Reich, H.	Simmern (Hunsrück)	
Dr. Reimers, Otto	Hamburg-Eppendorf	Univ.-Augenklinik
Dr. Reis, Victor, Privatdozent	Lemberg (Polen)	4 ul Fredry
Prof. Reis, Wilhelm	Bonn	17 Marienstrasse
*Dr. Reitsch, W.	Hirschberg (Schlesien)	33 Promenade
Dr. Remky, E.	Tilsit	20 Hohe Strasse
Dr. Renedo, Julian Martin, Stabsarzt	Madrid (Spanien)	1. Reg. de Artillerie Ligera
Dr. Resak, Cyrill	Bautzen i. Sachsen	18 I Wallstrasse
Dr. Richter, G.	Zeitz	
Dr. Rieth-Esser, H., Frau	Düsseldorf	13 Kavalleriestrasse
Dr. Rindfleisch	Weimar	
Prof. v. Rohr, M.	Jena	
Dr. Rohrschneider, Wilh.	Berlin N 24	5/9 Ziegelstrasse
Prof. Römer, P.	Bonn a. Rh.	
Dr. Römer, P. C.	Leeuwards (Holland)	
Dr. Romeick	Magdeburg	213 Breiteweg
*Dr. Rönne, Henning, Privatdozent	Kopenhagen (Dänemark)	33 II Amogertor
*Dr. Rössler, Fritz	Gries bei Bozen (Italien)	Sanatorium Grieserhof

Name	Wohnort	Genauere Adresse
Dr. v. Rötth, Andreas	Pécs (Ungarn)	Univ.-Augenklinik
Dr. Roscher, A.	Regensburg	100 II Spiegelgasse
*Dr. Rosenberg	Berlin-Schöneberg	10 Lindauer Strasse
Dr. Rosenhauch, Edmund	Krakau (Polen, Galizien)	3 utca Dunajewskiego L. 3
*Dr. Rosenmeyer, L.	Frankfurt a. M.	7 Bockenheimer Ldstr.
Dr. Rosenthal	Aschersleben	
Dr. Rübel, Eugen	Kaiserslautern (Pfalz)	
*Dr. Ruf	Pirmasens	
Dr. Ruge	Dortmund	33 Ostwall
Dr. Ruhwandl	München	3 I Theresienstrasse
Dr. Rupprecht, J.	Dresden N.	34 II Hauptstrasse
Dr. Rusche, W.	Bremen	60 Fedelhören
Dr. Rust, Theodor	Gera	4 I Rathenauplatz
*Prof. Sachs, Moritz	Wien I (Österreich)	7 Lichtenfelsgasse
Dr. Saeger, Friedrich	Freiburg i. Br.	Univ.-Augenklinik
Dr. Sala	Greiz	
Prof. Salus	Prag (Böhmen)	Univ.-Augenklinik
Prof. Salzer, Fr.	München	6 Giselastrasse
*Prof. Salzmann, M.	Graz (Österreich)	15 Lichtenfelsgasse
Dr. Samojloff, A. J., Privatdozent	Moskau 64 (Russland)	47 Semljanol Wal
*Dr. Sander, Emil	Stuttgart	97 Eduard Pfeifferstr.
Dr. Sandmann	Magdeburg	
Dr. de Sanson, Raoul David	Rio de Janeiro (Brasilien)	40 Perevia de Silva, Lanamgevias
Dr. Sasse	Köln-Lindenburg	Univ.-Augenklinik
Prof. Sattler, H., sen.	Leipzig	14 I Beethovenstrasse
*Prof. Sattler, C. H., jun.	Königsberg	6 Lisztstrasse
Dr. Saupe, Kurt	Gera (Reuss)	
Dr. Schack	Wiesbaden	81 Rheinstrasse
Dr. Schall, Emil	Plauen i. Vogtl.	37 Syrastrasse
Dr. Schaly, G. A.	Arnheim (Holland)	19 Nieuwe Plein
*Prof. Scheerer	Tübingen	Univ.-Augenklinik
*Dr. Scheffels, O.	Krefeld	19 Südwall
Dr. Schertlin, Georg	Ravensburg (Württ.)	49 Eisenbahnstrasse
*Dr. Scheuermann	Landau	
*Dr. Scheuermann, W.	Offenbach a. M.	
*Prof. Schieck	Würzburg	Univ.-Augenklinik
Dr. Schinck, Peter	Marienburg i. Westpreuss.	36 Mühlengraben
Dr. Schiötz, Ingolf	Oslo (Norwegen)	7 Langesgade
Dr. Schlaefke, W.	Kassel	46 Kölnische Strasse
Dr. Schlicker, Karl	Augsburg	Domplatz D. 94 Mayersche Augenheilanstalt
Dr. Schlipp, Rudolf	Wiesbaden	

Name	Wohnort	Genauere Adresse
*Dr. Schlippe, K.	Darmstadt	
Dr. Schlodtmann	Lübeck	13 Pferdemarkt
Prof. Schmeichler	Brünn (Tschechoslowakei)	1 a Franz-Josef-Strasse
*Dr. Schmelzer, Hans, Privatdozent	Erlangen	Univ.-Augenklinik
Dr. Schmidt, Ph.	Darmstadt	52 Bismarckstrasse
Dr. Schmitz, Herm.	Hamburg	10 Harvestehuderweg
*Prof. Schnaudigel	Frankfurt a. M.	40 Savignystrasse
Dr. Schneider	Regensburg	
Dr. Schneider, Paul	Magdeburg	37 Breiteweg
*Prof. Schneider, Rudolf	München	13^1 Sonnenstrasse
Dr. Schneider, Rudolf	Graz (Österreich)	Univ.-Augenklinik
Dr. Schoeler, Fritz	Berlin NW 52	126 Alt Moabit
*Dr. Schöninger, Leni, Frl.	Stuttgart	36 Hohenheimerstr.
Dr. Schöpfer, Otto	Tübingen	Univ.-Augenklinik
Dr. Scholtz, K., Privatdoz.	Budapest VIII	46 Mària-u.
Dr. Schott, Adolf	Kiel	59 Muhlinstr.
Dr. Schott, Kurt	Halle a. d. S.	43 Magdeburger Strasse
Prof. Schreiber, L.	Heidelberg	7 b Sophienstrasse
Prof. Schröter, Paul	Leipzig	21 Ferdinand-Rhode-Str.
Dr. Schründer	Hamm i. W.	
Dr. Schultze, Hans	Nürnberg	1 Johannisstrasse
Dr. Schulz, H.	Gütersloh	
*Dr. Schumacher, G.	Mannheim	
Dr. Schüller, Wilhelm	Giessen	Univ.-Augenklinik
Dr. Schürhoff, Erich	Güstrow	
Dr. Schüssele, W.	Baden-Baden	16 Langestrasse
Dr. Schulte	Fulda	6 Lindenstrasse
Dr. Schuster, Erna	Königsberg i. Pr.	Univ.-Augenklinik
Dr. Schütte, Siegfried	Braunschweig	3 Casparistrasse
Dr. Schwabe, Gustav	Leipzig	12 Querstrasse
Prof. Schwarz, Otto	Leipzig	18 Gottschedstrasse
Dr. Schweigger, R.	Berlin W 15	202 Kurfürstendamm
Dr. Schwenker, Georg	Harburg	
*Dr. Secker, Gustav	Hamburg	10a Bramfelder Strasse
*Prof. Seefelder	Innsbruck (Tirol)	Univ.-Augenklinik
Dr. Segelken	Stendal	
Dr. v. Seggern	Bremen	31 An der Weide
Prof. Seidel, E.	Heidelberg	21 Handschuhsheimer Landstrasse
Dr. Seitz	Neustadt a. H. (Pfalz)	
*Dr. Selle, Gerhard	Werdau (Sachsen)	66a Plauensche Strasse
Dr. Selz, Eugen	München	5 Barerstrasse
*Dr. Serr, Hermann, Priv.-Doz.	Heidelberg	Univ.-Augenklinik
*Dr. Sieber, Marinestabsarzt	Wilhelmshaven	

Name	Wohnort	Genauere Adresse
Dr. Siegfried, Constanza	Leipzig	1 Johannisplatz
Prof. Siegrist, A.	Bern (Schweiz)	
*Dr. Siemund, Heinrich Stabsarzt	Tübingen	Univ.-Augenklinik
Prof. Silex	Berlin NW	5 Roonstrasse
Prof. Silva, Rafael	Mexiko (Amerika City Mexiko D. F.)	195 Avenida Insurgentes
Dr. Simm	Herford	9 Göbenstrasse
*Dr. Simon, Otto	Magdeburg	17 Kaiserstrasse
Dr. Sinner, Albert	Durlach i. Baden	4 Leopoldstrasse
Prof. Snellen, H.	Utrecht (Holland)	95 Billstraat
Dr. Solm, R.	Frankfurt a. M.	8 Westendstrasse
*Dr. Sommer, G.	Zittau i. Sachsen	42 Neustadt
*Dr. Sondermann, sen.	Bonn a. Rh.	48 Wilhelmstr.
Dr. Sondermann, Günther, jun.	Dieringhausen (Bez. Köln)	
Dr. Spamer	Höchst a. M.	1 Kaiserstrasse
Dr. phil. Spanuth	Rathenow	Emil Busch A. G.
Dr. Spengler	Hildesheim	27 Zingel
Dr. Spir, Edgar	Hamburg	9 I Hartvicusstrasse
*Dr. Spital, Georg	Münster i. W.	
Dr. Stähli, J., Privat- dozent	Zürich (Schweiz)	16 Börsenstrasse
Dr. Staffier	Naumburg a. S.	
Dr. Stange B.	Görlitz	6 Berliner Strasse
Dr. Starke	Prenzlau (Uckermark)	2 Stettiner Strasse
Dr. Steffens, Paul	Oberhausen (Rheinland)	
Dr. Stein	Brieg (Bez. Breslau)	14 Lindenstrasse
*Dr. Stein, Edmund	Paderborn	15 Marienplatz
Dr. Stein, Ludwig	Bad Kreuznach	6 Schlosstrasse
Dr. Steindorff, Kurt	Berlin W 50	13 Budapester Strasse
Dr. Steinert, Frau	Oberstein	
Dr. Stengele, Udo	Ulm a. D.	2 Olgastrasse
Dr. Stern	Kassel	57 Königsplatz
Dr. Stern, H.	Thun (Schweiz)	
Dr. Stieda, Walter	Ohligs i. Rh. (Solingen)	17 Markhammerstrasse
Dr. Stiller	Berlin N 24	Univ.-Augenklinik. 5/6 Ziegelstrasse
*Prof. Stock	Tübingen	Univ.-Augenklinik
Dr. Stoewer	Witten a. d. Ruhr	
*Dr. Stoewer	Breslau XVI	Univ -Augenklinik, 2 Maxstr.
Dr. Stoll	Mannheim	Schlossplatz
Dr. Stood, W.	Barmen	Neuenweg
Dr. Story, John B.	Dublin (England)	6 Merrion Square
Dr. Stransky	Brünn (Tschechoslowakei)	14 Nám Svobody
Dr. Streiff	Genua (Italien)	13 Corso Solferino

Name	Wohnort	Genauere Adresse
Dr. Streuli, Heinr., Dozent	Thun (Schweiz)	Bahnhofstr.
*Dr. Stroschein, P.	Dresden	14 Prager Strasse
Dr. Stross, Laura	Wien IX (Österreich)	41 Porzellangasse
Dr. Stüdemann,	Saalfeld (Saale)	1—3 Blankenburg. Str.
*Prof. Stuelp, O.	Mülheim a. d. Ruhr	19 Friedrichstrasse
Dr. Sulzer, M.	Neustadt a. d. H.	
Dr. Sundqvist, Magnus	Göteborg (Schweden)	1 Avenyen
Dr. Székacs, Stephan	Budapest VIII (Ungarn)	I. Augenklinik 39 Mariengasse
Dr. Szekrényi, Ludwig	Budapest VIII (Ungarn)	II. Univ.-Augenklinik 36 Szigonygasse
*Prof. v. Szily, A.	Münster i. W.	Univ.-Augenklinik.
Dr. Taumi, Alexander	Reval (Estland)	Centralmilitärhospital
Dr. Teich	Wien III	51 Ungargasse
*Dr. Tengroth, S., Stabsarzt	Upsala (Schweden)	
Dr. Theobald, Paul	Tübingen	Univ.-Augenklinik
*Dr. Thiel, Rudolf, Privatdozent	Berlin N 24	Univ.-Augenklinik 5/6 Ziegelstrasse
Dr. Thier, sen.	Aachen	
Dr. Thier, Adolf, jun.	Aachen	57 Wallstrasse
Dr. Thies, Oskar	Dessau	
Dr. Thorey	Leipzig	6 II Hartkortstrasse
Dr. Thormählen, Max	Hamburg	3 Kolonnaden
*Prof. Thorner	Berlin W 62	19 Kleiststrasse
Dr. Tobias, Georg	Berlin-Lichtenberg	50 Frankfurter Allee
Dr. Tödten	Hamburg	14 Esplanade
Dr. Topolansky	Wien I (Österreich)	2 Augustengasse
*Dr. Traumann, Hans	Schweinfurt a. M.	
*Dr. Tresling	Groningen (Holland)	
Dr. Treutler, B.	Freiberg (Sachsen)	
Dr. Triebenstein, Privatdozent	Rostock	Univ.-Augenklinik
Prof. Tschirkowsky	Kasan (Russland)	Univ.-Augenklinik
Dr. Überall, Georg	Hof	2 Klosterstrasse
Dr. Uchida Kozo	Tokio (Japan)	p. Adr. Herrn Dr. Suda, 49 Kasugacho Koisikawaku
Dr. Uhthoff, Carl August	Limburg a. d. Lahn	
Dr. Utermann	Köln-Lindenburg	Univ.-Augenklinik
Dr. Uudelt, J.	Dorpat (Estland)	Univ.-Augenklinik
Dr. v. Vajda, Géza	Miskolcz (Ungarn)	35 Széchenyigasse
*Dr. Veelken, Josef	Osterfeld i. W.	35 Hauptstrasse
Dr. Veith	Göttingen	14 Dahlmannstrasse
Dr. Velhagen, sen.	Chemnitz	21 Brückenstrasse
*Dr. Velhagen, jun., Carl	Berlin NW 6	26aII Schiffsbauerdamm
Dr. Verderame, F., Privatdozent	Turin (Italien)	31 bis Corso oporto

Name	Wohnort	Genauere Adresse
Dr. Vetter, Martin	Freiberg i. Sachsen	
Prof. Vogt, Alfred	Zürich (Schweiz)	13 Raemistrasse
Dr. Voigt	Grimma	65 Leipziger Strasse
Dr. Vollert	Leipzig	12 II Königsplatz
Dr. Volmer, Walter	Leipzig	14 Liebigstrasse Univ.-Augenklinik
Dr. Vossius, A.	Darmstadt	
Dr. Vüllers	Aachen	
Dr. Wachendorff	Köln-Lindenburg	Univ.-Augenklinik
Dr. Wachtler, Guido	Bolzano (Italien)	10 Streitergasse
Prof. Waetzold	Lichterfelde-Berlin	12 A. Hortensienstrasse
*Prof. Wagenmann	Heidelberg	80 Bergstrasse
Dr. Wagner, E.	Leipzig	33 Burgstrasse
Dr. Wagner, Paul	Frankfurt a. M.	52 I MainzerLandstrasse
Dr. Waldmann, Iván	Budapest (Ungarn)	Ungar. Univ.-Augenkl. I
Dr. Waldstein, Ernst	New York City (Amerika)	70 East, 56 th Street
Dr. Wallenberg, Theodor	Danzig	4 Reitbahn
Dr. Walther	Hof	Ludwigstrasse
Dr. Wanner, Ernst	Cannstatt	9 Karlstrasse
*Dr. Warschawski, Jacob, Privatdozent	Baku (Russland)	4 Azisbekowstrasse
Dr. Waubke, Hans	Bielefeld	2 Victoriastrasse
Dr. Weckert	Goslar a. Harz	
Dr. Weigelin, Siegfried	Stuttgart	11 B Langestrasse
Dr. Weinbaum	Cüstrin-Altstadt	
Dr. Weinhold	Plauen i. V.	14 Bahnhofstrasse
*Dr. Weiss, E.	Charlottenburg	16 Gervinusstrasse
Dr. Weiss, Eduard	Offenbach a. M.	Kaiserstrasse
Dr. Weiss, K. E.	Stuttgart	58 Büchsenstrasse
Dr. Wendt	Leipzig	Univ.-Augenklinik, 14 Liebigstrasse
*Dr. Werdenberg, Eduard	Davos-Platz (Schweiz)	
Dr. Wernicke, Georg	Hersfeld (Hessen-Nassau)	5 Reichsbankstrasse
Dr Wessel, Albrecht	Lemgo	
*Prof. Wessely, Carl	München	Univ.-Augenklinik
Dr. Weve, H.	Rotterdam (Holland)	165 N. Binnenweg
Prof. Wick	Kassel	25 Kronprinzenstrasse
*Dr. Wiedersheim	Saarbrücken	30 Beethovenstrasse
Dr. Wiegmann, E.	Hildesheim	30 Zingel
Dr. Wilbrand, H	Hamburg	26 Brandsende
Dr. Will, Heinz	Hamburg-Eppendorf	Univ.-Augenklinik
Dr. Windrath	Weissenfels	
Dr. Winterstein, Max	Pilsen (Tschechoslowakei)	43 Jungmannstrasse
Dr. Wirth	Bochum i. W.	21a Alleestrasse
*Prof. Wissmann, R.	Wiesbaden	23 I Moritzstrasse
Dr. Wittich, Walter	Aschaffenburg	12 I Würzburger Strasse
Prof. Wölfflin, E.	Basel (Schweiz)	48 Steinenring

Name	Wohnort	Genauere Adresse
Dr. Wolf, Hans	Passau	
Dr. Wolff, Benita	München 23	21 ^{III} r. Römerstrasse
Dr. Wolff, Hugo	Berlin NW	5 $^{\mathrm{pt.}}$ Alexander-Ufer
Dr. Wolffberg	Breslau	9 Schlossplatz
Prof. Wolfrum	Leipzig	5 Kaiser-Wilhelm-Str.
*Dr. Wollenberg	Cuxhaven	74 Schillerstrasse
Dr. Wunderlich	Altenburg S.-A.	
Dr. Wygodski	Leningrad (Russland)	21 Newaquai
Prof. Zade	Heidelberg	1 Gegenbaurstrasse
Dr. Zahn, Erwin	Stuttgart	100 Schlosstrasse
*Prof. Zeeman, W. P. C.	Amsterdam (Holland)	3 Jacob Obrechtstraat
Dr. Zeller, Otto	Heilbronn	6 Hohestrasse
Dr. Ziaja, Stabsarzt	Ludwigslust (Mecklenburg)	
Dr. Ziemssen, Stabsarzt	Fürstenwalde, Spree	7/8 Münchebergerstr.
Dr. Zinsser, Fritz	Tübingen	Univ.-Augenklinik

Die mit einem Stern (*) bezeichneten Mitglieder haben an den diesjährigen Sitzungen teilgenommen.

Der Vorstand der Gesellschaft besteht aus folgenden Mitgliedern:

Th. Axenfeld in Freiburg i. Br., Schwaighofstr. 11, Vorsitzender.

E. Fuchs in Wien VIII, Skodagasse 13, stellvertr. Vorsitzender.

A. Gullstrand in Stockholm (Schweden), Lovisagatan 2.

E. Hertel in Leipzig, Univ.-Augenklinik, Liebigstrasse 14.

E. v. Hippel in Göttingen, Düsterer Eichenweg 45.

Krückmann in Berlin NW 23, Altonaer Strasse 35I.

O. Stuelp in Mülheim a. d. R., Friedrichstr. 19.

A. Wagenmann in Heidelberg, Bergstrasse 80, Schriftführer.

Carl Wessely in München, Univ.-Augenklinik.

Namenverzeichnis

der Personen, die vorgetragen oder sich an der Diskussion
beteiligt haben.

(Originalartikel = fettgedruckt;
Diskussionsbemerkungen = gewöhnlicher Druck)

Sachverzeichnis